EXAMES LABORATORIAIS E DIAGNÓSTICOS EM ENFERMAGEM

GUIA PRÁTICO

EXAMES LABORATORIAIS E DIAGNÓSTICOS EM ENFERMAGEM

GUIA PRÁTICO

Frances Talaska Fischbach, RN, BSN, MSN
Associate Professor of Nursing (Ret)
School of Nursing
University of Wisconsin-Milwaukee
Milwaukee, Wisconsin

Margaret A. Fischbach, RN, BA, JD
Director of Compliance
Allay Home & Hospice, Inc.
Brookfield, Wisconsin

Revisão Técnica
Maria de Fátima Azevedo
Clínica Geral. Formada pela Faculdade de Ciências Médicas da Universidade Estadual do Rio de Janeiro (UERJ). Pós-graduada pela Sociedade Brasileira de Medicina Interna (Hospital da Santa Casa da Misericórdia do Rio de Janeiro). Médica concursada do Ministério da Saúde e do Município do Rio de Janeiro. Médica do Trabalho (FPGMCC-Unirio). Membro da Comissão de Ética do Centro Municipal de Saúde (CMS) João Barros Barreto.

Tradução
Claudia Lucia Caetano de Araujo

Sexta edição

GEN | GUANABARA KOOGAN

■ Nota da Editora: Por opção da revisora técnica, neste livro foi adotada a designação *a enfermeira,* considerando a natureza histórica da profissão.

■ Traduzido de:
NURSE'S QUICK REFERENCE TO COMMON LABORATORY & DIAGNOSTIC TESTS, SIXTH EDITION

2001 Market Street
Philadelphia, PA 19103 USA
LWW.com
Published by arrangement with Lippincott Williams & Wilkins, Inc., USA.
Lippincott Williams & Wilkins/Wolters Kluwer Health did not participate in the translation of this title.
ISBN: 9781451192421

EDITORA GUANABARA KOOGAN LTDA.
Uma editora integrante do GEN | Grupo Editorial Nacional
Travessa do Ouvidor, 11
Rio de Janeiro – RJ – CEP 20040-040
Tels.: (21) 3543-0770/(11) 5080-0770 | Fax: (21) 3543-0896
www.grupogen.com.br | editorial.saude@grupogen.com.br

■ Capa: Editorial Saúde
■ Editoração eletrônica: R.O. Moura

■ Ficha catalográfica

F56e
6. ed.

Fischbach, Frances Talaska
Exames laboratoriais e diagnósticos em enfermagem: guia prático / Frances Talaska Fischbach, Margaret A. Fischbach; tradução Claudia Lucia Caetano de Araujo. - 6. ed. - Rio de Janeiro: Guanabara Koogan, 2016.
il.

Tradução de: Nurse's quick reference to common laboratory & diagnostic tests
ISBN 978-85-277-2965-9

1. Enfermagem. 2. Diagnóstico de laboratório - Manuais, guias, etc. I. Araujo, Claudia Lucia Caetano de. II.Título.

16-32704

CDD: 610.73
CDU: 616-083

Aos meus amados:
Jack, Michael, Marry, Paul e Margaret;
Christopher, Matthew, Joseph, Michael Jonathon,
Bennett e Samantha; Dick, Ann, Teri e Juke.
FF

À minha mãe, Frances.
MAF

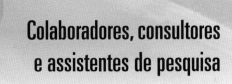

Colaboradores, consultores e assistentes de pesquisa

Mei W. Baker, MD, FACMG
Co-Director, Newborn Screening Laboratory, Wisconsin State Laboratory of Hygiene, University of Wisconsin-Madison, Associate Professor, Department of Pediatrics, University of Wisconsin School of Medicine and Public Health, Madison, Wisconsin

Patti Cobb, RD, CD
Chief Clinical Dietitian, Food and Nutrition Services, Froedtert Hospital, Milwaukee, Wisconsin

Dina Iskander, OD
Primary Care, West Park Ophthalmology, New York, New York

Paul J. Jannetto, PhD, DABCC, FACB, MT (ASCP)
Director, Toxicology and Drug Monitoring Laboratory, Director, Metals Laboratory, Mayo Clinic, Rochester, Minnesota

Jennifer M. Johnson, BA, RN, BSN
Cardiothoracic Procurement Coordinator, Thoracic Transplant Programs, Loyola University Medical Center, Maywood, Illinois

Mary Fischbach Johnson, BS, MS
Research Assistant, Jersey City, New Jersey

Stanley F. Lo, PhD
Associate Professor, Pathology, Department of Pathology, Children's Hospital of Wisconsin, Milwaukee, Wisconsin

Tammy Mack, RN, BSN
Imaging Services Manager, Education, Nursing, and Quality, Froedtert Hospital, Milwaukee, Wisconsin

Charles R. Myers, PhD, MT (ASCP)
Professor of Pharmacology and Toxicology, Medical College of Wisconsin, Milwaukee, Wisconsin

Christine Naczek, MT (ASCP)
Manager, Blood Bank and Pre-Transfusion Testing, Dynacare Laboratories, LLC, Milwaukee, Wisconsin

Anne Witkowiak Nezworski, RN, BSN
Maternity and Newborn Specialist, Sacred Heart Hospital, Eau Claire, Wisconsin

Hershel Raff, PhD
Professor of Medicine, Surgery and Physiology, Medical College of Wisconsin, Director, Endocrine Research Laboratory, Aurora St. Luke's Medical Center Aurora Research Institute, Milwaukee, Wisconsin

Jeffrey W. Schneider, RN, BSN
Staff Nurse, Ancillary Float Pool, Froedtert Hospital, Milwaukee, Wisconsin

Ann M. Shafranski Fischbach, RN, BSN, CAOHC, CPID
Nurse Case Manager, RESTORE Integrated Work Injury Solutions, A Program of Wheaton Franciscan Healthcare, Milwaukee, Wisconsin

Frank G. Steffel, BS, CNMT
Nuclear Medicine/PET Manager, Nuclear Medicine/PET Technology, Program Director, Froedtert Hospital/Medical College of Wisconsin, Milwaukee, Wisconsin

Patricia A. Van Kampen, RN
Research Assistant, Milwaukee, Wisconsin

Patti Wilson BN, BSN, CIC
Infection Control Coordinator, Froedtert Hospital, Milwaukee, Wisconsin

Michael C. Zacharisen, MD
Clinical Professor, University of Colorado School of Medicine, Family Allergy & Asthma Care of Montana, Bozeman, Montana

Katarzyna Zarnecki, DO
Endocrinology Fellow, Division of Endocrinology, Metabolism and Clinical Nutrition, Department of Medicine, Medical College of Wisconsin, Milwaukee, Wisconsin

Revisores

Renee Andreeff, EdD, PA-C, DFAAPA
Assistant Professor, D'Youville College, Buffalo, New York

Carol Birch, MS, RN
Lecturer, South Dakota State University, Rapid City, South Dakota

Phil Bourget, MN
Faculty of Health and Wellness, Georgian College, Barrie, Ontario, Canada

Anna Bruch, MSN, RN
Nursing Professor, Illinois Valley Community College, Oglesby, Illinois

Susan Weber Buchholz, PhD, RN, FAANP
Professor, Rush University College of Nursing, Chicago, Illinois

Mary Cimador, MSN, BSN, AS
Professor of Nursing, North Campus, Community College of Allegheny County, Pittsburgh, Pennsylvania

Barbara French, PhD, MSN
Director of Nursing, Mendocino College, Ukiah, California

Jeanine Goodin, MSN, BSN
Associate Professor of Clinical, College of Nursing, University of Cincinnati, Cincinnati, Ohio

K. Ann Hagstrom, MSN, RN, CNE
Assistant Professor/Program Director, Traditional Undergraduate Program, Texas Tech University School of Nursing, Lubbock, Texas

Peggy Liddle, MS, CAS, CCRN, CNE
Staff Nurse, ICU, Bassett Medical Center, Professor Emeritus, Hartwick College, Cooperstown, New York

Kathy Lieberthal, MSN, RN
Faculty, Clinical Coordinator, Department of Nursing, Milwaukee Area Technical College, Milwaukee, Wisconsin

Randee S. Marinaro, MSN ed., BA, RN
Nursing Department Chair, Ivy Tech Community College, Valparaiso, Indiana

Barbara McGraw, MSN, RN, CNE
Nursing Faculty, Central Community College, Grand Island, Nebraska

Lynn Miller, DNP, NP
Adjunct Faculty, Family Nurse Practitioner Program, School of Nursing, The George Washington University, Washington, District of Columbia

Susan L. Self, MSN, RN
Assistant Professor, Department of Nursing, Arkansas Tech University, Russellville, Arkansas

Patti Simmons, MN, RN, CNE
Assistant Professor of Nursing, ASN Program Coordinator, University of North Georgia, Dahlonega, Georgia

Nancy Steffen, MSN, RN
Nursing Instructor, Century College, White Bear Lake, Minnesota

Leanne Waterman, MS, APRN, FNP, CNE
Professor, Nursing Department, Onondaga Community College, Syracuse, New York

Karen M. Wood, RN, DNSC, CCRN, CNL
Associate Professor, Saint Xavier University, Chicago, Illinois

Prefácio

O objetivo de *Exames Laboratoriais e Diagnósticos em Enfermagem | Guia Prático* é proporcionar a estudantes, enfermeiras e demais profissionais de saúde uma fonte única e de fácil utilização sobre o papel dos profissionais de enfermagem no tocante à prestação de cuidados seguros e efetivos durante todas as fases dos exames complementares. Tal papel é incorporado a todas as fases dos exames tratados no livro – antes, durante e depois da realização de cada um deles. Dessa maneira, busca-se auxiliar o leitor a identificar as necessidades de seu cliente e as intervenções que a ele se aplicam, a orientá-lo e avaliar os resultados.

A obra está organizada em três capítulos e um apêndice, servindo os Capítulos 1 e 2 como uma ferramenta rápida de consulta. O Capítulo 3, por sua vez, conta com os exames laboratoriais mais comumente realizados, organizados em ordem alfabética, para uma consulta direta e objetiva.

Exames Laboratoriais e Diagnósticos em Enfermagem | Guia Prático é uma fonte atualizada, abrangente e de fácil utilização, que inclui informações acerca da função da enfermeira em exames complementares e outros por ela coordenados ao longo de diversas condições e em variadas populações de clientes. Esperamos sinceramente que este livro atenda às necessidades de profissionais de saúde, estudantes e demais leitores cujos trabalho e estudo demandem este tipo de manual.

Frances Talaska Fischbach
Margaret A. Fischbach

Agradecimentos

É com gratidão e honra que agradecemos ao Dr. Marshall B. Dunning III por seu trabalho e suas excelentes contribuições às edições anteriores deste livro.

Agradecemos especialmente aos colaboradores e revisores que trabalharam nesta edição, assim como aos que auxiliaram nas edições anteriores. É também especial nosso agradecimento aos editores e à equipe da Wolter Kluwer/Lippincott Williams & Wilkins, sobretudo Matt Hauber e Patrick Barbera.

Somos gratas às nossas assistentes Mary Fischbach Johnson, Ann Shafranski Fischbach e Patty Van Kampen, por sua imensurável assistência na organização e na edição desta obra.

Frances Talaska Fischbach
Margaret A. Fischbach

Sumário

1

Papel da Enfermagem nos Exames Complementares

Padrões da prática de enfermagem

A enfermeira aplica o modelo de assistência diagnóstica em todas as fases dos exames de modo a incluir conhecimento e habilidades necessários para oferecer assistência segura e informada; atua como defensora do cliente; segue as normas da prática profissional; comunica-se com efetividade; coordena e gerencia o ambiente de exames; apoia os clientes durante o processo e usa uma abordagem colaborativa para facilitar os resultados ótimos para o cliente.

Resumo das responsabilidades da enfermagem

Como parte integrada da prática, durante muito tempo as enfermeiras ajudaram os clientes e suas famílias a atender às demandas e aos desafios dos exames complementares. Esses exames começam antes do nascimento e, com frequência, continuam mesmo depois da morte. Entre os procedimentos realizados antes do nascimento estão a amniocentese, a ultrassonografia fetal e os exames genéticos. Os exames após a morte incluem necropsia, transplante de órgãos, constatação de óbito e exames toxicológicos e forenses. As responsabilidades e intervenções de enfermagem abrangem as três fases do processo: os períodos antes, durante e após a realização do exame. Cada fase demanda o cumprimento de diretrizes específicas. As enfermeiras necessitam de uma sólida base de conhecimento e prática para garantir cuidados seguros e efetivos, bem como necessitam trazer para a realização dos exames complementares suas características únicas de assistência. O processo de enfermagem é um componente necessário, integral e permanente de planejamento e da prestação de assistência, pois o processo de enfermagem é a estrutura de referência da *enfermagem* e o alicerce de toda a prática da profissão. A avaliação inicial, o diagnóstico de enfermagem, o planejamento, a intervenção e a implementação do plano, junto com a avaliação de resultados, são todas etapas necessárias sequenciais, porém dinâmicas. A aplicação de um processo de enfermagem aos exames complementares facilita e cria uma estrutura e um plano abrangente para garantir a assistência com segurança e competência.

Desafios no local de exame

Os exames complementares, simples ou sofisticados, são realizados em muitos locais diferentes. Alguns são realizados em campo, por assim dizer, onde o serviço é levado até o cliente (p. ex., em casa, no *shopping*, na farmácia, na igreja, na ambulância). Outros exames mais sofisticados devem ser realizados no consultório médico, na clínica ou no hospital. Se o equipamento for muito complexo, como na ressonância magnética (RM) ou na ultrassonografia, os procedimentos costumam ser realizados em centros de diagnóstico independentes. Os exames mais complexos, como colangiopancreatografia retrógrada endoscópica (CPRE), cateterismo cardíaco ou broncoscopia geralmente exigem serviços hospitalares.

Com a mudança dos métodos de assistência à saúde na sociedade moderna, a participação excepcional da enfermeira na avaliação diagnóstica precisa, obrigatoriamente, refletir os mais recentes e inovadores métodos de atender às necessidades, prover assistência de qualidade e reduzir os custos. As responsabilidades da enfermagem na assistência diagnóstica ocorrem em ambientes tão complexos e variados quanto a própria profissão.

Elementos básicos da assistência diagnóstica

Avanços tecnológicos são continuamente desenvolvidos e incorporados ao moderno sistema de saúde; assim, é necessário que os profissionais de saúde tenham conhecimento operacional de muitas áreas especializadas, entre as quais a avaliação e os serviços diagnósticos. A assistência diagnóstica segura e esclarecida abrange conhecimento básico e habilidades nas seguintes áreas:

- Informações preliminares sobre o exame
- Valores de referência normais
- Objetivo do exame
- Indicações do exame
- Procedimentos propriamente ditos
- Coleta e manuseio de amostras
- Implicações clínicas de resultados anormais do exame
- Fatores interferentes
- Cuidados com o cliente antes da realização do exame e preparo
- Cuidados com o cliente durante a realização do exame
- Cuidados com o cliente após a realização do exame
- Alertas clínicos de precauções especiais
- Interpretação dos resultados do exame
- Correlação de resultados com os sinais e sintomas do cliente.

A escolha de exames complementares é amparada por uma abordagem sequencial, que inclui:

- Rastreamento básico (usado com frequência em programas de bem-estar e na identificação de condições clínicas)
- Estabelecimento do diagnóstico inicial
- Diagnóstico diferencial
- Avaliação do manejo e dos resultados dos casos clínicos atuais
- Avaliação da intensidade da doença
- Monitoramento da evolução da doença e da resposta ao tratamento
- Grupos e painéis de exames
- Exames periódicos de rastreamento como parte da assistência contínua
- Exames relacionados com eventos específicos, determinados sinais e sintomas ou outras situações excepcionais (p. ex., violência sexual, triagem do uso de drogas ilícitas, feocromocitoma ou exames pós-morte).

Valores e resultados normais

É vital o conhecimento da terminologia, do objetivo, do processo, dos valores normais ou de referência e dos resultados dos exames. Teoricamente, o termo "normal" pode se referir ao estado de saúde ideal, aos valores de referência médios ou a tipos de distribuição estatística. Os valores normais ou esperados são aqueles situados dentro de dois desvios padrões (DP) do valor médio para a população normal. Os valores de referência de um exame variam de acordo com o laboratório, o método empregado, a população examinada, as condições de coleta e a preservação da amostra. Cada laboratório tem por obrigação especificar os próprios valores de referência.

O termo "resultados normais" de um procedimento indica os parâmetros anatômicos e fisiológicos esperados. Pode haver uma diferença entre valores normais "diagnósticos" e "terapêuticos". *Valores normais diagnósticos* costumam se referir ao intervalo de medidas (geralmente o intervalo de confiança de 95%) em que não há doença; qualquer valor fora desse intervalo é considerado anormal. *Valores normais terapêuticos* descrevem o intervalo de medidas em que o tratamento não é indicado ou benéfico. Quanto maior o grau de anormalidade do resultado, maior é a probabilidade de que o resultado seja mais grave.

Valores críticos (de alerta) são valores anormais ou inesperados que estão consideravelmente fora dos valores "normais" e podem indicar uma situação potencialmente fatal. A enfermeira tem a obrigação de comunicar imediatamente o valor crítico ao médico para que não haja grandes atrasos no (potencial) tratamento. As listas de valores críticos (de alerta), as políticas e os procedimentos são específicos de cada instituição. Todos os exames complementares (p. ex., imagem, exames de sangue e eletrocardiograma [ECG]) podem ter "valores críticos" associados. Nos EUA, por exemplo, a Joint Commission exige a comunicação do valor crítico ao médico em tempo hábil juntamente com a documentação apropriada, além de uma lei federal também exigir a comunicação do valor crítico como parte das diretrizes dos Centers for Medicare & Medicaid Services (CMS).

Pode haver circunstâncias nas quais um exame complementar não oferece um resultado claro. Desse modo, a comunicação do(s) resultado(s) é dividida em três categorias: (1) não interpretável, ou seja, o exame não atendeu a protocolos ou padrões específicos para o procedimento; (2) indeterminado, ou seja, os resultados são questionáveis; e (3) intermediário, ou seja, o resultado está situado entre positivo e negativo.

Fatores interferentes

Muitos fatores podem afetar e influenciar a determinação (intervalo) e os resultados normais. Esses fatores podem produzir valores que são normais nas condições prevalentes, mas estão fora dos limites determinados em outras circunstâncias. Os fatores comuns que afetam os resultados dos exames complementares são:

- Idade
- Sexo
- Raça
- Cultura
- Ambiente
- Postura
- Variações diurnas e outras variações cíclicas
- Alimentos e bebidas
- Consumo de cafeína ou nicotina
- Movimento do cliente
- Retenção de bário e gases intestinais
- Jejum
- Estado pré-prandial
- Estado pós-prandial
- Fármacos/drogas ilícitas.

É preciso sempre considerar a influência dos fármacos nos resultados dos exames. Os fármacos que afetam os resultados dos exames com mais frequência são:

- Anticoagulantes
- Antibióticos
- Anticonvulsivantes
- Medicamentos homeopáticos e alternativos
- Hormônios.

Valores do SI

As publicações científicas e muitas organizações profissionais (p. ex., Organização Mundial da Saúde) estão trocando o uso das unidades convencionais por unidades do Sistema Internacional (SI) na descrição dos dados laboratoriais clínicos. Atualmente, muitos dados laboratoriais clínicos são apresentados em unidades convencionais, com unidades do SI entre parênteses. O objetivo dessa conversão é estabelecer uma linguagem comum para as medidas laboratoriais.

O SI usa sete unidades dimensionalmente independentes para apresentar medidas lógicas e uniformes. Por exemplo, no SI as concentrações são apresentadas em quantidade por volume (mols ou milimols por litro), não em massa por volume (gramas, miligramas ou miliequivalentes por decilitro, 100 mililitros ou litro). Às vezes, os valores numéricos são diferentes entre os sistemas, mas podem ser iguais. Por exemplo, o valor do cloreto é igual – 95 a 105 mEq/ℓ (convencional) e 95 a 105 mmol/ℓ (SI).

Margens de erro

A enfermeira reconhece a existência de margens de erro. Se um cliente for submetido a um painel metabólico ou a uma bateria simplesmente de exames bioquímicos, existe a possibilidade de que alguns deles sejam anormais apenas ao acaso. Isso ocorre porque o estabelecimento arbitrário de limites acarreta margem de erro considerável. Além disso, se um exame laboratorial for considerado normal até o 95º percentil, o resultado pode indicar uma anormalidade em 5 vezes em cada 100, ainda que o cliente não esteja enfermo. Um segundo exame realizado na mesma amostra provavelmente acusará o seguinte resultado: 0,95 × 0,95 ou 90,25%. Isso significa que em 9,75 vezes de cada 100, o resultado é anormal, embora não haja um distúrbio da saúde. Cada exame sucessivo produz maior porcentagem de resultados anormais. Se forem realizados vários exames em uma amostra de sangue de dado cliente, alguns dos resultados podem ser anormais apenas por acaso.

Confiabilidade do exame

A utilidade clínica e a confiabilidade de um exame estão relacionadas com sua *acurácia diagnóstica*. As medidas de acurácia dos exames complementares incluem sensibilidade, especificidade e incidência de doença na população avaliada. A sensibilidade e a especificidade não se modificam em diferentes populações de clientes doentes e saudáveis. O valor preditivo do mesmo exame pode ser muito diferente quando aplicado a pessoas de diferentes idades, sexos e localizações geográficas. A *especificidade* é a capacidade de um exame identificar corretamente os indivíduos que *não* têm a doença. A fórmula de cálculo da especificidade é:

$$\%\text{ de especificidade} = \frac{\text{Número de pessoas sem a doença cujo exame é negativo}}{\text{Número total de pessoas sem a doença}} \times 100$$

A *sensibilidade* é a capacidade de um exame identificar corretamente os indivíduos que realmente têm a doença. A fórmula de cálculo da sensibilidade é:

$$\%\text{ de sensibilidade} = \frac{\text{Número de pessoas com a doença cujo exame é positivo}}{\text{Número total de pessoas examinadas com a doença}} \times 100$$

A *incidência da doença* é a prevalência da doença em uma população ou comunidade. O valor preditivo do mesmo exame pode ser muito diferente quando aplicado a pessoas de diferentes idades (p. ex., recém-nascidos), sexos e localizações geográficas.

Os *valores preditivos* indicam a capacidade de os resultados de um exame de rastreamento identificarem corretamente o estado mórbido. Os *valores preditivos positivos* identificam corretamente os indivíduos que *têm* a doença, enquanto os *valores preditivos negativos* identificam os indivíduos que *não têm* a doença. O valor preditivo positivo é igual à porcentagem de exames positivos com resultados verdadeiro-positivos (*i. e.*, indivíduos que têm a doença). Os *valores preditivos negativos* são a porcentagem de exames negativos com resultados verdadeiro-negativos (*i. e.*, indivíduos que não têm a doença).

Aplicação do modelo diagnóstico antes, no decorrer e depois da realização do exame

Na fase *anterior à realização do exame*, os *focos* são a escolha do exame apropriado, a obtenção de consentimento apropriado, a avaliação do risco, o preparo e a orientação do cliente, o apoio emocional e físico e a comunicação efetiva. Essas intervenções são fundamentais para alcançar os resultados desejados e evitar equívocos e erros (Figura 1.1).

Na fase *durante a realização do exame*, os *focos* são o manejo do ambiente do exame, a coleta e o manuseio das amostras, a oferta de suprimentos e equipamento, o uso de *kits* especiais, a garantia de conforto e tranquilização, o preparo ou a administração de fármacos e soluções, a execução dos procedimentos ou assistência durante sua realização e o posicionamento e monitoramento do cliente durante os procedimentos. Procedimentos invasivos aumentam o risco de complicações e exigem maior vigilância e observação. A sedação/analgesia moderada (também conhecida como sedação consciente), a anestesia local e sistêmica e os fármacos administrados por via IV para neutralizar outros medicamentos usados durante o exame são uma parte frequente da situação. O monitoramento do balanço hídrico, da temperatura corporal e dos sistemas respiratório e cardiovascular, bem como o tratamento dos problemas nessas esferas, exigem pensamento crítico e respostas rápidas. A assistência centrada no cliente requer uma abordagem colaborativa da equipe.

Após a realização do exame, os *focos* são as atividades de acompanhamento: a explicação do tratamento clínico, farmacológico ou cirúrgico; a observação e o monitoramento para evitar complicações graves; e a implementação de encaminhamentos apropriados e a repetição ou realização de outros exames. A avaliação do resultado do exame, sua interpretação, o aconselhamento, a documentação, a notificação e a manutenção de registros também são componentes importantes dessa fase.

Cuidados antes da realização do exame | Elementos de assistência segura, efetiva e informada

Parâmetros de avaliação

Considere os seguintes fatores:

- Idade e estágio do desenvolvimento, dados pertinentes da história de saúde (p. ex., história familiar, alergias; história medicamentosa; outras intervenções de saúde; cirurgias prévias; déficits da visão, audição, fala e mobilidade), história social e hábitos (p. ex., uso de drogas ilícitas, tabagismo, etilismo, doenças sexualmente transmitidas)
- Capacidade de seguir instruções e cooperar nos protocolos dos procedimentos (p. ex., ansiedade, confusão mental e fraquezas ou limitações físicas, como gessos, imobilização e doenças); estratégias de enfrentamento, fobias e outras limitações, como diferenças culturais ou barreiras linguísticas; condição nutricional (p. ex., necessidades nutritivas especiais – alimentação enteral, tubo de gastrostomia, acessos IV, cateteres centrais de longa permanência); e necessidade de informações (p. ex., nível de compreensão;

Parâmetros do processo de enfermagem

Avaliação inicial
Análise (diagnósticos ou condições clínicas do cliente)
Planejamento
Implementação
Avaliação de resultados
Documentação (comunicação e registro)

Variáveis/dimensões

Psicossociais
Bioculturais
Éticas/Legais
Ambientais
Espirituais
Continuum da vida (antes do nascimento a depois da morte)

Elementos da assistência

Conhecimento e habilidades básicos
Orientação
Comunicação
Precauções (controle do risco e segurança)
Intervenções e interações adequadas
Padrões
Aconselhamento do cliente e encaminhamentos

Parâmetros específicos do processo de enfermagem aplicados às fases de assistência antes, no decorrer e depois da realização do exame

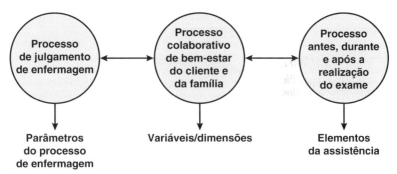

ANTES DA REALIZAÇÃO DO EXAME

- Avaliar indicações do exame, interferências e contraindicações
- Conhecer a terminologia do exame e traduzir em linguagem que o cliente compreenda
- Identificar clientes de risco
- Desenvolver diagnóstico adequado
- Preparar e orientar o cliente e a família
- Obter o consentimento adequado
- Usar normas e precauções
- Aplicar o conhecimento necessário
- Documentar, relatar e monitorar registros apropriados
- Considerar aspectos éticos e legais

DURANTE A REALIZAÇÃO DO EXAME

- Observar precauções-padrão/universais e as políticas institucionais
- Executar e auxiliar os procedimentos
- Coletar e transportar amostras
- Oferecer apoio e tranquilização
- Permitir a presença da família durante procedimentos
- Evitar/tratar complicações
- Comunicar e colaborar
- Monitorar apropriadamente
- Documentar e comunicar
- Preparar ou administrar fármacos e soluções

APÓS A REALIZAÇÃO DO EXAME

- Interpretar resultados, avaliar resultados anormais, avaliar a adesão
- Saber como tratar valores críticos
- Providenciar apoio no caso de resultados inesperados
- Monitorar/ensinar a vigiar complicações
- Implementar plano de controle de infecção
- Solicitar exames de acompanhamento a intervalos apropriados e explicar o tratamento após a realização do exame
- Avaliar a efetividade do gerenciamento em saúde (*managed care*)
- Resumir o processo de diagnóstico com documentação e comunicação ao cliente, ao médico e a outros segundo a determinação dos órgãos governamentais

Esse modelo contém diretrizes específicas e linguagem-padrão com base na taxonomia da North American Nursing Diagnosis Association (NANDA) e da Classificação das Intervenções de Enfermagem (NIC).

Figura 1.1 Um modelo de assistência diagnóstica para a assistência segura, efetiva e informada ao cliente.

conhecimento sobre a condição, os exames e os procedimentos; possível ocultação do tabagismo, do uso abusivo de drogas ilícitas IV ou do etilismo; condição de risco para hepatite; e doenças sexualmente transmitidas).

Fatores que influenciam os exames

Os fármacos e as drogas ilícitas são um fator importante. Os seguintes fatores podem influenciar os resultados dos exames:

- Medicamentos prescritos
- Medicamentos de venda livre
- Vitaminas
- Minerais
- Suplementos de ferro
- Fitoterapia
- Alimentação antes do exame
- Consumo de líquidos
- Uso de drogas ilícitas, tabagismo ou etilismo não revelados
- Exposição a agentes tóxicos.

Os outros fatores que podem confundir os resultados dos exames são:

- Estresse
- Alto nível de ansiedade
- Medo
- Confusão
- Coleta imprópria da amostra
- Exercício físico intenso
- Idade
- Sexo
- Peso e fisiculturismo
- Erros de comunicação (etiquetagem e/ou identificação imprópria da amostra)
- Fatores não associados a doença (gravidez)
- Comprometimento físico
- História patológica pregressa
- Condição de saúde atual
- Alteração do estado mental
- Terapias alternativas
- Lesões
- Local do exame (a realização de muitos exames foi transferida para unidades de atendimento primário).

Contraindicações ao exame

Avalie contraindicações ao exame, como condições preexistentes (p. ex., cardiopatia grave, gravidez); incapacidade de compreender ou seguir as instruções ou ainda de cooperar fisicamente durante o exame; desorientação; alergias a agentes de contraste (p. ex., iodo), fármacos ou látex; influência de exames anteriores e existência de distúrbios hemorrágicos e infecções.

Fatores de risco

Determine se existem fatores de risco mediante avaliação inicial de segurança; pergunte sobre história de quedas, acidentes vasculares cerebrais, síncope, condições neuromusculares, perda de equilíbrio e necessidade de dispositivos de auxílio à mobilidade; e identifique clientes de risco. Os elementos a seguir potencializam o risco, mas isso não significa que ocorrerão incidentes ou complicações:

- Idade acima de 70 anos
- Problemas de equilíbrio

- Parestesia
- Fraqueza
- Dor
- Comprometimento cognitivo
- Raciocínio e julgamento ilógicos
- Uso de diuréticos
- Sedativos
- Motilidade gástrica
- História pregressa de quedas
- Marcha instável
- Fatigabilidade
- Déficit auditivo
- Problemas visuais
- Transtornos convulsivos
- Comportamento agressivo
- Uso de analgésicos
- Uso de fármacos e drogas ilícitas.

Os clientes sob risco de resultados adversos incluem:

- *Indicadores de alto risco*: história pregressa de câncer, alergia ao látex, radioterapia, transplante de órgãos, doenças relacionadas com HIV ou outras doenças graves, transtornos convulsivos, condições neuromusculares
- *Aumento do risco de infecção ou lesão*: procedimentos invasivos com uso de dispositivos de acesso venoso ou arterial, exigências específicas de posicionamento, dispositivos e cateteres urinários, endoscópios, enemas, cateteres, dispositivos de aspiração nasogástrica e outros, sedação consciente e analgesia. Qualquer procedimento invasivo pode acarretar infecção ou lesão a despeito da adesão a protocolos rígidos e da técnica meticulosa
- *Outros fatores de risco:* possível desidratação; nutrição alterada que não atende às necessidades corporais, causada por jejum prolongado para exames demorados; e ingestão insatisfatória de vitaminas, líquido e minerais.

Todos esses parâmetros de avaliação são usados pela enfermeira como base para a formulação de diagnósticos apropriados.

Diagnósticos de enfermagem

Os diagnósticos de enfermagem e problemas clínicos mais comuns identificados pela enfermeira são:

1. Conhecimento deficiente relacionado com a necessidade de orientação do cliente; não interpretação ou erro de interpretação do exame diagnóstico, de seu propósito ou do processo; ou não compreensão de resultados anormais e do consequente acompanhamento e tratamento.
2. Risco de lesão durante procedimentos invasivos, relacionado com a limitação da mobilidade ou o posicionamento antes, durante ou após a realização do exame; reações adversas ou alérgicas a fármacos administrados; e padrão respiratório ineficaz.
3. Medo e ansiedade relacionados com a necessidade do cliente de apoio, conforto e aconselhamento acerca da possibilidade de dor relacionada com o processo de diagnóstico, desconhecimento dos resultados e de futuros exames e/ou tratamentos, recordações de procedimentos invasivos prévios e/ou separação de pessoas significativas durante o procedimento diagnóstico.

Outros problemas identificados pela enfermeira que se relacionam com os exames complementares são: dinâmica familiar alterada, imagem corporal alterada, negação, conflito de decisão, desconforto, enfrentamento individual ineficaz, comunicação comprometida, manutenção ineficaz da saúde (real e potencial) e sentimento de impotência.

Parâmetros de planejamento

Inclusão no plano de cuidados das prescrições de enfermagem antes, no decorrer e depois da realização do exame

A enfermeira e outros profissionais de saúde têm alguns deveres que refletem considerações éticas básicas: manter a privacidade e o sigilo das informações; respeitar o direito do cliente de consentir, questionar ou recusar exames complementares; notificar algumas doenças infecciosas aos órgãos governamentais e respeitar a dignidade do indivíduo. O médico que solicita o exame tem a responsabilidade de informar o cliente sobre os resultados, de interpretar os resultados e de discutir outros exames e cuidados de acompanhamento. Outros profissionais podem dar informações e esclarecimentos adicionais. Os cuidadores têm o direito de conhecer os diagnósticos dos clientes a quem prestam cuidados, de modo a minimizar os próprios riscos.

O termo de consentimento informado adequado inclui datas e testemunhas, conforme a necessidade. A assinatura do cliente tem de estar correta. No caso de menores de idade, os pais ou responsáveis assinam. No caso de clientes incompetentes para assinar os termos de consentimento, uma diretiva antecipada de vontade (*i. e.*, procuração para cuidados de saúde) ou testamento vital protegem sua assistência de saúde pessoal (inclusive a assistência diagnóstica) e sua autonomia decisória. Nos EUA, quando clientes incompetentes não têm diretivas antecipadas, muitos estados têm uma lei de substituição que permite que um procurador tome decisões terapêuticas de acordo com os diagnósticos médicos (o que inclui os termos de consentimento) pelos clientes incapazes de tomar essas decisões. Em geral, a lei identifica a ordem de prioridade de possíveis substitutos (*i. e.*, responsável legal, cônjuge, filhos, pais, irmãos, avós, amigos íntimos e tutor). Essa responsabilidade é crucial para os clientes mais vulneráveis (p. ex., idosos, doentes mentais e desabrigados) a fim de proteger a autonomia dessas pessoas.

Agendamento de exames e procedimentos

O ideal é um plano que permita ao cliente manter a dignidade e algum controle sobre a programação e a participação no processo. Exames de rastreamento que demandam jejum são realizados primeiro. Os procedimentos com uso de contraste são realizados antes das cintigrafias e depois dos exames de sangue. Exames menos invasivos são realizados antes de procedimentos mais invasivos (p. ex., ECG antes de cateterismo cardíaco).

Os procedimentos seriados são realizados ao longo de dias (p. ex., cintigrafia, exames de imagem de tumores, exames para infecção). Alguns exames refletem a atividade diurna e têm de ser realizados no período apropriado (p. ex., no início da manhã). É preciso colaborar com os laboratórios de análises clínicas no agendamento de alguns procedimentos, porque o número de exames que podem ser realizados em 1 dia é limitado (p. ex., mielografia, cateterismo cardíaco). Alguns procedimentos são realizados de imediato em situações de emergência e atrasam os procedimentos previamente agendados. O planejamento também inclui a privacidade do cliente, a segurança, a prevenção de complicações e o manejo dos riscos.

Parâmetros de intervenção

Preparo do cliente e da família

Informe sobre o local do exame, explique a localização da unidade e considere o tempo para que o cliente entre na unidade e encontre o laboratório específico. Providencie um ambiente sempre seguro para o cliente. Em vista da apreensão ou de temores relacionados com o exame e ao ambiente técnico em que é realizado, as enfermeiras devem ser sensíveis a percepções, preocupações, temores e ansiedades do cliente, bem como às necessidades especiais de pessoas com limitações ou incapacidades físicas, ostomias e diabetes melito, crianças, idosos e pessoas de culturas diferentes.

Facilitação da presença da família durante os procedimentos

Envolver os parentes no processo de cuidados diagnósticos ajuda a torná-los participantes ativos. Sua presença pode acalmar o cliente, oferecer conforto adicional e reduzir ansiedade e medo. Entretanto, alguns podem considerar angustiante ou desconfortável a ideia de observar procedimentos; outros clientes podem não desejar a presença de parentes. As enfermeiras que atuam como defensoras do cliente reconhecem a importância de apoiar sua necessidade de tranquilização e a necessidade e o direito de a família estar presente durante procedimentos diagnósticos.

Prestação de assistência com competência cultural

Não estereotipe nem julgue os clientes segundo uma referência pessoal. O comportamento cultural é aprendido, não inato, e se desenvolve a partir da necessidade de sobrevivência e aceitação no grupo cultural. A pobreza é um problema existente em todas as culturas. Muitas respostas características que são descritas como limitações culturais são, na verdade, consequências da pobreza (p. ex., demora para buscar assistência médica). A solução desses problemas pode exigir a obtenção de recursos financeiros suficientes, e não a superação de influências culturais.

Muitas culturas têm crenças diferentes sobre exames com coleta de sangue. Por exemplo, o temor da coleta de amostras de sangue ou a preocupação com o descarte de líquidos ou tecidos corporais podem exigir dos profissionais de saúde paciência, sensibilidade e tato excepcionais ao fornecer informações sobre exames de sangue.

Individualização da orientação do cliente

Dê ênfase especial à orientação do cliente. A abordagem de crianças, adolescentes e idosos frágeis deve ser diferente da abordagem do adulto. É preciso levar em conta o crescimento, os estágios do desenvolvimento e os níveis cognitivos. Crianças, adolescentes ou adultos mais velhos podem ter ouvido “histórias de terror” de pessoas conhecidas. Com frequência, ideias preconcebidas influenciam as reações à experiência geral do exame.

Todos os clientes necessitam de explicações honestas, simples e facilmente compreendidas; conforto; participação ativa e respeito por sua identidade e imagem corporal. Ouvir atentamente as pessoas é primordial para a comunicação efetiva. Dê instruções exatas e precisas de acordo com o nível de compreensão e a condição do cliente. Evite o jargão técnico. Identifique barreiras na comunicação (p. ex., comprometimento da cognição, linguagem, audição ou visão). Ofereça informações sensoriais e objetivas sobre o exame. Converse sobre o processo, as possíveis sensações, o equipamento usado, os ruídos, a duração prevista, a equipe presente e o ambiente físico. Desenvolva “olhos e ouvidos atentos”. Reforce informações sobre o processo de diagnóstico, o tempo e o papel do cliente no exame e use auxiliares quando necessário.

Cuidados durante a realização do exame | Elementos de assistência segura, efetiva e informada

Coleta de amostras para exame e assistência ou realização de alguns procedimentos diagnósticos

As amostras mais comuns são de sangue, urina, fezes, saliva e escarro. O Capítulo 2 apresenta as técnicas específicas de coleta e manuseio de amostras. Os tipos de procedimentos assistidos incluem endoscopia, punção lombar e cateterismo cardíaco. Os procedimentos diagnósticos que as enfermeiras costumam realizar sozinhas incluem esfregaço de Papanicolaou, centrifugação de amostras de sangue, ECG, provas respiratórias e oximetria de pulso (ver Capítulo 3, “Procedimentos”).

Instituição de controle de infecção

Observe medidas especiais e técnicas estéreis quando apropriado. É importante identificar clientes sob risco de infecção, evitar infecções cutâneas e teciduais, usar técnica asséptica quando necessário e instituir isolamento respiratório e de contato rigoroso quando necessário. A enfermeira tem de assegurar a coleta, o transporte e o recebimento adequados das amostras e usar instrumentos limpos apropriadamente. O Apêndice oferece mais informações sobre precauções-padrão ou universais para a prática segura e o controle de infecção e isolamento. Essas precauções orientam todas as pessoas expostas a líquidos e tecidos corporais a se protegerem e considerarem que todo contato direto com outra pessoa, viva ou morta, pode ser infeccioso (p. ex., sangue, tecidos e outros líquidos corporais, amostras e culturas são considerados potencialmente infecciosos).

Uso de kits, equipamento e suprimentos necessários

- Use *kits* e recipientes especiais para obter muitas amostras: punção digital e do calcanhar, dosagem de etanol no sangue, saliva ou amostras de líquido oral e urina. Não use o material se notar algum defeito (p. ex., umidade, pequenos furos, rasgos). Não use o *kit* ou suprimentos para amostra mais de uma vez (p. ex., fitas reagentes para sangue ou urina). Caso não haja resposta do glicosímetro ou mudança de cor da fita reagente em contato com a urina, refaça o exame com novo material
- Use o esparadrapo com cuidado, sobretudo quando a integridade cutânea pode ser facilmente comprometida, como em clientes idosos e frágeis
- Providencie recipientes adequados para a coleta domiciliar de amostras de urina
- É necessário, em alguns casos, operar equipamento especial, como monitores de vídeo para procedimentos endoscópicos
- Use campos cirúrgicos de barreira conforme orientação. Por exemplo, os campos para artroscopia são posicionados com a bolsa de controle de líquido no joelho ou durante a coleta de amostras de urina por cateter
- Use e mantenha técnica asséptica durante determinados procedimentos (p. ex., cistoscopia, biopsia da medula óssea).

Posicionamento para procedimentos

O posicionamento apropriado é a colocação do cliente na melhor posição possível para o procedimento e o alinhamento correto do corpo para que as funções respiratória e circulatória sejam ideais. São exemplos as posições genupeitoral, decúbito ventral, litotomia, sentada, decúbito dorsal e Trendelenburg. O uso de dispositivos de posicionamento, colocação de almofadas e reposicionamento são medidas importantes para evitar compressão e lesão cutâneas. Entre os possíveis efeitos adversos de várias posições, principalmente durante procedimentos demorados, estão lesão cutânea, compressão venosa, lesão do nervo ciático, lesão muscular e dor lombar. As habilidades de posicionamento necessárias incluem assegurar que não haja comprometimento das vias respiratórias, de acessos IV e de dispositivos de monitoramento, bem como a identificação das pessoas com risco teórico de lesão (p. ex., clientes idosos, magros, debilitados ou inconscientes) antes do posicionamento. Se houver feridas, lesão cutânea, escoriações ou equimoses, documente com exatidão existência e localização antes do procedimento.

Administração de fármacos e soluções

Todos os fármacos e as soluções administrados durante procedimentos diagnósticos são ministrados de acordo com as práticas aceitas. Os fármacos são administrados por via oral, retal, intranasal, por intubação, por injeção (IV, IM ou subcutânea) e por aplicações cutâneas locais ou tópicas. Também é comum a administração de soluções IV e de irrigação endoscópica.

Reconheça a possibilidade de reações adversas. Antes do início do procedimento, confirme com o cliente a ocorrência de reações prévias aos fármacos. Os riscos de lesão estão relacionados com reações de hipersensibilidade, alérgicas ou tóxicas, interações medicamentosas, diminuição da tolerância a fármacos por disfunção hepática ou renal, extravasamento de soluções IV e absorção de soluções de irrigação para a circulação sistêmica. As habilidades necessárias incluem manejo das vias respiratórias e dos padrões respiratórios; monitoramento do balanço hídrico; monitoramento das temperaturas corporal, cutânea e central; e observação dos efeitos de sedação e analgesia (p. ex., sinais vitais, inspeção da pele à procura de erupções, edema). Os principais fármacos usados na sedação moderada e analgesia são os benzodiazepínicos e opiáceos. Os fármacos mais usados são diazepam, midazolam, lorazepam, meperidina, fentanila, morfina e cetamina. Pode-se usar o cloridrato de difenidramina para sedação ou tratamento de reações alérgicas. Alguns desses fármacos são depressores do SNC e, portanto, podem ser contraindicados em algumas condições.

Controle do ambiente

O principal objetivo do controle do ambiente é a prática segura para garantir que não haja desconforto nem lesão do cliente relacionados com riscos ambientais. É necessário prestar atenção a temperatura e qualidade do ar; temperatura do cliente; exposição a radiação, látex e odores nocivos; sinalização do ambiente; controle de infecção; higiene e limpeza. É importante lembrar:

- Tome precauções contra alergia ao látex e à borracha
- Elimine ou modifique estímulos sensoriais (p. ex., ruído, odores, sons)
- Ponha um aviso CLIENTE ACORDADO se o cliente estiver acordado durante um procedimento
- Esteja atenta ao diálogo entre membros da equipe na presença do cliente. Na melhor das hipóteses, pode ser perturbador para o cliente; na pior, pode ser erroneamente interpretado e ter consequências e efeitos negativos de longo alcance
- Avalie, trate e documente casos de dor, desconforto, náuseas e vômitos. Use uma escala da dor, quando adequado, como indicação da resposta do cliente ao tratamento de controle da dor. Siga precauções para uma prática segura.

Cuidados após a realização do exame | Elementos de assistência segura, efetiva e informada

A fase posterior à realização do exame tem como foco os cuidados com o cliente após o exame e atividades de acompanhamento, observação, documentação e monitoramento necessários para evitar ou minimizar complicações.

Avaliação dos cuidados diagnósticos

A enfermeira deve:

- Incorporar práticas baseadas em evidências (PBE) à avaliação clínica
- Determinar o progresso em direção às metas definidas ou aos resultados previstos e identificar resultados inesperados ou anormais
- Comparar os resultados atuais e prévios do exame. Empregar a sequência correta de reunião de dados dos registros. Analisar primeiro os dados mais recentes para determinar a condição atual do cliente e, então, rever os dados passados para avaliar tendências ou alterações em relação aos dados anteriores
- Modificar intervenções de enfermagem de acordo com os achados ao encontrar resultados inesperados ou anormais ou valores críticos (p. ex., resultados positivos de cultura, resultados anormais em recém-nascidos, níveis altos ou baixos de potássio)
- Notificar e colaborar com outros profissionais de saúde quando for necessário modificar o plano de cuidados ou quando os resultados do exame podem exigir mudanças do tratamento médico
- Documentar os dados de acordo com as regulamentações profissionais e as políticas institucionais

- Avaliar os resultados utilizando as seguintes etapas:
  - Incentivar o cliente a assumir o máximo controle possível da situação
  - Reconhecer que os diferentes estágios de respostas comportamentais aos resultados negativos podem durar várias semanas ou mais
  - Monitorar alterações no afeto, humor, comportamentos e motivação do cliente. Não supor que pessoas que têm uma percepção negativa inicial de sua saúde (p. ex., negação de diabetes melito) não serão capazes de integrar melhores comportamentos de saúde à vida diária depois de aceitarem o diagnóstico
  - Usar as estratégias a seguir para reduzir o impacto de um prognóstico potencialmente fatal:
    - Oferecer medidas de conforto apropriadas
    - Permitir que o cliente elabore sentimentos de ansiedade e depressão. No momento apropriado, assegurar que esses sentimentos e emoções são normais no início. Atuar mais como ouvinte terapêutico que como locutor
    - Ajudar o cliente e a família a fazerem ajustes necessários no estilo de vida e no autoconceito com o auxílio de orientação, grupos de apoio e outros recursos. Enfatizar que os fatores de risco associados a determinadas doenças podem ser reduzidos mediante modificações do estilo de vida. Ser realista.

Documentação e comunicação de parâmetros

O prontuário do cliente é o único meio de confirmar a necessidade de cuidados diagnósticos, qualidade e tipo de cuidados oferecidos e a resposta do cliente aos cuidados, além de assegurar que estejam sendo cumpridos os padrões atuais de cuidados médicos e enfermagem e de exames complementares. Nos EUA, o prontuário também pode ser a base para o reembolso dos exames complementares pelo governo (Medicare) ou por seguros privados. A exatidão, a totalidade, a objetividade e a legibilidade são importantíssimas no processo de documentação.

A documentação de exames laboratoriais e complementares inclui o registro de todos os cuidados antes, no decorrer e depois da realização do exame:

- Indicação de hora, dia, mês e ano das anotações. Registro de dados de avaliação e anotação das preocupações e dúvidas do cliente, que ajudam a definir o diagnóstico da enfermagem e a se concentrar no planejamento dos cuidados. Documentação de instruções específicas e do preparo do cliente antes do procedimento
- Quando houver um intérprete, registro de seu nome e parentesco com o cliente
- Registro da explicação do preparo, dos efeitos colaterais, dos resultados esperados e dos fatores que interferem. Documentação das informações dadas e da resposta do cliente a elas. Registro de todas as instruções impressas e escritas. Registro de medicamentos, tratamentos, alimentos e líquidos, última refeição, horário de início e fim da coleta da amostra, horário e resultado do procedimento e condição do cliente durante todas as fases dos cuidados diagnósticos
- Registro da recusa do cliente a se submeter a exames complementares ou a seguir instruções anteriores à realização do exame, documentos de apoio e consultas canceladas
- Comunicação oportuna dos resultados do exame ao cliente e registro da comunicação dos resultados ao cliente ou à família. Documentação da orientação e do aconselhamento do cliente durante o acompanhamento
- Comunicação dos resultados aos profissionais designados. Comunicação imediata de valores críticos e registro dessa comunicação (a quem foi feita), das orientações recebidas e dos tratamentos urgentes iniciados. Comunicar também *valores vitais,* resultados laboratoriais que, embora estejam fora dos valores de referência, não são potencialmente fatais, mas podem ter efeitos adversos
- Notificação de todas as doenças contagiosas aos órgãos competentes (ver Quadro 1.1)
- Relato e documentação de situações quando determinado por lei (p. ex., suspeita de maus-tratos a idosos e crianças, indicados por radiografias).

Quadro 1.1 Doenças e distúrbios de notificação compulsória por profissionais de saúde nos EUA.[1]

AIDS e infecção sintomática pelo HIV*	Doenças relacionadas com eflorescência de algas nocivas	Infecção por hantavírus	Reações adversas à vacina contra coqueluche
Amebíase	Enterotoxina estafilocócica B†	Infecções por bactérias entéricas produtoras de toxina do tipo Shiga	Rubéola e síndrome de rubéola congênita†
Anaplasmose	Ehrlichiose	*Influenza*, infecção pelo novo vírus influenza A†	Salmonelose (atípica)
Antraz†	Encefalite	Isosporíase	Sarampo†
Babesiose	Febre amarela†	Legionelose†	Septicemia em recém-nascidos
Botulismo†	Febre maculosa das Montanhas Rochosas	Leptospirose	Shigelose
Brucelose†	Febre Q†	Malária	Sífilis
Cancroide	Febre tifoide (caso e/ou portador de *Salmonella typhi*)†	Meningite infecciosa	Síndrome de Kawasaki
Caxumba (parotidite infecciosa)	Febres hemorrágicas virais (todos os tipos)†	Meningococos, doença invasiva†	Síndrome hemolítico-urêmica pós-diarreica
Ciclosporíase	Giardíase	Micobacterioses, exceto tuberculose e hanseníase	Síndrome respiratória aguda grave (SRAG)†
Coccidioidomicose	*Haemophilus influenzae*, doença invasiva	Mordedura de animais†	Tétano
Cólera†	Hanseníase	Mormo	Toxina épsilon de *Clostridium perfringens*
Coqueluche†	Hepatites virais (A, B, C e outros tipos indeterminados)*	Mortalidade pediátrica associada à *influenza*	Toxina ricina†
Criptosporidiose	Iersiniose	Peste†	Triquinose
Dengue†	Infecção gonocócica	Pneumonia em profissional de saúde com necessidade de hospitalização	Tuberculose e suspeita de tuberculose†
Difteria†	Infecção pelo HIV*	Poliomielite†	Tularemia†
Doença de Creutzfeldt-Jakob	Infecção por arbovírus (*checklist*)	Psitacose	Varicela (catapora), apenas casos fatais
Doença de Lyme	Infecção por *Campylobacter*	Raiva†	Varíola e infecção por outros Orthopoxvirus†
Doença invasiva por estreptococos dos grupos A e B	Infecção por *Chlamydia*		Vibriose, exceto cólera
Doença invasiva por *Streptococcus pneumoniae*	Infecção por *Escherichia coli* 0157:H7†		

*Doenças e condições de notificação compulsória por profissionais registrados no State of Maryland Department of Health and Mental Hygiene, Epidemiology and Disease Control Program e na ocorrência em políticas e procedimentos dos programas.
†Notificação compulsória imediata por telefone.
Reproduzida de State of Maryland Department of Health and Mental Hygiene. Epidemiology and Disease Control Program (revisão: dezembro de 2008).

[1]N.R.T. Para maiores informações sobre esse procedimento em nosso país, recomenda-se a leitura da Portaria 1.271, de 6 de junho de 2014, que define a Lista Nacional de Notificação Compulsória de doenças, agravos e eventos de saúde pública nos serviços de saúde públicos e privados em todo o território do Brasil. (Disponível em http://bvsms.saude.gov.br/bvs/saudelegis/gm/2014/prt1271_06_06_2014.html, Anexo.)

Conclusão e importância da comunicação

As enfermeiras convivem com pessoas não muito diferentes delas mesmas em muitos aspectos. Esses indivíduos têm suas próprias percepções do significado do processo de diagnóstico e de suas doenças para eles e seus entes queridos. Somente quando veem os clientes dentro do contexto que eles e seus entes queridos estão vivendo, as enfermeiras podem oferecer suporte e cuidados expressivos. Quando acreditam que a enfermeira está do seu lado, os clientes têm maior sentimento de controle.

A principal regra para a comunicação e a orientação dos clientes e de suas famílias é sempre reconhecer que o cliente opera dentro de diferentes parâmetros fisiológicos, psicológicos, emocionais e espirituais que se reúnem e tornam essa pessoa um ser humano único e holístico. O uso do processo de enfermagem possibilita à enfermeira distinguir melhor essas características que definem os desejos, as preocupações e as necessidades de cuidados de cada cliente durante a avaliação diagnóstica.

2

Padrões e Protocolos de Enfermagem para Coleta e Transporte da Amostra

Papel da enfermeira

Padrão da prática de enfermagem

A enfermeira deve seguir diretrizes e procedimentos apropriados para a coleta, o manuseio e o transporte de amostras e, ao mesmo tempo, conhecer as precauções-padrão e as técnicas estéreis. As intervenções de enfermagem incluem coleta de amostra em quantidade correta, uso de recipientes e meios adequados, processamento correto das amostras, além de respeito aos tempos especificados para armazenamento e transporte das amostras. A explicação dos procedimentos ao cliente ou aos seus familiares com uso de terminologia apropriada, levando em conta os antecedentes culturais, o nível de desenvolvimento e os fatores socioeconômicos, normalmente promove a cooperação e a compreensão do processo de coleta e dos procedimentos antes, no decorrer e depois do exame.

Alerta clínico[1]

- Nos EUA, o Code of Federal Regulations, que regulamenta o transporte de agentes biológicos (S72.2: Transporte de amostras diagnósticas, produtos biológicos ou etiológicos e outros materiais; exigências mínimas de embalagem), declara:

  "Nenhuma pessoa pode intencionalmente transportar ou promover o transporte interestadual, direta ou indiretamente, de qualquer material, inclusive amostras diagnósticas e produtos biológicos, que se suponha, por motivos razoáveis, conter um agente etiológico, a menos que tal material esteja embalado de modo a evitar vazamento do conteúdo, choques, mudanças de pressão e outras condições associadas ao manuseio habitual durante o transporte."

A Tabela 2.1 mostra exemplos de exigências laboratoriais especiais para transporte, embalagem e remessa de amostras específicas.

Protocolos de enfermagem para coleta de amostra de sangue

- As amostras de sangue podem ser obtidas por punção cutânea (sangue capilar), punção venosa (sangue venoso), punção arterial (sangue arterial) ou aspiração da medula óssea. O tipo de amostra de sangue necessária – sangue total, plasma ou soro – varia

[1]N.R.T. Recomenda-se a leitura do *Manual de Vigilância Sanitária sobre o Transporte de Material Biológico Humano para Fins de Diagnóstico Clínico* de 2015, da Anvisa.

Tabela 2.1 Exigências laboratoriais especiais para transporte, embalagem e remessa de amostras específicas.

Amostra	Precauções para embalagem e remessa
Urinálise de rotina, amostra aleatória, jato médio	O recipiente preferido para transporte é de plástico, com tampa de rosca amarela, contém um comprimido próprio para a preservação dos elementos formados (p. ex., cristais, cilindros ou células) e evita a alteração dos constituintes químicos causada por supercrescimento bacteriano. Verter a urina no recipiente, tampá-lo bem e invertê-lo de modo a dissolver o comprimido
Urinocultura	Utilizar um *kit* de transporte para cultura e antibiograma que contenha um recipiente plástico estéril e um dispositivo de transferência para coleta. Tal recipiente deve conter uma fórmula especial de conservação da urina a fim de impedir a rápida multiplicação de bactérias. Verter a amostra de urina no recipiente e vedar corretamente
Urina para dosagem de cálcio, magnésio e oxalato	Utilizar recipientes de plástico lavados com ácido para coleta e transporte da amostra. Se o pH da urina for > 4, os resultados podem ser inexatos. Não coletar urina em recipientes de metal como comadres ou urinóis
Sangue para dosagem de oligoelementos	Observar o controle de contaminação na coleta da amostra. A maioria dos recipientes de sangue é contaminada por metais; todas as seringas de plástico com vedações de borracha preta contêm alumínio, zinco em concentrações variáveis e todos os metais pesados (p. ex., chumbo, mercúrio, cádmio, níquel, cromo). A amostra para dosagem de oligoelementos deve ser a primeira coletada – depois de perfurar a tampa de borracha, a agulha está contaminada e *não* deve ser usada para coleta de sangue para dosagem de oligoelementos. Utilizar gliconato de clorexidina para limpar os estojos; evitar desinfetantes que contenham iodo; usar apenas agulhas de flebotomia de aço inoxidável. O sangue para dosagem sérica de oligoelementos deve ser coletado em recipiente de coleta para oligoelementos de tampa azul-escura (o anticoagulante é a heparina sódica). Após coletar e centrifugar, colocar em recipiente de polipropileno de 5 mℓ, com tampa de rosca, sem metal; não usar pipeta para transferir o soro para o recipiente. Tampar bem o recipiente, colar a etiqueta e enviar ao laboratório resfriada ou congelada. Todas as amostras armazenadas por mais de 48 h devem ser congeladas e enviadas em gelo seco (de acordo com a localização geográfica, manter a amostra resfriada com material refrigerante *congelado* no período de calor e *refrigerado* no período frio)
Amostra congelada	Se for esperado um atraso de mais de 4 dias até o exame, é preferível congelar a amostra. Colocar a amostra em embalagem de plástico (não usar vidro). Não se deve preencher mais de três quartos do recipiente para que haja espaço para expansão ao congelar. Armazenar no *freezer* ou em gelo seco até que a amostra seja recolhida por um portador ou levada até o laboratório. Identificar o recipiente com o nome do cliente, a data e o tipo de amostra
Amostra refrigerada	Urina, exsudato respiratório e fezes têm de ser refrigerados antes do transporte. *Nota*: entre as amostras que não podem ser refrigeradas antes da inoculação do meio estão líquido cerebroespinal e outros líquidos corporais, amostra para isolamento de *Neisseria gonorrhoeae*, sangue e cultura de feridas. Armazenar a amostra no refrigerador (gelada ou resfriada) até ser recolhida pelo transportador. Ao embalar, deve-se colocar o recipiente com a amostra em saco plástico com fecho tipo *ziplock*, com o material refrigerante na bolsa externa. Se for utilizado

Tabela 2.1 Exigências laboratoriais especiais para transporte, embalagem e remessa de amostras específicas. *(continuação)*

Amostra	Precauções para embalagem e remessa
	gelo seco ou material refrigerante, é preciso colocá-lo entre as embalagens secundária e externa de transporte. O material de amortecimento contra choques deve ser colocado de modo que a embalagem secundária não fique solta dentro da externa quando o gelo seco evaporar. As embalagens de poliestireno expandido (isopor) são recomendadas ao enviar a amostra em gelo seco, a fim de evitar o acúmulo de CO_2 pela evaporação do gelo seco
Sangue para análise fotossensível	Evitar exposição a qualquer tipo de luz (artificial ou solar) por qualquer período. Essas amostras precisam ser envolvidas com folha de papel alumínio ou colocadas dentro de um recipiente de vidro ou plástico marrom. Amostras para dosagem de vitamina A, vitamina B_6, betacaroteno, porfirinas, vitamina D e bilirrubina são exemplos de substâncias que precisam ser protegidas da luz
Bactérias anaeróbicas	A aspiração com agulha e seringa, em vez de usar *swab*, é o método preferido de coleta da amostra para pesquisa de bactérias anaeróbicas. Depois da coleta, a amostra tem de ser protegida do oxigênio ambiente e do ressecamento até que possa ser processada no laboratório. A embalagem para transporte de amostra anaeróbica inclui os seguintes componentes: Seringa e agulha acoplada à seringa para aspiração – descartar a agulha em coletor de materiais perfurantes e cortantes e substituí-la por adaptador rombo para transporte. Tubos ou recipientes – os tubos são usados principalmente para introdução de amostras em *swab*; os recipientes, para inoculação de amostra líquida. Sistema de *swab*/invólucro de plástico – tubo ou invólucro de plástico contendo *swab*, além de um meio pré-reduzido ou de transporte. O sistema Culturette® inclui um recipiente ou uma câmara separada por membrana que contém substâncias químicas geradoras de catalisadores do CO_2 e dessecantes para eliminar qualquer O_2 residual que entre no sistema. *Biobag* ou sistema de bolsa plástica – bolsa plástica transparente que contém um sistema gerador de CO_2, copos com catalisador paládio e um indicador de anaerobiose. A bolsa é fechada hermeticamente após a inserção de placas inoculadas e a ativação do sistema gerador de CO_2. A vantagem desse sistema é a possibilidade de observação direta do crescimento inicial de colônias nas placas
Fezes	Usar recipiente especial com capacidade de 1.000 mℓ, como Nalgene®, para coleta de toda a amostra ou um recipiente de polipropileno branco com capacidade de 100 mℓ para colocar parte (alíquota) de uma grande amostra de fezes. Deve-se afixar uma etiqueta semelhante em cada recipiente antes de entregar ao cliente (Figura 2.1)
Fezes homogeneizadas	Quando a amostra é homogeneizada (misturada), é necessário enviar uma porção de 80 mℓ de fezes homogeneizadas. Homogeneizar e pesar de acordo com o protocolo do laboratório. Verter o material homogeneizado no recipiente logo que possível para evitar sedimentação. No formulário de solicitação, indicar o peso total da amostra e o volume de água adicionado. Incluir o período de coleta no formulário de solicitação. Enviar a amostra homogeneizada na temperatura de transporte preferida, indicada no protocolo de exigências da instituição

(continua)

Tabela 2.1 Exigências laboratoriais especiais para transporte, embalagem e remessa de amostras específicas. *(continuação)*

Encher só até esta linha

Duração: ___ Aleatória ___ 24 h

___ 72 h ___ 48 h

Outra _____________

Esta é toda a amostra coletada?

_____ Sim _____ Não

Número total de recipientes enviados: _____

Nome do cliente: ______________________________

Ao entregar o recipiente ao cliente, dê as seguintes instruções: exame a ser realizado, exigências relativas à amostra, necessidade de dieta, coleta e armazenamento da amostra; dois recipientes Nalgene® de 1.000 mℓ para coleta com tempo marcado e um recipiente de 100 mℓ para coleta de amostra aleatória; informações sobre como obter outros recipientes, se necessário, e instruções para **não encher** mais de 3/4 do recipiente (linha indicada no rótulo).

Quando o cliente devolver os recipientes para a clínica, o profissional de saúde preenche o rótulo com as informações corretas. Se for marcado "outro", anotar a duração na etiqueta. Se for entregue mais de um recipiente, anote o número de recipientes entregues.

Figura 2.1 Rótulo do recipiente para coleta de fezes.

Amostra	Precauções para embalagem e remessa
Material infeccioso	Nos EUA, é obrigatória a colocação de uma etiqueta de agente etiológico no recipiente de todas as amostras transportadas de líquidos corporais reconhecidos pelos CDC como diretamente ligados à transmissão do HIV (AIDS) e do vírus da hepatite B (HBV). As precauções-padrão aplicam-se ao manuseio desses líquidos e incluem exigências especiais de manuseio do sangue, produtos do sangue, sêmen, secreções vaginais, líquidos cerebrospinal, sinovial, pleural, peritoneal, pericárdico e amniótico, além de concentrados de HIV e HBV. É obrigatório afixar uma etiqueta indicativa de risco biológico em todas as amostras microbiológicas, inclusive bactérias anaeróbicas e aeróbicas, micobactérias, fungos e leveduras. A amostra tem de ser enviada em tubo inclinado com ágar, em recipiente especial para transporte (cultura pura, em crescimento ativo; Figura 2.2); não enviar em placas de cultura. A embalagem externa de todos os agentes etiológicos para transporte interestadual tem de ser identificada conforme mostra a Figura 2.3

Tabela 2.1 Exigências laboratoriais especiais para transporte, embalagem e remessa de amostras específicas. *(continuação)*

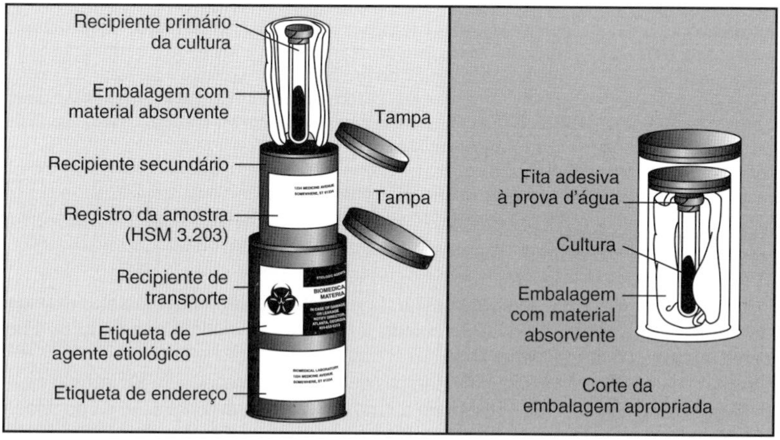

Figura 2.2 Técnica apropriada de embalagem de materiais com risco biológico. (CDC Laboratory Manual, DHEW publication no. [CDC] 74-8272, Atlanta, GA: Centers for Disease Control and Prevention, 1974.)

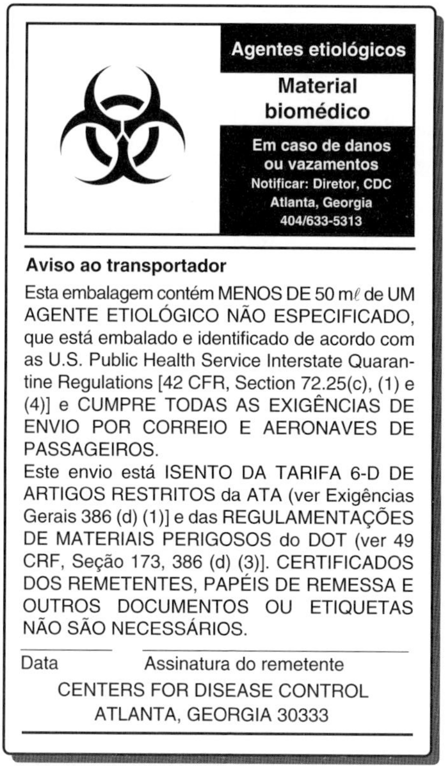
Agentes etiológicos
Material
biomédico
Em caso de danos
ou vazamentos
Notificar: Diretor, CDC
Atlanta, Georgia
404/633-5313
Aviso ao transportador
Esta embalagem contém MENOS DE 50 mℓ de UM AGENTE ETIOLÓGICO NÃO ESPECIFICADO, que está embalado e identificado de acordo com as U.S. Public Health Service Interstate Quarantine Regulations [42 CFR, Section 72.25(c), (1) e (4)] e CUMPRE TODAS AS EXIGÊNCIAS DE ENVIO POR CORREIO E AERONAVES DE PASSAGEIROS.
Este envio está ISENTO DA TARIFA 6-D DE ARTIGOS RESTRITOS da ATA (ver Exigências Gerais 386 (d) (1)] e das REGULAMENTAÇÕES DE MATERIAIS PERIGOSOS do DOT (ver 49 CRF, Seção 173, 386 (d) (3)]. CERTIFICADOS DOS REMETENTES, PAPÉIS DE REMESSA E OUTROS DOCUMENTOS OU ETIQUETAS NÃO SÃO NECESSÁRIOS.
Data
Assinatura do remetente
CENTERS FOR DISEASE CONTROL
ATLANTA, GEORGIA 30333

Figura 2.3 Logotipo de agentes etiológicos e "comunicação ao transportador" que deve ser afixada na parte externa de qualquer embalagem que contenha material biológico infecioso e potencialmente perigoso.

(continua)

Tabela 2.1 Exigências laboratoriais especiais para transporte, embalagem e remessa de amostras específicas. *(continuação)*

Amostra	Precauções para embalagem e remessa
Amostras que exigem manuseio excepcional	Identificar com clareza e exatidão cada amostra com nome completo do cliente, sexo, data de nascimento e número de identificação; hora e data de coleta; nome do profissional solicitante e assinatura da pessoa que coletou a amostra. O formulário de solicitação do exame e a identificação do conteúdo da amostra devem ser conferidos e transportados em uma única embalagem

Nota: nos EUA, caso a embalagem seja danificada, o transportador deve isolá-la imediatamente e entrar em contato com os CDC. Se a remessa não for recebida até 5 dias após a data estimada, o remetente deve entrar em contato com os CDC.

com o exame específico. O equipamento (*i. e.*, sistema automático ou manual), o tipo de amostra de sangue, o local de coleta, a técnica e a idade e condição do cliente determinam os métodos de coleta

- Os tubos para coleta de sangue têm tampas de cores diferentes para identificar os tipos de aditivos presentes. Eles preservam a amostra, evitam deterioração e coagulação e bloqueiam a ação de determinadas enzimas celulares. A escolha dos aditivos é determinada pelo exame solicitado. Em geral, a maioria dos exames hematológicos utiliza o ácido etilenodiaminotetracético (EDTA) líquido como anticoagulante. Os tubos com anticoagulantes devem ser completamente invertidos, com movimentos suaves, 7 a 10 vezes após a coleta. Desse modo, há completa mistura dos anticoagulantes com o sangue para evitar a formação de coágulo. A coagulação do sangue, mesmo discreta, invalida o exame e é necessário coletar outra amostra. A Tabela 2.2 mostra a correspondência entre amostras e tubos de coleta identificados por cores.

Tabela 2.2 Cores dos tubos para coleta de amostras.

Cor do tubo de coleta e aditivos	Uso e precauções
Branco (gel e EDTA K_2)	Teste de carga viral para HIV e vírus da hepatitis C (HCV), genotipagem, banco de sangue, exame do plasma em estudos diagnósticos moleculares
Tubo de tampa verde com heparina (heparina sódica, heparina lítica, heparina amônica)	Amostras de plasma heparinizadas; gasometria arterial; testes especiais como dosagem de amônia, hormônios, bioquímica e eletrólitos no plasma; inverter o tubo 7 a 10 vezes para evitar a formação de coágulo
Tubo de tampa cinza com oxalato de potássio e fluoreto de sódio (está comprovado que a acidificação do sangue com NaF e EDTA [EDTA K_2/NaF] inibe a glicólise)	Dosagem de glicose, lactato e álcool no soro ou no plasma. *Nota*: a colocação do tubo de coleta em gelo moído ajuda a estabilizar a glicose
Tubo de tampa roxa com EDTA K_2 ou K_3	Sangue total e plasma, hematologia, genético, imunossupressor, HbA_{1c} e folato nas hemácias. O uso de EDTA para exames hematológicos e hemograma completo impede a coagulação do tubo cheio. Caso se preencha menos da metade do tubo, a alteração da razão entre anticoagulante e sangue pode ser suficiente para comprometer os resultados laboratoriais. Inverter o tubo 7 a 10 vezes para evitar coagulação

Tabela 2.2 Cores dos tubos para coleta de amostras. *(continuação)*

Cor do tubo de coleta e aditivos	Uso e precauções
Tubo de tampa azul-clara com citrato de sódio	Estudos da coagulação plasmática como tempo de protrombina e tempo de tromboplastina parcial. Deve-se permitir o enchimento completo do tubo, pois a razão sangue/anticoagulante imprópria invalida o resultado das provas de coagulação. Inverter o tubo 7 a 10 vezes para evitar coagulação
Tubo de tampa azul-escura com Na, EDTA ou heparina sódica	Cádmio e mercúrio; toxicologia e bioquímica nutricional; tubo sem metais; inverter o tubo 7 a 10 vezes
Tubo de tampa azul-escura sem EDTA nem heparina sódica	Dosagem dos níveis de alumínio, arsênico, cromo, cobre, níquel e zinco; tubo sem metais (sem aditivos) (usar anticoagulante – o sangue vai coagular)
Tubo de tampa marrom com heparina	Amostras de plasma heparinizadas para dosagem de chumbo em crianças; tubo sem chumbo; inverter o tubo 7 a 10 vezes
Tubo de tampa amarela e 5,95 mg de SPS [0,35% em 14,4 mg de NaCl (0,86%)]	Coleta de hemoculturas em microbiologia; usar técnica asséptica para coleta de sangue; inverter o tubo 7 a 10 vezes para evitar formação de coágulo
Tubo de tampa dourada ou vermelha marmorizada; tubo com separador de soro	No caso de amostras de soro para exames bioquímicos no soro, os tubos com separador de soro devem ser invertidos com delicadeza (por completo, de cabeça para baixo) cinco vezes após a coleta para que haja mistura do ativador de coágulo com o sangue e coagulação em 30 min. Depois de 30 min, centrifugar imediatamente com força centrífuga relativa (rcf) de 1.000 a 1.200 *g* (força gravitacional) por 15 ± 5 min para separar o soro das células. O soro pode ser armazenado em tubos com gel separador por até 48 h após a centrifugação. Não congelar tubos com separador de soro. Se for necessária uma amostra congelada, separar o soro em um tubo plástico de transferência identificado. Os tubos com separador de soro não devem ser usados para determinar os níveis de terapêuticos dos fármacos. O gel pode reduzir os valores
Tubo de tampa vermelha (simples); sem aditivo	Grande variedade de exames bioquímicos, banco de sangue, dosagem de níveis terapêuticos dos fármacos, todos os testes de anticorpos, coleta de amostra de sangue coagulado; sem conservantes nem anticoagulantes. Após a coleta do sangue, é necessário deixar que o sangue coagule por 30 a 45 min em temperatura ambiente. Depois, centrifugar a amostra em rcf de 1.000 a 1.200 *g* por 15 ± 5 min e transferir a porção sérica para um tubo plástico de transferência identificado corretamente. *A exposição prolongada do soro ao coágulo pode invalidar alguns resultados*

Intervenções de enfermagem

A função da enfermeira na coleta de sangue varia de acordo com o tipo de amostra coletada, a idade, a condição do cliente e a situação clínica. É preciso observar precauções-padrão em *todos* os estágios do processo de coleta da amostra, inclusive na destinação.

Alerta clínico

- Vários fatores aumentam o risco de infecção de enfermeiras e clientes durante a coleta de sangue. A infecção exige a ocorrência simultânea de quatro condições: (1) quantidade suficiente do agente infeccioso, (2) forma suficientemente virulenta ou mortal do agente, (3) porta de entrada oportuna no hospedeiro (p. ex., ferida, vias nasais, perfuração por agulha) e (4) diminuição suficiente do nível de resistência do hospedeiro. A probabilidade de infecção é muito reduzida ou eliminada com a diminuição ou eliminação de uma ou mais dessas condições
- O risco de transmissão de patógenos hematogênicos é maior durante a coleta de sangue que durante a injeção.

Punção cutânea para coleta de sangue capilar

A coleta apropriada da amostra depende do uso de técnica correta e da observação da ocasião exata. O sangue capilar é preferido para esfregaço do sangue periférico e pode ser usado para outros exames hematológicos. Amostras de sangue capilar do adulto exigem punção cutânea, em geral na ponta do dedo. Nas crianças, também se costuma puncionar a ponta do dedo da mão. No caso de recém-nascidos e lactentes, é melhor coletar as amostras no hálux ou na parte lateral do calcanhar.

Alerta clínico

- Em clientes com leucemia, agranulocitose ou diminuição da resistência imunológica, as punções em dedos das mãos estão associadas a maior risco de infecções e sangramento que as punções venosas. Caso seja necessária uma amostra de sangue capilar, lave o local com água e sabão e seque com gaze estéril antes e depois da coleta de sangue.

► *Cuidados antes da realização do exame*

Explicar o procedimento e o objetivo da coleta de sangue ao cliente ou aos responsáveis. Obter consentimento livre e esclarecido, se necessário. Pode-se aplicar uma compressa morna sobre a área prevista de punção durante cerca de 10 minutos antes do procedimento para dilatar os vasos sanguíneos e facilitar o acesso. Avaliar os seguintes fatores de interferência:

- A irrigação sanguínea disponível pode ser insuficiente por causa de frio, cianose, tumefação ou edema no local ou por um processo impróprio de coleta
- A compressão indevida do local de punção ou a coleta da primeira gota de sangue pode causar diluição da amostra de sangue. Essa diluição altera a composição do sangue e invalida os resultados do exame
- O resíduo de álcool no local antes da punção afeta a morfologia das hemácias
- Células epiteliais ou endoteliais presentes na primeira gota de sangue causam resultados errados.

► *Cuidados durante a realização do exame*

- Observar as precauções-padrão; é preciso usar luvas
- Avaliar o local da punção. *Evitar a face lateral do calcanhar, na qual está localizada a artéria plantar*
- Limpar o local de punção com água e sabão. Secar com gaze estéril em movimentos circulares
- Provocar estase sanguínea por compressão de uma articulação distal para causar ingurgitamento na ponta do dedo da mão
- Puncionar a pele com lanceta estéril descartável (profundidade máxima de 2 mm) rapidamente e com profundidade suficiente para a formação de uma gotícula de sangue. Limpar a primeira gota de sangue. Coletar as gotas subsequentes em um microtubo ou preparar um esfregaço diretamente com uma gota de sangue

- Depois da coleta, comprimir o local por um curto período e cobrir com um pequeno curativo estéril ou curativo adesivo
- Identificar a amostra corretamente e colocá-la em bolsa de risco biológico. Enviar a amostra imediatamente ao laboratório. Documentar as informações pertinentes.

► *Cuidados após a realização do exame*

- O curativo pode ser retirado depois de algumas horas se o sangramento tiver cessado. Em alguns casos ocorre uma pequena equimose ou leve desconforto. Comunicar ao laboratório ou ao médico se o sangramento não cessar com compressão local dentro de um prazo razoável. Avaliar a história medicamentosa do cliente e perguntar sobre o uso de anticoagulantes, anti-inflamatórios não esteroides (AINE) ou medicamentos do tipo ácido acetilsalicílico (AAS).

Punção venosa para coleta de sangue venoso

A maioria dos exames de sangue usa amostras de sangue venoso. A punção venosa obtém maior quantidade de sangue que a coleta capilar. É preciso ter cuidado para evitar hemólise ou hemoconcentração da amostra e a ocorrência de hematoma, lesão venosa, infecção e desconforto. Em virtude do fácil acesso, a veia intermédia do cotovelo na fossa cubital é o local mais usado para punção venosa, seguida pelas veias cefálica e basílica. Às vezes, é preciso usar as áreas de punho, antebraço ou dorso da mão ou do pé. Os níveis sanguíneos devem ser iguais em todos esses locais de punção venosa.

► *Cuidados antes da realização do exame*

- Os exames de sangue solicitados para fins diagnósticos podem exigir algumas restrições alimentares ou jejum de 8 a 12 horas antes do exame
- Os medicamentos usados pelo cliente devem ser registrados em todos os formulários, requisições e sistemas informatizados apropriados, pois podem afetar os resultados
- Aplicar compressas mornas e úmidas no local de coleta de sangue por 10 a 20 minutos antes da punção venosa ou manter o braço bem abaixo da altura do coração antes do procedimento pode ajudar a distender veias difíceis de encontrar. Nas crianças pequenas, o aquecimento do local de coleta deve fazer parte da rotina para distender veias pequenas
- Estar pronta para ajudar o cliente em caso de tontura ou síncope.

Alerta clínico

- A atividade vigorosa logo antes da coleta de uma amostra de sangue pode alterar os resultados, pois há passagem de líquido do leito vascular para os espaços teciduais e consequente concentração do sangue circulante. Podem ser necessários 20 a 30 minutos de repouso e redução do estresse para restabelecer o equilíbrio hídrico
- Avaliar outros fatores de interferência, inclusive celulite, flebite, obstrução venosa, linfangite, fístula ou *shunt* arteriovenoso. Para evitar resultados falsos causados por infusão ativa de soluções, não coletar sangue acima de um cateter intravenoso (IV) ou local de infusão. Se for necessário, e não houver outro disponível, escolher um local distal ao acesso IV. Estar alerta ao fato de que a manutenção do torniquete por mais de 1 minuto no local pode causar hemoconcentração.

► *Cuidados durante a realização do exame*

- Observar as precauções-padrão. É preciso usar luvas. Se houver suspeita de alergia ao látex, usar material e equipamento sem látex
- Colocar um torniquete apertado acima do local de punção para promover distensão venosa (congestão). Pode-se usar uma braçadeira de esfigmomanômetro insuflada até um valor entre as pressões sistólica e diastólica

- No caso de pessoas idosas, nem sempre é recomendado o uso do torniquete por causa da possibilidade de ruptura dos capilares. Instruir o cliente a fechar a mão. Não fazer movimentos de fechar e abrir a mão, porque isso pode aumentar os níveis plasmáticos de potássio em até 1 a 2 mmol/ℓ e talvez causar uma importante alteração diagnóstica
- Desinfetar a área da pele com gliconato de clorexidina a 2% com ácido propílico a 70% e esperar secar
- Para fixar a veia, tensionar a pele sobre a veia e pressionar com o polegar abaixo do local de punção. Segurar a extremidade distal da veia durante a punção para diminuir a possibilidade de movimento das veias; isso é muito importante em idosos frágeis com pele friável, semelhante a papel
- Puncionar a veia com o bisel voltado para cima, de acordo com a técnica aceita. Em geral, uma agulha com calibre menor que 21 pode dificultar a coleta de sangue no adulto e causar hemólise. Pode-se usar uma seringa do sistema Vacutainer® ou sistema borboleta
- Manter o dispositivo de coleta com o bisel voltado para cima e o corpo da agulha paralelo à superfície, em ângulo aproximado de 15° com a pele. Introduzir a agulha com delicadeza na veia. Depois que a agulha penetrar na veia, o sangue encherá automaticamente o tubo acoplado por causa do vácuo existente no tubo de coleta. Ao usar uma seringa, é preciso observar se o sangue reflui para o corpo da agulha e puxar com delicadeza o êmbolo para retirar o sangue
- Transferir o sangue da seringa para o tubo de vácuo apropriado perfurando a rolha do recipiente com a agulha ainda acoplada à seringa que contém a amostra de sangue
- Retirar o torniquete assim que houver fluxo sanguíneo satisfatório para o recipiente da amostra e antes de retirar a agulha do local de punção para evitar hematoma
- Retirar a agulha depois da coleta da amostra, comprimir o local alguns momentos e proteger com curativo adesivo estéril. O cliente não deve flexionar o braço, mas mantê-lo estendido e comprimir o local durante 2 a 4 minutos ou até cessar o sangramento
- Ao coletar múltiplas amostras, retirar com cuidado o tubo Vacutainer® cheio do porta-tubo enquanto a agulha é mantida na veia do cliente. Depois introduzir o próximo tubo Vacutainer® no porta-tubo e coletar outra amostra de sangue. A sequência de coleta das amostras foi estipulada pelo Clinical and Laboratory Standards Institute (CLSI) (antes Nacional Committee for Clinical Laboratory Standards) e tem de ser seguida:
    1. Tubo de tampa amarela (polianetol sulfonato de sódio [SPS]) (para hemocultura)
    2. Tubo de tampa dourada (tubo com separador de sangue/tubo de tampa vermelha sem aditivo)
    3. Tubo de coagulação com tampa azul-clara
    4. Tubo de tampa verde-clara (tubo com separador de plasmócito [PST]/tubo de tampa verde com aditivo)
    5. Tubo de tampa roxa com aditivo
    6. Tubo de tampa cinza com aditivo
    7. Tubo de tampa azul-escura com EDTA
    8. Tubo de tampa azul-escura sem EDTA
    9. Tubo de tampa amarela (ácido cítrico, citrato de sódio e dextrose [ACD])
    10. Tubo de tampa bronze
- Caso seja usado apenas um tubo de coagulação de tampa azul-clara para coleta, deve-se usar primeiro um pequeno tubo de tampa vermelha e desprezá-lo para evitar contaminação do tubo de tampa azul por fatores da coagulação tecidual
- Depois de coletar a amostra, retirar a agulha e descartá-la em coletor de risco biológico. Não tampar novamente as agulhas pois isso aumenta o risco de lesão e exposição do flebotomista a doenças
- Com delicadeza, inverter os tubos de coleta com movimento de "vaivém" por 7 a 10 vezes para misturar a amostra. Não agitar os tubos
- Enviar a amostra identificada ao laboratório imediatamente em bolsa de risco biológico e registrar as informações pertinentes no prontuário

- Manter os tubos de tampa vermelha em posição vertical durante 30 minutos no mínimo e 1 hora no máximo para possibilitar a coagulação do sangue antes da centrifugação. Caso não seja possível centrifugar os tubos de tampa vermelha em 1 hora, armazená-los em posição vertical no *kit* e refrigerados, centrifugar dentro de 8 horas
- Depois de calçar luvas, centrifugar o tubo de tampa vermelha em alta velocidade, mínimo de 2.500 a 3.400 rpm durante pelo menos 15 minutos. Verter o soro dos dois tubos no tubo de plástico e identificado para transferência de soro, sem perturbar o coágulo, e vedar. O soro não deve conter hemácias. Fechar novamente os tubos de tampa vermelha e, por segurança, recolocar no *kit* de sangue.

► *Cuidados após a realização do exame*

- Avaliar o cliente e o local de punção. Instruir o cliente a se deitar e descansar se estiver ansioso, tiver síncope vasovagal ou apresentar hematomas ou sinais de sepse, tais como calafrios, rápida elevação da temperatura ou queda da pressão arterial. Se isso acontecer, comunicar ao médico imediatamente
- Compressas frias podem ser colocadas no local se o cliente se queixar de desconforto
- Se o gotejamento ou sangramento no local da punção continuar por mais que alguns minutos, elevar a área e aplicar curativo compressivo. Observar o cliente com atenção. Perguntar sobre o uso de anticoagulantes, AINE ou ácido acetilsalicílico. Se o sangramento venoso for excessivo e persistir por mais de 10 minutos, comunicar ao médico
- Às vezes, o cliente sente tonteira, fraqueza ou náuseas durante a punção venosa. Se isso acontecer, retirar imediatamente o garrote e concluir o procedimento. Se possível, colocar o cliente em decúbito dorsal. Caso ele esteja sentado, fazer com que abaixe a cabeça entre as coxas e instruí-lo a respirar profundamente várias vezes. Pode-se colocar uma toalha molhada e fria sobre a fronte e a nuca e, se necessário, pode-se usar inalação de amônia rapidamente. Comunicar ao médico imediatamente se não houver alteração da condição do cliente
- De modo geral, o uso da técnica correta evita a formação de hematomas.

Alerta clínico

- Como regra geral, não se deve coletar sangue do mesmo membro usado para administração por via intravenosa de medicamentos, líquidos ou transfusões de sangue. Só se deve considerar a punção venosa nesse local como último recurso, se não houver outro disponível. Nesse caso, o local da punção venosa deve ser abaixo do local do acesso IV. Evitar áreas edemaciadas, paralisadas, do mesmo lado de uma mastectomia prévia, com infecção ou outros problemas cutâneos. Às vezes, a punção venosa causa infecção, comprometimento circulatório ou linfático ou prolongamento da cicatrização
- Após duas tentativas, deve-se chamar um médico ou uma enfermeira mais experiente
- A aplicação prolongada do garrote causa estase e hemoconcentração, o que modifica os resultados
- As amostras de sangue podem ser coletadas de acessos centrais, que antes têm de ser irrigados com soro fisiológico. Habitualmente é necessária prescrição médica. Os protocolos e as diretrizes das agências têm de ser seguidos à risca, sendo obrigatória técnica asséptica rigorosa.

Punção para coleta de sangue arterial

As amostras de sangue arterial são necessárias para gasometria arterial ou quando não é possível a coleta de uma amostra de sangue venoso. De modo geral, as "punções arteriais" são realizadas por um médico, uma enfermeira ou um técnico treinado em razão dos riscos inerentes ao procedimento. As amostras costumam ser coletadas diretamente da artéria radial, braquial ou femoral. Se o cliente já tiver um acesso arterial (mais frequente na artéria radial), pode-se usá-lo para coletar as amostras. Registrar a quantidade de sangue coletada, pois podem ser retirados volumes consideráveis se forem necessárias amostras frequentes.

A gasometria arterial é usada para avaliar a oxigenação, a ventilação e o equilíbrio acidobásico. Também é usada para monitorar clientes em estado crítico, estabelecer valores laboratoriais de referência, detectar e tratar desequilíbrios eletrolíticos, ajustar a oxigenoterapia e qualificar um cliente para uso de oxigênio em casa. Os locais de punção arterial devem satisfazer as seguintes exigências:

- Existência de fluxo sanguíneo colateral
- Fácil acesso
- Tecidos periarteriais relativamente insensíveis.

▶ *Cuidados antes da realização do exame*

- Avaliar as contraindicações à punção arterial ou ao acesso arterial de longa permanência em uma área específica:
  - Ausência de pulso arterial radial palpável
  - Teste de Allen positivo, o que indica que a mão é irrigada por apenas uma artéria
  - Teste de Allen modificado negativo, o que indica obstrução da artéria ulnar (*i. e.*, comprometimento da circulação colateral)
  - Celulite ou infecção no possível local
  - Fístula ou *shunt* arteriovenoso
  - Trombocitopenia grave (contagem de plaquetas de 20.000/mm^3)
  - Prolongamento do tempo de protrombina ou do tempo de tromboplastina parcial (> 1,5 vez o valor de controle é uma contraindicação relativa)
- Pode-se usar uma sonda Doppler ou transdutor de pulso digital para avaliar a circulação e a perfusão em clientes de pele escura ou não cooperativos
- Antes de coletar uma amostra de sangue arterial, registrar a concentração de hemoglobina mais recente, o modo e o fluxo da oxigenoterapia, bem como a temperatura. Aguardar no mínimo 15 minutos antes de coletar a amostra caso o cliente tenha sido submetido a aspiração ou ventilação mecânica recentemente. Esse período de espera permite que os níveis sanguíneos circulantes voltem aos valores iniciais. A hipertermia e a hipotermia também influenciam a liberação de oxigênio da hemoglobina no tecido.

▶ *Cuidados durante a realização do exame*

- Observar as precauções-padrão e seguir os protocolos da instituição
- Colocar o cliente em posição sentada ou de decúbito dorsal
- Realizar um teste de Allen modificado, circundando a área do punho e comprimindo para obliterar os pulsos arteriais radial e ulnar. Aguardar o empalidecimento da mão, depois liberar apenas a artéria ulnar. Se o resultado for positivo, a irrigação da mão é observada de imediato, indicando que a circulação da mão é satisfatória. Pode-se então usar a artéria radial para punção arterial. Se a circulação colateral da artéria ulnar for insatisfatória (*i. e.*, resultado negativo) e houver ausência ou lentidão do preenchimento sanguíneo da mão, deve-se escolher outro local. O teste de Allen anormal pode ser causado por um trombo, por um espasmo arterial ou por um problema sistêmico, como choque ou débito cardíaco insuficiente
- Colocar um travesseiro pequeno ou uma toalha enrolada sob a região dorsal do punho para elevá-lo. Com a palma da mão do cliente voltada para cima, pedir que ele estenda os dedos para baixo, o que causa flexão do punho e aproxima a artéria radial da superfície
- Palpar a artéria e movimentar a mão do cliente para trás e para frente até perceber um pulso satisfatório
- Limpar bem a área com um antisséptico como gliconato de clorexidina a 2% com ácido propílico a 70%

- *Opcional*: injetar na área um pequeno volume (< 0,25 mℓ) de lidocaína pura a 1%, se necessário, para anestesiar o local. Antes, verificar se há alergia. Assim, é possível fazer uma segunda tentativa sem causar muita dor
- *Nota*: não usar lidocaína com epinefrina, pois causa vasoconstrição e dificulta a punção arterial
- Preparar uma agulha de calibre 20 ou 21G em seringa de autoenchimento pré-heparinizada, puncionar a artéria e coletar uma amostra de 3 a 5 mℓ. A pressão arterial empurra o êmbolo e a seringa se enche de sangue. (O sangue venoso não tem pressão suficiente para encher a seringa sem que se puxe o êmbolo.) As bolhas de ar na amostra devem ser expelidas o mais rapidamente possível, porque alteram os valores da gasometria arterial. A seringa deve ser tampada e girada com movimentos suaves para misturar a heparina ao sangue
- Ao concluir a coleta, retirar a agulha e colocar um curativo absorvente de 10 cm × 10 cm sobre o local da punção. Não recolocar a tampa nas agulhas; se necessário, usar a técnica mecânica de reencapar com uma das mãos ou agulhas disponíveis no comércio (p. ex., B-D Safety Glide™ [Franklin Lakes, NJ] ou Sims Portex Pro-Vent® [Keene, NH]). Manter compressão digital firme durante no mínimo 5 minutos ou até que não haja sangramento ativo evidente. Após cessar o sangramento, aplicar um curativo compressivo firme, mas não circundar todo o membro para não restringir a circulação. Manter o curativo durante no mínimo 24 horas. Instruir o cliente a relatar imediatamente qualquer sinal de sangramento local e comprimir com o dedo se necessário
- Colocar a amostra sobre gelo moído e em bolsa de risco biológico para transporte até o laboratório. Colocar a amostra no gelo evita alterações na tensão dos gases; caso contrário, os processos metabólicos na amostra continuam após a coleta do sangue.

Alerta clínico

- A metabolização das células do sangue pode rapidamente alterar a gasometria arterial (basicamente Pa_{O_2}) em temperatura corporal normal (37°C). Esse processo é mais lento a 0°C (ou seja, o ponto de solidificação da água). A amostra gelada deve permanecer estável durante no mínimo 1 hora. Qualquer amostra que não seja colocada em gelo deve ser testada minutos após a coleta ou desprezada. O principal efeito do metabolismo celular é a diminuição da P_{O_2}. Diversos estudos mostraram diminuição acentuada da Pa_{O_2} se o sangue contiver mais de 100.000 leucócitos/mm^3 (*i. e.*, há consumo pelos leucócitos), mesmo quando a amostra é colocada em gelo. Uma contagem de leucócitos dessa ordem (geralmente na leucemia) deve exigir conduta especial, como análise imediata da amostra. Uma opção é avaliar a saturação de oxigênio por oximetria de pulso, que não é afetada por leucocitose extrema
- Identificar a amostra com o nome do cliente, o número de identificação, a data e o horário da coleta e indicar o tipo e a vazão de oxigenoterapia ou se o cliente estiver respirando "ar ambiente". Não usar a amostra de sangue arterial para determinação de gasometria se foi coletada há mais de 1 hora
- Em situações clínicas como o ambiente peroperatório ou de terapia intensiva, a gasometria arterial geralmente inclui pH, P_{CO_2}, S_{O_2}, teor total de CO_2 (T_{CO_2}), teor de O_2, P_{O_2}, excesso ou déficit de base, HCO_3, hemoglobina, hematócrito e os eletrólitos cloreto, sódio e potássio.

► *Cuidados após a realização do exame*

- A avaliação pós-teste do local de punção e do membro inclui cor, movimento, sensibilidade, temperatura, tempo de enchimento capilar e qualidade do pulso
- Monitorar com frequência o local da punção e o curativo para verificar se há sangramento arterial durante algumas horas. O cliente não deve realizar atividade vigorosa com o membro durante no mínimo 24 horas.

Alerta clínico

- Alguns clientes podem apresentar tonteira, náuseas ou síncope vasovagal durante a punção arterial. Tratar de acordo com os protocolos estabelecidos
- Monitorar os sinais vitais e a função mental do cliente para verificar se a oxigenação e a perfusão tecidual são satisfatórias
- Aplicar curativo compressivo no local da punção arterial e avaliar com frequência a ocorrência de sangramento durante algumas horas. Instruir o cliente a relatar qualquer sinal de sangramento local e a aplicar pressão local direta se necessário
- No caso de clientes que necessitam de monitoramento arterial frequente, pode-se inserir um cateter arterial de longa permanência. Seguir os protocolos da unidade para coleta de amostras de sangue de um acesso arterial. Os procedimentos variam em recém-nascidos, crianças e adultos (ver "Gasometria Arterial", no Capítulo 3)
- Identificar corretamente todas as amostras e documentar informações pertinentes no prontuário.

Protocolos de enfermagem para coleta de amostra de urina

O exame de urina é um indicador útil para verificar se um indivíduo é saudável ou doente (p. ex., função renal ou hepática). É parte integrante do exame do cliente. Além disso, a amostra de urina está disponível imediatamente e sua coleta é fácil; exames laboratoriais simples podem revelar muitas informações sobre as funções do corpo.

Caso seja necessário determinar se um líquido é realmente urina, o teor de ureia e creatinina da amostra pode indicar isso. Essas duas substâncias são mais concentradas na urina que em qualquer outro líquido corporal.

Como a composição e a concentração da urina variam continuamente durante um período de 24 horas, são solicitados diferentes tipos de amostra. Podem incluir uma amostra única aleatória; amostra de segunda (dupla) micção; amostra coletada durante um período; amostra pediátrica; amostra de jato médio limpa; amostra de cateter; primeira amostra da manhã; amostra de jejum e amostra para pesquisa de abuso de substâncias. As amostras aleatórias, a amostra da segunda micção e a amostra de jato médio limpa podem ser coletadas a qualquer momento, enquanto a primeira amostra da manhã, amostras em jejum e com tempo marcado exigem coleta em horários específicos.

Intervenções de enfermagem

► *Cuidados antes da realização do exame*

- A orientação do cliente varia de acordo com o tipo e o volume de urina necessária e com a capacidade do cliente de compreender e cooperar com a coleta da amostra. Para obter uma amostra representativa do estado metabólico de um cliente, muitas vezes é necessário controlar alguns aspectos da coleta da amostra (como horário e duração da coleta, alimentação e medicamentos usados pelo cliente e o próprio método de coleta)
- Instruções claras reforçadas por informações por escrito e figuras ou diagramas são fundamentais para o êxito
- Entregar ao cliente recipientes e materiais apropriados para a coleta de urina
- Avaliar interferências que podem afetar os resultados, inclusive uso de substâncias psicoativas, atividade vigorosa (causa proteinúria), hora do dia (a urina é mais concentrada no início da manhã), alimentação (a glicosúria aumenta após as refeições) e presença de fezes, papel higiênico, secreção vaginal, sangue ou sêmen. Esses elementos podem contaminar ou invalidar a amostra. A amostra deve ser refrigerada ou mantida em local frio durante o período de coleta. A urina é um excelente meio de cultura e muitos de seus componentes se decompõem rapidamente em temperatura

ambiente. A desobediência às instruções de coleta, o consumo insuficiente de líquido, determinados medicamentos, alguns alimentos ou o uso de recipientes coletores de urina contaminados com detergente ou cloreto de sódio também podem afetar o resultado do exame

- Avaliar o padrão de micção habitual do cliente e incentivar o consumo de líquido (exceto se houver contraindicação).

▶ *Cuidados durante a realização do exame*

- Observar as precauções-padrão
- Cuidar para que a amostras de urina sejam coletadas em recipientes limpos, transferidas para os recipientes de coleta e corretamente fechadas
- Avaliar volume, odor, coloração, aspecto, sangue, muco ou pus na urina. Documentar as observações
- Identificar as amostras corretamente. Recipientes com vazamento representam um risco biológico para todas as pessoas que o manusearem e podem ser rejeitados
- Colocar a amostra em embalagem para transporte de amostras biológicas e enviar ao laboratório. Refrigerar a amostra se houver demora
- Tratar a amostra de acordo com os protocolos estabelecidos.

▶ *Cuidados após a realização do exame*

- Observar precauções-padrão ao coletar amostras. Usar luvas e lavar as mãos de acordo com os protocolos. Documentar tipo de amostra; exame solicitado; destinação da amostra; coloração, volume, odor e aspecto da urina; e tempo de coleta. Enviar a amostra ao laboratório. Caso não seja possível fazer isso de imediato, refrigerá-la (exceto se contraindicado) até a transferência
- Se adequado, usar um *kit* de transporte. Muitos laboratórios exigem que o responsável pela coleta verta a urina em tubo especial para transporte que contém um comprimido ou uma substância para evitar alteração dos elementos formados (p. ex., cilindros, células) e das propriedades químicas em razão da superproliferação de bactérias. Tampar bem o tubo e inverter para dissolver os conservantes (se houver instruções para isso). Limpar a parte externa do receptáculo (se estiver suja) e colocá-lo em bolsa de risco biológico.

Tiras reagentes

Embora os laboratórios ofereçam diversos exames de urina, existem alguns tipos de comprimidos, fitas e tiras reagentes para urinálise fora do laboratório. Eles podem ser usados e interpretados diretamente pelos clientes ou profissionais de saúde.

A coloração produzida quando há contato da urina com a tira reagente está relacionada à concentração da substância na urina. Para aumentar a acurácia dos resultados é preciso observar a orientação do tempo decorrido entre o momento em que a tira reagente entra em contato com a amostra da urina e a leitura do exame. A indicação de tempo varia de acordo com o exame realizado. É possível incluir mais de um tipo em uma tira (p. ex., pH, proteína e glicose). Nesse caso, os reagentes químicos para cada um são separados por uma barreira de plástico, impermeável à água, para que os resultados não sejam alterados.

Caso se deseje armazenar toda a amostra, deve-se instruir o cliente a usar papel higiênico *depois* de transferir toda a urina do recipiente de coleta para o recipiente de amostra. O papel higiênico ou outro material colocado em contato com a amostra absorve parte da urina disponível e também pode contaminar a amostra. As fezes também podem contaminar amostras de urina. Os resultados do exame podem ser alterados.

Os clientes devem urinar e transferir a urina para o recipiente de coleta antes de defecar. Se houver outros corrimentos, secreções ou fluxo menstrual intenso, pode ser necessário adiar o exame ou inserir um cateter de demora para que não haja contaminação da amostra. Em alguns casos, é suficiente a limpeza completa da região perineal ou uretral antes da micção. Se houver dúvida, consultar a equipe de laboratório ou o médico do cliente.

Uso de tiras reagentes

- Usar amostra de urina fresca (*i. e.*, nos primeiros 60 minutos após a coleta ou refrigerada)
- Rever as orientações para uso do reagente. Verificar periodicamente se houve alterações no procedimento, sobretudo se o produto for "melhorado"
- Mergulhar a tira reagente na urina bem-misturada, retirá-la e comparar cada área reagente da tira com o quadro de controle de cores correspondente, respeitando o tempo estipulado para leitura dos resultados. Procurar a cor mais semelhante possível e registrar os resultados correspondentes no prontuário
- Se a tira reagente for mantida muito tempo na amostra de urina, as substâncias químicas impregnadas na tira podem se dissolver, com consequente inexatidão dos resultados e valores
- A mistura das substâncias químicas reagentes na parte impregnada torna inexatos os resultados. Para evitar isso, se não for contraindicado, retire o excesso de urina (virando a tira de lado sobre um pedaço de papel toalha e esperando a saída do excesso de urina – nunca colocar a face da tira reagente voltada para baixo) depois de retirar a tira da amostra de urina.

Alerta clínico

- É essencial respeitar a cronologia. Se o exame não for realizado no momomento correto, alterações de cor podem produzir resultados inválidos ou falsos
- O recipiente de tiras reagentes não usadas deve ser bem fechado para manter o conteúdo seco e armazenado em ambiente fresco e seco. Se os reagentes absorverem umidade do ar antes do uso, os resultados deixam de ser exatos. Caso o recipiente de reagentes contenha um dessecante, este deve ser mantido no recipiente
- Seguir os protocolos de controle de qualidade. A data de validade deve ser respeitada mesmo se não houver deterioração detectável das tiras. Descartar os recipientes 6 meses após a abertura, qualquer que seja a data de validade. Ao abrir um novo recipiente de tiras, anote nele a data
- Devem ser realizados exames de controle positivos e negativos (normais ou não) para cada recipiente novo de tiras reagentes aberto e sempre que houver possibilidade de deterioração.

Alerta clínico

- Resultados falso-positivos ou falso-negativos do exame de urina podem ser causados por vários fatores: desrespeito do procedimento pelo cliente ou profissional de saúde (erro mais comum), contaminação da amostra, presença de determinados organismos, momento de coleta da amostra, manuseio da amostra, presença de substâncias interferentes (p. ex., glicose, ácido ascórbico, células da urina, bactérias), propriedades da urina (p. ex., pH, densidade, urina concentrada) e fatores fisiológicos (p. ex., exercício, exposição ao frio, posição prolongada de decúbito e doença física)
- Em um estabelecimento de saúde, a responsabilidade pela coleta de amostras de urina deve ser especificada.

Amostra aleatória

- A amostra aleatória é o tipo mais solicitado
- Essas amostras podem ser coletadas a qualquer momento, mas as amostras do início da manhã são mais concentradas e melhores para urinálise de rotina
- Entregar ao cliente o recipiente apropriado e dar instruções antes do exame. O cliente deve urinar diretamente no recipiente.

Segunda urina da manhã

- Algumas doenças ou condições (p. ex., teste para diabetes melito) exigem o uso da segunda urina da manhã
- A urina é menos concentrada nessas amostras, mas reflete com mais exatidão os componentes da urina
- Instruir o cliente a urinar, descartar essa primeira amostra de urina e beber um copo de água para estimular a produção de mais urina. O cliente urina 30 minutos depois no receptáculo apropriado.

Coleta da primeira urina da manhã e coleta de urina em jejum

- Por ser coletada depois do repouso e do sono, a primeira amostra de urina eliminada pela manhã é particularmente útil, porque costuma ser mais concentrada e mais propensa a revelar anormalidades e substâncias formadas, além de estar relativamente isenta da influência de medicamentos, alimentos e atividade física
- Instruir o cliente a urinar e desprezar a urina antes de dormir. Para coletar uma amostra de jejum, não ingerir alimentos nem líquidos depois da meia-noite
- Coletar a primeira urina eliminada de manhã. Os clientes que precisarem urinar durante a noite devem anotar o tempo entre a última micção noturna e o horário da coleta na etiqueta (p. ex., "amostra de urina, 3h20–8h").

Amostra de jato médio por técnica limpa

- O método de coleta por técnica limpa é usado com frequência para coleta aleatória com o objetivo de reduzir a contagem de bactérias, contaminantes, fezes, corrimentos, secreções vaginais e sangue menstrual. A área da uretra é bem limpa com antisséptico antes da micção
- No caso de homens, limpar ou instruir o cliente a limpar a ponta do pênis com *swabs* antissépticos, com movimentos circulares que se afastam da uretra
- No caso de mulheres, separar os lábios do pudendo ou instruir a cliente a fazer isso antes da limpeza e durante a coleta. Primeiro, limpar cada lado do meato urinário e, por último, do centro para baixo. Limpar sempre da frente para trás
- Instruir o cliente a iniciar a micção no vaso sanitário, na comadre ou no urinol. O cliente para de urinar por um instante e volta a urina em um recipiente de coleta *estéril*, com cuidado para não contaminar a superfície interna do recipiente de coleta ou a parte interna da tampa. Retirar no mínimo 10 mℓ de líquido. Verter a urina no recipiente de transporte estéril, tampá-lo bem e inverter para dissolver o comprimido de conservante.

Coleta de amostra de urina com tempo marcado

- As amostras são coletadas durante um período específico, que varia de 2 horas a 24 ou 48 horas. Como as substâncias excretadas pelo rim não são excretadas na mesma velocidade ou nas mesmas quantidades durante diferentes períodos do dia e da noite, uma amostra aleatória de urina poderia não mostrar um quadro exato dos processos metabólicos que ocorrem durante um período de 24 horas. A amostra de 24 horas oferece informações mais acuradas da dosagem de proteína total na urina, creatinina, eletrólitos e outras substâncias
- A coleta de 24 horas demanda a coleta da urina em receptáculo adequado que contenha conservante ou refrigeração da amostra (ou ambos) até o transporte ao laboratório. Deve-se explicar bem o procedimento ao cliente e entregar instruções por escrito se possível. A amostra *total* de urina deve ser coletada durante o período especificado. Caso haja perda de alguma parte da amostra, é necessário reiniciar todo o processo de coleta para que os resultados sejam acurados
- Ressaltar as restrições alimentares, medicamentosas ou de atividade. Algumas delas são iniciadas vários dias antes do exame
- Usar o recipiente adequado para coleta. Alguns exames exigem o uso de conservantes ou a refrigeração da amostra. Identificar o recipiente corretamente. Indicar o horário de início e término da coleta.

Uma placa com o aviso "GUARDAR TODA A URINA" indica a todos que está em curso uma coleta.

- O cliente é instruído a urinar imediatamente antes de iniciar a coleta com tempo marcado. Desprezar essa urina e registrar o horário. A partir desse momento, coletar toda a urina durante o período especificado. Transferir a urina para o recipiente apropriado depois de cada micção. Anotar no recipiente o horário de início e término da coleta. Pode ser conveniente colocar um aviso acima do vaso sanitário de que a coleta está em curso, com os horários de início e fim. Ao fim do período especificado, o cliente deve urinar pela última vez para completar o processo de coleta.

Coleta de amostra de urina de 24 horas

A maioria das coletas de urina de 24 horas começa no início da manhã. Instruir o cliente a:

- Urinar ao despertar e desprezar essa amostra. Anotar o horário em que foi desprezada a urina. Esse é o horário de início da coleta. Coletar toda a urina eliminada nas 24 horas seguintes em um recipiente grande (geralmente de vidro ou polietileno) e identificá-lo com o nome do cliente, o cronograma da coleta, o exame solicitado e outras informações pertinentes. Não é necessário determinar o volume de cada micção, exceto se houver solicitação específica
- Usar urinol, recipiente de boca larga, dispositivo sanitário especial, comadre ou o próprio recipiente de coleta para coletar a urina. Provavelmente é mais fácil para as mulheres urinar primeiro em um recipiente de boca larga e depois transferir toda a amostra com cuidado para o recipiente de coleta. Os homens podem considerar mais simples urinar diretamente no recipiente de coleta
- Para concluir o processo, pedir ao cliente que urine 24 horas depois da primeira micção ou o mais próximo possível para concluir a coleta. Essa amostra tem de ser acrescentada ao recipiente
- Se houver indicação, o recipiente deve ser refrigerado ou colocado no gelo durante toda a coleta e até ser enviado ao laboratório
- Os resultados do exame são calculados com base no débito de 24 horas. Se não for armazenada *toda* a urina, os resultados não serão exatos. Como esses exames geralmente são caros e de realização complexa, deve-se ter o cuidado de seguir as instruções e garantir que o cliente e outros participantes do processo compreendam as atividades necessárias. É altamente recomendado entregar instruções específicas por escrito aos clientes, pois isso reduz o risco de interpretação errada das orientações
- Em um estabelecimento de saúde, as amostras não refrigeradas podem ser mantidas em área especificada, geralmente o banheiro do cliente. Caso a refrigeração seja necessária, refrigerar a amostra de urina imediatamente em refrigerador especificado ou pôr o recipiente de coleta dentro de um recipiente com gelo, que é substituído quando houver necessidade. Em casa, pode-se adaptar o mesmo enfoque para esse ambiente, com atenção para impedir o acesso de crianças à área, se necessário
- Em um estabelecimento de saúde, deve-se designar os indivíduos responsáveis pela coleta de amostras de urina em cada turno
- Não predeterminar a data e o horário nas coletas seriadas. Alguns clientes têm dificuldade de urinar em horários específicos. Em vez disso, indicar nos recipientes os horários reais de coleta
- O registro do horário exato de coleta das amostras é fundamental para muitos exames de urina
- Quando se acrescenta um conservante ao recipiente de coleta, o cliente tem de ser orientado a tomar precauções contra derramamento do conteúdo. Deve-se colocar um aviso no recipiente da amostra para alertar o cliente sobre substâncias cáusticas ou tóxicas e para explicar os procedimentos em caso de derramamento acidental. Crianças não devem ter acesso à área do recipiente
- O conservante usado depende da substância a ser dosada na urina. O laboratório geralmente fornece o recipiente e o conservante necessários. Em caso de dúvida, consultar a equipe do laboratório.

Amostras pediátricas

- Nos lactentes, os procedimentos básicos de coleta são iguais para todos os tipos de amostras de urina. Lavar e enxugar bem a área uretral com o lactente em decúbito dorsal, quadris em rotação externa e abdução e joelhos flexionados (posição de rã). Fixar a bolsa coletora de urina
- No caso de meninos, colocar a bolsa sobre o pênis e o escroto e pressionar as abas contra o períneo para obter fixação firme
- No caso de meninas, fixar a bolsa na área perineal, começando no ponto entre o ânus e a vagina e prosseguindo em direção à área púbica
- Cobrir o saco coletor com uma fralda para evitar seu deslocamento. Se possível, elevar a parte superior do tronco do lactente para facilitar a drenagem para a bolsa de coleta.

Aspiração suprapúbica

- A aspiração suprapúbica de urina é uma técnica usada quando é necessário obter uma amostra sem contaminação. É realizada com frequência em lactentes e crianças de primeira infância, quando é difícil obter uma amostra estéril para exame microbiológico ou análise citológica
- Se possível, o cliente não deve urinar antes desse exame e deve ingerir líquido em volume suficiente para garantir que haja urina na bexiga
- A pele sobre a área suprapúbica é limpa com antisséptico e coberta com campos estéreis. Pode-se injetar anestésico local ao redor da área na qual a aspiração é planejada
- Com técnica estéril, insere-se uma agulha estéril na parede abdominal acima da sínfise púbica até a bexiga cheia
- Com uma seringa, aspira-se no mínimo 1 mℓ de urina estéril
- A amostra é transferida para um recipiente estéril de urinocultura e a agulha é retirada
- O local é coberto com curativo estéril, observando se ocorre extravasamento, sangramento, inflamação ou outra drenagem anormal. É normal que haja saída de um pouco de urina durante 24 horas.

Coleta de urina por cateter

- Seguir os protocolos da unidade para cateterização única. Esperar a drenagem de alguns mililitros de urina do cateter antes de coletar a amostra (no mínimo 1 mℓ) em recipiente estéril. Se houver um cateter de longa permanência, pinçar o cateter durante 30 minutos antes da coleta, exceto se contraindicado (p. ex., após cirurgia da bexiga). Limpar a abertura do cateter para coleta de amostra com *swab* de algodão, introduzir um adaptador na abertura, aspirar a amostra de urina com seringa e transferir para um recipiente estéril
- Quando o cateter é de borracha autovedante (nunca de silicone ou plástico), o processo usado é igual, exceto pela perfuração do cateter perto do local de acoplamento à bolsa coletora
- *Importante*: retirar a pinça do cateter depois da coleta, exceto se houver prescrição específica para mantê-lo pinçado.

Coleta de urina para exame toxicológico em casos de uso abusivo de substâncias, necropsia e exposição ocupacional

- Na suspeita de uso ou abuso de substâncias psicoativas, a urina é coletada para identificar algumas classes de substâncias psicoativas consumidas. O exame de urina é preferível ao exame de sangue, porque a maioria das substâncias psicoativas (exceto o álcool etílico, quando é preferível o exame de sangue) é detectável na urina por maiores períodos
- Quando a urina é coletada por suspeita de uso ou abuso de substâncias psicoativas, é preciso informar ao cliente que a coleta tem de ser testemunhada. Ao mesmo tempo, devem ser abordados o protocolo de notificação de resultado e as possíveis implicações.

Alerta clínico

- As normas laboratoriais aprovadas pelo National Institute for Drug Abuse (NIDA) têm exigências rigorosas. No local de coleta (p. ex., banheiro), colocar marcadores para tingir de azul a água do vaso sanitário e lacrar a torneira de água e a saboneteira com fita à prova de adulteração para evitar acesso à água e diluição da amostra
- São necessárias a assinatura do termo de consentimento livre e esclarecido (TCLE) e a identificação do indivíduo por fotografia. Vestimentas externas adicionais devem ser retiradas e deixadas fora do banheiro. É preciso garantir a privacidade durante a coleta da amostra
- Orientar o indivíduo a coletar uma amostra aleatória de 60 a 100 mℓ de urina em recipiente limpo. A descarga do vaso sanitário não pode ser acionada em nenhum momento
- Ao receber a amostra, a testemunha transfere o conteúdo para o recipiente do laboratório. O indivíduo está presente durante todo o procedimento de transferência (observando esse procedimento e o subsequente)
- Verificar e registrar quaisquer sinais visíveis de contaminação (p. ex., sedimento, alteração da cor)
- Todo o procedimento deve ser testemunhado por um indivíduo treinado designado, que é legalmente responsável por garantir que a amostra de 50 mℓ foi obtida do cliente correto
- Afixar uma fita termossensível ao recipiente que contém a amostra e verificar e registrar a temperatura até no máximo 4 minutos após a coleta. As fitas termossensíveis e os recipientes de coleta devem estar à temperatura ambiente (a temperatura da urina deve estar entre 32,2° e 36,6°C)
- Girar a tampa com firmeza sobre o recipiente para vedá-lo. A borda do recipiente deve estar seca
- Afixar uma extremidade do lacre à lateral do recipiente. Anotar a data da coleta e solicitar ao doador que rubrique o lacre. Passar o lacre sobre o topo do recipiente e colar a extremidade livre sobre a outra ponta para evitar violação
- Colocar o recipiente com a amostra em bolsa tipo *ziplock* com material absorvente e fechar
- Depois de fechar a bolsa, o indivíduo deve assinar e datar o formulário de solicitação de exame toxicológico no espaço apropriado. O coletor então assina, data e anota um número de telefone no formulário de solicitação, indicando que foram seguidas todas as etapas acima. Todas as pessoas que manusearem a amostra depois disso também devem assinar o formulário (procedimento de cadeia de custódia)
- Colocar o original e a primeira via do formulário de solicitação de exame toxicológico e o recipiente vedado no recipiente de transporte e fechá-lo. Lacrar a tampa
- Guardar a terceira cópia do formulário no arquivo da unidade
- Entregar a quarta via do formulário ao doador, ou enviá-la à companhia ou ao empregador, segundo a determinação
- O procedimento a seguir é um exemplo de cadeia de custódia. O documento de cadeia de custódia é produzido no momento de coleta da amostra. O indivíduo e a testemunha da coleta devem assinar e datar o documento, assim como *todas* as pessoas que manusearem a amostra depois disso. A bolsa lacrada com a amostra em cadeia de custódia permanece sob posse e controle do coletor ou é mantida em local seguro até o envio para o laboratório. Coletas lacradas são colocadas em grandes caixas ou bolsas especiais para transporte
- Após os exames inicial e de confirmação, a amostra é fechada novamente em uma bolsa identificada e armazenada em local seguro por 30 dias ou mais. Todos os registros dos exames realizados na amostra e o relatório da cadeia de custódia devem ser guardados cuidadosamente
- O resultado do exame só deve ser entregue a pessoas autorizadas e pré-designadas para reduzir o risco de divulgação de informações falsas ou especulativas a pessoas impróprias
- Alguns fatores podem interferir na exatidão dos resultados e levar a resultados errados, falso-positivos ou falso-negativos: pH maior ou menor que o normal; existência de sangue, cloreto de sódio, detergentes ou outros contaminantes; ou baixa densidade.

Protocolos de enfermagem para coleta de amostra de fezes

Com frequência, o exame de fezes é solicitado para a avaliação de distúrbios gastrintestinais como sangramento, obstrução gastrintestinal, icterícia obstrutiva, parasitose, disenteria, colite ulcerativa e aumento da excreção de gordura (ver sobre análise das fezes no Capítulo 3).

Exame de fezes

Os exames de fezes solicitados com frequência são pesquisa de leucócitos, sangue, gordura, patógenos, ovos e parasitas. As fezes também são examinadas por *análise cromatográfica* para pesquisa de cálculos biliares. O exame de fezes também serve para rastreamento de câncer de cólon e de ulcerações assintomáticas ou outras massas gastrintestinais, além de avaliar doenças gastrintestinais em caso de de diarreia ou constipação intestinal. O exame de fezes é realizado em pessoas imunodeprimidas para pesquisa de parasitoses. A análise de gordura é o paradigma para diagnóstico de síndrome de má-absorção.

A coleta de fezes para exame geralmente é aleatória e única. No entanto, alguns exames exigem amostras maiores (p. ex., pesquisa de sangue oculto ou gordura).

Intervenções de enfermagem

► ***Cuidados antes da realização do exame***

- Explicar o objetivo, o procedimento e os fatores interferentes com a coleta de amostra de fezes. Como a amostra não pode ser obtida no momento em que é solicitada, é importante fornecer instruções detalhadas, verbais e por escrito, de modo que a coleta seja feita quando houver oportunidade
- Avaliar se há fatores interferentes. A ingestão de alguns alimentos (p. ex., carne vermelha) pode alterar os resultados da pesquisa de sangue oculto. Sulfato de bário ou alguns medicamentos como tetraciclinas, antidiarreicos, bismuto, óleo, ferro ou magnésio afetam a detecção de parasitas e podem interferir na acurácia dos resultados. Alguns estados mórbidos, como a síndrome de má absorção, também podem afetar a acurácia dos resultados do exame. A contaminação da amostra com urina ou papel higiênico (sobretudo toalhas de papel ou papel higiênico que contenham bismuto) ou uma amostra que não seja representativa de todo o bolo fecal pode causar inexatidão dos resultados.

► ***Cuidados durante a realização do exame***

- O tipo de análise de fezes solicitado determina o processo de coleta. Observar precauções-padrão ao coletar e manusear amostras de fezes, a fim de evitar o contato com patógenos (p. ex., vírus da hepatite A, *Salmonella* e *Shigella*) (ver Apêndice). É preciso ensinar aos clientes a técnica correta de lavagem das mãos. Garantir e respeitar a privacidade do cliente
- Fornecer recipiente e material apropriados. Coletar as fezes em recipiente seco, limpo, sem urina e que tenha uma tampa bem-ajustada
- As fezes podem ser evacuadas em recipiente limpo e de boca larga ou em um urinol limpo e seco. Em casa, pode-se usar qualquer recipiente plástico limpo e descartável, como recipientes para alimentos que tenham sido bem-lavados e secos. A amostra não deve ser contaminada por urina, água, papel higiênico, limpador de vaso sanitário ou secreções corporais, como sangue menstrual. Não retirar fezes do vaso sanitário para usar como amostra. As fezes podem ser coletadas na fralda de um lactente ou adulto incontinente. As amostras também podem ser retiradas de bolsas de ostomia. Se o cliente tiver diarreia, a fixação com fita adesiva de um saco plástico grande no assento do vaso sanitário pode ajudar no processo de coleta. Após a defecação, o saco pode ser colocado em um recipiente tipo galão
- Também é possível obter amostras para a maioria dos exames usando um enema de solução salina morna ou fosfato de sódio
- Colocar placas nos banheiros com o aviso "GUARDAR AS FEZES" para lembrar que está sendo realizada coleta de amostra fecal

- Observar as precauções-padrão durante a transferência de toda a amostra para um recipiente com auxílio de um abaixador de língua ou objeto semelhante limpo. O resultado pode ser inexato se a amostra não for representativa de toda a evacuação. Uma amostra com 2,5 cm ou 30 mℓ de fezes líquidas pode ser suficiente para alguns exames. Outros exames podem exigir amostras da parte inicial, intermediária e final das fezes. Incluir sangue, pus, muco e qualquer outra parte da amostra de aspecto incomum. Descartar o restante das fezes e o material usado da maneira habitual
- Para obter melhores resultados, cobrir a amostra, identificá-la corretamente e colocar o recipiente em bolsa de risco biológico fechada. Levar a amostra ao laboratório logo que possível. Dependendo do exame a ser realizado, a amostra deve ser refrigerada ou mantida aquecida. Caso haja dúvida sobre o manuseio da amostra, entrar em contato com o laboratório antes do início da coleta para obter instruções detalhadas sobre o preparo da amostra fecal
- Registrar o aspecto das fezes, os exames solicitados e outras informações pertinentes no prontuário.

Alerta clínico

- Rejeição da amostra de fezes e resultados falso-negativos ou falso-positivos podem ser decorrentes de coleta de amostra insuficiente; coleta de amostra inadequada; descumprimento, pelo cliente, das instruções anteriores à realização do exame; uso de alguns medicamentos (p. ex., laxantes, antidiarreicos, antibióticos, bário); contaminação da amostra com água, urina, papel higiênico ou sangue menstrual; ou atraso no transporte da amostra para análise
- Alguns protocolos de coleta e transporte podem exigir cumprimento rigoroso dos procedimentos. Caso haja necessidade de esclarecimento, entrar em contato com a equipe do laboratório antes de iniciar a coleta. As fezes que contêm patógenos entéricos ou ovos e parasitas são altamente infecciosas. É importante usar luvas, seguir as técnicas apropriadas de lavagem das mãos e observar as precauções-padrão (ver Apêndice). Ensinar os clientes a lavar as mãos corretamente após cada uso do banheiro
- Coletar amostras de fezes para pesquisa de patógenos entéricos antes do início da antibioticoterapia e o mais cedo possível na evolução da doença. Os resultados de amostras de fezes diarreicas costumam ser acurados
- Se houver muco ou sangue, deve ser incluído com a amostra, porque é mais provável que sejam encontrados patógenos nessas substâncias. Se houver apenas uma pequena quantidade de fezes, uma amostra do tamanho de uma noz costuma ser suficiente
- Para melhor conservação de patógenos e transporte, devem-se usar recipientes com meio de Cary-Blair
- Refrigerar a amostra imediatamente (exceto se houver proibição), pois alguns bacilos coliformes produzem substâncias antibióticas que destroem patógenos entéricos
- Coletar uma amostra de fezes *em temperatura ambiente* para identificar ovos e parasitas. *Não refrigerar* a amostra. Tendo em vista o ciclo vital dos parasitas, é recomendável coletar três amostras aleatórias para análise. Também podem ser usados recipientes especiais com formol a 10% e álcool polivinílico (APV) como fixadores na coleta de amostras de fezes para pesquisa de ovos e parasitas. Nesse caso, não é essencial manter uma temperatura aquecida de armazenamento
- Usar o método da fita adesiva (fita gomada) quando houver suspeita de ovos de oxiúros. O procedimento tem de ser seguido com exatidão. O melhor é coletar a amostra algumas horas depois que o cliente tiver se deitado à noite ou no início da manhã antes da defecação. A fita adesiva transparente (os resultados são insatisfatórios com a fita não transparente) é colocada em torno da região perianal para coletar os ovos que a fêmea do oxiúro deposita à noite
- A pesquisa de ovos e parasitas e a cultura de patógenos entéricos podem ser solicitadas em conjunto. Nesse caso, a amostra deve ser dividida em duas partes: uma parte é refrigerada para cultura e outra parte é mantida em temperatura ambiente para pesquisa de ovos e parasitas. Existem *kits* comerciais para coleta de amostras divididas.

▶ ***Cuidados após a realização do exame***

- Assegurar ao cliente a oportunidade de limpar as mãos e a região perianal. Ajudar quando necessário
- Os medicamentos e a alimentação usuais podem ser reinstituídos conforme a prescrição
- Informar ao cliente a data provável do resultado. O prazo depende dos exames solicitados e da localização do estabelecimento onde são realizados
- Informar ao cliente que podem ser necessários o exame e o tratamento de parentes ou outras pessoas próximas (sobretudo no caso de ovos e parasitas) para erradicar a doença.

Protocolos de enfermagem para coleta de amostras de pelos, unhas, saliva, escarro e ar expirado

- Amostras de unhas e pelos limpos podem ser analisadas para pesquisa de micoses, concentração anormal de minerais nutrientes e tóxicos, metais pesados, medicamentos e substâncias psicoativas. Altos níveis de alguns elementos são causados por exposição a resíduos industriais e pelo consumo de água contaminada. O limite de detecção da maioria das substâncias psicoativas nos pelos é de 0,1 ng/mℓ ou mais
- Amostras de saliva podem ser empregadas para identificar altos níveis de imunoglobulina G (IgG) nas fendas gengivais ou níveis sistêmicos de álcool etílico. Amostras do ar expirado são obtidas para identificar infecção por *Helicobacter pylori*, detectar álcool etílico e monitorar hormônios e outros produtos intermediários de metabolismo anormal.

Indicações de exames

- Indicador de exposição a toxinas
- Monitoramento de presos em liberdade condicional
- Confirmação de autorrelato de uso de substâncias psicoativas
- Identificação da exposição intrauterina a substâncias psicoativas
- Avaliação do padrão de uso de substâncias psicoativas (a intervalos de 1 mês)
- Ajuda em programas de farmacoterapia
- Rastreamento ocupacional
- Avaliação do uso de substâncias psicoativas pelos pais em casos de custódia de crianças
- Evidência forense após a morte
- Confirmação da adesão a esquemas não psicotrópicos durante meses a anos.

Intervenções de enfermagem

▶ ***Cuidados antes da realização do exame***

- Avaliar e documentar sinais e sintomas de consumo de fármacos/drogas ilícitas ou de exposição a substâncias tóxicas. Incluir a localização geográfica, o material usado e a qualidade de água, o uso de pesticidas, a exposição a resíduos industriais, os contaminantes de alimentos e os medicamentos atuais
- Explicar como a queratina se deposita nos ossos, pelos e unhas e qual a relação disso com o propósito do exame
- Explicar como os fungos causadores de micoses (p. ex., tinha) atacam a queratina
- Se o exame for realizado para determinação do uso ilegal ou impróprio de drogas, seguir os protocolos da cadeia de custódia.

▶ ***Cuidados durante a realização do exame***

- É preciso ter extremo cuidado ao obter amostras de pelos. Usar luvas e seguir protocolos estabelecidos. O cabelo deve estar lavado com xampu e não devem ser usados óleo, condicionador, *spray* e gel. Cortar o cabelo próximo do couro cabeludo. O cabelo tingido geralmente é aceitável. É preferível usar pelos pubianos

- Obter os pelos dos locais corretos: barba, bigode, axilas, área genital e couro cabeludo. Informar ao cliente que não deve usar desodorante, talco nem loção, após lavar o cabelo com xampu ou tomar banho, até que seja coletada a amostra. Usar tesouras ou instrumentos estéreis ao cortar pelos ou unhas
- Cortar as unhas próximo da cutícula; é preferível usar as unhas dos pés. Antes de cortar, lavar e secar bem as unhas dos pés ou das mãos
- Para coleta de amostra de saliva, usar luvas e *kit* especial para o exame e seguir o procedimento estabelecido. Colocar compressa de algodão especialmente tratada entre a parte inferior da bochecha e a gengiva, esfregar para frente e para trás até que esteja umedecida. Manter o algodão na boca por 2 a 5 minutos antes de retirar e colocar no recipiente de amostra
- No caso do teste respiratório, usar luvas e dispositivo para pesquisa de álcool etílico no ar expirado, seguir as instruções para obter amostra apropriada
- Enviar as amostras ao laboratório em envelope especial com etiqueta de risco biológico ou recipiente de plástico com tampa de rosca, sem metal
- Documentar tipo e volume da amostra, local da coleta de cabelo/pelos ou unhas, exames solicitados, preparo da amostra, coloração de cabelo/pelos (se forem tratados quimicamente), condição das unhas (p. ex., moles, gangrenosas), aspecto do folículo piloso, horário da coleta e distúrbios cutâneos pertinentes (p. ex., descamação, dermatite, inflamação, eritema).

Protocolos de enfermagem para coleta de escarro

As amostras de escarro são examinadas para identificar patógenos ou distúrbios relacionados ao sistema respiratório. Os sinais e sintomas pertinentes incluem tosse com ou sem produção de escarro, febre, dor torácica, dispneia e fadiga. As amostras de escarro também podem fornecer indicações sobre sensibilidade a antibióticos ou medicamentos, o melhor curso de tratamento e a efetividade do tratamento.

Fatores interferentes

Amostras de escarro insatisfatórias incluem amostras "secas" (*i. e.*, amostras de saliva sem escarro) ou amostras contaminadas.

Intervenções de enfermagem

► ***Cuidados antes da realização do exame***

- Explicar o objetivo e o procedimento de coleta da amostra de escarro. A coleta de manhã cedo obtém a amostra de escarro com maior concentração de microrganismos de secreções pulmonares profundas
- Obter um *kit* de coleta de escarro e material necessário
- Instruir o cliente sobre todos os aspectos da coleta
- Advertir o cliente a não tocar no interior do recipiente de escarro.

► ***Cuidados durante a realização do exame***

- Lembrar que as amostras de escarro têm de ser oriundas dos brônquios. Secreções pós-nasais ou saliva não são aceitas. Expectoração, nebulização ultrassônica, fisioterapia torácica, aspiração nasotraqueal ou traqueal e broncoscopia são métodos usados para obter amostras de escarro e secreção brônquica
- Instruir o cliente a retirar próteses dentárias, enxaguar a boca com água e gargarejar, se possível
- Primeiro, o cliente deve limpar o nariz e a garganta, inspirar profundamente três ou quatro vezes, realizar uma série de tosses curtas e, depois, inspirar profundamente e tossir vigorosamente para produzir uma amostra de escarro

- O escarro deve ser expectorado em recipiente estéril com o conservante apropriado, se indicado. Uma amostra de 2 a 3 mℓ é satisfatória. Colocar o recipiente fechado em bolsa de risco biológico e enviar ao laboratório após identificação apropriada
- De modo geral, as amostras de escarro não são refrigeradas e devem ser levadas ao laboratório logo que possível. Incluir informações pertinentes, como tipo de amostra, aspecto, conservantes, exames solicitados, data e horário de coleta e destinação
- Documentar o aspecto da amostra e a resposta do cliente ao procedimento.

► ***Cuidados após a realização do exame***

- Avaliar os resultados e aconselhar apropriadamente sobre tratamento e autocuidado na doença respiratória
- Monitorar a condição respiratória quando necessário e intervir apropriadamente quando indicado.

Alerta clínico

- Podem-se usar nebulizadores ultrassônicos para indução de escarro quando a tosse não é produtiva. Se for o caso, deve ser realizada limpeza e desinfecção apropriada do nebulizador
- Não obter amostra por aspiração sem antes consultar o médico
- Documentar casos de neutropenia (*i. e.*, contagem muito baixa de leucócitos e diminuição ou ausência de neutrófilos). Nesse caso, não se observam leucócitos na amostra, o que pode ser interpretado como amostra inaceitável.

Protocolos de enfermagem para coleta de amostras usadas como provas em casos criminais ou forenses

Amostras importantes que podem ser usadas como provas são coletadas de pessoas vivas e mortas; incluem sangue, tecido, pelos, unhas, líquidos corporais (p. ex., urina, sêmen, saliva, líquido vaginal, líquido gástrico) e dados obtidos por procedimentos diagnósticos como tomografia computadorizada (TC), angiografias e eletrocardiogramas. A colaboração com outros profissionais é obrigatória.

Indicações

- Obter provas da vítima ou do réu, inclusive de vítimas de crimes de violência física e sexual, homicídio e maus-tratos de crianças, idosos e cônjuges. As amostras podem ser obtidas do cliente, do falecido, do agressor, do suspeito, do acusado ou falsamente acusado ou do público em geral
- Colher evidências durante procedimentos diagnósticos e terapêuticos (p. ex., radiografias de tiros na cabeça e resíduos de pólvora que frequentemente são encontrados nas roupas da vítima ou do suspeito, ou nos lençóis em que a vítima é transportada
- Recolher roupas da vítima que possam conter líquidos e tecidos da vítima ou do agressor
- Obter amostras de pistas, como restos de fuligem nas feridas por arma de fogo
- Registrar e obter um registro testemunhado (*i. e.*, por uma pessoa para registro) de narcóticos, drogas perigosas e dinheiro (duas pessoas devem fazer a contagem)
- Recolher material de comprovação exigido por lei, pelo médico examinador e por participantes da investigação científica de morte e lesão criminosa.

Intervenções de enfermagem

▶ *Cuidados antes da realização do exame*

- Usar precauções-padrão para coletar amostras
- Preparar-se para instituir um procedimento de cadeia de custódia[2] testemunhado a ser seguido durante a coleta, a manipulação e a preservação das amostras.

▶ *Cuidados durante a realização do exame*

- Deve-se secar itens molhados (p. ex., roupas com sangue), colocá-los em sacos de papel espesso (*não de plástico*) e identificá-los como risco biológico
- Cada amostra tem de ser identificada e embalada separadamente.

▶ *Cuidados após a realização do exame*

- Seguir a cadeia de custódia ao entregar amostras de evidências
- Registrar todas as ações relativas à coleta da amostra, inclusive fotografias e amostras esperadas e inesperadas (p. ex., projéteis de arma de fogo, substâncias psicoativas).

Alerta clínico

- Amostras de sangue de cordão do recém-nascido e mecônio podem ser examinadas à procura de evidências de uso materno de substâncias psicoativas durante a gravidez.

Coleta de evidências de violência sexual

O *kit* de coleta de evidências de agressão sexual contém os itens necessários para obter amostras da maneira exigida pelo laboratório de perícia criminal em casos de queixa de agressão sexual. As amostras podem ser coletadas de homens e mulheres, vítimas e suspeitos.[3]

O nível normal de fosfatase ácida é abaixo de 10 unidades/ℓ; um nível a partir de 50 unidades/ℓ indica resultado positivo para sêmen. Embora os níveis de fosfatase ácida do líquido prostático ainda possam estar elevados em cerca de 10% das mulheres 72 horas após o coito, níveis baixos não descartam a possibilidade de coito recente. Em casos de estupro, também devem ser coletadas amostras para identificação de doenças sexualmente transmitidas (DST).

Fatores interferentes

O ideal é que as amostras sejam coletadas imediatamente após uma queixa de violência sexual, porque não se encontram espermatozoides móveis em 66% das mulheres examinadas nas primeiras 6 horas após a ocorrência. Consequentemente, a estimativa do horário da agressão pode ser prejudicada. O banho pode eliminar as evidências.

---

[2]N.R.T. *Cadeia de Custódia* (CdC) é um conceito básico utilizado por todas as ciências forenses e consiste, *grosso modo*, em um registro documental e cronológico sobre o manuseio de uma evidência ou prova.

A literatura relacionada ao tema, geralmente jurídica, atribui à CdC a propriedade de garantir a idoneidade de uma evidência. Entretanto, embora a CdC seja fundamental para a constituição de uma prova pericial, não existe uma definição ou citação clara sobre ela na legislação brasileira, apenas algumas referências relacionadas ao tratamento da prova e ao trabalho pericial em si.

Em virtude dessa ausência de definição, na maioria das vezes, a CdC é representada na forma de um formulário no qual são registradas informações a respeito da peça coletada e/ou examinada, bom como informações sobre os profissionais que interagiram com a peça.

[3]N.R.T. Recomenda-se a leitura da Norma Técnica *Prevenção e Tratamento dos Agravos Resultantes da Violência Sexual contra Mulheres e Adolescentes* de 2012, do Ministério da Saúde.

▶ *Cuidados antes da realização do exame*

Explicar o propósito e o procedimento de obtenção de amostras relacionadas à queixa. Verificar se é necessário obter a assinatura do termo de consentimento livre e esclarecido antes de coletar amostras. Verificar se todos os formulários estão preenchidos corretamente e assinados pela vítima ou pelo suspeito.

▶ *Procedimentos para a realização do exame*

Fornecer informações no formulário incluído no *kit* de evidências, assinado e datado pelo indivíduo e pelo profissional examinador.

- *Amostras de roupas*: instruir o indivíduo a ficar de pé sobre um papel para exame limpo ao retirar a roupa, colocando cada peça em um saco de papel novo e limpo. Depois dobrar o papel usado no exame, colocando-o também em um saco de papel limpo. Datar, lacrar e rubricar cada saco
- *Swab vaginal*: com o auxílio dos quatro *swabs* no *kit*, coletar material de toda a vagina. Usar os quatro *swabs* para preparar um esfregaço; esperar que os *swabs* e o esfregaço sequem expostos ao ar. Colocar os *swabs* em uma caixa, recolocar o esfregaço no porta-lâminas de cartolina e fechar com fita adesiva. Lacrar e preencher as informações solicitadas no envelope
- *Swab cervical*: com o auxílio de dois *swabs*, coletar material de todo o colo e preparar um esfregaço imediatamente. Esperar a completa secagem dos *swabs* e do esfregaço expostos ao ar, recolocar os *swabs* na caixa e recolocar o esfregaço no porta-lâmina de cartolina. Lacrar e preencher as informações solicitadas no envelope
- *Swab peniano*: umedecer um *swab* com água estéril, coletar material de toda a área externa do pênis. Esperar o *swab* secar, colocar no envelope, lacrar e identificar
- *Amostra de sangue para teste de DNA*: realizar punção venosa e coletar no mínimo 5 mℓ de sangue no tubo de tampa roxa (EDTA) fornecido no *kit*. Identificar o tubo com o nome do indivíduo e a data. Desse tubo, retirar 1 mℓ de sangue e preencher os quatro círculos impressos no cartão de DNA. Esperar o cartão secar exposto ao ar, escrever o nome do indivíduo no cartão, colocar no envelope, lacrar e preencher as informações solicitadas. O tubo de sangue deve ser colocado no porta-tubo de isopor. Fechar o porta-tubo com a fita de lacre, fornecer as informações necessárias e colocar a unidade na bolsa relacrável fornecida.

Após a coleta das amostras, colocá-las (exceto o tubo de sangue) de volta no *kit*. O tubo de sangue deve ser refrigerado e o *kit*, mantido em temperatura ambiente até ser recolhido pela polícia.

▶ *Cuidados após a realização do exame*

- Avaliar os resultados e monitorar e aconselhar o cliente apropriadamente.

Protocolos de enfermagem para coleta transdérmica

O teste transdérmico por iontoforese reversa é um método não invasivo de extração de substâncias localizadas na pele ou abaixo da superfície cutânea. Fixam-se eletrodos na superfície cutânea, tipicamente na face interna do antebraço, e aplica-se uma pequena corrente elétrica (4 mA). Com o auxílio de equipamento especializado e dispositivos de coleta, as amostras são coletadas para análise química.

Protocolos de enfermagem para coleta de amostra em casos de intoxicação química ou terrorismo

Amostras de sangue e urina podem ser analisadas para pesquisa de exposição a agentes químicos ou toxinas e como parte do manejo de emergências associadas a produtos químicos. A exposição pode ser acidental (p. ex., vazamento químico) ou intencional (p. ex., terrorismo). Os agentes químicos são classificados em toxinas (produzidos por organismos vivos) ou toxicantes (produzidos sinteticamente).

Indicações

- Coletar amostras de todas as pessoas expostas ou possivelmente expostas a um agente químico tóxico ou de terrorismo (p. ex., amônia, arsênico ou gases neurotóxicos)
- Identificação de toxina ou toxicante químico (p. ex., cloro, cianeto)
- Auxiliar no manejo de emergências, no reconhecimento de doenças e síndromes tóxicas e na definição de intoxicações químicas (p. ex., mercúrio).

Intervenções de enfermagem

▶ *Antes da realização do exame*

- Avaliar e documentar sinais e sintomas (bolhas e vesículas, dispneia, alteração da cor da pele, sufocação, sangramento, incapacitação, vômitos, diarreia, dor muscular, astenia) de intoxicação química, exposição a substâncias tóxicas e o local do incidente
- Explicar o objetivo e o procedimento de coleta da amostra para pesquisa de agentes químicos tóxicos.

▶ *Durante a realização do exame*

- Obter recipientes para urina e tubos para sangue
- Coletar de todos os clientes 25 mℓ de urina em recipiente com tampa de rosca. No caso de crianças, coletar apenas urina
- Coletar sangue em três tubos de tampa roxa (EDTA) e um tubo de tampa cinza ou verde, nessa ordem
- Identificar os tubos e recipientes de modo que, quando estiverem em posição vertical, o código de barras se assemelhe a uma escada
- Anotar a data e o horário e rubricar o tubo ou o recipiente de modo que metade da rubrica esteja no tubo ou recipiente e a outra metade na fita de prova forense (à prova d'água) que você colocou na parte superior do tubo ou recipiente
- Preparar os recipientes para transporte – os tubos e recipientes são embalados e transportados separadamente em gelo seco, como se faz com as amostras para diagnóstico
- Descartar roupas contaminadas.

▶ *Após a realização do exame*

- Comunicar os resultados aos clientes
- Orientar e iniciar o tratamento (p. ex., terapia de quelação, oxigênio suplementar)
- Monitorar todos os sistemas (p. ex., respiratório, cardiovascular)
- Caso tenha havido exposição química acidental, a notificação dos órgãos locais pode ser suficiente
- Nos EUA, se houver suspeita de exposição química ou intencional, é preciso notificar o centro local de controle de intoxicações, órgãos policiais, órgãos de saúde estaduais e os Centers for Disease Control and Prevention (CDC). Os CDC criaram uma rede de resposta laboratorial (Laboratory Response Network [LRN]) com três níveis laboratoriais. Os laboratórios de nível 3 trabalham com hospitais de sua jurisdição para coordenar a coleta apropriada da amostra, o transporte, a cadeia de custódia (se for o caso) e o reconhecimento dos efeitos da exposição a agentes químicos sobre a saúde. Os laboratórios de nível 2 abrangem todas as atividades associadas ao nível 3; entretanto, há maior treinamento do pessoal para detectar a exposição a um número limitado de substâncias químicas tóxicas. Nos laboratórios de nível 1 estão todas as atividades dos níveis 2 e 3, além de treinamento mais avançado da equipe e análises de amostras.[4]

---

[4]N.R.T. Recomenda-se a leitura do material disponível em http://portalsaude.saude.gov.br/ sobre contaminantes químicos, bem como do *Programa Nacional de Vigilância Ambiental em Saúde Relacionado a Substâncias Químicas.*

3

Exames Laboratoriais de Líquidos Corporais, Procedimentos de Imagem e Exames Especiais das Funções Corporais

Padrões da prática de enfermagem

As enfermeiras precisam ter uma base de conhecimento especializado para prestar cuidados seguros e efetivos, administrar os resultados e assimilar sua função singular na assistência durante os exames complementares. A enfermeira aplica esse conhecimento e o modelo de processo de enfermagem em todas as fases do exame, a fim de obter os resultados adequados do exame e os resultados esperados para o cliente. As informações apresentadas sobre cada exame, assim como as orientações contidas nos Capítulos 1 e 2, fazem parte dessa base de conhecimento.

Práticas seguras para procedimentos

A enfermeira tem o conhecimento e as habilidades necessárias para realizar ou assistir os procedimentos com segurança; segue padrões aprovados; orienta os clientes acerca de exames invasivos e não invasivos; obtém o consentimento livre e esclarecido; identifica os clientes sob risco de eventos adversos, sobretudo quando há uso de bário, contraste ou radiofármacos; permite a presença dos familiares quando necessário; e monitora o cliente durante todas as fases: antes, no decorrer e depois do exame.

Procedimentos endoscópicos

Esses exames usam um endoscópio (aparelho de fibra óptica com um sistema de lentes iluminado) para observação direta de órgãos e cavidades do corpo. De modo geral, é necessário que o preparo antes do exame inclua o consentimento do cliente. Pode-se instilar um meio de contraste por cateter intravenoso, administrar sedação ou analgesia moderada/para o procedimento, aplicar anestesia tópica e/ou administrar outros medicamentos de acordo com o tipo de exame. Embora os riscos mais comuns sejam perfuração e infecção, dependendo do local do exame, outros efeitos colaterais incluem dor de garganta após broncoscopia ou irritação anal após colonoscopia. O cliente precisa assinar um termo de consentimento informado. A colonoscopia e a endoscopia GI virtuais são realizadas sem endoscópio.

Procedimentos de cintigrafia nuclear

Esses exames usam meios de contraste (radiofármacos), administrados por via intravenosa ou oral. Esses radiofármacos (não corantes nem meios de contrastes como nas radiografias) se distribuem por todo o órgão ou tecido a ser examinado. Observado com o auxílio de câmeras especiais, o tecido doente mostra-se com aspecto diferente do tecido normal, evidenciado por áreas de menor atividade/captação (áreas hipocaptantes) ou maior atividade/captação (áreas hipercaptantes). Com o tempo, o radiofármaco se dissipa e é eliminado na urina, nas fezes e/ou em outros líquidos corporais. Esses procedimentos são realizados em adultos e crianças. Os riscos incluem reações ao radiofármaco, como urticária, erupção cutânea, prurido, rubor, febre, dispneia, broncospasmo e anafilaxia. Essas reações podem ser imediatas ou surgir de 2 a 24 horas após a injeção, como em cintigrafias ósseas. As cintigrafias são contraindicadas na gravidez. A tomografia por emissão de pósitrons (PET; do inglês, *positron emission tomography*) costuma ser combinada à tomografia computadorizada (TC) para monitoramento do avanço de cânceres. O cliente precisa assinar um termo de consentimento informado.

Exames pré-natais

Esses exames avaliam a saúde materna, o bem-estar fetal e o feto sob risco de asfixia intrauterina. O bem-estar fetal depende da saúde materna. Os exames maternos e fetais durante a gravidez são divididos em exames do primeiro trimestre, exames do segundo trimestre, rastreamento integrado do primeiro e segundo trimestres e exames do terceiro trimestre. Em geral, os exames pré-natais incluem hemograma completo, dosagem de hemoglobina (Hb), hematócrito (Ht), tipagem de grupo sanguíneo AB0 e fator Rh, pesquisa de anticorpos eritrocitários, sorologia para rubéola, pesquisa de HIV, teste oral de tolerância à glicose (TOTG), dosagem de alfafetoproteína (AFP) no soro materno (AFP-SM) ou teste quádruplo materno, hepatite B (HBV), cultura para doenças sexualmente transmitidas (DST), estreptococos do grupo B (infecção), urinálise, ultrassonografia, amniocentese (anormalidades do desenvolvimento), fluoroscopia, biopsia de vilosidades coriônicas (BVC) (distúrbios genéticos ou bioquímicos fetais) e, às vezes, ressonância magnética (RM) (anormalidades fetais). Mulheres mais velhas ou com história familiar de distúrbios cromossômicos podem fazer o rastreamento não invasivo de aneuploidia por teste do DNA livre no sangue. Tal teste pode ser realizado no primeiro trimestre, a partir de 10 semanas de gestação.

Ultrassonografia e Doppler

Esses exames, também conhecidos como ecografia, usam um método não invasivo para observar estruturas de tecidos moles do corpo. Ondas sonoras de alta frequência produzem um "mapa de ecos" digital que caracteriza a posição, o tamanho, a forma e a natureza dos órgãos de tecidos moles e demonstram seu movimento (feto e coração). O efeito Doppler, um fenômeno que acompanha o movimento, pode ser associado à ultrassonografia para produzir imagens duplas (ultrassonografia duplex [US duplex]). Depois de aplicar um gel, transdutores são colocados sobre a pele em uma região específica do corpo; eles também podem ser introduzidos na vagina (anatomia ginecológica), no reto (exame da próstata) ou em cateteres (ecocardiograma transesofágico). A ultrassonografia não produz imagens apropriadas de estruturas cheias de ar, como os pulmões. Pode ser associada a outros procedimentos, como TC e endoscopia. Não há riscos conhecidos.

Procedimentos radiográficos

Esses exames, registrados em filme ou em formato digital, usam raios eletromagnéticos (radiação) capazes de atravessar o ar, mas não substâncias densas. As TC da cabeça, do pescoço e do corpo são comuns. Os agentes de contraste (p. ex., iodo e bário) podem ser injetados, instilados ou ingeridos, dependendo da área a ser examinada. Os efeitos colaterais dos agentes de contraste incluem reação alérgica ou constipação intestinal. Sempre que o corpo for exposto à radiação – as exposições são cumulativas – há risco de lesão tecidual, queda de cabelo, defeitos genéticos, eritema cutâneo ou câncer. Todos os membros da equipe devem obrigatoriamente usar avental de chumbo e outros equipamentos de proteção.

Procedimentos especiais

Os exames incluídos nessa categoria podem exigir a coleta de amostra de pele, pelos, saliva, escarro, líquido gástrico e ar expirado para pesquisa de infecção, toxinas e identificação do DNA. É necessário usar luvas, *kits* especiais e equipamento de coleta. Exames complementares especiais do olho, do encéfalo, do sistema nervoso e do coração têm grande valor na identificação de doenças e distúrbios desses sistemas e são usados para descartar distúrbios como tumores ou problemas cognitivos. Estudos do ciclo de sono e vigília empregam várias tecnologias, como eletroencefalograma (EEG), eletro-oculografia (EOG), eletromiografia (EMG) e eletrocardiograma (ECG). A aplicação de eletrodos na pele, no couro cabeludo ou no tórax, oxímetro de pulso e sensores de fluxo de ar, com registro subsequente durante o período de vigília ou noturno, oferece dados sobre as doenças. Os exames *post mortem* incluem as situações de necropsia e doação de órgãos após a morte.

Testes, procedimentos e exames especiais, de A a V

O título de cada exame inclui nomes comuns e alternativos, abreviações, fontes de amostras e tipos de procedimento. Os títulos de exames combinados, como as dosagens de eletrólitos, também incluem os nomes de todas as substâncias dosadas, como cálcio, magnésio, potássio, cloreto e fosfato. Entre os exemplos de exames combinados estão provas de função suprarrenal, análise do líquido amniótico, anticorpos antinucleares (ANA), gasometria arterial, agentes de bioterrorismo, exames para diabetes melito, marcadores cardíacos, coagulograma, análise do líquido cerebrospinal (LCS), dosagem de colesterol, hemograma completo, US duplex, avaliação do bem-estar fetal, marcadores de hepatite, provas de função renal, provas de função hepática, exames de rastreamento neonatal, provas de função pancreática, análise de proteínas, provas de função pulmonar (PFP), urinálise de rotina (EAS), exame de fezes, provas de função da tireoide e dosagem de marcadores tumorais, entre outros.

Absorção de D-xilose

Urina em tempo determinado e sangue

O teste de D-xilose mede a absorção intestinal. Normalmente, a D-xilose, um açúcar do tipo pentose, não está presente no sangue nem na urina e é absorvida com facilidade pelo intestino. Quando a D-xilose é administrada por via oral, determinam-se os níveis no sangue e na urina para avaliar as taxas de absorção. É um indicador fidedigno da integridade funcional do jejuno em crianças.

Indicações

- Avaliação das causas de emagrecimento crônico
- Diagnóstico da síndrome de má absorção.

Valores de referência

Normais

- Sangue:
  - Absorção em 1 hora da dose de 5 g – lactentes: > 15 mg/dℓ ou > 1,0 mmol/ℓ
  - Absorção em 1 hora da dose de 5 g – crianças: > 20 mg/dℓ ou > 1,3 mmol/ℓ
  - Absorção em 2 horas da dose de 5 g – adultos: > 20 mg/dℓ ou > 1,3 mmol/ℓ
  - Absorção em 2 horas da dose de 25 g – adultos: > 25 mg/dℓ ou > 1,6 mmol/ℓ
- Valores de referência da xilose urinária em 5 horas com dose de 25 g:
  - Crianças: 16 a 33% da dose de 5 g
  - Adultos: > 16% da dose de 5 g ou > 4,0 g após a dose máxima (0,5 g/kg até um máximo de 25 g)
  - Adultos a partir de 65 anos: > 14% da dose ou > 3,5 g após a dose máxima.

Procedimento

- O cliente não deve consumir alimentos que contenham pentose por 24 horas antes do teste
- Não permitir a ingestão de alimentos ou líquidos durante no mínimo 8 horas antes do início do teste. As crianças devem jejuar durante apenas 4 horas

- Instruir o cliente a urinar no início do teste. Desprezar essa urina
- Administrar a dose oral de D-xilose dissolvida em 100 mℓ de água. A dose para adultos é de 25 g; para crianças abaixo de 12 anos de idade, é recomendada uma dose oral de 5 g. Os adultos devem tomar mais água até completar o volume de 250 mℓ no mesmo momento e mais 250 mℓ em 1 hora. Anotar o horário de administração. Não administrar outros líquidos (exceto água) nem alimentos até o fim do teste
- Coletar uma amostra de 3 mℓ de sangue venoso 60 a 120 minutos depois da ingestão de D-xilose
- Instruir o cliente a urinar 5 horas após o início do teste. Armazenar toda a urina eliminada durante o teste.

Implicações clínicas

- A D-xilose urinária está *diminuída* em caso de má absorção intestinal (síndrome de má absorção), comprometimento da função renal, isquemia do intestino delgado, doença de Whipple, gastrenterite viral e supercrescimento bacteriano no intestino delgado
- O resultado do teste da D-xilose é *normal* na má absorção causada por insuficiência pancreática, pós-gastrectomia e desnutrição.

Fatores interferentes

- Ausência de jejum, terapia de hiperalimentação
- Alimentos ricos em pentose (frutas e conservas)
- Vômito da xilose administrada (a dose de 25 g pode causar desconforto gastrintestinal)
- Comprometimento da função renal – usar apenas teste sérico.

Intervenções de enfermagem

► ***Antes da realização do exame***

- Explicar o objetivo e o procedimento do teste e o processo para coleta de urina. Deve ser coletada toda a urina eliminada durante o período de 5 horas
- O cliente deve jejuar durante no mínimo 8 horas antes do início do teste; crianças com menos de 9 anos devem jejuar apenas durante 4 horas
- Pode-se beber água a qualquer momento
- Pesar o cliente para determinar a dose apropriada de D-xilose.

► ***Após a realização do exame***

- Podem ser reiniciados alimentos, líquidos e atividades normais
- Consultar as orientações do Capítulo 1 sobre cuidados após a realização do exame seguros, efetivos e esclarecidos.

Ácido 5-hidroxi-indolacético (5-HIAA), 5-hidroxi-3-serotonina

Urina em tempo determinado

Esse exame é realizado para diagnosticar um tumor carcinoide ativo, indicado pela elevação significativa de 5-HIAA, um importante metabólito urinário da serotonina.

Indicações

- Diagnóstico de tumores carcinoides, tumores pancreáticos ou duodenais e tumores biliares ativos.

Valores de referência

Normais

- Quantitativo: 2 a 7 mg/24 horas ou 11 a 37 μmol/dia

Implicações clínicas

- *Níveis acima de* 25 mg/24 horas ou > 130 μmol/dia indicam tumores carcinoides, sobretudo quando metastáticos
- *Níveis aumentados* estão associados a doença celíaca, doença de Whipple, fibrose cística, carcinoma do tipo *oat cell* do brônquio, adenoma brônquico do tipo carcinoide, obstrução intestinal crônica, espru e má absorção
- *Níveis diminuídos* estão associados a doença depressiva, ressecção do intestino delgado, mastocitose, fenilcetonúria e doença de Hartnup.

Fatores interferentes

- Resultados falso-positivos podem ocorrer durante 48 horas após a ingestão de banana, abacaxi, ameixa, chocolate, nozes, beringela, tomate e abacate, porque esses alimentos contêm serotonina
- Resultados falso-positivos podem ser causados pelo uso de fármacos: fenacetina, salicilatos, reserpina e metanfetamina
- Resultados falso-negativos podem ocorrer com o uso de fármacos: imipramina, metildopa, inibidores da monoaminoxidase (MAO), prometazina, fenotiazinas e naproxeno.

Procedimento

- Coletar urina durante 24 horas em recipiente limpo; pode ser necessário acrescentar um conservante ácido (pH < 4,0). Refrigerar durante a coleta
- Ver as orientações de coleta com tempo determinado no Capítulo 2.

Intervenções de enfermagem

▶ ***Antes da realização do exame***

- Avaliar a adesão e os conhecimentos do cliente antes de explicar o objetivo e o procedimento do exame. Observar história pertinente de rubor, hepatomegalia, diarreia, broncospasmo e distúrbios cardíacos
- Cuidar para que, se possível, o cliente não tome medicamentos durante 72 horas antes do exame e não coma os alimentos citados anteriormente por 48 horas antes do procedimento. Suspender a administração de paracetamol, naproxeno, imipramina e inibidores da monoamina oxidase durante 48 horas.

▶ ***Durante a realização do exame***

- A exatidão dos resultados depende de coleta, conservação e identificação apropriadas. Anotar os horários de início e término do exame
- É permitido o consumo de alimentos e água, mas não se deve permitir a ingestão de alimentos com alto teor de serotonina durante o exame.

▶ ***Após a realização do exame***

- Avaliar o resultado e oferecer aconselhamento e apoio sobre tumores carcinoides e depressão quando necessário.

Ácido fólico (folato), vitamina B_{12}

Sangue

De modo geral, essas dosagens de vitamina B são simultâneas para diagnóstico de anemia macrocítica.

Indicações

- Diagnóstico diferencial de anemia
- Diagnóstico de anemia perniciosa, leucemia e outras anemias macrocíticas.

Valores de referência

Normais

- *Folato nas hemácias*: 280 a 791 ng/mℓ ou 634 a 1.791 nmol/ℓ
- *Ácido fólico*: 5 a 24 ng/mℓ ou 11,3 a 54,4 nmol/ℓ
- *Vitamina B_{12}*:
    - Recém-nascidos: 160 a 1.300 pg/mℓ (118 a 959 pmol/ℓ)
    - Adultos: 200 a 835 pg/mℓ ou 146 a 616 pmol/ℓ
    - Idosos (60 a 90 anos): 110 a 770 pg/mℓ ou 81 a 568 pmol/ℓ.

Implicações clínicas

- Os *níveis de vitamina B_{12} diminuem* em casos de anemia perniciosa, má absorção e doença intestinal inflamatória (DII); gastrostomia ou ressecção gástrica; síndrome de Zollinger-Ellison; infestação por tênia do peixe e outras; hipotireoidismo primário e deficiência de ácido fólico
- Os *níveis de vitamina B_{12} aumentam* em casos de leucemia granulocítica crônica, leucemia linfática e monocítica, hepatopatia, alguns cânceres, insuficiência renal crônica, policitemia vera e insuficiência cardíaca congestiva (ICC)
- Os *níveis de ácido fólico diminuem* em casos de anemia macrocística (megaloblástica), consumo alimentar insuficiente, etilismo, hepatopatia, distúrbios hemolíticos, neoplasias malignas, hipertireoidismo do lactente e doença celíaca do adulto
- Os *níveis de ácido fólico aumentam* na síndrome da alça cega, na dieta vegetariana e na deficiência de vitamina B_{12}.

Fatores interferentes

- Resultados alterados são observados em pessoas que receberam recentemente doses diagnósticas ou terapêuticas de radionuclídeos, altas doses de vitamina C, anticonvulsivantes e anovulatórios orais. Muitos fármacos afetam o resultado
- A gravidez, o tabagismo, a idade e a dieta vegetariana afetam o resultado.

Procedimento

- Vitamina B_{12}: coleta de uma amostra de 10 mℓ de soro em jejum em tubo com separador de soro ou de tampa vermelha e protegido da luz. Não pode haver hemólise
- Ácido fólico: coleta de uma amostra de 5 mℓ de soro em tubo com separador de soro ou de tampa vermelha e protegido da luz
- Caso também haja solicitação de dosagem do folato nas hemácias, coleta-se uma amostra de sangue total em tubo de tampa roxa.

Intervenções de enfermagem

► *Antes da realização do exame*

- Explicar o objetivo e o procedimento do exame
- O cliente não pode ingerir alimentos durante a noite, mas o consumo de água é permitido.

► *Após a realização do exame*

- Avaliar o resultado, orientar o cliente em relação ao tratamento (na anemia perniciosa, injeções mensais de vitamina B_{12}) e monitorar apropriadamente em caso de anemia perniciosa e macrocítica e de leucemia
- Indicar os alimentos ricos em vitamina B_{12} e ácido fólico.

Álcool (etanol)

Sangue, ar expirado, saliva

Esse exame mede a concentração de álcool etílico no sangue, no ar expirado ou na saliva como indicação de intoxicação ou superdosagem. Depois da ingestão de uma bebida alcoólica, o álcool é absorvido pelo estômago e duodeno e entra na corrente sanguínea. A distribuição do álcool é bem rápida (cerca de 20 a 30 minutos) e uniforme por toda a água do corpo. Por causa disso, é possível medir a concentração de álcool no sangue, no ar expirado (uma parte do álcool é eliminada pelos pulmões) ou na saliva (usada para triagem).

Indicações

- Exigência do departamento de trânsito dos EUA (p. ex., ao realizar atividades que exigem segurança, após acidentes de trânsito)[1]
- Dosagem para identificar casos de influência álcoolica e intoxicação alcoólica
- Protocolo de traumatismo de rotina nas vítimas de convulsões.

Valores de referência

Normais

- Não detectado; negativo.

Implicações clínicas

- Níveis de álcool < 50 mg/dℓ (< 10,8 mmol/ℓ) geralmente não afetam as pessoas, embora alguns estudos sugiram que níveis de apenas 10 a 30 mg/dℓ (2,17 a 6,51 mmol/ℓ) são suficientes para comprometer a capacidade de realizar atividades motoras finas
- Níveis entre 50 e 100 mg/dℓ (10,8 a 21,7 mmol/ℓ) podem diminuir as inibições, prejudicar a capacidade de julgamento, interferir nas habilidades motoras e aumentar o tempo de reação
- Em níveis > 100 mg/dℓ (> 21,7 mmol/ℓ), os indivíduos apresentam incoordenação e desorientação, com perda de memória e capacidade crítica de julgamento
- A morte foi associada a níveis > 400 mg/dℓ (> 86,8 mmol/ℓ).

Fatores interferentes

- O álcool residual na boca (ingestão recente de bebida alcoólica ou uso de enxaguatório com álcool) ou o refluxo gástrico podem causar falsa elevação se não for respeitado o tempo de espera apropriado antes de obter uma amostra de saliva ou ar expirado
- O isopropanol, o *n*-propanol, a acetona e o ácido ascórbico podem interferir na dosagem
- A elevação das cetonas no sangue, como ocorre na cetoacidose diabética, pode causar falsa elevação dos níveis de álcool.

Procedimento

Álcool no sangue

- O estado fornece um *kit* que contém os itens necessários para coletar uma amostra de sangue e os formulários apropriados para a cadeia de custódia, se necessário
- Depois da punção venosa, são coletadas duas amostras de sangue (5 mℓ) em tubos de tampa cinza. Um tubo é usado para análise imediata; o outro é guardado para futura repetição da análise com a finalidade de comprovação.

---

[1]N.R.T. O Código de Trânsito Brasileiro (CTB) sofreu algumas alterações no fim de 2012 com o objetivo de tornar mais rígidas as punições para quem for pego dirigindo sob efeito de álcool etílico. A chamada Lei Seca é regida agora pela Lei 12.760, de dezembro de 2012.

Álcool no ar expirado

- Observa-se um período de espera de 15 minutos antes da coleta da amostra para evitar a interferência do álcool residual na boca
- O indivíduo é instruído a inspirar profundamente e a soprar com força no bocal durante cerca de 6 segundos.

Álcool na saliva

- Observa-se um período de espera de 15 minutos antes da coleta da amostra para evitar a interferência do álcool residual na boca
- Caso seja usado um *swab* de algodão ou de espuma, este é introduzido na boca da pessoa; coleta-se saliva na parte interna das bochechas, na superfície inferior da língua e nas gengivas por cerca de 10 a 60 segundos ou até que o *swab* esteja totalmente embebido. Depois, o *swab* é introduzido no medidor para dosagem do teor de álcool.

Intervenções de enfermagem

▶ *Antes da realização do exame*

- Explicar o objetivo e o procedimento do exame. Verificar se é necessário obter consentimento livre e esclarecido antes de coletar a amostra.

▶ *Após a realização do exame*

- Avaliar os resultados e monitorar e aconselhar o cliente apropriadamente acerca das exigências legais.

Aldosterona

Sangue, urina

A aldosterona é um hormônio mineralocorticoide produzido na zona glomerulosa da suprarrenal, sob controle complexo do sistema renina-angiotensina. O exame ajuda a detectar aldosteronismo (também denominado "hiperaldosteronismo") primário ou secundário. As manifestações características nos clientes com aldosteronismo primário são hipertensão, dor muscular, cãibras, fraqueza, tetania, paralisia e poliúria. Também é usado para avaliar causas de hipertensão arterial (encontradas em 1% dos casos de hipertensão).

Nota: a dosagem aleatória de aldosterona não tem valor diagnóstico, exceto quando se faz a determinação simultânea da atividade da renina plasmática (ARP).

Indicações

- Detecção de aldosteronismo primário ou secundário
- Pesquisa de tumores suprarrenais
- Investigação das causas de hipertensão arterial ou de baixo nível sanguíneo de potássio.

Valores de referência

Normais

- Em posição ortostática:
  - Adultos: 7 a 30 ng/dℓ ou 0,19 a 0,83 nmol/ℓ
  - Adolescentes: 4 a 48 mg/dℓ ou 0,11 a 1,33 nmol/ℓ
  - Crianças: 5 a 80 ng/dℓ ou 0,14 a 2,22 nmol/ℓ
- Em decúbito dorsal
  - Adultos: 3 a 16 ng/dℓ ou 0,08 a 0,44 nmol/ℓ
  - Adolescentes: 2 a 22 ng/dℓ ou 0,06 a 0,61 nmol/ℓ

- ∘ Crianças: 3 a 35 ng/dℓ ou 0,08 a 0,97 nmol/ℓ
- ∘ Dieta hipossódica: níveis 3 a 5 vezes maiores
- ∘ Urina de 24 horas: 5 a 24 mg/dia de creatinina ou 14 a 66 mmol/dia.

Procedimento

- Coletar amostra de 5 mℓ de sangue venoso em tubo Vacutainer® heparinizado ou com ácido etilenodiamino tetra-acético (EDTA). Pode-se usar soro, sangue com adição de EDTA ou sangue heparinizado. As células devem ser separadas do plasma imediatamente. O sangue deve ser coletado com o cliente sentado. Observar as precauções-padrão
- Especificar a posição do cliente (ortostática ou decúbito dorsal), o local de punção e o momento da punção venosa. As pessoas normais têm um ritmo circadiano, com níveis de aldosterona máximos pela manhã
- Também pode ser solicitada uma amostra de urina de 24 horas com ácido bórico como conservante. Refrigerar logo após a coleta
- O cliente deve seguir uma dieta normossódica durante as 2 a 4 semanas antes do teste.

Implicações clínicas

- *Níveis elevados de aldosterona (hiperaldosteronismo primário)* são observados nas seguintes condições:
  - ∘ Adenoma produtor de aldosterona (doença de Conn)
  - ∘ Hiperplasia do córtex suprarrenal (pseudoaldosteronismo primário)
  - ∘ Causas indeterminadas de hiperaldosteronismo
  - ∘ Hiperaldosteronismo tratável com glicocorticoide
- O *hiperaldosteronismo secundário*, no qual a secreção de aldosterona é elevada em razão de estímulos externos ou da maior atividade do sistema renina-angiotensina, ocorre nas seguintes situações:
  - ∘ Hipertensão renovascular
  - ∘ Depleção de sal
  - ∘ Excesso de potássio
  - ∘ Uso abusivo de laxantes
  - ∘ Insuficiência cardíaca
  - ∘ Cirrose hepática com ascite
  - ∘ Síndrome nefrótica
  - ∘ Síndrome de Bartter
  - ∘ Uso abusivo de diuréticos
  - ∘ Hipovolemia e hemorragia
  - ∘ Após 10 dias de inanição
  - ∘ Toxemia da gravidez
- *Níveis diminuídos de aldosterona* são encontrados nas seguintes situações:
  - ∘ Deficiência de aldosterona
  - ∘ Insuficiência suprarrenal primária (p. ex., doença de Addison). Em geral, a aldosterona não é afetada na insuficiência suprarrenal secundária (hipopituitarismo com diminuição da produção hipofisária de hormônio adrenocorticotrófico, ou corticotropina [ACTH]), porque o sistema renina-angiotensina ainda está intacto
  - ∘ Síndrome de deficiência de renina (muito rara)
  - ∘ Baixos níveis de aldosterona associados à hipertensão são encontrados na síndrome de Turner, no diabetes melito e na intoxicação alcoólica.

Fatores interferentes

- Os valores são aumentados na postura ortostática
- Medicamentos radioativos administrados recentemente afetam os resultados do teste de renina
- O tratamento com heparina causa a diminuição dos níveis
- O estresse térmico, a gravidez avançada e a inanição elevam os níveis

- Os níveis de aldosterona diminuem com a idade
- Muitos fármacos – diuréticos, anti-hipertensivos, progestógenos, estrogênios – e o alcaçuz devem ser suspensos 2 a 4 semanas antes do teste.

Alerta clínico

A deficiência de potássio deve ser corrigida antes da dosagem de aldosterona.

Intervenções de enfermagem

▸ ***Antes da realização do exame***

- Explicar os objetivos e os procedimentos do exame. Investigar se existe história de uso abusivo de diuréticos ou laxantes
- Interromper o uso de diuréticos, agentes progestacionais, estrogênios e bala de alcaçuz preto por 2 semanas antes do teste
- Assegurar que a dieta do cliente durante 2 semanas antes do teste seja normal (com exceção das restrições citadas anteriormente) e inclua 3 g/dia (135 mEq/ℓ/dia) de sódio. Consultar o laboratório a respeito de protocolos especiais
- Seguir as orientações do Capítulo 1 sobre cuidados antes da realização do exame seguros, efetivos e esclarecidos.

▸ ***Após a realização do exame***

- O cliente deve reiniciar as atividades e a alimentação normais
- Interpretar os resultados do teste e monitorar a ocorrência de aldosteronismo e deficiência de aldosterona
- Seguir as orientações do Capítulo 1 sobre cuidados após a realização do exame seguros, efetivos e esclarecidos.

Alfa$_1$-antitripsina (AAT)

Sangue, inflamação, jejum por ordem médica, fígado, pulmão

Esse exame faz a dosagem de AAT, uma proteína produzida pelo fígado. A deficiência está associada a enfisema pulmonar, hepatopatia e outros distúrbios metabólicos. A prevalência de deficiência de ATT é de aproximadamente 1:3.000 nos EUA.

Indicações

- Avaliação de doença respiratória e cirrose hepática
- Rastreamento de deficiência genética de AAT com história familiar de enfisema
- Diagnóstico inespecífico de inflamação, infecção grave e necrose.

Valores de referência

Normais

- Nível de AAT de 100 a 200 mg/dℓ ou 1,1 a 2,0 g/ℓ.

Implicações clínicas

- *Níveis elevados de AAT* ocorrem em distúrbios inflamatórios ou hematológicos, câncer e hepatite aguda
- *Níveis diminuídos de AAT* indicam enfisema pulmonar crônico, de início precoce, do adulto; cirrose hepática em lactentes e crianças, além de lesão grave do fígado, síndrome nefrótica e desnutrição. Clientes com níveis séricos < 70 mg/dℓ (< 0,7 g/ℓ) tendem a apresentar deficiência homozigótica e correm risco de doença pulmonar precoce.

Fatores interferentes

- Qualquer processo inflamatório eleva os níveis séricos. O estresse do exercício aumenta os níveis de AAT
- Normalmente, os níveis séricos podem aumentar 100% na gravidez. Alguns fármacos (p. ex., estrogênios, anovulatórios orais, tamoxifeno) aumentam os níveis séricos.

Procedimento

- Coleta-se uma amostra de soro (7 mℓ) por punção venosa em tubo de tampa vermelha
- É necessário jejum se o cliente apresentar altos níveis sanguíneos de colesterol ou triglicerídios.

Intervenções de enfermagem

► ***Antes da realização do exame***

- Explicar o objetivo do teste e instruir o cliente sobre jejum, se necessário.

► ***Após a realização do exame***

- Avaliar os resultados e oferecer aconselhamento apropriado. Pode haver indicação de aconselhamento genético porque as deficiências de AAT são hereditárias
- Orientar que os clientes com diminuição dos níveis de AAT evitem fumar e, quando possível, afastem-se de riscos ocupacionais, como poeira, fumos e outros poluentes respiratórios
- Explicar ao cliente que podem ser necessários outros exames se o nível dessa proteína estiver diminuído. Entre eles está a análise do fenótipo da amostra de soro para avaliar um risco significativo de doenças relacionadas como enfisema pulmonar, cirrose hepática em crianças, lesão hepática grave e síndrome nefrótica
- Pode haver indicação de ampliação do tratamento (infusões de AAT purificada humana) em alguns casos.

Alfafetoproteína (AFP)

Sangue materno

Alfafetoproteína no soro materno (AFP-SM)

A dosagem de AFP-SM é oferecida entre 15 e 21 semanas de gestação quando há drástico aumento da concentração de AFP. Cerca de 90% dos recém-nascidos/lactentes com defeitos do tubo neural têm pais sem fatores de risco reconhecidos para o distúrbio. O teste quádruplo materno (MoM [múltiplos da mediana]: AFP, gonadotrofina coriônica humana [hCG], estriol [E_3] e inibina A) ajuda a identificar o risco de síndrome de Down (ver teste quádruplo materno na lista alfabética). O teste também detecta complicações da gravidez, e a AFP é um marcador tumoral em mulheres não grávidas.

Indicações

- A AFP costuma ser oferecida a todas as gestantes entre 15 e 21 semanas de gravidez para rastreamento de anormalidades fetais e defeitos do tubo neural
- Diagnóstico e monitoramento de carcinoma hepatocelular, câncer testicular, ovariano e hepatopatias malignas
- Detecção de complicações da gravidez, como retardo do crescimento intrauterino (RCIU), sofrimento e morte fetais.

Valores de referência

Normal

- Com 15 a 21 semanas de gestação: 10 a 150 ng/mℓ ou 10 a 150 μg/ℓ
- Nível normal em adultos: < 10 ng/mℓ ou < 10 μg/ℓ
- MoM: 0,5 a 2,5 (calculado pela divisão da AFP da cliente pela AFP mediana em uma gravidez normal de mesma idade gestacional). Um resultado de MoM de AFP < 2,5 é considerado negativo. O resultado negativo indica que o MoM da AFP calculado está abaixo do limite de 2,50 MoM. O resultado negativo não garante a ausência de defeito do tubo neural.

Implicações clínicas

- O elevado nível materno de AFP é indicação de defeito do tubo neural, anencefalia, subestimativa da idade gestacional, gestação múltipla, ameaça de abortamento, doença por incompatibilidade Rh e anormalidades congênitas. No terceiro trimestre, um alto nível de AFP pode indicar atresia esofágica, tetralogia de Fallot, hidranencefalia, isoimunização Rh e obstrução gastrintestinal
- Baixos níveis maternos de AFP podem indicar neoplasia trofoblástica, síndrome de Down ou outras anormalidades cromossômicas (ou seja, trissomias do 13, 18 ou 21, ou morte fetal no segundo trimestre)
- Há elevação dos níveis no câncer do fígado, pâncreas, estômago, ductos biliares e gônadas e na hepatite, cirrose e lesão hepática.

Fatores interferentes

- A obesidade causa diminuição dos níveis de AFP-SM
- O diabetes insulinodependente acarreta baixo nível de AFP-SM
- A raça também é uma influência. A AFP-SM é 10 a 15% maior em afro-americanos e menor em asiáticos que em indivíduos caucasianos (brancos).

Procedimento

- Coletar 10 mℓ de sangue venoso em tubo de tampa vermelha. Realizar o primeiro rastreamento com 15 a 18 semanas. Se o resultado for normal, não é necessário fazer outros exames
- Incluir nas informações para o laboratório a duração da gravidez, o peso da mãe, a etnia e a presença de diabetes melito.

Intervenções de enfermagem

► *Antes da realização do exame*

- Calcular a idade gestacional a partir do último período menstrual. Caso a data do último período menstrual seja desconhecida, calcular a idade gestacional por ultrassonografia
- Explicar o procedimento de dosagem da AFP à cliente.

► *Após a realização do exame*

- Colaborar com o médico na interpretação do resultado e na orientação do cliente em relação aos resultados
- Explicar a possível necessidade de outros exames no futuro
- Níveis maternos elevados de AFP devem ser seguidos por um segundo rastreamento ou por ultrassonografia para avaliação da idade fetal
- Níveis maternos diminuídos de AFP devem ser seguidos por ultrassonografia e amniocentese.

Alerta clínico

- A incidência de defeito do tubo neural é de 3.000 por ano nos EUA, um caso por 1.000 nascimentos na Inglaterra e no País de Gales e 300.000 casos por ano no mundo
- O conhecimento da idade gestacional precisa é importantíssimo para a acurácia desse teste
- Se o nível de AFP-SM estiver elevado e não for demonstrada anomalia fetal (por ultrassonografia ou amniocentese), a gravidez corre maior risco (p. ex., parto prematuro, lactente de baixo peso ao nascimento, morte fetal).

Análise da camada de fibras nervosas da retina

Olho

Esse procedimento usa tecnologia a *laser* microscópica para medir a espessura da camada de fibras nervosas da retina.

Indicações

- Avaliação de glaucoma
- Avaliação da perda de visão.

Valores de referência

Normais

- Ausência de anormalidades da camada de fibras nervosas da retina
- Espessura normal da camada de fibras nervosas da retina.

Implicações clínicas

- A aparência anormal do nervo óptico está associada às alterações oculares que ocorrem no glaucoma. As alterações podem estar associadas à perda visual.

Procedimento

- Instruir o cliente a se sentar ereto na cadeira de exame
- Colocar a fronte e o queixo do cliente em apoios côncavos e examinar um olho de cada vez. São obtidas 20 imagens seccionais em menos de 1 segundo, que depois são analisadas para determinar a espessura da camada de fibras nervosas
- Informar ao cliente que o exame dura cerca de 30 minutos.

Intervenções de enfermagem

► ***Antes da realização do exame***

- Explicar o objetivo e o procedimento do exame
- Informar ao cliente que pode usar com lentes de contato durante o exame.

► ***Após a realização do exame***

- Avaliar os resultados, orientar o cliente apropriadamente e explicar caso haja necessidade de outro exame e possível tratamento de anormalidades.

Análise da secreção gástrica (análise gástrica por tubo)

Líquido gástrico

Esse exame é realizado para examinar o conteúdo gástrico, pesquisar substâncias anormais – como sangue, bactérias, fármacos e drogas – e medir a acidez gástrica.

Indicações

- Diagnóstico de úlcera gástrica ou duodenal, obstrução pilórica intestinal, anemia perniciosa e carcinoma do estômago
- Identificação da causa de hemorragia digestiva
- Avaliação da efetividade do tratamento clínico ou cirúrgico no tratamento de úlceras
- Exame do lavado gástrico (exames para tuberculose) para identificar infecção por micobactérias quando os resultados do exame de escarro foram negativos.

Valores de referência

Normais

- Líquido: negativo para sangue, fármacos ou bile presentes na amostra, pH de 1,5 a 3,5
- Cultura: negativa para micobactérias
- Acidez total da amostra em jejum: < 2 mEq/ℓ ou < 2 mmol/ℓ
- Secreção basal de ácido (SBA) sem estímulo: 0 a 5 mEq/h ou 0 a 5 mmol/h
- Secreção máxima de ácido (SMA) ou capacidade secretora normal ao se administrar um estimulante gástrico como histamina ou cloridrato de betazol por via intramuscular ou pentagastrina por via subcutânea: 10 a 20 mEq ou 10 a 20 mmol/h
- Razão SBA/SMA: 1:2,5 a 1:5.

Implicações clínicas

- *Níveis diminuídos* de ácido gástrico (*i. e.*, hipossecreção e hipocloridria) ocorrem em casos de anemia perniciosa, câncer gástrico, gastrite atrófica, insuficiência suprarrenal, vitiligo, artrite reumatoide, tireotoxicose, insuficiência renal crônica, e pós-vagotomia
- *Níveis aumentados* de ácido gástrico (*i. e.*, hipersecreção e hipercloridria) ocorrem em casos de úlcera péptica ou duodenal, síndrome de Zollinger-Ellison, hiperplasia e hiperfunção das células do antro gástrico e após ressecção de grande parte do intestino delgado.

Fatores interferentes

- Lubrificante ou bário de exames anteriores podem afetar os resultados
- Medicamentos como antiácidos, bloqueadores da histamina, alimentos e tabagismo alteram as secreções gástricas
- O tratamento com insulina de pessoas diabéticas e a vagotomia cirúrgica afetam os resultados
- Os problemas podem estar relacionados à introdução do tubo nasogástrico (NG), como em casos de cirurgia nasal prévia, traumatismo ou desvio de septo
- Os clientes idosos têm menores níveis de ácido clorídrico gástrico.

Procedimento

- Coletar amostras em jejum durante a endoscopia ou por um tubo NG introduzido para o exame
- Aspirar o ácido gástrico inicial através do tubo NG com uma seringa, verificar o pH e desprezar. Se não houver ácido, reposicionar o tubo NG e coletar outra amostra
- As amostras normalmente são coletadas por aspiração com baixa pressão intermitente a intervalos de 15 minutos durante 1 a 2 horas, dependendo do tipo de estimulante gástrico administrado. Cada amostra é colocada em um recipiente separado e identificada como SBA ou SMA, juntamente com o nome do cliente, a data e o horário de coleta
- Retirar o tubo NG depois da coleta de todas as amostras
- A documentação inclui data e horário; tipo de procedimento; tipo e tamanho dos tubos usados; número de amostras coletadas; aspecto, consistência e volumes de líquido gástrico obtidos; resposta do cliente ao exame; complicações; intervenções e outras informações pertinentes.

Intervenções de enfermagem

▶ *Antes da realização do exame*

- Avaliar as contraindicações ao procedimento, como síndrome carcinoide, ICC ou hipertensão; a administração de histamina para o exame pode exacerbar essas condições
- Explicar o objetivo e o procedimento do exame. Instruir o cliente a restringir alimentos, líquidos, chicletes e tabagismo durante 8 a 12 horas antes do exame (geralmente é instituída dieta zero após a meia-noite). Restringir anticolinérgicos, colinérgicos, bloqueadores adrenérgicos, antiácidos, esteroides, álcool etílico e café durante no mínimo 24 horas antes do exame
- Registrar os sinais vitais iniciais e retirar próteses dentárias antes do exame.

▶ *Durante a realização do exame*

- Explicar que a respiração ofegante, a respiração bucal e a deglutição facilitam a introdução do tubo
- Observar se há sinais de angústia respiratória como tosse ou cianose durante a introdução do tubo.

Alerta clínico

- Caso haja injeção de histamina, informar ao cliente que pode haver rubor, tontura, cefaleia, síncope e dormência dos membros e do abdome durante ou imediatamente após o exame. Orientar o cliente a comunicar alterações imediatamente. Manter epinefrina à mão para tratamento do choque se for injetada histamina.

▶ *Após a realização do exame*

- Monitorar os sinais vitais e observar os possíveis efeitos colaterais dos estimulantes. Observar se há sangramento ou angústia respiratória e hemorragia digestiva (pode ser sinal de perfuração)
- Aconselhar o cliente em conjunto com o médico acerca de desvios após a realização do exame e da necessidade de modificar o estilo de vida, como abandonar o tabagismo e o etilismo, modificar a alimentação (p. ex., cafeína ou estimulantes), reduzir o estresse e o tratamento medicamentoso ou intervenções cirúrgicas.

Análise do líquido amniótico

Líquido amniótico

Cor, volume, alfafetoproteína (AFP), creatinina, razão lecitina-esfingomielina (L/E), bilirrubina, teste de cristalização

O líquido amniótico é examinado no *início* da gravidez para estudar a constituição genética do feto e identificar anormalidades do desenvolvimento. O exame no terceiro trimestre é realizado para avaliar a idade e o bem-estar do feto, identificar os grupos sanguíneos e detectar amnionite.

Indicações

- Oferta de diagnóstico pré-natal a pais de alto risco para detectar um feto anormal
- Avaliação de doença hematológica, infecções fetais, distúrbios metabólicos congênitos e sofrimento fetal
- Diagnóstico de distúrbios ligados ao sexo, anormalidades cromossômicas e defeitos do tubo neural
- Identificação da presença de líquido amniótico na vagina por exame com espéculo estéril para diagnóstico de ruptura das membranas.

Valores de referência

Normais

- Líquido transparente ou amarelo-pálido, com volumes de 30 a 1.500 mℓ, dependendo do estágio da gestação
- O nível de AFP depende da idade; o pico ocorre em 12 a 16 semanas e é de 14,5 µg/ℓ ou 196 pmol/ℓ
- O nível de creatinina cai gradualmente para 1,5 a 2,0 mg/dℓ (133 a 177 µmol/ℓ) quando há maturidade fetal
- A razão L/E maior ou igual a 2:1 indica maturidade pulmonar; uma diluição de 1:2 (teste de agitação) indica maturidade pulmonar
- Densidade óptica de bilirrubina de < 0,02 mg/dℓ ou < 0,34 µmol/ℓ indica maturidade
- O teste de cristalização positivo mostra um padrão de arborização, indicativo de líquido amniótico em vez de urina
- O teste de cristalização negativo não mostra padrão de arborização, indicativo de urina ou corrimento vaginal
- O ensaio de macroglobulina placentária do tipo alfa-1 (AmniSure®) pode ser realizado para detectar ou confirmar ruptura de membranas amnióticas.

Implicações clínicas

- Cores anormais estão associadas a sofrimento fetal, morte, aborto retido, feto com anomalia cromossômica, anencefalia e incompatibilidade sanguínea
- O volume aumentado no poli-hidrâmnio está frequentemente associado a anormalidades congênitas como atresia esofágica, anencefalia, doença Rh e diabetes melito
- O volume diminuído ocorre quando há função renal anormal, ruptura prematura de membranas e RCIU
- Os níveis de creatinina diminuem com a prematuridade
- Níveis de bilirrubina aumentados indicam morte fetal iminente
- Níveis elevados de AFP indicam possíveis defeitos do tubo neural
- Níveis diminuídos de AFP indicam trissomia do 21 fetal
- A anemia falciforme e a talassemia são detectadas por exame do DNA dos fibroblastos
- A razão L/E está diminuída na imaturidade pulmonar e na síndrome de angústia respiratória.

Alerta clínico

- Considerar a injeção de imunoglobulina Rho(d) humana em mulheres Rh-negativas após amniocentese, exceto em caso de sensibilização prévia, sobretudo se houver sangue ou um número considerável de células fetais no líquido
- Pode-se fazer a dosagem de AFP no sangue materno
- A posição, a viabilidade e o número de fetos, assim como coleções de líquido, são avaliados por ultrassonografia antes da punção de líquido amniótico.

Procedimento

- Introduzir uma agulha especial na bolsa amniótica através da parede abdominal. Coletar uma amostra de 20 a 30 mℓ e cobrir o local da punção com um curativo
- Durante um exame com espéculo estéril, coletar uma amostra de secreções vaginais ou cervicais com *swab* de algodão estéril e colocar sobre lâmina de vidro. Esperar secar e examinar a lâmina ao microscópio para verificar se há cristalização.

Intervenções de enfermagem

► *Antes da realização do exame*

- O aconselhamento genético, com a inclusão do pai e da mãe, deve abranger o risco de um resultado positivo e a decisão acerca dos riscos durante a gravidez e o parto, além de sistemas de apoio às famílias afetadas após o nascimento e à decisão de um aborto eletivo, levando em conta os efeitos psicológicos dessa escolha
- Explicar o propósito e os riscos do procedimento de diagnóstico pré-natal e avaliar se há contraindicações: história de trabalho de parto prematuro, incompetência cervical, placenta prévia ou descolamento prematuro da placenta
- Verificar a pressão arterial (PA), o pulso, a respiração e a frequência cardíaca fetal (FCF) iniciais
- A cliente deve urinar antes do procedimento.

► *Durante a realização do exame*

- Oferecer apoio e tranquilização durante o procedimento
- Pode haver náuseas, vertigem e cólicas leves.

► *Após a realização do exame*

- Avaliar os resultados do teste e orientar a cliente apropriadamente em conjunto com o médico
- Monitorar complicações: aborto espontâneo, danos fetais, hemorragia, infecção e sensibilização Rh se houver entrada de sangue fetal na circulação materna
- Avaliar se há sinais de trabalho de parto por palpação do fundo do útero para verificar se há contração e usar um monitor fetal externo para avaliar contrações e o bem-estar fetal
- Administrar injeção de imunoglobulina Rho(d) humana a mulheres Rh-negativas sem sensibilização prévia.

Análise do líquido cerebrospinal (LCS), punção lombar

LCS, punção lombar

Aspecto, volume, pressão, cloreto, sódio, potássio, glicose, proteínas, contagem celular, teste de sífilis, cultura

O LCS, líquido transparente e incolor existente nos ventrículos laterais encefálicos, leva nutrientes para o revestimento do encéfalo (meninges), absorve choques para evitar lesão encefálica, regula a pressão intracraniana (PIC) e remove resíduos.

O saco lombar, situado na altura das vértebras L4 a L5, é o local habitual usado na punção para coletar amostras de LCS, pois há menor probabilidade de lesão do sistema nervoso.

Algumas observações são feitas toda vez que é realizada uma punção lombar:

- Medida da pressão do LCS
- Observação da aspecto geral, da consistência e da tendência de coagulação do LCS
- Contagem de células no LCS para distinguir os tipos celulares presentes; deve ser realizada dentro de 2 horas após a coleta da amostra de LCS
- Determinação das concentrações de proteína e glicose no LCS
- Outros exames sorológicos e bacteriológicos são realizados quando indicados pela condição do cliente (p. ex., cultura para microrganismos aeróbicos e anaeróbicos ou *Mycobacterium tuberculosis*)
- O LCS pode conter marcadores tumorais; esses exames são úteis como complementos do exame citológico do LCS.

Alerta clínico

- Antes da punção lombar, fazer exame de fundo de olho para verificar se há papiledema, pois sua ocorrência indica possíveis problemas ou complicações de punção lombar
- Uma lesão expansiva deve ser confirmada por TC antes da punção lombar em virtude da possibilidade de herniação do tronco encefálico.

Indicações

- Diagnóstico de doenças da medula espinal e do encéfalo como meningite, hemorragia intracraniana, neoplasia maligna do sistema nervoso central (SNC) e doenças desmielinizantes e identificação da causa de distúrbios convulsivos e estados de confusão
- Medida da pressão para identificar comprometimento do fluxo de LCS
- Avaliação da magnitude de acidente vascular cerebral (AVC)
- Diminuição da PIC por retirada de líquido
- Dosagem de proteínas em todos os casos como indicador inespecífico de lesão da barreira hematencefálica (BHE)
- Introdução de anestésicos, fármacos ou meios de contraste na medula espinal.

Valores de referência

Normais

- Aspecto: límpido e incolor
- Volume: 90 a 150 mℓ; crianças: 60 a 100 mℓ
- Pressão: 90 a 180 mmH_2O; crianças: 10 a 100 mmH_2O
- Cloreto: 115 a 130 mEq/ℓ (mmol/ℓ)
- Sódio: 135 a 160 mEq/ℓ (mmol/ℓ)
- Potássio: 2,6 a 3,0 mEq/ℓ (mmol/ℓ)
- Contagem de células do sangue: 0 a 5 leucócitos, ausência de hemácias, 40 a 80% (0,40 a 0,80) de linfócitos
- Glicose: 40 a 70 mg/dℓ (2,2 a 3,9 mmol/ℓ)
- Proteína lombar:
    - Neonatos: 15 a 100 mg/dℓ (150 a 1.000 mg/ℓ)
    - Adultos: 15 a 45 mg/dℓ (150 a 450 mg/ℓ)
    - Idosos (> 60 anos): 15 a 60 mg/dℓ (150 a 600 mg/ℓ)
- Sífilis: VDRL (teste laboratorial de pesquisa de doença venérea; do inglês, *Venereal Disease Research Laboratory*) negativo
- Cultura: negativa; bactérias ou vírus não detectados.

Valores críticos

- Proteínas totais: nenhuma ou > 45 mg/dℓ (> 450 mg/ℓ)
- Glicose: < 20 mg/dℓ (< 1,1 mmol/ℓ)
- Leucócitos: > 20 neutrófilos segmentados.

Implicações clínicas

- Há *aumento da pressão* em casos de tumores ou abscessos intracranianos, meningite, processos inflamatórios, hemorragia subaracnóidea (HSA), edema cerebral e trombose dos seios venosos
- Há *diminuição da pressão* em casos de extravasamento de LCS, obstrução subaracnóidea, colapso circulatório e desidratação e hiperosmolalidade graves
- Há *alteração da coloração ou do aspecto* em casos de doenças inflamatórias, hemorragia e tumores que provocam elevação da contagem celular. A *mistura uniforme de sangue nos três tubos* ocorre em casos de HSA e hemorragia cerebral. A *xantocromia*

(rosa-pálido a amarelo-escuro, graduação de 1+ a 4+) está associada a bilirrubina, oxi-hemoglobina, metemoglobina, aumento de proteínas no LCS, caroteno e melanoma

- A *diminuição do nível de cloreto* está associada à meningite tuberculosa e bacteriana
- O *nível de glicose está diminuído* em caso de atividade bacteriana e meningite bacteriana aguda. Todos os tipos de microrganismos consomem glicose (ou seja, meningite piogênica, tuberculosa, amebiana e fúngica)
- O *nível de glicose está aumentado* no diabetes melito e no coma diabético
- O *nível de proteínas está aumentado* quando há aumento da permeabilidade de barreiras do LCS em casos de infecção, hemorragia, distúrbios endócrinos e condições metabólicas. Níveis aumentados estão associados a obstruções da circulação do LCS em tumores e abscessos e a meningite, síndrome de Guillain-Barré, esclerose múltipla e neurossífilis
- O *nível de proteínas está diminuído* no extravasamento de LCS e na remoção de volume, hipertensão intracraniana e hipertireoidismo
- Os *níveis de leucócitos estão aumentados* (ou seja, pleocitose) em casos de inflamação, infecções bacterianas, hemorragia, neoplasias e traumatismo. Os níveis aumentados também estão associados a repetição da punção lombar, pneumoencefalograma, injeção de meio de contraste, agentes antineoplásicos, punção lombar contaminada por detergente e células malignas encontradas em tumores encefálicos metastáticos. Níveis aumentados de plasmócitos estão associados a reações linfocíticas.

Fatores interferentes

- *Pressão*: ansiedade, interrupção da respiração e compressão venosa anormal
- *Aspecto*: punção traumática e desinfetante cutâneo causam anormalidade da cor
- *Cloreto*: a administração intravenosa concomitante de cloreto e a punção traumática invalidam os resultados
- *Glicose*: níveis diminuídos são causados por metabolismo celular e bacteriano se a amostra não for processada imediatamente
- *Proteína*: a punção traumática invalida os resultados da dosagem de proteínas.

Procedimento

- Um anestésico local é injetado lentamente na derme após a limpeza da pele com solução antisséptica. Uma agulha de punção lombar com estilete é introduzida na linha mediana entre os processos espinhosos das vértebras L4 e L5 ou abaixo (espaço subaracnóideo). Um manômetro estéril é acoplado à agulha, e a pressão de abertura do LCS é medida e documentada. Quatro tubos de coleta estéreis são preenchidos com 2 a 3 mℓ de LCS
- É retirada uma amostra de até 20 mℓ de LCS. Até quatro amostras de 2 a 3 mℓ são coletadas, colocadas em recipientes estéreis separados e identificadas em sequência. O recipiente 1 é usado para exames bioquímicos e sorológicos; o recipiente 2, para exames microbiológicos; o recipiente 3, para contagem de células no sangue; e o recipiente 4, para exames especiais como antígenos criptocócicos, teste de sífilis (VDRL), eletroforese de proteínas e outros exames imunológicos. Pode-se verificar a pressão de fechamento antes da retirada da agulha. Caso a PIC esteja aumentada, o volume máximo da amostra tem de ser 2 mℓ em virtude do risco de herniação do tronco encefálico
- Faz-se um pequeno curativo estéril no local da punção
- Registram-se os horários de início e fim do procedimento, a condição do cliente, o aspecto do LCS e as pressões do LCS.

Intervenções de enfermagem

▶ *Antes da realização do exame*

- Avaliar contraindicações ao procedimento, como alterações dos tecidos moles, outras condições da pele e infecção cutânea no local da punção. Com frequência, os processos infecciosos aumentam a PIC. É preciso considerar a possibilidade de doença articular vertebral degenerativa grave, problemas psiquiátricos graves e dorsalgia crônica

- Realizar avaliação neurológica inicial, que inclua força, sensibilidade, movimento das pernas e sinais vitais
- Explicar o objetivo e o procedimento do teste. Não é necessário jejum. Explicar o equipamento usado e as possíveis sensações (ou seja, "estalido" da agulha ao atravessar a dura-máter), embora se use anestésico durante o procedimento
- Instruir o cliente a urinar e defecar antes do exame
- Explicar por que é importante manter-se imóvel durante todo o procedimento para evitar lesão traumática. Instruir o cliente a relaxar fazendo inspirações profundas lentas, inspirando pelo nariz e expirando pela boca.

► ***Durante a realização do exame***

- Assistir o cliente durante todo o exame a manter posição de decúbito lateral com a cabeça fletida sobre o tórax e os joelhos elevados sem comprimir o abdome (ou seja, posição fetal ou decúbito lateral)
- Identificar os tubos com nome do cliente, data, número do quarto e número do tubo. Enviar as amostras ao laboratório imediatamente (nunca refrigerar) para análise
- Verificar se há extravasamento de LCS após a conclusão do exame
- Fazer curativo no local da punção
- Anotar no prontuário o horário do procedimento, a condição e a reação do cliente, o aspecto do LCS, a pressão, o horário de envio da amostra ao laboratório e os exames solicitados.

Alerta clínico

- Se a pressão inicial estiver próxima de 200 mmH_2O, deve-se retirar apenas 1 a 2 mℓ para evitar compressão raquimedular ou herniação cerebelar. Se a pressão inicial estiver normal, pode ser realizado o teste de Queckenstedt (ou seja, aplicação de pressão sobre as duas veias jugulares para aumentar a pressão do LCS). Esse teste não é realizado se houver suspeita de tumor do SNC.

► ***Após a realização do exame***

- Instruir o cliente a se manter em decúbito dorsal (plano ou horizontal) durante pelo menos 2 horas. É permitido virar de um lado para outro
- A cefaleia é comum por causa da perda de LCS no local de punção lombar. Administrar analgésicos de acordo com a prescrição e incentivar um maior período de repouso no leito
- Incentivar a ingestão de líquido para ajudar a repor o LCS perdido e evitar ou aliviar a cefaleia
- Avaliar o estado neurológico e alterações como aumento da temperatura, aumento da PA, alterações do nível de consciência, irritabilidade, alteração da reação pupilar e sensações de dormência e formigamento nos membros
- Avaliar o local da punção com frequência e verificar se houve extravasamento de LCS, que deve ser comunicado imediatamente ao médico
- Aconselhar o cliente e a família em relação aos resultados após o exame e explicar ou reforçar os resultados, conforme exposto pelo médico.

Androstenediona

Sangue

A androstenediona é um dos principais androgênios produzidos pelos ovários em mulheres e, em menor quantidade, pelas glândulas suprarrenais em ambos os sexos.

Indicações

- Avaliação de hirsutismo (crescimento de pelos anormal ou aumentado) e virilização.

Valores de referência

Normais

- Recém-nascidos: 20 a 290 ng/dℓ ou 0,7 a 10,1 nmol/ℓ
- Pré-púberes: 8 a 50 ng/dℓ ou 0,3 a 1,7 nmol/ℓ
- Mulheres: 75 a 205 ng/dℓ ou 2,6 a 7,2 nmol/ℓ
- Homens: 85 a 275 ng/dℓ ou 3,0 a 9,6 nmol/ℓ
- Mulheres após a menopausa: < 10 ng/dℓ ou 0,35 nmol/ℓ (diminuição abrupta na menopausa).

Procedimento

- Coletar amostra de 5 mℓ de sangue venoso pela manhã e colocar no gelo. Pode-se usar soro ou EDTA
- Em mulheres, coletar essa amostra 1 semana antes ou depois do período menstrual. Anotar no formulário do laboratório a data do último período menstrual.

Implicações clínicas

- *Níveis aumentados de androstenediona* estão associados às seguintes condições:
  - Síndrome do ovário policístico (síndrome de Stein-Leventhal)
  - Síndrome de Cushing
  - Tumores ovarianos atípicos
  - Tumor ectópico produtor de ACTH
  - Hiperplasia suprarrenal congênita de início tardio
  - Hiperplasia do estroma ovariano
  - Osteoporose em mulheres
- *Níveis diminuídos de androstenediona* são encontrados nas seguintes condições:
  - Anemia falciforme
  - Insuficiência suprarrenal e ovariana.

Intervenções de enfermagem

► *Antes da realização do exame*

- Explicar o objetivo do teste e o procedimento de coleta de sangue. Obter história pertinente de sinais e sintomas (p. ex., crescimento excessivo de pelos e infertilidade)
- Certificar-se de que o cliente esteja em jejum e que o sangue seja coletado no momento de produção máxima (7 horas)
- Coletar a amostra 1 semana antes do período menstrual em mulheres
- Seguir as orientações do Capítulo 1 sobre cuidados antes da realização do exame seguros, efetivos e esclarecidos.

► *Após a realização do exame*

- O cliente deve retomar as atividades normais
- Interpretar os resultados do teste e aconselhar apropriadamente em relação à disfunção ovariana e suprarrenal
- Seguir as orientações do Capítulo 1 sobre cuidados após a realização do exame seguros, efetivos e esclarecidos.

Angiografia com fluoresceína (AF)

Olhos

Nesse exame, faz-se uma série de imagens da retina após a administração intravenosa de contraste para avaliar a circulação retiniana.

Indicações

- Avaliação de distúrbios vasculares na retina e na corioide.

Valores de referência

Normais

- Vasos retinianos, retina e circulação normais.

Implicações clínicas

- Padrões anormais de circulação são observados em várias doenças oculares, inclusive na degeneração macular, e em manifestações oculares de doenças sistêmicas, como o diabetes e a hipertensão.

Procedimento

- Administração de colírios para dilatar a pupila
- Injeção intravenosa de contraste com fluoresceína
- Fazer uma série de fotografias do fundo do olho enquanto o corante flui através dos vasos sanguíneos retinianos durante um período de 5 a 10 minutos.

Alerta clínico

- A circulação coroidal não é observada em fotografias coloridas
- Pode haver reações adversas à fluoresceína, que variam de náuseas leves (mais comum) à anafilaxia (menos comum)
- O colírio pode causar ferroadas ou sensação de "queimação".

Intervenções de enfermagem

► *Antes da realização do exame*

- Verificar se o cliente tem alergia conhecida a medicamentos ou meio de contraste
- Instruir o cliente sobre o objetivo, o procedimento e os efeitos colaterais do exame.

► *Após a realização do exame*

- Informar ao cliente que podem ocorrem alterações de cor da pele (amarelada) e da urina (amarela ou verde brilhante) por 36 a 48 horas após o exame
- Aconselhar o cliente a usar óculos escuros e a não dirigir enquanto as pupilas estiverem dilatadas (4 a 8 horas)
- Interpretar os resultados do exame e monitorar apropriadamente.

Anticorpos contra o vírus linfotrópico de células T humanas do tipo 1 (HTLV-1)

Sangue

Esse exame detecta anticorpos contra o HTLV-1 (do inglês, *human T-cell lymphotropic virus*, retrovírus associado à leucemia de células T dos adultos e a distúrbios neurológicos desmielinizantes.

Indicações

- Avaliação de clientes com diagnóstico clínico de leucemia de células T do adulto
- Avaliação de clientes expostos ao sangue de pessoas infectadas pelo HTLV-1 por transfusão ou compartilhamento de agulhas para uso de fármacos
- Rastreamento de doadores de sangue e derivados do plasma para transfusão.

Valores de referência

Normais

- Negativo para anticorpos contra HTLV-1.

Implicações clínicas

- Os resultados positivos sugerem infecção por HTLV-1. A infecção por HTLV-1 foi confirmada em pessoas com leucemia de células T do adulto, em usuários de drogas ilícitas intravenosas e em pessoas saudáveis
- Os resultados positivos em pessoas assintomáticas constituem contraindicação à doação de sangue; esse achado não significa que elas desenvolverão leucemia ou um distúrbio neurológico.

Procedimento

- Coleta-se uma amostra de soro (7 mℓ) por punção venosa em tubo de tampa vermelha.

Intervenções de enfermagem

▶ ***Antes da realização do exame***
- Explicar o objetivo e o procedimento do exame de sangue.

▶ ***Após a realização do exame***
- Se o resultado for positivo, explicar ao cliente que o HTLV-1 não causa AIDS e que o achado de anticorpos contra HTLV-1 não significa infecção pelo HIV nem risco de desenvolver AIDS
- Aconselhar o cliente no sentido de minimizar a ansiedade associada a resultados positivos.

Anticorpos IgE, teste de alergia

Sangue

Muitas substâncias têm potencial alérgico. As dosagens de anticorpos IgE ajudam a diagnosticar doenças alérgicas e definir a especificidade do alergênio nas reações de hipersensibilidade imediata.

Indicações

- Diagnóstico de alergia a um alergênio específico (p. ex., látex, bolor, árvores, gramíneas, ervas, alimentos, insetos, caspa de animais, venenos e ácaros da poeira)
- Identificação de alergênios específicos causadores de asma, rinite alérgica e eczema atópico.

Valores de referência

Normais

- Os resultados são negativos ou positivos por imunoensaio enzimático fluorescente (FEIA; do inglês, *fluorescent enzyme immunoassay*), um método laboratorial
- Negativo:
  - Classe 0 – descarta alergia induzida por um alergênio específico.
    (Resultados falso-negativos podem ocorrer com veneno de insetos e látex.)

- Positivo:
  - Classe 1 – questionável
  - Classes 2 a 3 – positiva
  - Classes 4 a 6 – fortemente positiva.

  (Os resultados falso-positivos são especialmente comuns com alimentos.)

Implicações clínicas

- A detecção de uma IgE alergênio-específica indica hipersensibilidade imediata a um alergênio
- Um resultado positivo é diagnóstico de alergia a determinado alergênio ou alergênios, qualquer que seja o nível total de IgE. O nível de IgE nem sempre prevê a intensidade da reação.

Procedimento

- Coleta-se uma amostra de soro (7 mℓ) por punção venosa em tubo de tampa vermelha para cada grupo de três painéis.

Intervenções de enfermagem

► ***Antes da realização do exame***

- Avaliar a história do cliente, reações de hipersensibilidade, uso de medicamentos, história alimentar, situações ambientais relacionadas com possíveis alergênios e história de prurido localizado (pápula e eritema), que varia de choque anafilático ao edema laríngeo e à diarreia.

► ***Após a realização do exame***

- Explicar ao cliente que se o teste for positivo para um alergênio específico, podem ser testados outros alergênios de mais de 100 categorias
- Depois da identificação do alergênio, informar ao cliente o que evitar, como medicamentos específicos, alimentos, animais, poeira e outros alergênios
- Caso seja iniciado o tratamento medicamentoso, explicar o programa terapêutico ao cliente.

Arteriografia, artérias; angiografia, parte anterior do coração e vasos adjacentes; venografia, veias periféricas e ventrais; arteriografia, aorta torácica, abdominal e lombar; imagem vascular digital; angiografia com subtração digital (ASD) e radiografia vascular transvenosa com substração digital

Radiografia vascular invasiva com contraste: procedimentos de intervenção

A arteriografia é uma radiografia que demanda o cateterismo de alguns vasos que podem ser usados para demonstrar a anatomia vascular de áreas específicas do corpo. É comum a realização de arteriografia aórtica, renal, carotídea ou vertebral e femoral. Também são realizadas venografias das veias cavas, dos membros e do abdome. Entre os procedimentos de intervenção figuram angioplastia, colocação de *stent*, drenagem de abscesso, colocação de filtro venoso, implantação de tubo, embolização de aneurisma cerebral e embolização tumoral (p. ex., metástases hepáticas, liomiomas uterinos).

Indicações

- Avaliação da perviedade vascular
- Identificação da existência de um aneurisma ou *shunt* arteriovenoso
- Avaliação da vascularização de uma neoplasia conhecida

- Verificação da colocação de filtro na veia cava
- Avaliações pré-operatória e pós-operatória na cirurgia vascular e de tumor
- Intervenção cirúrgica em doenças conhecidas.

Valores de referência

Normal

- Anatomia vascular normal, sem sinais de estenose, aneurisma ou outra malformação arteriovenosa
- Artérias carótidas, artérias vertebrais, aorta abdominal e seus ramos normais; artérias renais e artérias periféricas normais.

Implicações clínicas

- Resultados anormais indicam:
  - Estenose ou oclusão vascular, aneurisma, malformações arteriovenosas e posicionamento errado do filtro na veia cava
  - Tumores ou outras massas intravasculares ou extravasculares
  - Embolia pulmonar (EP) e placa ulcerativa.

Fatores interferentes

- Objetos metálicos sobre a área de interesse prejudicam a observação da anatomia
- O movimento do cliente prejudica a qualidade da imagem
- A obesidade mórbida prejudica a qualidade da imagem.

Procedimento

- O cliente é posicionado sobre a mesa cirúrgica e o acesso intravenoso é mantido. Tipicamente, inicia-se o monitoramento por ECG e oxímetro de pulso. Administra-se sedação para procedimento/moderada
- Respeitando as técnicas estéreis e as precauções-padrão, injeta-se um anestésico local nos tecidos adjacentes ao local de cateterismo escolhido
- Vários fios-guia e cateteres são introduzidos no vaso sanguíneo sob orientação fluoroscópica. Introduz-se no vaso sanguíneo de escolha um meio de contraste iodado enquanto se obtêm as radiografias. Quando há contraindicação ao uso de contraste iodado, alguns laboratórios usam CO_2 estéril como alternativa
- A duração habitual do procedimento é de uma hora, mas depende da complexidade do exame e da condição do cliente
- Quando o cateter é retirado ao fim do exame, aplica-se pressão sobre o local.

Intervenções de enfermagem

► ***Antes da realização do exame***

- Avaliação de contraindicações ao exame, como gravidez, sensibilidade ao iodo ou látex e indicação de insuficiência renal
- A maioria dos serviços de radiologia exige exames atualizados de creatinina, tempo de protrombina (TP), tempo de tromboplastina parcial (TTP) e contagem de plaquetas
- Avaliar se o cliente faz uso de anticoagulantes ou inibidores plaquetários (p. ex., dipiridamol, bissulfato de clopidogrel, varfarina, ácido acetilsalicílico [AAS])
- O cliente precisa fazer jejum durante no mínimo 6 a 8 horas antes do exame para minimizar o risco de vômito se houver reação ao contraste iodado
- Explicar o objetivo e o procedimento do exame. Cuidar para que sejam retirados joias e objetos metálicos da área a ser examinada.

▸ ***Durante a realização do exame***

- Oferecer apoio durante o procedimento
- O cliente precisa estar lúcido e cooperativo, ser capaz de prender a respiração e permanecer absolutamente imóvel ao receber instruções para isso
- Há expectativa de algum desconforto; administrar medicamentos e sedação para o procedimento/consciente moderada, conforme prescrição. Monitorar os sinais vitais e o nível de consciência.

▸ ***Após a realização do exame***

- Monitorar os sinais vitais; comunicar e documentar a ocorrência de instabilidade
- Observar se o local de inserção do cateter apresenta sinais de infecção, hemorragia ou hematoma
- Manter o membro afetado imóvel e estendido durante o período recomendado (em geral, durante 4 a 6 horas depois de uma punção arterial ou venosa)
- Monitorar o estado neurovascular do membro
- Instruir o cliente a consumir no mínimo 2.000 mℓ de líquidos durante as 24 horas subsequentes ao exame, a fim de facilitar a excreção do meio de contraste iodado, e evitar atividades físicas vigorosas durante pelo menos 12 horas após o procedimento
- Solicitar um exame de sangue para monitorar a função renal.

Alerta clínico

- Clientes diabéticos em tratamento com metformina oral necessitam de modificações antes e depois do procedimento em virtude da possibilidade de insuficiência renal com acidose láctica quando se usa contraste. Consultar o serviço de radiologia ou o médico acerca de medicamentos para controle de diabetes.

Artrografia

Radiografia articular com contraste

A artrografia consiste em múltiplas radiografias de estruturas articulares sinoviais encapsuladas após a injeção de meios de contraste no espaço capsular. As artrografias de joelho, tornozelo, quadril, cotovelo, articulação temporomandibular (ATM) e carpo costumam ser realizadas sob anestesia local.

Indicações

- Avaliação de dor articular persistente inexplicada
- Avaliação de cartilagem, tendões e ligamentos.

Valores de referência

Normais

- Enchimento normal do espaço articular, das bolsas, dos ligamentos, da cartilagem articular, dos meniscos e dos tendões.

Implicações clínicas

- Estreitamento do espaço articular, luxação, ruptura de ligamento ou manguito rotador; anormalidades de ligamento, cartilagem, tendão ou sinoviais; cistos.

Fatores interferentes

- Objetos metálicos sobre a área de interesse prejudicam a observação do órgão
- A obesidade mórbida prejudica a qualidade da imagem.

Procedimento

- Injeta-se um anestésico local nos tecidos adjacentes. Uma agulha é introduzida no espaço articular (joelho, ombro, tornozelo, quadril, cotovelo, carpo ou articulações metacarpofalângicas). Pode-se aspirar líquido da articulação. Um meio de contraste iodado ou um agente de contraste negativo, como o ar, é introduzido no espaço articular. Após a retirada da agulha, a articulação é manipulada para distribuir o meio de contraste. As radiografias da articulação são feitas em várias posições
- Pode-se usar anestésico local ou sedação para o procedimento/consciente moderada
- A duração habitual do procedimento é < 1 hora.

Intervenções de enfermagem

► *Antes da realização do exame*

- Avaliar se há contraindicações ao exame, como gravidez e sensibilidade ao iodo
- Explicar o procedimento e o uso de sedação e anestesia local. Há expectativa de algum desconforto durante a injeção de contraste e a manipulação da articulação
- Instruir o cliente a retirar joias e objetos metálicos da articulação a ser examinada.

► *Durante a realização do exame*

- Oferecer apoio durante a introdução da agulha. O cliente deve esperar algum desconforto
- Incentivar o cliente a seguir as instruções posturais durante a manipulação do contraste e as radiografias.

► *Após a realização do exame*

- Avaliar os resultados e monitorar se há ocorrência de edema extremo, dor e sinais de infecção
- Pode-se aplicar uma atadura elástica na articulação durante vários dias e usar compressas de gelo ou analgésicos para aliviar a dor
- Verificar se há complicações no local da injeção
- É normal ouvir crepitações ou estalidos na articulação durante 1 a 2 dias após o procedimento. Comunicar ao médico se os ruídos persistirem ou se houver aumento da dor e do edema ou eritema.

Artroscopia

Endoscopia articular

A artroscopia é o exame visual de uma articulação por meio de endoscópio de fibra óptica; frequentemente está associada a um procedimento cirúrgico.

Indicações

- Detecção e diagnóstico de doenças e lesões do menisco, da patela, do processo condilar, da área extrassinovial e da sinóvia
- Diferenciação entre processos degenerativos e lesões
- Avaliação da resposta ao tratamento.

Valores de referência

Normais

- Articulações, vasculatura e cor da sinóvia, da cápsula, dos meniscos, dos tendões, dos ligamentos e da cartilagem articular normais.

Implicações clínicas

- Laceração ou deslocamento de menisco ou cartilagem, compressão da sinóvia, fragmentos soltos de componentes articulares, laceração ou ruptura de ligamentos, necrose, compressão do nervo, fraturas, não consolidação de fraturas e subluxação
- Doença degenerativa, osteocondrite, osteoartrite, artrite inflamatória, osteocondrite dissecante (cartilagem e osso se separam da superfície articular), condromalacia, cistos, cistos sinoviais e infecções
- Condromalacia do côndilo femoral (ou seja, desgaste da parte posterior da patela, que provoca uma sensação de rangido).

Fatores interferentes

- Anquilose, fibrose, sepse ou contraste de artrografia prévia.

Procedimento

- Sob anestesia geral, local ou raquianestesia, um artroscópio é introduzido na articulação, através de uma pequena incisão, após a aplicação de torniquete na área. A articulação é aspirada e, depois, irrigada continuamente durante o procedimento. São coletadas amostras da solução de irrigação
- É comum fotografar e filmar o processo
- A articulação é comprimida durante a retirada dos instrumentos para expelir a solução de irrigação. Esteroides ou anestésicos locais podem ser injetados na articulação ao fim do procedimento
- A ferida é fechada e coberta com curativos. Podem-se usar talas ou imobilizadores.

Intervenções de enfermagem

▶ *Antes da realização do exame*

- Explicar o objetivo e o procedimento do exame
- O cliente deve jejuar a partir da meia-noite anterior ao procedimento, exceto se houver prescrição em contrário.

▶ *Durante a realização do exame*

- Seguir os protocolos habituais para artroscopia operatória.

▶ *Após a realização do exame*

- Aplicar gelo imediatamente após o procedimento
- Administrar a recuperação do cliente de acordo com os protocolos. Conferir o estado neurovascular do membro afetado (p. ex., cor, temperatura, movimento, sensibilidade, pulso e tempo de enchimento capilar)
- Administrar analgésicos, segundo a necessidade ou prescrição médica; aplicar gelo e elevar a região afetada, segundo a prescrição
- Instruir o cliente a comunicar imediatamente ao médico se houver dormência, formigamento, resfriamento, escurecimento (ou seja, coloração azulada), edema, sangramento, febre ou dor muito intensa. A dor leve e uma discreta sensação de rangido durante alguns dias são normais
- Não é permitido o consumo de drogas ou álcool etílico durante 24 horas após o procedimento.

Alerta clínico

- Ao elevar o membro inferior, cuide para que *todo* ele esteja estendido
- Os sinais de tromboflebite incluem dor à palpação da panturrilha, dor e aumento de temperatura. Instruir o cliente a comunicar esses sinais/sintomas imediatamente. *Nota*: não massagear a área
- A síndrome compartimental é uma complicação musculoesquelética que ocorre mais comumente no antebraço ou na perna. É uma situação de emergência e geralmente exige intervenção cirúrgica para descompressão.

Aspiração com agulha fina (AAF), biopsia por aspiração com agulha fina (BAAF) da mama

Células e tecidos de todas as partes do corpo e líquidos

A AAF é um método de coleta de material diagnóstico para exame citológico (células) e histológico (tecidos) de todas as partes do corpo – boca, mama, secreção mamilar, fígado, órgãos genitais, vias respiratórias e líquidos corporais, urina, LCS e derrames – com mínimo trauma para o cliente.

Indicações

- Identificação de processos infecciosos
- Confirmação de condições benignas (p. ex., papiloma ductal)
- Diagnóstico de neoplasias malignas primárias ou metastáticas (p. ex., câncer de mama intraductal)
- Obtenção de marcadores celulares e teciduais para prever o desenvolvimento do câncer.

Valores de referência

Normais

- Células e tecidos normais
- Ausência de expressão de determinados biomarcadores
- Negativo para neoplasia ou hiperplasia.

Implicações clínicas

- Na prática, os resultados desses exames costumam ser descritos (de acordo com a classificação de Broders em graus I, II, III ou IV, no qual o grau I é o mais maligno) como inflamatórios, benignos, atípicos, suspeitos de malignidade ou positivos para neoplasia maligna (*in situ* ou invasiva). Um método básico para classificação do câncer de acordo com as características teciduais (histológicas) ou celulares (citológicas) do tumor é a classificação de malignidade de Broders, que identifica células diferenciadas e muitas características atípicas. O sistema TNM (tumor, linfonodos, metástase; do inglês, *tumor node metastasis*) é um método para classificar os estádios do tumor, a disseminação da doença, o tipo de câncer (p. ex., mama), o sítio primário, a extensão e o acometimento (p. ex., invasão linfática)
- Os achados anormais indicam hiperplasia com aumento do risco de câncer no futuro
- A expressão de alguns marcadores é indicativa de risco e de neoplasia maligna.

Procedimento

- A anestesia local é usada na maioria dos casos
- Lesões superficiais ou palpáveis podem ser aspiradas sem auxílio de radiografia. Lesões impalpáveis são aspiradas com orientação por radiografia para posicionamento da agulha
- Depois que a agulha é posicionada corretamente, retrai-se o êmbolo da seringa para criar pressão negativa. A agulha é movimentada para cima e para baixo, algumas vezes em vários ângulos diferentes, para aspirar. Solta-se o êmbolo da seringa e retira-se a agulha
- Registrar o local de retirada da amostra e o método de coleta para que a avaliação possa ser baseada em informações completas
- Devem-se identificar claramente amostras coletadas de clientes em isolamento, no recipiente da amostra e no formulário de requisição, com adesivos apropriados de advertência. O recipiente com a amostra é protegido dentro de duas embalagens para transporte de amostras biológicas lacradas antes do transporte.

Intervenções de enfermagem

► ***Antes da realização do exame***

- Explicar o objetivo, o procedimento, os riscos (p. ex., resposta vasovagal) e os benefícios da aspiração
- Aliviar o medo e a ansiedade.

Alerta clínico

- Existem várias contraindicações (sobretudo no caso de órgãos profundos): diátese hemorrágica (terapia anticoagulante); grave comprometimento da função pulmonar por enfisema avançado, hipertensão pulmonar grave ou hipoxemia grave; lesões muito vascularizadas; suspeita de cisto hidático e cliente não cooperativo
- As complicações traumáticas são raras. Raramente, a aspiração pulmonar com agulha fina pode acarretar pneumotórax. A extensão local da neoplasia maligna é uma possibilidade, mas estudos mostraram que essa é uma ocorrência rara
- Um achado negativo à AAF não descarta a possibilidade de neoplasia maligna. As células aspiradas podem ser provenientes de uma área necrótica do tumor ou de uma área benigna adjacente ao tumor.

► ***Após a realização do exame***

- Monitorar sinais de inflamação e cuidar do local com medidas de controle de infecção. Tratar a dor, que pode ser comum em áreas sensíveis como a mama, o mamilo, a próstata e o escroto
- Monitorar problemas específicos, que variam de acordo com o local aspirado (p. ex., hemoptise após aspiração pulmonar)
- Orientar o cliente em relação a outros exames (p. ex., biopsias cirúrgicas e tratamento de infecção [antibióticos] e neoplasias malignas [encaminhar ao oncologista]).

Aspiração ou biopsia da medula óssea

Medula óssea de ossos esponjosos/longos

É obtida uma amostra da medula óssea por aspiração ou biopsia com agulha para avaliação completa da formação das células do sangue (*i. e.*, hematopoese).

Indicações

- Diagnóstico de distúrbios hemolíticos por análise do número, do aspecto e do desenvolvimento das células, presença de infecção e estados de deficiência de vitamina B_{12}, ácido fólico, ferro e piridoxina
- Diagnóstico de tumores primários e metastáticos, doenças infecciosas e alguns granulomas
- Auxílio no diagnóstico e no estadiamento de neoplasias malignas sólidas e leucemias
- Isolamento de bactérias ou de outros agentes patogênicos por cultura
- Avaliação da efetividade da quimioterapia ou de outro tratamento e monitoramento da mielossupressão.

Valores de referência

Normais

- Identificação de diferentes tipos de elementos figurados em determinados números, proporções e estádios de maturação.

Implicações clínicas

- Padrões celulares anormais, leucemia, doença de Hodgkin, mieloma múltiplo, anemia, agranulocitose, policitemia vera e mielofibrose
- Infecção, febre reumática, mononucleose, doença inflamatória crônica e muitos outros
- Doença de depósito de lipídios ou glicogênio
- Deficiência das reservas de ferro, anemia microcítica
- Disfunção plaquetária

Procedimento

- Injetar um anestésico local (p. ex., procaína ou lidocaína). Limpar como em qualquer procedimento estéril para cirurgia de pequeno porte. A crista ilíaca posterior é o local preferido
- Com técnica estéril, aspirar uma amostra de líquido (0,5 mℓ) que contenha medula óssea suspensa. Durante a *biopsia com agulha*, retira-se um núcleo de células de medula óssea (não líquido). Faz-se uma pequena incisão antes da introdução de agulha especial
- Identificar a amostra corretamente e enviar de imediato ao laboratório.

Intervenções de enfermagem

► ***Antes da realização do exame***

- Informar ao cliente o propósito e o procedimento do teste
- Administrar sedação/analgesia moderada, se prescrita
- Os locais usados para aspiração ou biopsia da medula óssea afetam os cuidados antes, no decorrer e depois da realização do exame. Tais locais incluem a crista ilíaca posterossuperior; a crista ilíaca anterior (se o cliente for muito obeso); o esterno (não usado com frequência em crianças porque a cavidade é muito superficial, os riscos de perfuração do mediastino e do coração são muito grandes e a observação do procedimento está associada a apreensão e falta de cooperação); os processos espinhosos das vértebras T10 a L4 e das costelas; a tíbia (frequente em crianças); e as costelas.

Alerta clínico

- Avaliar contraindicações, como distúrbios hemorrágicos graves (p. ex., hemofilia).

► ***Durante a realização do exame***

- Posicionar o cliente de acordo com o local escolhido e ajudar no preparo do anestésico local (*i. e.*, procaína ou lidocaína) para injeção.

► ***Após a realização do exame***

- Monitorar os sinais vitais até que se estabilizem e verificar se o local apresenta drenagem excessiva ou sangramento
- Avaliar se há desconforto e administrar analgésicos ou sedativos quando necessário
- A osteomielite e a lesão do coração ou dos grandes vasos são raras, mas podem ocorrer se for usado o esterno. Febre, cefaleia, dor intensa ou a presença de eritema ou abscesso no local da biopsia podem indicar infecção (que pode ser um evento posterior). Instruir o cliente a relatar imediatamente ao médico a presença de sinais/sintomas incomuns.

Biopsia de mama e marcadores prognósticos

Células e tecido

O tecido e as células da mama são examinados para determinar as margens cirúrgicas, a presença ou ausência de invasão vascular, o tipo do tumor, o estádio e o grau. Os exames secundários importantes para a sobrevida incluem procedimentos de imagem, juntamente com receptores de estrogênio (RE) e progesterona (RP) e ploidia de DNA.

Indicações de biopsia

- Confirmação de doença da mama, diagnóstico histopatológico e classificação do processo
- Confirmação e caracterização de calcificações observadas em mamografias anteriores à biopsia e em ultrassonografia anormal.

Valores de referência

Normais

- Negativo para células e tecidos malignos ou anormais
- Ausência de invasão vascular
- Negativo ou sem significado para os seguintes marcadores de prognóstico:
  - *Fração da fase S* (SPF; do inglês, *S-phase fraction*): baixos níveis de SPF parecem estar relacionados a maior sobrevida e menor chance de recidiva
  - *Catepsina D*: pode promover a disseminação do tumor
  - *Receptor do fator de crescimento epidérmico* (EGFR; do inglês, *epidural growth factor receptor*): correlação com tumores negativos para RE, tumores aneuploides e metástases para linfonodos
  - *Gene TP53*: esse gene de supressão tumoral controla os ciclos celulares
  - *Oncogene HER2*: usado para prever a resposta à quimioterapia.

Implicações clínicas

- Os indicadores de prognóstico favorável incluem tamanho do tumor < 1 cm, baixo grau histológico, linfonodos axilares negativos e tumores positivos para RE e RP
- A fibroplasia e o fibroadenoma são condições benignas
- Altos níveis de HER2 no câncer de mama metastático recorrente estão associados a resposta insatisfatória à quimioterapia convencional.

Procedimento

- As amostras de tecidos mamários podem ser obtidas a céu aberto, por biopsia de fragmento guiada por raios X ou por biopsia com agulha. Colocar a amostra em embalagem para transporte de amostras biológicas. Essas amostras são levadas diretamente ao laboratório e entregues ao patologista ou ao histotecnologista
- O tecido mamário é examinado, sendo determinada a extensão do tumor. Avaliam-se as margens de ressecção e o grau e o estádio da doença.

Intervenções de enfermagem

► *Antes da realização do exame*

- Explicar o objetivo e o procedimento da biopsia. Obter e registrar história familiar ou pessoal pertinente, biopsia anterior, traumatismo, gravidez recente ou atual, secreção mamilar, localização de nódulo e forma de detecção da lesão
- As biopsias de mama a céu aberto são realizadas sob anestesia local ou geral. Pode-se usar sedação para o procedimento ou sedação moderada com anestésicos locais. É necessário manter dieta zero quando se usa anestesia geral
- Fornecer informações e apoio, reconhecendo o medo da cliente em relação ao procedimento e ao resultado.

► *Após a realização do exame*

- Se for usada anestesia geral, seguir os protocolos de recuperação
- Interpretar o resultado da biopsia e aconselhar o cliente apropriadamente em relação a outros exames e tratamentos (p. ex., cirurgia, quimioterapia, hormonioterapia)

- O esquema TCH (docetaxel e carboplatina combinados a trastuzumabe) foi aprovado recentemente pela Food and Drug Administration (FDA) para o tratamento do câncer de mama inicial HER2-positivo.

Biopsia de vilosidades coriônicas (BVC)

Exame e biopsia de tecido especial (origem fetal)

A biopsia (ou amostragem) de vilosidades coriônicas (BVC) possibilita o diagnóstico precoce de distúrbios genéticos ou bioquímicos fetais. A BVC é a extração de pequena amostra de tecido das vilosidades do cório frondoso. Esse tecido é constituído por células trofoblásticas rapidamente proliferativas que formam a placenta. Embora não façam parte do feto, essas células das vilosidades são geneticamente idênticas ao feto e são consideradas de origem fetal, e não materna. A BVC não pode ser usada para dosagem de AFP; não detecta defeitos do tubo neural nem outros distúrbios associados a aumento dos níveis de AFP. A análise cromossômica por microarranjo (CMA; do inglês, *chromosomal microarray analysis*) pré-natal é um exame que usa células coletadas por meio de BVC ou amniócitos para detectar anormalidades genéticas fetais. A sensibilidade e a especificidade da CMA pré-natal são muito maiores que as da técnica convencional de análise do cariótipo. É possível identificar anormalidades como as síndromes de DiGeorge, Miller-Dieker, deleção do telômero, 22q11, Smith-Magenis, Angelman e Prader-Willi.

Indicações

- Ultrassonografia anormal
- Feto que corre risco de distúrbios mendelianos detectáveis: doença de Tay-Sachs, hemoglobinopatias, fibrose cística e distrofia muscular
- Nascimento anterior de criança com evidências de anormalidade cromossômica
- Rearranjo cromossômico estrutural paterno ou materno
- Diagnóstico de infecção fetal

Valores de referência

Normais

- Arranjo cromossômico normal; negativo para anormalidades do DNA
- Ausência de distúrbios hematológicos ou enzimáticos metabólicos fetais.

Implicações clínicas

- Resultados *anormais* da BVC indicam anormalidades cromossômicas, tecido fetal anormal, distúrbios hematológicos metabólicos fetais e infecção fetal.

Procedimento

- A cliente é colocada em decúbito dorsal para permitir a documentação ultrassonográfica da viabilidade fetal, do número de fetos no útero e da localização de tecido trofoblástico. Com frequência, faz-se o exame pélvico bimanual simultaneamente com essa ultrassonografia preliminar. Depois a cliente assume a posição de litotomia. Um espéculo estéril é introduzido após limpeza da vagina com antisséptico iodado
- Um cateter flexível estéril (acompanhado visualmente por ultrassonografia), com obturador de aço inoxidável, é introduzido no canal vaginal e através do canal cervical até o tecido trofoblástico
- Depois, cerca de 5 mℓ de tecido são extraídos e imediatamente examinados ao microscópio com pequeno aumento para avaliar se a quantidade e a qualidade são aceitáveis. Após a coleta de tecido suficiente, a ultrassonografia é usada novamente para monitorar a viabilidade fetal.

Alerta clínico

- Os riscos da BVC incluem perda de líquido amniótico, sangramento, deformidades graves dos membros, infecção intrauterina, aborto espontâneo, isoimunização Rh e morte fetal (5%).

Intervenções de enfermagem

► ***Antes da realização do exame***

- O pai e a mãe devem participar do aconselhamento genético, no qual são incluídos todos os riscos de uma anomalia genética e o processo de decisão em caso de resultado positivo
- Explicar o procedimento e avaliar se há contraindicações
- Verificar os sinais vitais maternos e a FCF iniciais
- Informar à cliente a possibilidade de náuseas, vertigem e cólicas durante o procedimento
- Instruir a cliente a beber quatro copos (de 240 mℓ) de água antes do procedimento e não urinar.

► ***Durante a realização do exame***

- Tranquilizar a cliente e oferecer apoio em caso de náuseas, vertigem, cãibras e ansiedade.

► ***Após a realização do exame***

- É necessário colocar a cliente em decúbito lateral esquerdo
- Verificar a PA, o pulso e a respiração materna e a FCF durante os primeiros 30 minutos após o exame
- Avaliar a atividade uterina e usar um monitor fetal a cada 15 minutos durante a primeira hora após o exame
- Orientar a cliente a comunicar ao médico a ocorrência de perda de líquido amniótico, sinais de trabalho de parto, secreção anormal, dor, sangramento, febre, calafrios e ausência de movimento fetal
- As mulheres Rh-negativas devem receber injeção de imunoglobulina Rho (D) humana para evitar sensibilização
- Orientar a cliente em relação aos resultados em conjunto com o médico.

Bioterrorismo | Agentes e doenças infecciosas

Amostras de sangue, escarro, tecido, fezes, urina, conteúdo gástrico, linfonodos

Bioterrorismo: as doenças infecciosas que podem surgir em um contexto de bioterrorismo incluem botulismo, antraz, varíola, febre hemorrágica, hantavírus, vírus Ebola, febre amarela, peste, peste bubônica e peste septicêmica primária.

Botulismo

O botulismo é causado pelo *Clostridium botulinum* (sete tipos) e ocorre quando a toxina é absorvida por uma superfície mucosa (p. ex., sistema digestório ou pulmão) ou por um ferimento com passagem para o sistema circulatório. A toxina botulínica é a substância mais venenosa conhecida. O microrganismo é encontrado em alimentos malcozidos e que não são mantidos aquecidos (p. ex., batatas assadas embrulhadas em papel alumínio mantidas em temperatura ambiente, condimentos contaminados, cebolas *sauté* ou molho de queijo).

Valores de referência

Normais

- Ausência de toxina botulínica
- Ausência de potencialização da resposta à estimulação repetitiva do nervo em uma EMG.

Implicações clínicas

- O botulismo paralisa os músculos, e os clientes não tratados morrem rapidamente porque não conseguem respirar.

Antraz

O antraz é causado pelo *Bacillus anthracis* e pode ser contraído por via cutânea, gastrintestinal ou inalatória. A infecção ocorre por manuseio ou consumo de carne malcozida de animais infectados, contato com inalantes de produtos animais (p. ex., lã) ou liberação intencional de esporos.

Valores de referência

Normais

- Negativo para *B. anthracis* (apresenta-se com duas a quatro células, encapsulado).

Implicações clínicas

- O isolamento do *B. anthracis* confirma o diagnóstico de antraz.

Febre hemorrágica (FH) e febre amarela

A febre hemorrágica (FH), a febre hemorrágica com sinais/sintomas renais (FHSR) e a febre amarela associada à hepatite são ameaças endêmicas nos EUA causadas por hantavírus, vírus Ebola e outros 17 vírus causadores de FH em roedores ou roedores silvestres *Peromyscus*. O hantavírus *sin nombre* (sem nome) é responsável pela síndrome pulmonar por hantavírus (SPH). Na FH, os microrganismos são encontrados em vetores roedores e na febre amarela, em mosquitos.

Valores de referência

Normais

- Não há evidência de hantavírus, vírus Ebola ou outros 17 vírus causadores de FH em roedores ou roedores silvestres *Peromyscus*.

Implicações clínicas

- O crescimento do hantavírus, do vírus Ebola ou de qualquer um dos outros 17 vírus em cultura ou a presença de antígenos de hantavírus é sinal de doença
- Trombocitopenia em amostras de sangue.

Peste, peste bubônica e peste septicêmica primária

A peste, a peste bubônica e a peste septicêmica primária são causadas por *Yersinia pestis*. A peste é uma infecção enzoótica de ratos, esquilos, cães-de-pradaria e outros roedores.

Valores de referência

Normais

- Negativo para *Y. pestis*.

Implicações clínicas

- Um teste positivo para *Y. pestis* é evidência da doença e início do tratamento (p. ex., estreptomicina, tetraciclina, doxiciclina) deve ser imediato. Como não foi identificada transmissão interpessoal, não é necessário isolamento.

Varíola

A varíola é causada pelo vírus da varíola, um DNA vírus; são necessários apenas alguns vírions para transmissão. A varíola tem duas formas principais: varíola menor e varíola maior. Duas outras formas, hemorrágica e maligna, são difíceis de reconhecer. A varíola é transmitida de uma pessoa para outra pela tosse, contato direto ou peças de vestuário ou roupa de cama contaminadas.

Valores de referência

Normais

- Não são encontrados corpúsculos de Guarnieri nos raspados das lesões cutâneas. Ausência de vírions em forma de tijolo (*i. e.*, vírus da varíola) confirmada por microscopia eletrônica. Baixos níveis de anticorpos neutralizantes, inibidores de hemaglutinação ou fixadores de complemento.

Implicações clínicas

- Sinais de vírions ou de corpúsculos de Guarnieri indicam varíola. Altos níveis de anticorpos indicam infecção.

Tularemia

A tularemia é causada por *Francisella tularensis*. Existem duas subespécies: tipo A, *F. tularensis* biovar *tularensis*, que é altamente virulenta em seres humanos, e tipo B, *F. tularensis* biovar *palaearctica*, relativamente avirulenta. Essa parasitose intracelular é transmitida aos seres humanos por animais infectados ou por água, solo e vegetação contaminados. Camundongos, esquilos e coelhos são infectados por picadas de carrapatos, moscas e mosquitos. Os seres humanos contraem a doença através da pele, das mucosas, dos pulmões e do sistema digestório.

Valores de referência

Normais

- Ausência do microrganismo *F. tularensis*
- Títulos negativos de anticorpos séricos.

Implicações clínicas

- A identificação de *F. tularensis* e o aumento dos títulos de anticorpos indicam tularemia.

Procedimento

Os procedimentos gerais para todas as infecções ou doenças associadas a bioterrorismo são:

- As amostras devem ser processadas em laboratório microbiológico com nível de segurança biológica de nível 2 (NSB2) ou 3 (NSB3) se houver grande potencial de aerossolização (p. ex., procedimentos de centrifugação)
- As superfícies devem ser descontaminadas com soluções alvejantes domésticas (hipoclorito a 5,25%) diluídas na proporção de 1:10. Peças de vestuário ou roupa de cama contaminadas devem ser desinfetadas de acordo com protocolos-padrão de precaução, que geralmente incluem lavagem com água e sabão, transporte para a lavanderia ou lixeira em embalagens para transporte de amostras biológicas e colocação em autoclave antes da lavagem ou incineração. Instrumentos contaminados devem ser colocados em autoclave após imersão em solução de descontaminação.

Os procedimentos específicos para coleta de amostras em cada infecção ou doença são:

Botulismo

- Coletam-se amostras de sangue, fezes, aspirados gástricos ou vômito, e, se possível, alimentos suspeitos. Todas as amostras são examinadas para pesquisa de toxina botulínica e devem ser refrigeradas
- Coletam-se no mínimo 30 mℓ de sangue venoso em tubo Vacutainer® de tampa vermelha
- Pode-se usar um enema (com água estéril) para obter amostra fecal satisfatória em caso de constipação intestinal. Não se deve usar solução salina para enemas, pois interfere no bioensaio
- O uso de anticolinesterases (p. ex., salicilato de fisostigmina ou cloreto de pralidoxima) pelo cliente pode interferir com o bioensaio.

Alerta clínico

- A EMG é realizada em alguns casos para diferenciar a causa da paralisia flácida aguda.

Antraz

- Se houver suspeita de antraz GI, devem ser coletadas amostras de aspirado gástrico, fezes ou alimento com três amostras de sangue para cultura
- Usar uma amostra de escarro para diagnóstico de antraz inalatório; nos estágios mais avançados, usa-se uma amostra de sangue
- Dois *swabs* estéreis secos devem ser embebidos com o líquido vesicular (vesícula previamente fechada) para diagnóstico de antraz cutâneo
- As amostras devem ser analisadas em cabine de segurança biológica (CSB) classe II certificada.

FH e febre amarela

- Devem-se coletar amostras de sangue, escarro, tecido e possivelmente urina.

Peste, peste bubônica e peste septicêmica primária

- Devem ser coletadas amostras de sangue, escarro ou aspirado de linfonodo
- Não existe diagnóstico rápido para peste. As culturas levam cerca de 24 a 48 horas.

Varíola

- A coleta e o exame da amostra devem ser realizados por pessoal de laboratório que tenha sido vacinado recentemente
- As lesões cutâneas são abertas com instrumento rombo (p. ex., a borda romba de um bisturi) e o líquido vesicular ou pustular é coletado com *swab* de algodão
- As crostas também podem ser usadas como amostras e devem ser removidas com pinça
- As amostras são colocadas em tubo Vacutainer®, que são tampados e lacrados com fita adesiva
- O tubo Vacutainer® é colocado em recipiente durável e hermeticamente fechado para transporte
- As amostras para isolamento do vírus por cultura celular também podem ser retiradas da cavidade oral ou da orofaringe com um *swab* de algodão
- É necessário um laboratório com nível de segurança biológica 4 (NSB4).

Tularemia

- Coletar amostras de secreções respiratórias (*i. e.*, escarro), sangue, biopsias de linfonodos ou raspados de úlceras infectadas
- Coletar amostras de escarro após tosse profunda forçada e colocar em tubo estéril com tampa de rosca

- No caso de amostras de sangue, coletar 5 a 7 mℓ em Vacutainer® por punção venosa
- Coletar raspado cutâneo na borda dianteira de uma úlcera infectada e colocar em tubo limpo com tampa de rosca
- A identificação presuntiva de *F. tularensis* deve ser realizada em laboratório NSB2
- A confirmação deve ser realizada em laboratório com NSB3
- A equipe de laboratório possivelmente exposta a agentes infecciosos deve receber antibióticos profiláticos se houver alto risco de infecção (p. ex., perfuração por agulha)
- Não é recomendada a antibioticoterapia profilática pós-exposição de pessoas em íntimo contato com o cliente infectado, exceto de gestantes, pois não há registro de transmissão interpessoal.

Intervenções de enfermagem

► *Antes da realização do exame*

- Explicar a necessidade, o objetivo, o procedimento e os riscos de coleta da amostra (p. ex., no antraz)
- Obter história de ocupações (p. ex., manuseio de carcaças infectadas de animais), ambientes comunitários (p. ex., rurais ou urbanos), e acomodações e circunstâncias domésticas (p. ex., chuvas fortes recentes, mosquitos, clima tropical, cidade portuária, proximidade de instalações militares [bioterrorismo])
- Obter história pertinente de sinais e sintomas relacionados a infecção ou doença específica; ou seja, botulismo (paralisia dos músculos torácicos e súbita incapacidade de respirar); antraz (febre, dispneia, tosse, dor torácica, transpiração intensa e cianose causada por falta de oxigênio); FH e febre amarela (pneumonia, febre, dor muscular, icterícia, insuficiência renal, hemorragia nasal e digestiva, edema facial); peste (febre de início súbito; calafrios; fraqueza geral; linfonodos aumentados e dolorosos à palpação, geralmente na região inguinal, axilar ou cervical); varíola (calafrios, febre, dorsalgia, pústulas que deixam cicatriz); e tularemia (escarro com sangue, tosse, úlceras cutâneas infectadas, linfonodos aumentados).

► *Após a realização do exame*

- Interpretar os resultados do exame, aconselhar, prestar cuidados de suporte e monitorar sinais e sintomas de infecção específica
- Se a doença for contagiosa e houver transmissão interpessoal, isolar o cliente imediatamente de acordo com as normas de controle de infecção (como na varíola)
- Monitorar o tratamento da infecção específica, ou seja, botulismo (administrar uma antitoxina [antitoxina equina] a tempo para minimizar a lesão neural subsequente), antraz (administrar antibióticos), FH e febre amarela (administrar antibióticos para infecções bacterianas secundárias, corrigir a desidratação, tratar a acidose e as anormalidades das células sanguíneas e monitorar contatos íntimos e de alto risco durante 21 dias), peste (administrar profilaxia antibiótica pós-exposição durante 7 dias a pessoas que tiveram contato íntimo [≤ 2 m] com um indivíduo infectado) e tularemia (o tratamento pós-exposição inclui antibióticos [tratar gestantes com ciprofloxacino porque há relatos de casos raros de lesão neural, surdez e lesão renal do feto com alguns aminoglicosídios])
- Notificar as doenças às instituições governamentais oficiais quando for o caso.

Broncoscopia

Endoscopia respiratória

Esse exame invasivo é realizado para observar, diagnosticar e tratar distúrbios da traqueia, dos brônquios e de bronquíolos selecionados com auxílio de um broncoscópio de fibra óptica flexível.

Indicações

- Diagnóstico de tumores, estadiamento de câncer de pulmão, verificação da possibilidade de ressecção cirúrgica e localização de hemorragia
- Avaliação de traumatismo, paralisia nervosa e inflamação
- Avaliação do cliente antes e depois de transplante de pulmão
- Retirada de corpos estranhos (p. ex., dentes, alimento)
- Avaliação de lesão por intubação
- Colocação de grandes endopróteses nas vias respiratórias
- Uso de material aspirado na broncoscopia para diagnóstico de infecções por *Mycobacterium tuberculosis*, fungos patogênicos, *Legionella* e *Nocardia* sp.
- Realização de biopsia com agulha transbrônquica em casos suspeitos de câncer de pulmão.

Valores de referência

Normais

- Traqueia, brônquios, nasofaringe, faringe e vias respiratórias periféricas selecionadas normais.

Implicações clínicas

- Achados anormais indicam fibrose pulmonar, câncer broncogênico, tumores, fratura de vias respiratórias, obstrução das vias respiratórias superiores após inalação de fumaça, sinais de não ressecabilidade e processos inflamatórios e infecciosos.

Procedimento

- Aplica-se um anestésico local na língua, na faringe e na epiglote. O broncoscópio é introduzido através da boca, do nariz, do tubo endotraqueal ou da traqueostomia até os pulmões
- Amostras de escarro, biopsias e escovados brônquicos podem ser coletadas para exame citológico, cultura e antibiograma
- O monitoramento contínuo da oximetria de pulso indica os níveis de saturação de oxigênio antes, durante e depois do procedimento
- Com frequência, é usada sedação moderada/analgesia (p. ex., midazolam)
- Pode-se realizar lavado broncoalveolar com porções de 20 mℓ de soro fisiológico (até 100 a 120 mℓ) para obter infiltrados alveolares
- De modo geral, a broncoscopia é realizada sob orientação fluoroscópica durante a biopsia pulmonar.

Intervenções de enfermagem

▶ *Antes da realização do exame*

- Reforçar informações relacionadas ao objetivo, ao procedimento, ao equipamento e às sensações provocadas
- Explicar que o anestésico local é amargo e que a parestesia ocorre rapidamente. As sensações de espessamento da língua e de um corpo estranho na parte posterior da orofaringe cessam em algumas horas. Há bloqueio dos reflexos de vômito, tosse e deglutição
- Explicar a necessidade de jejum durante no mínimo 6 horas antes do procedimento para reduzir o risco de aspiração
- Orientar o cliente a remover perucas, esmalte de unha, maquiagem, próteses dentárias, joias e lentes de contato antes do exame.

▶ *Durante a realização do exame*

- Usar técnicas de relaxamento para ajudar o cliente a relaxar e respirar normalmente durante o procedimento
- Administrar sedação intravenosa de acordo com os protocolos e observar se ocorrem reações indesejadas

- Monitorar sinais vitais e a saturação de oxigênio (via oximetria de pulso contínua). Relatar valores anormais de imediato
- Coletar amostras, se solicitado.

► *Após a realização do exame*

- Monitorar os padrão respiratório, a ausculta pulmonar e os sinais vitais. Manter o equipamento de reanimação e o conjunto de traqueotomia à mão. Continuar o monitoramento da oximetria de pulso e a administração de O_2, se houver indicação
- Os clientes conscientes são colocados em posição de semi-Fowler e os sedados ou inconscientes, em decúbito lateral
- Não administrar alimentos ou líquidos por via oral até o restabelecimento do reflexo do vômito (cerca de 2 horas após o exame)
- Instruir o cliente a cuspir a saliva em vez de engolir
- Desencorajar a tosse e o pigarro depois de biopsias
- Coletar amostras de escarro, quando houver prescrição e de acordo com os protocolos
- Os fármacos antiantiogênese, como os inibidores do fator de crescimento endotelial vascular e do receptor do fator de crescimento epidérmico, foram aprovados recentemente pela FDA para o tratamento de tipos de câncer pulmonar de não pequenas células.

Alerta clínico

- Há relatos raros de morte por excesso de pré-medicação ou anestesia tópica, parada respiratória, hemorragia ou espasmos
- Atenção à possibilidade de sinais e sintomas de sangramento, choque, arritmias cardíacas, reação alérgica, hipoxemia, hipoxia ou insuficiência respiratória
- A ocorrência de febre, taquicardia e hipotensão pode indicar o início de sepse por microrganismos gram-negativos. A conduta habitual inclui a realização de hemoculturas e a instituição de antibioticoterapia agressiva, com outras terapias de suporte
- O laringospasmo ou broncospasmo (indicado por estridor respiratório, dispneia ou sibilos) é uma situação de emergência
- Diminuição ou ausência de murmúrio vesicular, cianose, dispneia e dor aguda podem indicar pneumotórax e têm de ser tratadas como emergência.

Cateterismo cardíaco e angiografia, angiocardiografia, arteriografia coronariana

Exame intervencionista cardíaco especial, radiografia com contraste

Esses procedimentos são realizados para detectar anormalidades nas câmaras, nas valvas e na vasculatura do coração por meio de cateteres arteriais e venosos invasivos, que conduzem o meio de contraste para fazer medidas hemodinâmicas nas câmaras direitas e esquerdas do coração. O meio de contraste injetado proporciona definição visual das estruturas cardíacas. Com frequência, intervenções como angioplastia (balão transluminal e angioplastia por *laser*), colocação de *stent* e septostomia (para lactentes com anomalias cardíacas congênitas) são realizadas em conjunto com o cateterismo diagnóstico.

Indicações

- Diagnóstico do tipo e da intensidade de uma cardiopatia, do grau de lesão, de anormalidades congênitas e do fluxo sanguíneo, bem como identificação da estrutura e da função cardíaca no pré-operatório e da resposta ao tratamento
- Avaliação de testes com estresse anormais
- Medida dos gradientes de pressão, do débito cardíaco (DC), das frações de ejeção (FE), bem como do teor e da saturação de O_2 em amostras de sangue cardíaco

- Avaliação de angina, outros tipos de dor torácica, síncope, ECG de repouso ou exercício anormal, sinais/sintomas após revascularização, insuficiência coronariana, aneurisma ventricular e neurose cardíaca
- Avaliação de estenose vascular durante um episódio de infarto agudo do miocárdio (o cliente pode ser enviado para a cirurgia imediatamente após o procedimento)
- Realização de intervenções terapêuticas, como inserção de marca-passo, balão intra-aórtico, filtro na veia cava ou outras.

Valores de referência

Normais

- Valvas cardíacas e tamanho das câmaras normais, artérias coronárias pérvias
- Movimento normal da parede e das valvas
- DC normal: 4 a 8 ℓ/min
- Porcentagem normal de teor de oxigênio (15 a 22 vol%) e saturação de oxigênio (95 a 100% ou 0,95 a 1,00).

Volumes cardíacos normais

- Volume diastólico final (VDF): 50 a 90 mℓ/m^2 (área de superfície corporal)
- Volume sistólico final (VSF): 25 mℓ/m^2
- Volume sistólico (VS): 45 ± 12 mℓ/m^2
- FE: 0,67 ± 0,07.

Implicações clínicas

- Pressões anormais no coração, nos grandes vasos e entre as câmaras indicam estenose ou insuficiência valvar, insuficiência ventricular, estenose subaórtica hipertrófica idiopática (ESHI), defeitos septais e *shunts* cardiovasculares
- A gasometria arterial anormal indica *shunt* circulatório (congênito ou adquirido), defeitos septais, extravasamentos ou sequência anormal da circulação sanguínea
- Outros desvios são aneurisma ou expansão, estenose, alteração da contratilidade, tumores e constrição
- Pericardite: bacteriana e restritiva pós-infarto do miocárdio.

Alerta clínico

- Os benefícios do procedimento geralmente superam os riscos para o cliente. Algumas possíveis contraindicações são insuficiência cardíaca grave, hipotensão, alergia ao meio de contraste, doença renal grave, infarto do miocárdio recente, intoxicação digitálica, endocardite bacteriana subaguda recente, arritmias não controladas, bloqueio de ramo, febre ou obesidade acentuada.

Procedimento

- Sedação moderada/analgesia geralmente é administrada por acesso intravenoso antes do procedimento
- O cliente é colocado sobre uma mesa de raios X, com uma câmera perto. É inclinada em vários ângulos durante o procedimento para permitir melhor observação
- Antes de introduzir o cateter, injeta-se anestésico local no ponto de inserção
- No cateterismo cardíaco direito, pode-se usar a veia intermédia do cotovelo, braquial ou femoral. O cateter é introduzido através da veia cava superior até o átrio direito e, através da valva tricúspide e do ventrículo direito, até a artéria pulmonar
- No cateterismo cardíaco esquerdo, o cateter é introduzido pela artéria femoral ou braquial, através da valva aórtica, até o ventrículo esquerdo

- Depois de retirar o cateter, comprime-se o local da punção arterial e usam-se dispositivos de oclusão vascular para fechar o local de acesso (p. ex., esponjas ou adesivos hemostáticos e dispositivos inseridos)
- Pode-se imobilizar o membro cateterizado para reduzir o movimento.

Intervenções de enfermagem

► *Antes da realização do exame*

- Explicar o objetivo e o procedimento do teste
- Descrever as possíveis sensações (p. ex., "pressão" durante a inserção do cateter, ondas de calor transitórias com a injeção de meio de contraste, náuseas, vômitos, cefaleia, tosse)
- Explicar que são usadas sedação e analgesia
- Enfatizar que é preciso comunicar imediatamente a ocorrência de dor torácica para que possam ser administrados analgésicos.

Alerta clínico

- Avaliar alergias e situação anticoagulante. É necessário manter dieta zero durante 6 a 12 horas, exceto se houver prescrição contrária.

► *Durante a realização do exame*

- Administrar a sedação prescrita, conforme a necessidade, e orientar o cliente para fluoroscopia
- Tranquilizar o cliente com frequência.

► *Após a realização do exame*

- O repouso no leito geralmente é mantido por 6 a 12 horas após o exame, de acordo com a natureza do procedimento, os protocolos do médico e o estado do cliente
- Verificar os sinais vitais com frequência de acordo com os protocolos da instituição. Ao mesmo tempo, verificar se o local de inserção do cateter apresenta hematomas, edema, sangramento ou sopros. Devem ser realizadas avaliações neurovasculares juntamente com avaliação bilateral dos sinais vitais dos membros e os resultados são comparados. Relatar imediatamente alterações importantes
- Administrar antibióticos profiláticos quando necessário
- Incentivar o consumo de líquido, exceto se houver alguma contraindicação
- Interpretar os resultados do exame e monitorar apropriadamente o surgimento de problemas cardíacos, circulatórios, neurovasculares e pulmonares.

Alerta clínico

- As complicações incluem:
  - Arritmias
  - Reações alérgicas ao meio de contraste, evidenciadas por urticária, prurido, conjuntivite ou anafilaxia
  - Tromboflebite
  - Infecção no local da inserção
  - Pneumotórax
  - Hemopericárdio
  - Embolia
  - Lacerações do fígado, sobretudo em lactentes e crianças
- Comunicar imediatamente ao médico responsável a ocorrência de aumento do sangramento, hematoma, queda ou elevação acentuada da PA ou diminuição da circulação periférica e os achados neurovasculares anormais ou alterados. O tratamento rápido evita complicações mais graves.

Chumbo (Pb)

Sangue e urina

Esse exame detecta e determina a concentração de chumbo como indicador de intoxicação (plumbismo, saturnismo).

Indicações

- Detecção e prevenção da intoxicação por chumbo em crianças (ver Quadro 3.1)
- Rastreamento de exposição ao chumbo ou intoxicação por chumbo. Em adultos, a condição pode ser consequente à exposição ocupacional; em crianças, à ingestão de lascas de tinta antiga que contenham chumbo.
- O exame de sangue é o método preferido de avaliação da exposição ao chumbo; a melhor maneira de apresentar os efeitos do chumbo sobre a saúde é a correlação com os níveis sanguíneos
- Monitoramento da resposta à terapia por quelação.

Valores de referência

Normais

- Sangue:
  - Crianças < 6 anos: < 5 µg/dℓ ou < 0,24 µmol/ℓ
  - > 6 anos: < 10 µg/dℓ (0,48 µmol/ℓ)
- Urina: < 50 µg/ℓ ou < 241 nmol/ℓ.

Implicações clínicas

Os *níveis estão elevados* em casos de plumbismo, exposição ocupacional, uso de encanamento de chumbo, gasolina com chumbo, fumos emitidos por aquecedores, tinta com chumbo, cerâmica não vitrificada, baterias, recipientes de chumbo usados para armazenamento, latas contaminadas, água potável, passatempos como atividades com vitral colorido, bem como pó de chumbo trazido para casa nas roupas dos pais.

Quadro 3.1 Classificação pelos CDC dos níveis sanguíneos de chumbo em crianças.

Classe	*Nível sanguíneo de chumbo*	*Ação*
I	< 5 µg/dℓ (< 0,24 µmol/ℓ)	Não há intoxicação por chumbo. Em crianças, níveis de chumbo > 10 µg/dℓ são potencialmente perigosos
IIA	5 a 14 µg/dℓ (< 0,24 a 0,68 µmol/ℓ)	Repetir o exame de rastreamento com frequência e considerar medidas preventivas
IIIB	15 a 19 µg/dℓ (< 0,72 a 0,92 µmol/ℓ)	Instituir intervenções nutricionais e de orientação
III	20 a 44 µg/dℓ (< 0,97 a 2,12 µmol/ℓ)	Avaliar o ambiente e considerar terapia de quelação
IV	45 a 69 µg/dℓ (< 2,17 a 3,33 µmol/ℓ)	Instituir intervenções ambientais e terapia por quelação
V	< 69 µg/dℓ (< 3,33 µmol/ℓ)	Emergência clínica

Níveis sanguíneos de chumbo em adultos e padrões da OSHA (Occupational Safety & Health Administration) para chumbo:[2]

- < 10 μg/dℓ (< 0,48 μmol/ℓ): sem exposição ocupacional
- > 40 μg/dℓ (> 1,93 μmol/ℓ): com exposição ocupacional. O trabalhador é notificado por escrito e submetido a exame médico
- > 60 μg/dℓ (> 2,90 μmol/ℓ) (uma vez) ou médias ≥ 50 μg/dℓ (2,42 μmol/ℓ) em três ou mais testes: afastar da exposição ocupacional e iniciar terapia por quelação.

Fatores interferentes

- Uso de tubos com chumbo para coleta de sangue ou recipientes com chumbo para coleta de urina.

Procedimento

- Coletar uma amostra de sangue por punção digital em tubos capilares heparinizados sem chumbo ou sangue venoso retirado de um tubo de 30 mℓ sem oligoelementos (azul-escuro). Não separar o plasma das células. Refrigerar
- Pode-se solicitar uma amostra de urina aleatória ou de 24 horas para teste quantitativo. Seguir as diretrizes de coleta apresentadas no Capítulo 2 sobre instruções de manuseio, uso de recipientes plásticos sem chumbo e lavados com ácido.

Intervenções de enfermagem

► *Antes da realização do exame*

- Avaliar a base de conhecimentos e explicar o objetivo e o procedimento para coleta da amostra. Orientar o cliente acerca da importância da detecção de altos níveis sanguíneos.

► *Após a realização do exame*

- Avaliar os resultados para o cliente; monitorar e orientar apropriadamente
- Monitorar o tratamento clínico da eliminação de chumbo do organismo (quelação)
- Explicar a necessidade de exames de acompanhamento com dosagem de chumbo no sangue, na urina, nos pelos, nas unhas ou em amostra de tecido retirada por biopsia
- Orientar o cliente afetado em relação ao afastamento da fonte de chumbo, que pode ser exigida pelo estado.

Cintigrafia com gálio (^{67}Ga)

Exames de medicina nuclear, exame por imagem de tumor

Nesse exame injeta-se um radiofármaco para obter imagem de todo o corpo e verificar se há acometimento de linfonodos.

Indicações

- Detecção da existência, da localização e do tamanho de linfomas, infecções e abscessos
- Em clientes com febre de origem desconhecida (FOD)
- Em adultos e crianças para auxiliar o estadiamento do câncer broncogênico, da doença de Hodgkin e do linfoma não Hodgkin

[2]N.R.T. No Brasil, ver o *site* http://bvsms.saude.gov.br/bvs/publicacoes/06_0449_M.pdf.

- Registro da regressão do tumor após radioterapia ou quimioterapia
- Diferenciação de lesões malignas e benignas e avaliação da extensão da invasão de neoplasias malignas conhecidas.

Valores de referência

Normais

- Não há evidência de atividade tumoral nem de infecção
- Ausência de captação anormal.

Implicações clínicas

- A concentração anormal de gálio geralmente indica a existência de doença, como neoplasia maligna, sobretudo do pulmão ou dos testículos, ou um mesotelioma
- A captação tumoral de ^{67}Ga varia com o tipo de tumor, entre pessoas com tumores do mesmo tipo histológico e até mesmo entre locais de tumores de um cliente
- A captação tumoral de ^{67}Ga pode diminuir consideravelmente após tratamento efetivo.

Fatores interferentes

- Um resultado negativo não descarta definitivamente a existência de doença. (A taxa de resultados falso-negativos em exames com gálio é de 40%)
- É difícil detectar um nódulo isolado, solitário, como no adenocarcinoma. Lesões < 2 cm podem ser detectáveis
- O gálio acumula-se no intestino, o que pode acarretar sua concentração anormal na parte inferior do abdome e levar à prescrição de laxantes e enemas
- A degeneração ou a necrose do tumor e o uso de fármacos antineoplásicos imediatamente antes do exame causam resultados falso-negativos.

Procedimento

- Muitas vezes, prescrevem-se laxantes, supositórios e enemas de água corrente antes do exame. O cliente pode fazer o desjejum no dia do exame
- O radionuclídeo é injetado 24 a 96 horas antes do exame
- O cliente deve permanecer deitado imóvel durante o exame. Obter incidências anteriores e posteriores do corpo inteiro
- Outras imagens podem ser obtidas a intervalos de 24 horas para diferenciar a atividade intestinal normal de concentrações patológicas.

Intervenções de enfermagem

► *Antes da realização do exame*

- Explicar o objetivo, o procedimento, os benefícios e os riscos do exame
- Alguns departamentos solicitam que o cliente consuma alimentos pobres em resíduos no almoço e líquidos claros no jantar na véspera do exame
- É necessário preparo intestinal, que habitualmente inclui a administração de laxantes orais na noite anterior à primeira sessão de imagens, com repetição na noite anterior a cada sessão. Também podem ser administrados enemas ou supositórios. Essas preparações eliminam a atividade normal de gálio do intestino
- A obtenção de imagens leva de 45 a 90 minutos por sessão.

► *Durante a realização do exame*

- Assegurar ao cliente que o exame de imagem de acompanhamento faz parte da rotina.

Após a realização do exame

- Interpretar o resultado e monitorar adequadamente o cliente (p. ex., extravasamento ou infiltração no local da injeção)
- Observar, relatar e aconselhar o cliente em caso de efeitos colaterais (*i. e.*, erupção cutânea, urticária e taquicardia) que podem ocorrer 1 dia após a injeção.

Alerta clínico

- A amamentação deve ser interrompida durante no mínimo 4 semanas depois do exame.

Cintigrafia da glândula parótida (salivar)

Medicina nuclear, cintigrafia GI

Esse tipo de exame avalia massas tumefeitas na região da parótida e verifica o tamanho, a localização e a função das glândulas salivares.

Indicações

- Detecção de obstrução ductal nas glândulas parótidas e submaxilares
- Avaliação de tumores das glândulas parótidas ou salivares
- Diagnóstico de síndrome de Sjögren em clientes com artrite reumatoide
- Avaliação de xerostomia (boca seca) associada a tireoidite e colagenoses.

Valores de referência

Normais

- Tamanho, formato e posição normais das glândulas; ausência de sinais de atividade tumoral ou obstrução de ductos.

Implicações clínicas

- A área hipercaptante (aumento da captação de radionuclídeo) no tecido normal está associada a inflamação, como no tumor de Warthin, no oncocitoma e no tumor mucoepidermoide
- A área hipocaptante (diminuição da captação de radionuclídeo) no tecido normal está associada a tumores benignos, abscessos ou cistos, indicados por contornos bem-definidos, e a adenocarcinomas, indicados por contornos irregulares, desiguais
- Há *diminuição* difusa da atividade na obstrução, na síndrome de Sjögren e na sialadenite crônica
- Há *aumento* difuso da atividade como na parotidite aguda.

Procedimento

- O radiofármaco ^{99m}Tc-pertecnetato é injetado por via intravenosa e a aquisição de imagem é iniciada de imediato. O cliente é examinado em posição sentada e a aquisição de imagem ocorre a intervalos de poucos segundos durante 2 a 3 minutos. Existem três fases de aquisição de imagem: fluxo sanguíneo; captação; e secreções

- Ao realizar um teste da função secretora para detectar obstrução do ducto salivar, deve-se instruir o cliente a chupar uma fatia de limão a três quartos da duração do teste. Isso causa esvaziamento da glândula quando o ducto salivar é normal. Exames realizados para detecção de tumor não incluem essa fase
- A duração total do exame é de 45 a 60 minutos.

Intervenções de enfermagem

▶ *Antes da realização do exame*

- Explicar o objetivo, os benefícios, os riscos e o procedimento do exame. Não há desconforto nem dor.

▶ *Durante a realização do exame*

- Oferecer incentivo e apoio durante o procedimento.

▶ *Após a realização do exame*

- Avaliar os resultados para o cliente e orientar apropriadamente sobre inflamação, obstrução, abscessos ou cistos. Observar se há sinais de extravasamento, infiltração ou infecção no local de acesso intravenoso
- Orientar funcionárias e visitantes grávidas a evitar contato prolongado por 24 a 48 horas após administração do contraste radioativo
- Observar e tratar reações leves: prurido, erupções cutâneas e rubor por 2 a 24 horas após a injeção; às vezes ocorrem náuseas e vômitos.

Cintigrafia da tireoide

Exames de medicina nuclear, técnica de imagem do sistema endócrino

Esse procedimento mede a captação da tireoide e avalia o tamanho, o formato e a função do tecido tireoidiano.

Indicações

- Comprovação da origem tireoidiana de massas cervicais e avaliação da atividade funcional de nódulos da tireoide
- Monitoramento da efetividade de terapias tireoidianas (medicamentos, radioterapia ou cirurgia)
- Diferenciação do tipo de hipertireoidismo: doença de Graves ou de Plummer
- As indicações pediátricas incluem avaliação de hipotireoidismo ou carcinoma da tireoide neonatal (incidência menor que em adultos).

Valores de referência

Normais

- Concentração normal ou distribuição uniforme de iodo radioativo; tireoide de tamanho, posição, formato, localização, peso e função normais; ausência de nódulos.

Implicações clínicas

- *Diminuição da captação*: hipotireoidismo, câncer da tireoide e doença de Hashimoto prolongada
- *Aumento da captação*: hipertireoidismo, doença de Graves e nódulos autônomos
- Nódulos ou lesões hipocaptantes ocorrem em nódulos malignos, nódulos coloides, adenomas, cistos e áreas inflamatórias (p. ex., tireoide)

- Os adenomas benignos podem apresentar-se como nódulos hipercaptantes de iodo (nódulos "quentes") ou hipocaptantes de iodo (nódulos "frios").

Fatores interferentes

- Ingestão de medicamentos e alimentos que contenham iodo e de meios de contraste iodados (p. ex., usados em urografia excretora [UE], cateterismo cardíaco, TC com injeção intravenosa, mielografia, exames renais e outras arteriografias). Esses agentes podem interferir nos resultados durante cerca de 2 meses.

Alerta clínico

- O exame é contraindicado quando há alergia a iodo ou frutos do mar
- Contraindicado durante a gravidez ou a lactação.

Procedimento

- O cliente ingere uma cápsula que contém iodo radioativo (^{123}I)
- A medida da captação e a cintigrafia são realizadas em 4 a 6 horas e em 24 horas depois da administração de ^{123}I
- Adquirem-se imagens da tireoide e do pescoço
- O tempo de aquisição de imagem é de 45 minutos.

Intervenções de enfermagem

► *Antes da realização do exame*

- Explicar o objetivo e o procedimento da cintigrafia da tireoide
- Informar que é necessário restringir o consumo de iodo durante no mínimo 1 semana antes do procedimento por causa da resposta da tireoide a pequenas quantidades de iodo
- Verificar se o cliente é alérgico ao iodo e consultar o médico em relação a esses dados.

► *Durante a realização do exame*

- Oferecer apoio; assegurar ao cliente que o exame está prosseguindo normalmente
- Permitir que o pai ou a mãe acompanhe a criança.

► *Após a realização do exame*

- Avaliar o resultado para o cliente; monitorar e orientar quando necessário
- Observar e tratar reações leves (segundo a prescrição): prurido, erupções cutâneas e rubor 2 a 24 horas após a injeção; às vezes ocorrem náuseas e vômitos
- Caso tenha sido administrado iodo, observar se o cliente apresenta sinais e sintomas de reações alérgicas.

Cintigrafia das glândulas salivares

Cintigrafia das glândulas parótidas

Esse exame é útil na avaliação de tumefação ou dor associada nas glândulas parótidas ou salivares.

Indicações

- Detecção de tumores ou massas
- Investigação de obstrução dos ductos
- Diagnóstico de síndrome de Sjögren.

Valores de referência

Normais

- Ausência de evidências de atividade tumoral ou obstrução de ductos
- Tamanho, formato e posição normais das glândulas.

Implicações clínicas

- A presença de uma área hipercaptante, que acumula o radionuclídeo, em meio ao tecido normal está associada a tumores dos ductos; tumor de Warthin, oncocitoma e tumor mucoepidermoide
- A presença de uma área hipocaptante, que não acumula o radionuclídeo, em meio ao tecido normal está associada a tumores benignos, abscessos ou cistos, que são indicados por contornos regulares e bem-definidos; os adenocarcinomas são indicados por contornos irregulares
- Há diminuição difusa da atividade na obstrução, na sialadenite crônica ou na síndrome de Sjögren
- Há aumento difuso da atividade na parotidite aguda.

Procedimento

- O radionuclídeo ^{99m}Tc-pertecnetato é injetado por via intravenosa
- A aquisição de imagem deve ser imediata após a injeção. O exame por imagem tem três fases: fluxo sanguíneo, mecanismo de captação ou aprisionamento e capacidade de secreção
- Ao realizar um teste da função secretora para detectar obstrução do ducto salivar, instruir o cliente a chupar uma fatia de limão a três quartos da duração do exame, o que causa esvaziamento da glândula quando o ducto salivar é normal. Isso não é feito em estudos realizados para detecção de tumor
- A duração total do exame é de 45 a 60 minutos.

Intervenções de enfermagem

► *Antes da realização do exame*

- Explicar o objetivo, o procedimento, os benefícios e os riscos do exame
- O exame não causa dor nem desconforto
- Pode-se dar limão ao cliente para estimular a secreção parotídea.

► *Após a realização do exame*

- Interpretar o resultado do exame e monitorar apropriadamente.

Cintigrafia das glândulas suprarrenais (MIBG)

Exames de medicina nuclear, técnica de imagem do sistema endócrino

Esse procedimento é usado para identificar alguns tumores da medula suprarrenal que produzem quantidades excessivas de catecolaminas: feocromocitomas e paragangliomas suprarrenais e extrassuprarrenais. É útil principalmente na detecção de tumores ectópicos e lesões metastáticas.

Indicações

- Diagnóstico de paragangliomas suprarrenais e extrassuprarrenais
- Localização de feocromocitomas antes da cirurgia
- Identificação da natureza de um nódulo específico e da atividade ou inatividade do tecido
- Avaliação do cliente com múltiplos feocromocitomas.

Valores de referência

Normais

- Não há evidência de tumores nem de locais de hipersecreção de hormônio
- Glândulas salivares, fígado e coração normais.

Implicações clínicas

- Concentrações anormais revelam feocromocitomas e corroboram a "regra de dez aproximada". Isso significa que 10% dos tumores acometem crianças; 10% são familiares, 10% são bilaterais nas suprarrenais, 10% são malignos, 10% são múltiplos (além dos tumores bilaterais) e 10% são enterorrenais
- A existência de dois ou mais feocromocitomas indica doença maligna. *Múltiplos feocromocitomas extrassuprarrenais* costumam ser malignos.

Fatores interferentes

- Presença de bário de procedimentos anteriores.

Procedimento

- A solução de Lugol, ou iodeto de potássio supersaturado (SSKI; do inglês, *supersaturated potassium iodide*), administrada antes do exame (em geral, 1 dia antes) e após a injeção (em geral, 6 a 10 dias), impede a captação de iodo radioativo pela tireoide
- Injeção intravenosa do radiofármaco iobenguano (^{131}I-metaiodobenzilguanidina [MIBG]). Imagens de todo o corpo são feitas 24 horas após a injeção. O especialista em medicina nuclear pode solicitar imagens 48, 72 e 96 horas após a injeção. O tempo de exame é de 1 hora a cada dia.

Intervenções de enfermagem

► ***Antes da realização do exame***

- É preciso seguir protocolos específicos para o uso de SSKI: 1 gota de SSKI (1 g/mℓ) 1 dia antes e 6 dias depois da administração de ^{131}I-MIBG
- Explicar o objetivo e o procedimento do exame. Pesar o cliente
- Excluir gravidez e amamentação em mulheres
- Tranquilizar o cliente acerca da segurança da cintigrafia
- Não é necessário preparo intestinal
- Obter uma história medicamentosa acurada 4 a 6 semanas antes do procedimento. O cliente deve interromper o uso de antidepressivos tricíclicos (ATC), reserpina, cocaína, descongestionantes de venda livre à base de pseudoefedrina e imipramina. O cliente deve interromper o tratamento com labetalol durante 3 dias a 2 semanas antes do exame e não deve estar fazendo uso de anfetaminas, descongestionantes nasais nem anorexígenos.

Alerta clínico

- Obter assinatura no formulário de consentimento livre e esclarecido, se necessário
- Marcar esse exame antes de exames radiológicos com uso de iodo como contraste e antes da administração de fármacos com iodo ou extratos de tireoide.

► ***Durante a realização do exame***

- Oferecer apoio e tranquilização durante as imagens seriadas a cada dia
- O cliente pode comer e beber normalmente entre os exames.

► ***Após a realização do exame***

- Avaliar os resultados após o exame e orientar o cliente apropriadamente acerca da possível necessidade de exames de acompanhamento, que podem incluir cintigrafias renal (renograma) e óssea, TC, ultrassonografia pélvica de tumor que provoca manifestações urinárias e possível tratamento (p. ex., retirada cirúrgica do tumor)
- Monitorar infecção e infiltração no local de injeção de radiofármaco
- Manter rotina de descarte de líquidos e secreções corporais
- Registrar qualquer problema do cliente (p. ex., vômito) ocorrido durante o procedimento.

Cintigrafia das paratireoides

Medicina nuclear, exame por imagem do tecido endócrino

Esse exame é usado para avaliar clientes com hiperparatireoidismo, níveis de cálcio elevados e níveis de PTH altos demais para demonstrar a localização de adenomas da paratireoide antes da cirurgia.

Indicações

- Distinção entre adenomas da paratireoide intrínsecos e extrínsecos
- Localizar adenomas da paratireoide em clientes com hipertireoidismo primário
- Nas crianças, verificar a presença da glândula paratireoide após tireoidectomia.

Valores de referência

Normais

- Não há áreas de aumento da perfusão ou captação nas paratireoides nem na tireoide.

Implicações clínicas

- As concentrações anormais indicam adenomas da paratireoide intrínsecos e extrínsecos. *Não é possível* distinguir entre doença benigna e doença maligna das paratireoides; a subtração digital de uma imagem de outra propicia a visualização do adenoma.

Procedimento

- Administrar iodo marcado radioativamente (^{123}I) IV. Cerca de 4 horas depois, adquirem-se as imagens do pescoço
- Posicionar o cliente com o pescoço hiperestendido e a cabeça apoiada
- Injetar ^{99m}Tc-sestamibi sem movimentar o cliente; após 10 minutos, adquirir outras imagens
- Informar ao cliente que o exame pode levar 1 hora.

Intervenções de enfermagem

► ***Antes da realização do exame***

- Explicar o objetivo e o procedimento do exame por imagem das paratireoides
- A ingestão recente de iodo em alimentos ou medicamentos e exames recentes com contraste iodado podem afetar o resultado.

► ***Durante a realização do exame***

- Oferecer apoio e tranquilização durante o procedimento
- Instruir o cliente a permanecer absolutamente imóvel durante o exame.

▶ ***Após a realização do exame***

- Avaliar os resultados e orientar apropriadamente em relação aos resultados do exame
- Monitorar a ocorrência de extravasamento ou infiltração do radiofármaco no local da injeção
- Observar e tratar reações leves (conforme a prescrição): prurido, erupções cutâneas e rubor 2 a 24 horas após a injeção; às vezes ocorrem náuseas e vômitos.

Cintigrafia sincronizada de câmaras cardíacas (MUGA) | Fração de ejeção (FE) em repouso e após estresse/imagem de equilíbrio sincronizada

Medicina nuclear, imagem do coração

O principal objetivo da cintigrafia sincronizada de câmaras cardíacas (MUGA; do inglês, *multigated acquisition*) é avaliar a função ventricular em repouso ou após estresse. O equipamento de imagem e do computador é sincronizado com o ECG do cliente para avaliar a função ventricular esquerda. O movimento das paredes ventriculares pode ser exibido no modo cinemático para avaliar a contração e o relaxamento.

Indicações

- Obtenção de informações sobre DC, VSF, VDF, FE, velocidade de ejeção e movimento regional da parede ventricular
- Diagnóstico de doença da artéria coronária (DAC)
- Avaliação antes e depois de transplante cardíaco
- Avaliação de efeitos de quimioterapia cardiotóxica.

Valores de referência

Normais

- Movimento da parede miocárdica, FE, DC e volumes de enchimento normais.

Implicações clínicas

- Resultados anormais da MUGA estão associados a dados quantitativos anormais, como DC e FE, ICC, alteração da função ventricular por infarto, arritmias persistentes por função ventricular insatisfatória, regurgitação por doença valvular, formação de aneurisma ventricular e anormalidades regionais do movimento da parede.

Fatores interferentes

- As arritmias podem prejudicar a captura do ECG adequado.

Procedimento

- Colocam-se eletrodos sobre o tórax do cliente
- Esse procedimento pode ser realizado durante situação de estresse ou em repouso
- As hemácias de uma amostra de sangue do cliente são marcadas com pirofosfato (PYP) estanhoso marcado com ^{99m}Tc. As hemácias marcadas com ^{99m}Tc são reinjetadas por um acesso intravenoso
- Um aparelho de ECG captura a onda R do cliente e envia sinais ao computador e à câmera para que adquiram várias imagens de cada ciclo cardíaco
- O procedimento leva cerca de 90 minutos.

Intervenções de enfermagem

Antes da realização do exame

- Explicar ao cliente sobre a MUGA, o objetivo, o procedimento, os benefícios e os riscos
- Orientar o cliente a jejuar por 4 horas antes do procedimento. Não há restrições de medicamentos.

Durante a realização do exame

- Oferecer incentivo e apoio durante o procedimento
- Monitorar os efeitos da sedação e da analgesia em crianças.

Após a realização do exame

- Interpretar os resultados da MUGA (em conjunto com o médico) e monitorar apropriadamente a ocorrência de cardiopatia
- Reiniciar os medicamentos, conforme prescrição.

Cintigrafia de corpo inteiro com iodo-131, técnica de imagem de corpo inteiro com iodo

Exames de medicina nuclear, técnica de imagem do sistema endócrino

Esse exame usa iodo radioativo para identificar o tecido tireoidiano em atividade em todo o corpo e localizar o câncer da tireoide.

Indicações

- Localização de câncer metastático da tireoide
- Identificação de tecido residual pós-tireoidectomia
- Monitoramento de tratamento de câncer da tireoide com ^{131}I.

Valores de referência

Normais

- A cintigrafia do corpo inteiro com ^{131}I normal não mostra distribuição anormal do radiofármaco
- Não há tecidos extratireoidianos ativos.

Implicações clínicas

- A captação anormal de iodo mostra áreas de tecido extratireoidiano (*i. e.*, *struma ovarii*, tireoide subesternal e tireoide sublingual)
- É possível a identificação de câncer metastático da tireoide e tecido residual após tireoidectomia.

Alerta clínico

- Quando possível, esse exame deve ser realizado antes de outros exames de medicina nuclear, de procedimentos com radionuclídeos e de administração de meio de contraste iodado, preparo cirúrgico ou outras formas de administração de iodo
- O exame é mais efetivo quando os níveis endógenos de hormônio tireoestimulante (TSH; do inglês, *thyroid-stimulating hormone*) estão elevados para estimular a captação de radionuclídios por neoplasias metastáticas.

Procedimento

- Os radionuclídeos são administrados por via oral na forma de cápsula
- A aquisição de imagens ocorre de 24 a 72 horas depois da administração e pode levar até 2 horas
- Às vezes administra-se TSH por via IV antes da administração do radionuclídeo. Isso estimula os tecidos tireoidianos residuais e aumenta a captação de ^{131}I.

Intervenções de enfermagem

► ***Antes da realização do exame***

- Explicar o objetivo, o procedimento, os benefícios e os riscos da obtenção de imagens do corpo inteiro
- Avisar ao cliente que o processo de aquisição de imagem pode levar várias horas. Verificar se o cliente tem alergia a iodo, registrar o fato e tratar possíveis reações
- Avaliar os resultados e aconselhar o cliente apropriadamente em relação a outros exames, imagens de acompanhamento e possível tratamento
- Observar se há sinais de infecção ou infiltração no local da injeção.

Cintigrafia de leucócitos | Processo inflamatório

Medicina nuclear, exame de imagem na infecção

Esse procedimento é usado para a localização de abscessos agudos. A premissa dos resultados é que qualquer coleção de leucócitos marcados encontrada fora do fígado, do baço e da medula óssea ativa indica localização anormal de leucócitos.

Indicações

- Uso em adultos e crianças com sinais e sintomas de processo séptico, FOD, osteomielite e suspeita de abscesso intra-abdominal
- Identificação da causa de complicações cirúrgicas, lesões e inflamação do sistema digestório e da pelve.

Valores de referência

Normais

- Imagem normal de leucócitos: concentração normal de leucócitos na distribuição do radiofármaco fora do sistema reticuloendotelial
- Concentração de leucócitos e distribuição do radiofármaco normais no fígado, no baço e na medula óssea.

Implicações clínicas

- Concentrações anormais de leucócitos podem indicar abscesso agudo, osteomielite aguda, infecção de prótese ortopédica, DII ativa, abscessos pós-cirúrgicos e infecção de feridas.

Fatores interferentes

- Sabe-se que reações falso-negativas ocorrem quando a função quimiotática dos leucócitos (deslocamento para uma área de inflamação em resposta a determinados estímulos químicos, como lesão tecidual) é modificada, como em casos de hemodiálise, hiperglicemia, hiperalimentação, tratamento com esteroides e antibioticoterapia prolongada

- Resultados falso-positivos podem ocorrer em caso de hemorragia digestiva, infecções das vias respiratórias altas e pneumonite quando os clientes engolem escarro purulento.

Procedimento

- Uma amostra de 60 mℓ de sangue venoso é coletada, os leucócitos são isolados e marcados com radiofármaco. O processo de marcação leva cerca de 2 horas
- Os leucócitos são marcados com óxido de índio radioativo (^{111}In) ou hexametilfosforamida (HMPAO) com ^{99m}Tc e injetados por via intravenosa
- O cliente retorna para aquisição de imagem 24 a 48 horas após a injeção
- O tempo de exame é de cerca de 1 hora para cada sessão.

Intervenções de enfermagem

▸ *Antes da realização do exame*

- Obter história meticulosa de tratamento com esteroides, de antibioticoterapia a longo prazo e de cintigrafias prévias com gálio
- Explicar o objetivo da cintigrafia para detecção de áreas inflamatórias e o procedimento.

▸ *Durante a realização do exame*

- Oferecer apoio.

▸ *Após a realização do exame*

- Avaliar os resultados para o cliente e orientar apropriadamente em relação a outros exames e possível tratamento
- Monitorar a ocorrência de infecção, hematoma e extravasamento ou infiltração do radiofármaco nos acessos intravenosos para coleta de amostra e injeção
- Observar e tratar reações leves (segundo a prescrição): prurido, erupções cutâneas e rubor 2 a 24 horas após a injeção; às vezes ocorrem náuseas e vômitos.

Alerta clínico

- Se o cliente não tiver um número satisfatório de leucócitos para marcação, podem-se usar leucócitos de doador. Pode ser necessário coletar mais sangue. A cintigrafia com gálio é indicada quando não é possível isolar leucócitos suficientes.

Cintigrafia do pulmão, cintigrafia de $\dot{V}/\dot{Q}$, cintigrafia de ventilação/perfusão

Medicina nuclear, imagem pulmonar

A cintigrafia do pulmão é dividida em duas fases: ventilação ($\dot{V}$), para avaliar a ventilação regional, e perfusão ($\dot{Q}$), para avaliar a vasculatura.

Indicações

- Exclusão de EP
- Investigação diagnóstica de dor torácica e de angústia respiratória
- Avaliações pré- e pós-operatórias de transplantes pulmonares. A cintigrafia pré-transplante é usada para avaliar a função pulmonar para transplante

- Quantificação da função pulmonar
- Estimativa do fluxo sanguíneo pulmonar regional
- Avaliação de doença pulmonar obstrutiva crônica (DPOC) e fibrose.

Valores de referência

Normais

- Funcionamento pulmonar normal: ventilação pulmonar e perfusão pulmonar normais.

Implicações clínicas

- Um exame com ventilação normal e déficits segmentares da perfusão indica EP. Outras doenças podem ser detectadas, tais como tumores e câncer pulmonares, pneumonia, atelectasia, asma, fibrose inflamatória e DPOC.

Alerta clínico

- A cintigrafia de perfusão pulmonar é contraindicada quando os clientes apresentam hipertensão pulmonar primária.

Fatores interferentes

- Resultados falso-positivos são observados em clientes com vasculite, trombo, estenose mitral e hipertensão pulmonar e quando tumores obstruem uma artéria pulmonar com acometimento das vias respiratórias, tecidos adiposos e presença de parasitas
- Os resultados falso-negativos estão associados à oclusão vascular parcial.

Procedimento

- O cliente é instruído a inalar um gás radioativo (criptônio, xenônio ou aerossol de tecnécio) com o auxílio de máscara ou bocal; usa-se um sistema de administração de aerossol durante cerca de 1 a 4 minutos por sistema de ventilação fechado não pressurizado. Durante esse período, infunde-se no sistema um pequeno volume de gás radioativo (^{99m}Tc-DTPA ou gás ^{133}Xe com O_2). A fase de ventilação demanda ar residual nos pulmões
- As partículas de macroagregado de albumina (MAA) marcadas com tecnécio radioativo são injetadas lentamente por via intravenosa com o cliente em decúbito dorsal. A cintigrafia de perfusão mostra o aporte sanguíneo pulmonar
- O procedimento dura de 30 a 60 minutos.

Alerta clínico

- Durante a injeção de MAA, deve-se ter cuidado para que não haja mistura do sangue do cliente com o radiofármaco na seringa, evitando assim a injeção de coágulos.

Intervenções de enfermagem

► ***Antes da realização do exame***

- Explicar o objetivo e o procedimento
- Aliviar temores do cliente em relação ao procedimento.

▶ ***Durante a realização do exame***
- Oferecer incentivo e apoio
- Verificar se o cliente é capaz de seguir instruções respiratórias e interromper a respiração.

▶ ***Após a realização do exame***
- Avaliar os resultados do procedimento e orientar o cliente apropriadamente.

Cintigrafia no infarto do miocárdio

Medicina nuclear, cintigrafia do coração

Esse exame é usado para demonstrar a localização geral, o tamanho e a extensão do infarto do miocárdio 24 a 96 horas após suspeita de infarto do miocárdio.

Indicações

- Diferenciação entre áreas antigas e novas de infarto (12 horas a 7 dias após sua ocorrência)
- Detecção de infarto de espessura completa (onda Q).

Valores de referência

Normais

- Distribuição normal do radiofármaco no esterno, nas costelas e em outras estruturas ósseas. Ausência de captação miocárdica.

Implicações clínicas

- A imagem normal indica que o miocárdio é viável
- A captação miocárdica do PYP é comparada com a captação nas costelas (2+) e no esterno (4+). Níveis mais elevados de captação (4+) refletem maior lesão miocárdica
- Defeitos maiores têm um prognóstico pior do que defeitos pequenos
- O infarto agudo está associado a uma área de aumento da radioatividade e "área hipercaptante" na imagem do miocárdio.

Fatores interferentes

- Os resultados falso-positivos da cintigrafia com PYP para pesquisa de infarto ocorrem em casos de traumatismo da parede torácica, cardioversão recente e angina instável
- Alguns fármacos que interferem nos resultados incluem aminofilina, teofilina, cafeína e pentoxifilina.

Procedimento

- Injeta-se no cliente o agente radioativo PYP marcado com ^{99m}Tc
- Há uma espera de 4 a 6 horas após a injeção intravenosa do radionuclídeo para iniciar o exame
- A aquisição de imagem leva de 15 a 30 minutos, durante os quais o cliente deve permanecer deitado imóvel sobre a mesa de exame.

Intervenções de enfermagem

▶ ***Antes da realização do exame***
- Avaliar sinais e sintomas de infarto
- Explicar o objetivo, o procedimento, os benefícios e os riscos da cintigrafia

- A aquisição de imagem deve ocorrer dentro de um período de 12 horas a 7 dias após o surgimento dos sinais/sintomas de infarto; caso contrário, pode haver resultados falso-negativos.

► *Durante a realização do exame*

- Depois da injeção e durante o período de espera, o cliente pode retomar o nível de atividade anterior ao exame.

► *Após a realização do exame*

- Interpretar o resultado do exame e monitorar apropriadamente. Caso haja necessidade de cirurgia, orientar o cliente acerca dos exames de acompanhamento após a cirurgia
- Monitorar a ocorrência de extravasamento ou infiltração do radiofármaco no local da injeção
- Observar e tratar reações leves: prurido, erupções cutâneas e rubor 2 a 24 horas após a injeção; às vezes ocorrem náuseas e vômitos.

Cintigrafia óssea

Medicina nuclear, imagem óssea

Esse procedimento exige a injeção de um radiofármaco com afinidade por ossos para obter imagem do esqueleto. É realizado basicamente para avaliar e monitorar clientes com diagnóstico ou suspeita de doença metastática óssea.

Indicações

- Avaliação de dor óssea inexplicada, traumatismo ou geladura
- Avaliação de locais de infecção e exclusão de osteomielite ou celulite
- Diagnóstico, estadiamento e acompanhamento de doenças metastáticas
- Avaliação de clientes com tumores ósseos primários, fraturas e fraturas por compressão da coluna vertebral
- Exame de crianças com dor no quadril para avaliação de possibilidade de maus-tratos, placas de crescimento ósseo e idade de lesões traumáticas e infecções.

Valores de referência

Normais

- Concentração simétrica de radiofármaco no esqueleto axial (cabeça e tronco) e discretamente menor nos membros
- Regressão de metástase após tratamento.

Implicações clínicas

- Em caso de concentrações anormais:
  - Qualquer processo que aumente a taxa de renovação de cálcio causa aumento da captação óssea, inclusive doença óssea incipiente e doença óssea em processo de consolidação e metastática (é comum que haja múltiplas áreas focais no esqueleto axial)
  - Raramente, ocorre captação intensa anormal extraóssea no miocárdio, no encéfalo, no baço e no sistema digestório
  - Imagem de cânceres primário e secundário, mieloma múltiplo, osteomielite, artrite, necrose, maus-tratos contra crianças e viabilidade de enxerto ósseo.

Fatores interferentes

- Imagens ósseas falso-negativas podem ocorrer em clientes com mieloma múltiplo do osso e câncer folicular da tireoide.

Procedimento

Imagem óssea

- O MDP-^{99m}Tc, um fosfato radioativo, é injetado por via intravenosa
- É necessário um período de espera de 2 a 3 horas para que haja concentração do radiofármaco no osso. Durante esse período, o cliente ingere 4 a 6 copos de água
- Antes do exame, o cliente precisa urinar, porque a bexiga cheia encobre os ossos pélvicos. A duração do exame é de 30 a 60 minutos
- Podem ser realizadas imagens de todo o corpo e tomografia computadorizada por emissão de fóton único (SPECT; do inglês, *single photon emission computed tomography*).

Intervenções de enfermagem

► ***Antes da realização do exame***

- Informar o cliente sobre o objetivo e procedimento da cintigrafia óssea
- Avaliar se há incontinência e problemas de eliminação da urina; comunicar possíveis preocupações ao serviço de medicina nuclear
- Se o cliente tiver dor ou estiver debilitado, oferecer ajuda para ir ao banheiro antes do exame
- Pode ser necessário administrar analgésicos a qualquer cliente com dificuldade para se manter imóvel durante o exame
- O exame deve ser adiado no caso de gestantes ou lactantes.

► ***Durante a realização do exame***

- Evitar a contaminação, pela urina e pelas roupas do cliente, da mesa de exame ou dos lençóis
- O cliente precisa se manter deitado imóvel durante o exame.

► ***Após a realização do exame***

- Avaliar os resultados e aconselhar o cliente acerca da possível necessidade de imagens ósseas de acompanhamento. O fenômeno de exacerbação ocorre em clientes com doença metastática que estão recebendo um novo tratamento. É causado por uma resposta de cura em clientes com câncer da próstata ou da mama nos primeiros meses após o início de um novo tratamento. Essas lesões devem mostrar melhora acentuada em imagens feitas 3 a 4 meses depois
- Incentivar o consumo de líquido e o esvaziamento vesical frequente para promover a excreção dos radionuclídeos
- Monitorar o local da injeção do radionuclídeo à procura de sinais de infecção e extravasamento do radiofármaco
- Observar e tratar reações leves (p. ex., prurido, erupções cutâneas e rubor) com medicamentos nas 2 a 24 horas seguintes a injeção; às vezes ocorrem náuseas e vômitos.

Cintigrafia para diagnóstico de tumores

Medicina nuclear, cintigrafia para diagnóstico de tumores

A cintigrafia para diagnóstico de tumores usa radiofármacos para identificar tumores e fazer o estadiamento dos cânceres.

Indicações

- Localização de vários tumores
- Detecção de metástases
- Monitoramento do esquema de tratamento.

Valores de referência

Normais

- Distribuição normal de radiofármaco; distorção local de órgãos primários e distantes
- Ausência de disseminação linfática; ausência de aumento de linfonodos
- Ausência de disseminação vascular; ausência de distorção de órgãos distantes.

Implicações clínicas

- A captação tumoral anormal mostra a disseminação do câncer pela distorção de tumores primários
- Distorção de órgãos adjacentes
- Aumento de linfonodos ou disseminação linfática
- Distorção de órgãos distantes ou disseminação vascular.

Procedimento

Procurar o serviço de medicina nuclear para se informar sobre protocolos específicos. Aspectos específicos do protocolo variam de acordo com a disponibilidade de aparelhos e radiofármacos.

Radiofármacos específicos

- Sestamibi-^{99m}Tc: avaliação da viabilidade de tumor encefálico; pesquisa de metástase tireoidiana
- TcV DMSA: avaliação de tumores da cabeça e do pescoço
- Pentetreotida (OctreoScan®): avaliação de tumores não endócrinos (p. ex., carcinomas, gastrinomas e cânceres de pulmão de pequenas células)
- Capromabe pendetida (ProstaScint®): avaliação de clientes que correm alto risco de metástase prostática, por exemplo, PSA (antígeno prostático específico; do inglês, *prostate-specific antigen*) > 10 vezes o limite máximo ou pontuação de Gleason de 3 a 7, estádio de Gleason > 8.

Intervenções de enfermagem

► *Antes da realização do exame*

- Explicar o objetivo e o procedimento da cintigrafia para diagnóstico de tumores.

► *Durante a realização do exame*

- Oferecer apoio durante a injeção e garantir ao cliente que a imagem tardia é o procedimento habitual.

► *Após a realização do exame*

- Avaliar a ocorrência de efeitos colaterais dos radiofármacos: erupção cutânea, náuseas ou vômitos
- Avaliar os resultados para o cliente e, em conjunto com o médico, orientar o cliente apropriadamente em relação a outros exames e possível cirurgia

- Monitorar a ocorrência de extravasamento, infecção ou hematoma no local de injeção intravenosa
- Orientar funcionárias, visitantes e parentes grávidas a evitar a exposição prolongada desde a injeção até a imagem tardia.

Cintigrafia para pesquisa de divertículo de Meckel

Medicina nuclear, exame de imagem GI

Esse procedimento é muito sensível e específico para a identificação do divertículo de Meckel, uma anormalidade congênita. Em geral, o divertículo surge no íleo, cerca de 60 cm proximal à válvula ileocecal.

Indicações

- Detecção de um divertículo de Meckel que contenha mucosa gástrica em clientes com dor recorrente nos quadrantes inferiores do abdome
- É realizado com frequência em adultos jovens ou crianças com suspeita de hemorragia digestiva oculta
- Diagnóstico de anormalidade congênita do íleo, que às vezes continua até o umbigo com formação de úlcera e hemorragia.

Valores de referência

Normais

- Distribuição normal no *pool* sanguíneo, sem aumento da biodistribuição do radiofármaco no quadrante inferior direito do abdome, com eliminação do marcador radioativo para o duodeno e o jejuno.

Implicações clínicas

- Concentração anormal do radiofármaco e captação aumentada na parte inferior direita do abdome, no íleo e na mucosa gástrica ectópica do divertículo de Meckel
- Não ocorre concentração de radionuclídeo no divertículo de Meckel quando não há mucosa gástrica ectópica; geralmente é assintomático e o exame não é útil para o diagnóstico dessas situações.

Fatores interferentes

- Doenças inflamatórias no abdome, como apendicite, doença de Crohn ou gravidez ectópica, podem simular um divertículo de Meckel na imagem
- Esse procedimento é contraindicado em caso de infecção comprovada, gravidez ou amamentação
- A mucosa gástrica insuficiente no divertículo de Meckel pode produzir resultados negativos
- Pode haver uma imagem falso-positiva de divertículo de Meckel quando a origem da hemorragia digestiva for um tumor carcinoide
- Outros procedimentos com radionuclídeos realizados nas 24 horas anteriores são uma contraindicação
- A existência de bário no intestino delgado ou grosso e a realização prévia de proctoscopia podem produzir resultados falso-positivos.

Procedimento

- Coloca-se uma câmara de cintilação sobre o abdome do cliente em decúbito dorsal
- Administra-se por via intravenosa o radiofármaco ^{99m}Tc-pertecnetato

- Durante o processo de aquisição de imagem, o cliente pode ser instruído a se colocar em decúbito lateral esquerdo para minimizar a excreção do radionuclídio do estômago normal e aumentar a concentração do radioisótopo no intestino com a finalidade de avaliar o divertículo de Meckel
- Pode-se administrar glucagon para diminuir o tempo de trânsito intestinal e melhorar a identificação
- A gastrina pode ser administrada para aumentar a captação do radionuclídeo pela mucosa gástrica ectópica
- A duração total do exame é de aproximadamente 60 minutos.

Intervenções de enfermagem

Antes da realização do exame

- O cliente deve ser informado sobre o objetivo e o procedimento da cintigrafia para pesquisa de divertículo de Meckel. O preparo demanda dieta zero durante um período mínimo de 4 horas
- Devem-se evitar outros procedimentos diagnósticos do sistema digestório, bem como medicamentos, 2 a 3 dias antes do exame, sobretudo os procedimentos radiológicos nas partes alta e baixa do sistema digestório que costumam usar bário
- A cimetidina, um antagonista do receptor H_2 da histamina, pode ser administrada 1 a 2 dias antes do exame para inibir a secreção de ácido gástrico e permitir melhor avaliação do divertículo de Meckel.

Durante a realização do exame

- Assegurar ao cliente que o exame está prosseguindo normalmente
- Informar ao cliente que é necessário permanecer o mais imóvel possível durante o exame.

Após a realização do exame

- Avaliar os resultados para o cliente e orientar apropriadamente
- Observar e tratar (segundo a prescrição) reações cutâneas leves, náuseas e vômitos.

Cintigrafia testicular/escrotal

Medicina nuclear, cintigrafia geniturinária (GU)

Esse procedimento é realizado em situações de emergência para avaliar o edema testicular agudo e doloroso. Também é usado no diagnóstico diferencial de torção ou epididimite aguda e na avaliação de lesão, traumatismo, tumores e massas.

Indicações

- Distinção de inflamação e isquemia em clientes com dor
- Urgência quando há suspeita de torção
- Nas crianças, o procedimento é realizado para diagnosticar torção testicular aguda e latente, epididimite ou hidrocele testicular e para avaliar massas testiculares como abscessos e tumores.

Valores de referência

Normais

- Fluxo sanguíneo normal para estruturas escrotais

Implicações clínicas

- Concentrações anormais revelam tumores, hematoma, infecção e torção (com redução do fluxo sanguíneo e epididimite aguda); no recém-nascido, a principal causa de torção são as anomalias do desenvolvimento
- No cliente com áreas hipercaptantes, é provável que haja infecção; se houver áreas hipocaptantes, é provável que haja isquemia
- A cintigrafia é mais específica logo após o início da dor, antes que haja suspeita clínica de abscesso.

Procedimento

- O cliente coloca-se em decúbito dorsal sobre a câmara gama, e o pênis é delicadamente preso com esparadrapo sobre a parede abdominal inferior. Em crianças, usar toalhas para sustentar o escroto e obter posicionamento apropriado. Com frequência, coloca-se um escudo de chumbo sobre o períneo, com o escroto sob uma lâmina de chumbo para reduzir a radioatividade de fundo
- O radionuclídeo (^{99m}Tc-pertecnetato) é injetado por via intravenosa
- A imagem é adquirida em duas fases: a primeira é uma avaliação dinâmica do fluxo sanguíneo escrotal e a segunda, uma avaliação da distribuição do radiofármaco no escroto
- A duração total do exame é de 30 a 45 minutos.

Intervenções de enfermagem

▸ *Antes da realização do exame*

- Explicar o objetivo e o procedimento do exame
- Se o cliente for uma criança, deve ser acompanhado pelo pai ou pela mãe (de preferência pelo pai).

▸ *Durante a realização do exame*

- Proporcionar privacidade durante o procedimento para reduzir o constrangimento.

▸ *Após a realização do exame*

- Interpretar o resultado do exame e orientar apropriadamente
- Monitorar a ocorrência de extravasamento ou infiltração do radiofármaco no local da injeção
- Observar e tratar reações leves: prurido, erupções cutâneas e rubor 2 a 24 horas após a injeção; às vezes ocorrem náuseas e vômitos.

Cisternografia

Exame de medicina nuclear, imagem do LCS, punção lombar

Esse exame, no qual o radiofármaco (geralmente ^{111}In-DTPA) é injetado por via intratecal durante uma punção lombar, é um indicador sensível de alteração do fluxo e reabsorção de LCS e é solicitado para avaliar hidrocefalia congênita.

Indicações

- Auxílio na seleção do tipo de derivação e de via, no monitoramento da derivação e no tratamento da hidrocefalia
- Determinação do prognóstico da derivação e da hidrocefalia
- Identificação de bloqueios na via do LCS
- Avaliação do extravasamento de LCS para a cavidade nasal.

Valores de referência

Normais

- Escoamento desimpedido de LCS e reabsorção normal.

Implicações clínicas

- Padrões anormais de enchimento revelam:
  - Causa de hidrocefalia (p. ex., traumatismo, inflamação, sangramento, tumores intracranianos)
  - Cistos porencefálicos e subaracnóideos
  - Hidrocefalia comunicante *versus* não comunicante
  - Hematoma subdural
  - Lesões expansivas raquimedulares
  - Perviedade da derivação ou rinorreia e otorreia
  - Cistos da fossa posterior
  - Perda de LCS decorrente de tumor ou infecção.

Procedimento

- Realizar uma punção lombar estéril depois de preparar e posicionar o cliente. Nesse momento, injetar o radionuclídeo na circulação cerebrospinal através do espaço subaracnóideo
- Após a punção, o cliente precisa permanecer em decúbito dorsal a 0° durante o período determinado pelo médico
- A imagem é obtida 2 a 6 horas após a injeção, repetida após 24 horas, 48 horas e 72 horas, se o médico assim determinar
- Cada sessão de imagem dura 1 hora.

Intervenções de enfermagem

► ***Antes da realização do exame***

- Explicar propósitos, procedimentos, benefícios e riscos da punção lombar e da cisternografia
- Avisar ao cliente que cada sessão de imagens pode durar até 1 hora.

► ***Após a realização do exame***

- Ver instruções após a realização do exame em "Análise do líquido cerebrospinal (LCS), punção lombar".

Alerta clínico

- Estar alerta às complicações da punção lombar, como meningite, reação alérgica ao anestésico, sangramento para o canal vertebral, herniação do tecido encefálico e cefaleia leve a intensa.

Cistografia radioisotópica, cintigrafia para pesquisa de refluxo vesicoureteral (bexiga e ureteres)

Exame de medicina nuclear, cintigrafia GU

Esse procedimento, que exige cateterização, geralmente é realizado em crianças para avaliar anormalidade do enchimento vesical e possível refluxo para os ureteres.

Indicações

- Avaliação de clientes com suspeita de refluxo urinário vesical para os ureteres e a parte superior do sistema coletor renal.

Valores de referência

Normais

- Cintigrafia normal da bexiga e dos ureteres: enchimento vesical normal sem refluxo para os ureteres.

Implicações clínicas

- Todo refluxo é anormal
- O refluxo vesicoureteral anormal pode ser congênito (imaturidade das vias urinárias) ou causado por infecção.

Procedimento

- O cliente é colocado em decúbito dorsal. Usa-se um *kit* de cateter urinário especial para introduzir um cateter na uretra
- Prepara-se um *kit* de cateter vesical com solução salina aquecida. Um protetor absorvente, revestido de plástico na superfície posterior, é colocado sob o cliente para absorver qualquer material radioativo perdido. Se houver alguma contraindicação do uso de cateter urinário, pode-se usar um método opcional de renografia indireta
- A aquisição da imagem começa durante a administração do radiofármaco pentetato marcado com tecnécio-99m (^{99m}Tc). Administra-se solução salina até que a bexiga esteja cheia ou que o cliente necessite urinar. O cliente é instruído a urinar através do cateter
- Terminada a aquisição de imagens, o cateter é retirado.

Intervenções de enfermagem

► ***Antes da realização do exame***

- Explicar o objetivo e o procedimento da cintigrafia da bexiga e do ureter.

► ***Durante a realização do exame***

- Permitir que os pais acompanhem crianças pequenas até o serviço de radiologia para reduzir os temores.

► ***Após a realização do exame***

- Orientar acerca do resultado e a necessidade de outros exames e tratamentos e monitorar apropriadamente
- É necessário manuseio especial da urina do cliente (luvas e lavagem das mãos antes e depois de retirar as luvas) por 24 horas após o término do exame
- Instruir os familiares de crianças acerca do descarte da urina e das fraldas.

Cistoscopia, cistouretroscopia

Endoscopia, sistema geniturinário (GU)

Esses exames são usados para ver, diagnosticar e tratar distúrbios das vias urinárias inferiores, do interior da bexiga, da uretra, da uretra prostática masculina e dos óstios ureterais por meio de cistoscópios ou cistouretroscópios. A uretroscopia é uma parte importante desse exame, pois é possível ver a próstata. A cistoscopia é o mais comum de todos os procedimentos diagnósticos urológicos.

Indicações

- Avaliação de hematúria inexplicada (*i. e.*, macroscópica ou microscópica), infecções (*i. e.*, crônica, recorrente e resistente ao tratamento) e outros sinais/sintomas urinários inexplicados como disúria, polaciúria, urgência, incontinência, retenção, hesitação, intermitência, esforço ou enurese
- Investigação de tumores vesicais benignos e malignos
- A cistoscopia pode ser usada para realizar meatotomia e para esmagar e retirar pequenos cálculos; outros corpos estranhos da uretra, ureter e bexiga; e *stents* inseridos durante cirurgias prévias
- Os tumores vesicais podem ser fulgurados e os estreitamentos, dilatados através do cistoscópio.

Valores de referência

Normais

- Estrutura e função normais do interior da bexiga, da uretra, dos óstios ureterais e da uretra prostática masculina.

Implicações clínicas

- Achados anormais indicam hiperplasia prostática, prostatite, hipertrofia, pólipos, câncer e cálculos vesicais, estreitamentos ou anormalidades uretrais, estenose do colo vesical, fístulas urinárias, ureterocele, divertículos, capacidade vesical pequena ou grande demais ou ureteral refluxo (como mostra a cistografia).

Procedimento

- Os órgãos genitais externos são preparados com solução antisséptica, como iodopovidona, depois que o cliente é colocado em posição de litotomia com os pés em estribos. O cliente é preparado com avental, protetores acolchoados e coberto com campos cirúrgicos
- É instilada geleia de anestésico local na uretra 5 a 10 minutos antes da introdução do cistoscópio. Nos homens, o anestésico é retido na uretra por uma pinça colocada perto da extremidade do pênis. O escópio é conectado a um sistema de irrigação
- A duração do exame é de 25 a 50 minutos, dependendo dos procedimentos de tratamento: biopsia tecidual, trituração de cálculo vesical, fulguração de tumor vesical e dilatação de estreitamento
- O escópio é conectado a um sistema de irrigação, e o líquido é infundido na bexiga durante todo o procedimento. A solução também distende a bexiga para melhorar a observação. A infusão é interrompida e a bexiga é drenada quando contém 300 a 500 mℓ de líquido. Caso haja sangue ou outra substância na bexiga, o uretroscópio de fibra óptica não proporciona imagem tão nítida quanto um cistoscópio rígido, porque a irrigação é mais difícil.

Intervenções de enfermagem

► ***Antes da realização do exame***

- Explicar o objetivo e o procedimento do exame
- O consumo de líquidos pode ser incentivado até o momento do exame para promover a produção de urina se o procedimento for uma cistoscopia simples realizada sob anestesia local. As diretrizes de jejum são seguidas quando é planejada raquianestesia ou anestesia geral
- Pode haver necessidade de preparo intestinal e outros exames laboratoriais e diagnósticos se forem planejados procedimentos extensos.

▸ *Durante a realização do exame*

- Pode-se instituir um acesso intravenoso para administração de sedação moderada/analgesia de acordo com o protocolo
- Instruir o cliente a relaxar os músculos abdominais para reduzir o desconforto
- Monitorar os efeitos colaterais.

▸ *Após a realização do exame*

- Monitorar os sinais vitais sinais com frequência no período pós-exame imediato. Deve-se incentivar a ingestão de líquidos para evitar infecção
- Administrar medicamentos conforme a prescrição (*i. e.*, antibióticos e supositórios retais de ópio)
- Monitorar os padrões de micção e o esvaziamento vesical do cliente (ou instruí-lo a monitorar). Avaliar e instruir o cliente a observar se ocorre edema
- Cuidar do cateter usando a técnica de rotina ou prescrita se houver cateter de longa permanência ou ureteral
- Interpretar os resultados e aconselhar o cliente apropriadamente
- Administrar analgésicos (o desconforto pode ser maior em homens jovens que em idosos) em caso de espasmo vesical. Instruir o cliente a repousar.

Alerta clínico

- Relatar imediatamente ao médico a ocorrência de sangramento incomum ou dificuldade miccional. Às vezes, há formação de coágulos, que podem causar dificuldade miccional. Isso pode ocorrer vários dias após o procedimento
- Avaliar se há polaciúria, disúria, urina de cor rosa a vinho-claro e queimação uretral, que são comuns após cistoscopia
- Monitorar sinais de complicações. Observar e comunicar imediatamente ao médico a ocorrência de choque por gram-negativos, sangramento intenso, calafrios, febre, taquicardia crescente, hipotensão, dorsalgia e edema.

Citocinas

Sangue, urina, fezes, líquido amniótico, LCS, líquido sinovial, secreção brônquica

As citocinas, um grupo diversificado de proteínas e peptídios secretados por muitas células (p. ex., linfócitos, células T, monócitos, células B, eosinófilos), respondem ao estímulo imunológico. As citocinas foram implicadas em diversas doenças, como asma, cistite intersticial, artrite reumatoide, choque séptico, rejeição de transplante, cirrose e esclerose múltipla.

Indicações

- Avaliação de alergias, hipersensibilidade cutânea e asma
- Avaliação da função imune e de doenças reumáticas
- Avaliação de febre, inflamação e cicatrização
- Uso como marcador tumoral e marcador de pré-eclâmpsia e anormalidade placentária.

Valores de referência

Normal

- Os níveis fisiológicos normalmente são baixos
- Os valores dependem da citocina medida (p. ex., interleucinas, interferonas ou quimiocinas).

Implicações clínicas

- Níveis fisiopatológicos podem indicar inflamação ou câncer. Os aumentos estão associados à intensidade da doença
- Níveis elevados no líquido sinovial, LCS, líquido amniótico e líquido broncoalveolar podem indicar distúrbios imunes, lúpus eritematoso sistêmico (LES) e outras condições patológicas ou degenerativas.

Procedimento

- Coletar uma amostra de sangue venoso em tubo com heparina sem endotoxinas para análise do soro
- Examinar a amostra em até 5 horas. Evitar um ciclo de congelamento-descongelamento durante o armazenamento.

Intervenções de enfermagem

▶ ***Antes da realização do exame***

- Explicar o objetivo e o procedimento da dosagem de citocina e as complexidades implicadas.

▶ ***Após a realização do exame***

- Interpretar os resultados do exame laboratorial
- Explicar a necessidade de outros exames para identificação da causa de doença crônica e possível tratamento.

Colangiopancreatografia retrógrada endoscópica (CPRE) e manometria

Endoscopia e imagem radiológica contrastada intervencionista

Esse é um exame dos sistemas hepatobiliar e pancreático. Esses procedimentos são realizados por meio de endoscópio flexível com visão lateral, com auxílio de fluoroscopia, e instilação de meio de contraste nos sistemas ductais biliares e pancreáticos. O acesso aos sistemas biliar e pancreático é feito através da papila duodenal ou da ampola de Vater. A manometria na CPRE pode ser realizada para verificar a pressão no ducto colédoco, no ducto pancreático e no esfíncter de Oddi na papila.

Indicações

- Avaliação de icterícia, pancreatite, dor abdominal persistente, malformações, estenose, tumores pancreáticos, cálculos do ducto colédoco, doença das vias biliares extra-hepáticas e intra-hepáticas e estreitamentos
- Exame de acompanhamento em casos confirmados ou suspeitos de doença pancreática
- Realização de procedimentos como biopsias, retirada de cálculos, dilatações e inserção de drenos.

Valores de referência

Normais

- Aspecto e perviedade normais de ductos pancreáticos, ductos hepáticos, ductos colédocos, papila duodenal (ampola de Vater) e vesícula biliar (VB)
- Manometria: pressão normal nos ductos biliares e pancreáticos e no esfíncter de Oddi.

Implicações clínicas

- Os resultados anormais incluem cálculos, estenose papilar, cirrose biliar, fibrose, colangite esclerosante primária, cistos, pseudocistos, tumores pancreáticos, pancreatite crônica, câncer dos ductos biliares, cistos pancreáticos e câncer da cabeça do pâncreas.

Procedimento

- Instituição de acesso intravenoso, que é usado para administração de sedação para o procedimento. Início da administração de soluções intravenosas e sangue, se necessário, antes do procedimento. Monitoramento contínuo da oximetria de pulso e dos sinais vitais
- Gargarejo ou pulverização da orofaringe com anestésico tópico. O cliente adota a posição de decúbito lateral esquerdo, com os joelhos flexionados (enquanto o endoscópio é inserido através de um bocal) e, quando instruído, coloca-se em decúbito ventral, com o braço esquerdo atrás do corpo
- Instilação de simeticona para reduzir bolhas das secreções biliares. Administração de glucagon ou anticolinérgicos por via intravenosa para relaxar o duodeno, de modo que seja possível cateterizar a papila
- Instilação contraste iodado nos ductos pancreático e colédoco depois de cateterizar a ampola de Vater. Realização de fluoroscopia e radiografia neste momento.

Alerta clínico

- As contraindicações incluem pancreatite aguda, colangite, infecções agudas, doença cardiopulmonar grave, infarto agudo do miocárdio recente e coagulopatia.

Intervenções de enfermagem

▸ *Antes da realização do exame*

- É necessário jejum de 6 a 8 horas
- Explicar o objetivo e o procedimento da CPRE e obter o consentimento livre e esclarecido
- Retirar joias, lentes de contato e próteses dentárias do cliente e armazená-las em local seguro
- Verificar há quanto tempo o cliente está em jejum. Verificar alergias a medicamentos, iodo e látex
- Avaliar a saúde do cliente em relação a queixas de dor, dificuldade respiratória, sangramento ou outros eventos relevantes. Verificar os sinais vitais no início do exame.

▸ *Durante a realização do exame*

- Explicar sobre a possível necessidade de aspiração oral para remover secreções
- Reposicionar o cliente e administrar medicamentos, segundo a solicitação do médico
- Monitorar o estado cardiorrespiratório (p. ex., sinais vitais, ECG, oximetria de pulso), os efeitos colaterais e as reações alérgicas a medicamentos (p. ex., diaforese, palidez, agitação, hipotensão, rubor transitório, urticária, vômito).

▸ *Após a realização do exame*

- Monitorar sinais vitais, inclusive a temperatura, e avaliar efeitos da sedação, dos analgésicos e de outros medicamentos. Observar o estado respiratório
- Suspender alimentos sólidos e líquidos até o restabelecimento do reflexo do vômito (cerca de 2 horas). Tranquilizar o cliente e afirmar que a dor de garganta e o desconforto abdominal podem persistir por várias horas

- Cuidar para que o cliente urine nas 8 horas seguintes ao procedimento
- Instruir o cliente a não realizar tarefas que exijam estado de alerta mental nem assinar documentos legais durante 24 horas
- Gargarejos, lascas de gelo, líquidos orais ou pastilhas podem aliviar a dor de garganta
- Explicar que o desconforto abdominal pode persistir por várias horas e que a sonolência pode durar até 24 horas.

Alerta clínico

- Manter equipamento de reanimação em local de fácil acesso. É preciso ter flumazenil e naloxona à disposição para reverter os efeitos dos narcóticos e a sedação, se necessário. Comunicar ao médico a ocorrência de dor à deglutição ou à movimentação do pescoço, dor substernal ou epigástrica agravada com a respiração ou o movimento, náuseas, vômitos, hipotensão, dor no ombro, dispneia, dor abdominal ou dorsalgia, cianose prolongada, febre, calafrios ou dor espontânea ou dor à palpação no quadrante superior esquerdo. As possíveis complicações são perfuração, colangite, pancreatite, septicemia por gram-negativos, hemorragia e cisalhamento ou avulsão da mucosa gástrica.

Colonoscopia, colonoscopia virtual (CV)

Colonoscopia óptica

A colonoscopia é o exame visual do intestino grosso, desde o ânus até a válvula ileocecal, com o auxílio de um colonoscópio de fibra óptica flexível ou videocolonoscópio. A colonoscopia endoscópica possibilita não só a observação em tempo real, mas também as fotografias do procedimento. Durante o exame, o médico pode retirar amostras de tecido e remover os pólipos. Essa técnica é usada para diferenciar a doença inflamatória da doença neoplásica e avaliar lesões polipoides que estão além do alcance do sigmoidoscópio. A sigmoidoscopia é um exame visual da porção distal do cólon.

A CV é uma técnica que usa a TC para simular a imagem bidimensional ou tridimensional do cólon. É empregada para detectar pólipos ou lesões no cólon, mas limita a possibilidade de retirar amostras de tecido.

Indicações

- Avaliação de constipação intestinal crônica, diarreia, sangramento persistente ou dor nos quadrantes inferiores do abdome na ausência de achados definitivos à proctossigmoidoscopia e ao clister opaco. Identificação da origem de hemorragia digestiva baixa
- Acompanhamento periódico de doença recorrente (p. ex., pólipos, câncer do cólon) e monitoramento da efetividade do tratamento
- Biopsias, remoção de corpos estranhos e pólipos e outras intervenções
- É recomendada como instrumento de diagnóstico primário para parentes em primeiro grau de clientes com câncer de intestino grosso.

Valores de referência

Normais

- Mucosa do intestino grosso normal desde o ânus até o ceco.

Implicações clínicas

- Tumores benignos ou malignos, pólipos, ulcerações, processos inflamatórios, locais de sangramento, colite, diverticulite ou diverticulose, estreitamentos ou corpos estranhos.

Procedimento

- Antes do procedimento faz-se a limpeza intestinal tradicional e administra-se sedação moderada/analgesia
- O cliente é colocado em decúbito lateral esquerdo ou na posição de Sims e coberto apropriadamente com campos cirúrgicos
- Introduzir um colonoscópio bem-lubrificado por cerca de 12 cm no intestino. O cliente deve inspirar profunda e lentamente pela boca durante esse período. O ar é introduzido no intestino através de uma abertura especial no colonoscópio para auxiliar a visualização. À medida que o colonoscópio avança, pode ser necessário reposicionar o cliente diversas vezes para ajudar na observação apropriada do cólon. A visualização é melhor durante a retirada do colonoscópio
- Na CV, o cliente é instruído a fazer um enema na véspera do exame e na manhã do dia do procedimento. Um pequeno cateter retal com um balão na ponta é introduzido no reto. O cliente usa uma pera para autoadministração de ar, via cateter, no balão. Isso ajuda a controlar a distensão excessiva do cólon
- Depois da insuflação suficiente, obtêm-se as imagens do cólon
- A duração total do exame é de 30 a 60 minutos.

Intervenções de enfermagem

▶ *Antes da realização do exame*

- Explicar o objetivo e o procedimento do exame e informar que pode ser bastante demorado. Obter a assinatura do termo de consentimento
- O tratamento com AAS deve ser interrompido 1 semana antes do exame em razão da possibilidade de sangramento ou hemorragia
- Os suplementos de ferro devem ser interrompidos 3 a 4 dias antes do exame, pois os resíduos de ferro tornam as fezes tingidas, pretas e pegajosas, o que pode interferir na observação; além disso, as fezes podem ser viscosas e sua eliminação, difícil
- Instruir o cliente acerca de uma dieta líquida transparente por até 72 horas antes do exame (de acordo com a prescrição médica). O cliente deve jejuar durante 8 horas antes do procedimento, exceto em relação aos medicamentos (confirmar com o médico)
- É necessário tomar laxantes para obter limpeza completa do intestino.

▶ *Durante a realização do exame*

- Administrar analgésicos intravenosos, anticolinérgicos ou glucagon, segundo a prescrição. Monitorar a ocorrência de depressão respiratória, hipotensão, diaforese, bradicardia ou alterações do estado mental
- Incentivar o cliente a respirar profundamente e relaxar
- Monitorar os sinais vitais de acordo com os protocolos. Usar um oxímetro de pulso. Preservar apropriadamente as amostras e transportá-las ao laboratório imediatamente.

▶ *Após a realização do exame*

- Verificar os sinais vitais com frequência após o procedimento, de acordo com os protocolos. Informar ao cliente que ele pode expelir grande quantidade de flatos
- Monitorar a ocorrência de complicações de perfuração intestinal, hemorragia, dor abdominal, hipotensão e parada cardíaca ou respiratória (pode ser causada por sedação excessiva ou estimulação vagal pela manipulação)
- Observar se há sangue visível nas fezes
- As reações adversas mais frequentes aos purgativos orais são náuseas, vômito, vômitos, distensão abdominal, irritação retal, calafrios e sensação de fraqueza
- Interpretar os resultados e aconselhar o cliente apropriadamente.

Alerta clínico

- Os clientes com ICC ou insuficiência renal correm maior risco de sobrecarga de volume com o uso de soluções de limpeza
- As preparações de limpeza são contraindicadas para clientes com úlcera, obstrução da saída gástrica, colite tóxica ou megacólon e naqueles com peso < 20 kg
- Os sinais de perfuração intestinal incluem mal-estar, sangramento retal, dor abdominal, distensão e febre
- Podem ser prescritos antibióticos para clientes com doenças valvares ou outras cardiopatias
- As pessoas diabéticas geralmente são aconselhadas a não tomar insulina antes do procedimento, mas devem trazer a insulina para a clínica ou o local de exame.

Colposcopia, cervicografia

Imagem endoscópica vaginal, cervical e genital

A colposcopia possibilita o exame da vulva, da vagina e do colo com o auxílio do colposcópio, instrumento especial com lente de aumento. Também é usada na avaliação de lesões genitais de DST, como úlceras sifilíticas, cancroide, condiloma e papilomavírus humano (HPV), em homens e mulheres.

Indicações

- Avaliação de resultados anormais persistentes do esfregaço de Papanicolaou (Pap), cervicite, lesões benignas, pré-carcinoma, lesões carcinomatosas do colo do útero ou da vagina e outros tecidos genitais e da parede vulvovaginal de aspecto normal
- Estudo de possível carcinoma invasivo e lesões glandulares
- Avaliação de mulheres com história de exposição intrauterina ao dietilestilbestrol.

Valores de referência

Normal

- Vagina, colo, vulva e áreas genitais de aspecto normal
- Epitélio pavimentoso rosado e capilares normais
- Cor, tom e contornos superficiais normais.

Implicações clínicas

- Lesões anormais ou padrões epiteliais incomuns, entre os quais figuram leucoplasia; vascularização anormal; displasia leve, moderada ou intensa; e tecido de aspecto anormal classificado como pontilhado, padrão mosaico ou hiperqueratose
- Extensão de epitélio anormal (com ácido acético) e extensão de não coloração com iodo
- Câncer do colo do útero com manifestações clínicas
- Inflamação aguda por HPV ou infecções bacterianas (p. ex., *Chlamydia*), vaginose bacteriana e gonorreia

Fatores interferentes

- A colposcopia não detecta com acurácia as lesões endocervicais
- O tecido cicatricial cervical pode impedir a observação satisfatória.

Procedimento

- A cliente é colocada em posição de litotomia modificada, e o colo é exposto com auxílio de um espéculo bivalve

- Com um *swab*, aplica-se ácido acético a 3% no colo do útero, na vagina ou nas áreas genitais masculinas (para melhorar a visibilidade do tecido epitelial). É preciso remover totalmente o muco. Não é recomendável usar *swabs* de algodão porque as fibras deixadas no colo interferem com a observação apropriada
- O colposcópio não entra na vagina. O exame começa com um campo de luz branca e ampliação reduzida; depois, usa-se um filtro verde para ver melhor as alterações vasculares. As lesões suspeitas são representadas em diagrama, fotografadas e biopsiadas (não se faz biopsia quando há previsão de biopsia posterior em cone; a biopsia é realizada se houver suspeita de invasão)
- A cervicografia (para detecção precoce de neoplasia e câncer do colo do útero) pode ser realizada em conjunto com a colposcopia em mulheres. Esse método possibilita imagens fotográficas de todo o colo do útero. O colo é limpo e aplica-se o ácido acético a 5% com *swab* na área antes de fotografar. Um segundo conjunto de fotografias é feito depois da aplicação de iodo aquoso no colo do útero
- Um esfregaço endocervical é transferido para uma lâmina, que será avaliada depois.

Intervenções de enfermagem

▶ *Antes da realização do exame*

- Avaliar o nível de conhecimento da cliente sobre o processo e o procedimento de colposcopia e explicar o objetivo e o procedimento
- Obter uma história ginecológica pertinente
- Coletar uma amostra de urina
- Administrar ibuprofeno para alívio de cólicas.

▶ *Durante a realização do exame*

- Oferecer tranquilização de maneira sensível e compreensiva. Explicar que pode haver algum desconforto se forem realizadas biopsias. Se a cliente apresentar uma resposta vasovagal, monitorar a ocorrência de bradicardia e hipotensão
- Auxiliar no bloqueio paracervical, se usado durante o procedimento
- Colocar a amostra em conservante apropriado, identificar corretamente e enviar ao departamento apropriado em tempo hábil.

▶ *Após a realização do exame*

- Monitorar complicações (p. ex., doença inflamatória pélvica [DIP]). Instruir a cliente a monitorar infecção, sangramento e dor e aconselhá-la em relação ao contato físico
- Oferecer solução salina ou água estéril para limpeza do períneo; o ácido acético pode provocar queimação. Explicar que uma pequena quantidade de sangramento vaginal ou cólica durante algumas horas é normal; oferecer absorventes à cliente
- Caso tenha sido realizada cervicografia, dizer à cliente que um corrimento vaginal castanho (do iodo do teste de Schiller) pode persistir por alguns dias. O sangramento excessivo, a dor, a febre ou o corrimento vaginal anormal, purulento devem ser comunicados imediatamente ao médico
- Avaliar e documentar os resultados e aconselhar a cliente em relação aos tratamentos e exames de acompanhamento, como conização, radioterapia, cirurgia ou procedimento de excisão eletrocirúrgica por alça (LEEP).

Componentes C3 e C4 do complemento

Sangue

A dosagem dos componentes C3 e C4 de complemento é realizada quando o nível total de complemento (CH_{50}) está diminuído. C3 é sintetizado no fígado, nos macrófagos, nos fibroblastos, nas células linfoides e na pele, enquanto C4 é sintetizado nos tecidos ósseos e pulmonar.

Indicações

- C3 e C4
  - Investigação de diminuição anormal do nível total de complemento (CH_{50}). Avaliação de doenças do tecido conjuntivo e autoimunes (p. ex., LES)
- C3 – Investigação de uma história de infecções repetidas; avaliação do grau de nefrite
- C4 – Confirmação de angioedema hereditário.

Valores de referência

Normais

- Valores normais em adultos: C3 = 75 a 175 mg/dℓ (0,75 a 1,75 g/ℓ) por nefelometria; C4 = 14 a 40 mg/dℓ (140 a 400 mg/ℓ) por nefelometria; CH_{50} = 95 a 185 U/mℓ (95 a 185 kU/ℓ).

Implicações clínicas

- Níveis diminuídos de C3 estão associados a maior atividade da doença, com formação de imunocomplexos, como infecções bacterianas recorrentes graves causadas por deficiência homozigótica de C3, LES ativo, glomerulonefrite pós-estreptocócica aguda (GNPEA), glomerulonefrite membranoproliferativa (GNMP), doença hepática em estágio terminal e ausência de fator inativador de C3b
- Níveis aumentados de C3 são encontrados em diversos estados inflamatórios
- Níveis diminuídos de C4 estão associados a LES agudo, glomerulonefrite incipiente, crioglobulinemia, edema angioneurótico hereditário, deficiência congênita de C3 e doenças mediadas por imunocomplexos
- Níveis aumentados de C4 estão associados a neoplasias malignas.

Fatores interferentes

- A análise requer que a amostra para C3 ou C4 seja separada de um coágulo e imediatamente congelada.

Procedimento

- Coletar uma amostra de 7 mℓ de soro por punção venosa em tubo de tampa vermelha para dosagem de C3 e C4.

Intervenções de enfermagem

► ***Antes da realização do exame***

- Explicar que C3 e C4 são usados para determinar se um cliente tem doença mediada por imunocomplexos, como LES ou artrite reumatoide; C3 também é usado para avaliar se existe acometimento renal.

► ***Após a realização do exame***

- Avaliar os resultados, orientar o cliente adequadamente em relação à repetição do exame e monitorar inflamações e neoplasias malignas.

Contagem de reticulócitos

Sangue, anemia, hematologia

Esse exame mede as hemácias não nucleadas imaturas e é realizado no diagnóstico diferencial de anemia. As células sanguíneas recém-liberadas contêm um retículo por 1 a 2 dias antes de a célula alcançar o estado de maturação completa.

Indicações

- Distinção de anemias causada por insuficiência da medula óssea na anemia aplásica das anemias causadas por hemorragia ou destruição das hemácias
- Monitoramento da efetividade do tratamento na anemia perniciosa (tratamento com vitamina B_{12} ou transfusão) e recuperação da função da medula óssea
- Determinação dos efeitos da radioterapia em clientes e trabalhadores expostos.

Valores de referência

Normais

- Homens: 0,5 a 1,5% (expresso como % do total de eritrócitos) ou 0,005 a 0,015
- Mulheres: 0,5 a 2,5% ou 0,005 a 0,025
- Lactentes: 2 a 5% ou 0,02 a 0,05
- Crianças: 0,5 a 4% ou 0,005 a 0,04
- Índice de reticulócitos (IR) = 1,0 ou aumento de 1% da produção de hemácias acima da contagem de reticulócitos normal ou corrigida (CRC).

Implicações clínicas

- Há *aumento dos reticulócitos* (reticulocitose) em casos de anemia hemolítica, hemoglobinopatias, anemias falciformes, 3 a 4 dias após hemorragia, aumento da destruição de hemácias e tratamento de anemias e malária
- Há *diminuição dos reticulócitos* em casos de deficiência de ferro e anemia aplásica, anemia perniciosa não tratada, infecção crônica, radioterapia e exposição à radiação, tumores da medula óssea, distúrbios endócrinos, síndromes mielodisplásicas e etilismo.

Fatores interferentes

- Amostras coletadas há mais de 24 horas afetam o resultado
- A transfusão recente diminui os valores.

Procedimento

- Coletar uma amostra de 5 mℓ de sangue venoso em tubo de tampa roxa. Colocar a amostra em embalagem para transporte de amostras biológicas
- Preparar um esfregaço sanguíneo após misturar o sangue com um corante supravital e examinar ao microscópio.

Intervenções de enfermagem

► ***Antes da realização do exame***

- Explicar o objetivo e o procedimento do exame.

► ***Após a realização do exame***

- Avaliar os resultados para o cliente e orientar em relação à repetição do exame
- O tratamento aprovado recentemente para síndromes mielodisplásicas inclui agentes desmetilantes, por exemplo, azacitidina e decitabina.

Creatinina, depuração de creatinina

Coleta de urina em tempo determinado, com sangue

Essa prova da função renal é usada para estimar a taxa de filtração glomerular (TFG), que mede a taxa de retirada de creatinina do sangue pelos rins. É coordenada com quase todos os testes quantitativos de urina e é medida com outros constituintes urinários.

Indicações

- Avaliação da função renal, principalmente da função glomerular
- Acompanhamento da evolução da doença renal
- Avaliação de doenças associadas a destruição muscular.

Valores de referência

Normais

- *Creatinina urinária*:
  - Homens: 14 a 26 mg/kg/24 horas ou 124 a 230 μmol/kg/dia
  - Mulheres: 11 a 20 mg/kg/24 horas ou 97 a 177 μmol/kg/dia
- *Creatinina sanguínea*: 0,8 a 1,2 mg/dℓ ou 71 a 106 μmol/ℓ
- A *depuração de creatinina* é medida em unidades de mℓ/min/1,73 m^2 ou mℓ/s/m^2.

O National Kidney Disease Orientation Program (NKDEP) recomenda que os laboratórios clínicos informem a taxa de filtração glomerular estimada (TFGe) junto com o nível de creatinina sérica.

$$\begin{aligned} \text{TFGe (m}\ell\text{/min/1,73 m}^2) = {} & 186 \times (S_{cr})^{-1{,}154} \times (\text{idade})^{-0{,}203} \\ & \times (0{,}742 \text{ se mulher}) \\ & \times (1{,}210 \text{ se negro}) \end{aligned}$$

- Mulheres: 72 a 110 mℓ/min/1,73 m^2 ou 0,69 a 1,06 mℓ/s/m^2
- Homens: 94 a 140 mℓ/min/1,73 m^2 ou 0,91 a 1,35 mℓ/s/m^2.

Implicações clínicas | Depuração de creatinina

- A *diminuição da depuração* ocorre em qualquer condição de diminuição do fluxo sanguíneo renal e em casos de comprometimento da função renal, doença renal intrínseca, síndromes nefróticas, amiloidose, choque, hemorragia e ICC
- O *aumento da depuração* ocorre em casos de alto DC, queimaduras e intoxicação por monóxido de carbono.

Implicações clínicas | Creatinina urinária

- A *diminuição dos níveis* ocorre no hipertireoidismo, na esclerose lateral amiotrófica (ELA), na distrofia muscular progressiva, na anemia, na leucemia e na doença renal avançada
- O *aumento dos níveis* ocorre na acromegalia, no gigantismo, no hipotireoidismo e no diabetes melito.

Fatores interferentes

- A gravidez causa aumento considerável da depuração de creatinina
- Os fármacos que aumentam os níveis incluem antibióticos (p. ex., cefalosporinas, gentamicina, aminoglicosídios), L-DOPA, alfametildopa, ácido ascórbico, esteroides, carbonato de lítio e cefoxitina, entre outros
- Os fármacos que diminuem os níveis incluem fenacetina, esteroides e tiazídicos, entre outros
- O exercício físico intenso aumenta a depuração de creatinina.

Procedimento

- Coletar urina por 24 horas em recipiente limpo. É necessário refrigerar a amostra
- Na manhã do dia de conclusão da coleta de 24 horas, coleta-se uma amostra de sangue venoso (7 mℓ) para dosagem de creatinina no soro. Usar tubo Vacutainer® de tampa vermelha

- Anotar a altura e o peso do cliente no recipiente com urina. Esses dados são usados para calcular a área de superfície corporal, na qual se baseiam os valores de depuração de creatinina
- Ver padrões para coleta de urina com tempo determinado no Capítulo 2.

Intervenções de enfermagem

▶ *Antes da realização do exame*

- Se possível, é preciso interromper os medicamentos (sobretudo as cefalosporinas) antes de iniciar o exame
- Avaliar a capacidade de adesão e os conhecimentos do cliente antes de explicar o objetivo e o procedimento do exame. Instruir o cliente a não comer carne nem beber café ou chá por 6 horas antes do exame
- Anotar a altura e o peso do cliente para calcular a área de superfície corporal.

▶ *Durante a realização do exame*

- Incentivar a ingestão de água para manter boa hidratação e dizer ao cliente para evitar exercício físico extenuante
- Os resultados corretos dependem da coleta, conservação e identificação apropriadas. Anotar os horários de início e término do exame.

▶ *Após a realização do exame*

- Orientar o cliente a retomar a atividade normal e a ingestão de alimentos e líquidos
- Avaliar o resultado e aconselhar e monitorar apropriadamente em relação a doenças renais, cardíacas e tireoidianas e a possível tratamento clínico.

Crioaglutininas (exames da fase aguda e convalescente)

Sangue, infecção

Esse teste mede autoanticorpos IgM causadores de aglutinação das hemácias do próprio cliente. As crioaglutininas são formadas em resposta a infecções e causam a aglomeração das hemácias em baixas temperaturas (0°C a 10°C).

Indicações

- Avaliação de pneumonia viral atípica por *Mycoplasma pneumoniae* em clientes com infecção respiratória ou FOD
- Diagnóstico de algumas anemias hemolíticas.

Valores de referência

Normais

- Título normal: < 1:16 por aglutinação das hemácias do próprio cliente a 4°C.

Implicações clínicas

- Um título maior que 1:32 sugere infecção por *Mycoplasma pneumoniae*. A quadruplicação do título durante a evolução da doença é mais importante que um único título elevado
- Indivíduos normais podem apresentar baixos níveis de crioaglutininas.

Fatores interferentes

- Um alto título de crioaglutininas interfere na tipagem sanguínea e na prova cruzada
- Às vezes há elevação espontânea dos títulos em pessoas idosas, com persistência durante anos

- A antibioticoterapia pode interferir com o surgimento de crioaglutininas
- O transporte e o processamento inadequados da amostra podem causar resultados falso-negativos.

Procedimento

- Coletar uma amostra de soro (7 mℓ, em tubo Vacutainer® de tampa vermelha) por punção venosa e transportar a 37°C para o laboratório
- A amostra deve ser pré-aquecida a 37°C durante 30 minutos antes da separação do soro das hemácias para possibilitar a "eluição" de crioaglutininas das membranas eritrocitárias. A omissão dessa etapa produz um resultado falso-negativo.

Intervenções de enfermagem

▶ ***Antes da realização do exame***

- Avaliar o conhecimento do cliente sobre o exame e a história clínica relacionada
- Explicar o objetivo e o procedimento do exame de sangue. Explicar que a cultura de possíveis microrganismos é difícil e que esse exame é um recurso importante para o diagnóstico de infecção por *M. pneumoniae*.

▶ ***Após a realização do exame***

- Avaliar os resultados e aconselhar o cliente apropriadamente sobre o tratamento
- Repetir o exame mais tarde (2 a 3 semanas) durante a evolução da doença para confirmar o diagnóstico.

Cultura de escarro

Escarro, infecção

As amostras de escarro são examinadas para identificar microrganismos causadores de doenças respiratórias. Os sinais/sintomas pertinentes incluem tosse com produção de escarro, febre, dor torácica e dispneia.

Indicações

- Diagnóstico de doença das vias respiratórias inferiores
- Determinação da sensibilidade a antibióticos ou outros fármacos e da evolução do tratamento, além de avaliação da efetividade do tratamento ou dos medicamentos.

Valores de referência

Normais

- Cultura negativa para microrganismos patogênicos.

Implicações clínicas

- Patógenos indicativos de tuberculose, micoses e causadores de pneumonia, bronquite e bronquiectasia
- Os possíveis microrganismos são estreptococos do grupo A, *Streptococcus pneumoniae*, espécies de Enterobacteriaceae, *Staphylococcus aureus*, *Micobacterium* sp. e *Legionella* sp.

Fatores interferentes

- Os antibióticos podem causar culturas falso-negativas ou retardar o crescimento de microrganismos
- Amostras de escarro insatisfatórias: amostras contaminadas ou "secas".

Procedimento

- Instruir o cliente a fornecer uma amostra obtida por tosse profunda e coletada em recipiente estéril (geralmente 1 a 3 mℓ são suficientes)
- Se o cliente não conseguir expectorar uma amostra satisfatória, pode-se usar nebulização ultrassônica, fisioterapia torácica, aspiração nasotraqueal ou traqueal ou broncoscopia
- As melhores amostras de escarro são coletadas no início da manhã.

Intervenções de enfermagem

▶ *Antes da realização do exame*

- Explicar o objetivo, o procedimento e todos os aspectos da coleta da amostra
- Instruir o cliente a não tocar o interior do recipiente de escarro.

▶ *Durante a realização do exame*

- O cliente deve limpar o nariz e a garganta e lavar a boca antes de expectorar, inspirar profundamente várias vezes, realizar uma série de tosses curtas e, depois, tossir profunda e vigorosamente
- De modo geral, as amostras de escarro não são refrigeradas, mas levadas ao laboratório de imediato.

▶ *Após a realização do exame*

- Avaliar o resultado para o cliente e orientar apropriadamente sobre tratamento e autocuidados na doença respiratória. Providenciar cuidados monitorados.

Cultura do trato genital e esfregaços vaginais, trato vaginal e preparação com KOH, colorações pelo método de Gram

Secreção uretral e vaginal

As culturas do trato genital são realizadas para isolar bactérias e vírus que podem causar infecção.

Indicações

- Identificação por cultura de microrganismos causadores de infecções genitais
- Avaliação de queixas vaginais para diagnóstico de vaginose bacteriana.

Valores de referência

Normais

- Detecção de crescimento de flora normal; a cultura é negativa para *Neisseria* sp., *Chlamydia* sp. e vírus patogênicos
- Esfregaços vaginais negativos para *Trichomonas*, *Candida* e vaginose bacteriana.

Implicações clínicas

- Os possíveis patógenos incluem *Neisseria gonorrhoeae*, *Chlamydia trachomatis*, herpes-vírus simples (HSV), *Haemophilus ducreyi*, *Trichomonas vaginalis* (um parasita), *Candida* sp., *Gardnerella vaginalis*, *Mycoplasma hominis* e *Ureaplasma urealyticum*.

Procedimento

- As amostras para cultura geralmente são coletadas em *swabs* de dácron ou raiom, que são colocadas em meio de transporte de Stuart modificado para isolamento de bactérias e leveduras. Para isolamento de *Chlamydia* sp. e HSV, deve-se colocar outro *swab* em líquido para transporte viral. Para isolamento de *Mycoplasma* ou *Ureaplasma*, deve-se colocar outro *swab* em líquido para transporte de *Mycoplasma* ou *Ureaplasma*. Colocar a amostra em embalagem para transporte de amostras biológicas

- Outras amostras de secreção vaginal são obtidas do mesmo modo que para cultura. Uma preparação a fresco de secreção vaginal é realizada pelo acréscimo de uma gota de solução salina ao esfregaço vaginal, colocação de lamínula e exame da amostra ao microscópio óptico. A preparação com KOH é semelhante, mas usa-se uma gota de KOH a 10% em vez de solução salina; a lâmina pode ser aquecida para possibilitar a observação direta de fungos, hifas e esporos.

Intervenções de enfermagem

► *Antes da realização do exame*

- Avaliar o conhecimento do cliente sobre o exame
- Explicar o objetivo e o procedimento de coleta da amostra.

► *Durante a realização do exame*

- Identificar as amostras com o nome do cliente, a data e o horário de coleta e a origem da amostra. Incluir as mesmas informações no fórmulário de requisição que acompanha as amostras. Incluir os sinais/sintomas do cliente, os exames solicitados e a pessoa ou clínica de contato para comunicação de resultados positivos.

► *Após a realização do exame*

- Enviar as amostras ao laboratório para exame imediato
- Avaliar os resultados da cultura e aconselhar o cliente em relação à prevenção de infecções genitais e ao possível tratamento.

Cultura viral

Tecido, urina, escarro, LCS e mucosa, líquidos, infecção viral

As culturas virais são realizadas para isolar microrganismos quando existe a suspeita de infecção viral.

Indicações

- Identificação do vírus causador de doença grave
- Determinação da possibilidade de transmissão hospitalar; também é um assunto de saúde pública
- Documentação da etiologia viral para eliminar o uso de tratamento impróprio.

Valores de referência

Normais

- Negativo para vírus
- Os resultados positivos de culturas virais dessas fontes oferecem um diagnóstico acurado: amostras de necropsia, esfregaços da camada leucoplaquetária do sangue, biopsias, LCS, colo do útero, olhos e aspirados com agulha fina.

Procedimento

- O melhor momento para coleta de amostras para cultura viral é por ocasião do surgimento dos primeiros sinais/sintomas. A coleta das amostras 1 semana depois do aparecimento dos sinais/sintomas prejudica o diagnóstico de infecção viral

- O tipo de doença viral e os sinais/sintomas influenciam as amostras de escolha para cultura viral; por exemplo, se os sinais/sintomas são de pneumonia, a amostra de escolha é escarro, lavado broncoalveolar ou escovado brônquico. Se os sinais/sintomas são de meningite durante os meses de verão (infecção por enterovírus), as amostras de escolha seriam LCS, fezes retais ou *swab* da orofaringe
- As amostras virais podem ser coletadas de locais estéreis e não estéreis. As amostras estéreis tendem a ser coletadas por alguns procedimentos invasivos, como flebotomia, amostras das vias respiratórias inferiores (coletadas por enfermeiras ou fisioterapeutas) e biopsias teciduais (coletadas por médico). As amostras de locais não estéreis, como conjuntivas, pele, vesículas, nariz, orofaringe, urina, órgãos genitais e reto, podem ser coletadas por enfermeiras
- Observar as precauções-padrão. Caso a amostra seja coletada em *swab*, é preciso mantê-la úmida durante o transporte até o laboratório. Recomenda-se o uso do meio de transporte modificado de Stuart em sistema de transporte autocontido. Não usar *swabs* de algodão nem *swabs* de algodão com haste de madeira. Os *swabs* de dácron ou raiom são opções melhores
- Amostras não estéreis que não sejam de natureza líquida, aspirados com agulha fina ou biopsias teciduais devem ser umedecidas com pequena quantidade de solução salina, caldo tripticase soja ou meio de transporte viral. As amostras líquidas devem ser coletadas em recipiente estéril. Colocar em embalagem para transporte de amostras biológicas
- Entre os vírus isolados na urina estão CMV, enterovírus e os vírus causadores da rubéola, do sarampo e da caxumba. Em casos de viremia, é recomendável coletar amostras de sangue em tubos com heparina ou EDTA. Colocar em embalagem para transporte de amostras biológicas.

Intervenções de enfermagem

▸ *Antes da realização do exame*

- Identificar as amostras com nome do cliente, data e horário de coleta, origem específica e tipo de amostra. Deve-se incluir uma pessoa ou clínica de contato para notificação de um resultado positivo.

▸ *Durante a realização do exame*

- As amostras devem ser enviadas imediatamente ao laboratório. Se houver atraso no transporte, devem ser refrigeradas (0°C a 4°C). Caso o transporte demore mais de 5 dias, as amostras devem ser congeladas.

▸ *Após a realização do exame*

- Orientar o cliente acerca dos resultados positivos e explicar a possível necessidade de outro exame.

Culturas de feridas, abscessos e tecidos

Exame especial, infecção, líquidos, tecidos

As culturas são realizadas para isolar microrganismos (aeróbicos e anaeróbicos) quando há suspeita de infecção da ferida.

Indicações

- Compreensão de que as infecções de feridas e os abscessos são complicações de cirurgia, traumatismo ou doença que interrompe a continuidade de uma superfície cutânea

- Identificação de microrganismos específicos em uma infecção de ferida, sobretudo quando há mudança considerável do volume, da consistência ou do odor da drenagem
- Identificação da antibioticoterapia apropriada para uma infecção ou avaliação da efetividade do tratamento
- Documentação da ausência de microrganismos transmissíveis, sobretudo quando se consideram procedimentos de isolamento.

Valores de referência

Normais

- Negativo para microrganismos patogênicos.

Implicações clínicas

- Uma ferida infectada por microrganismos como *Pseudomonas* spp., *Staphylococcus aureus, Proteus, Bacteroides* spp., *Klebsiella, Fusobacterium* spp., *Serratia, Enterococcus, Nocardia* spp., *Actinomyces* spp., *Mycobacterium, Escherichia coli, Clostridium perfringens, Candida* e *Streptococcus* (beta-hemolíticos).

Fatores interferentes

- Antibióticos (sistêmicos ou tópicos) administrados antes da coleta de cultura
- A limpeza da ferida ou irrigação com solução antisséptica antes da cultura pode destruir os microrganismos e produzir um resultado falso-negativo.

Procedimento

- Coletar amostras para cultura de feridas por aspiração, biopsia de tecidos e cultura de *swab*. O pus de feridas profundas está associado a odor fétido, tecido necrótico ou úlceras nos membros inferiores de clientes diabéticos
- Usar um *kit* de cultura que contenha um *swab* de algodão ou com ponta de poliéster estéril e um tubo com meio de cultura
- Preparar a ferida para cultura:
    - Usar soro fisiológico. A limpeza está associada ao risco de introduzir microrganismos estranhos na amostra – a cultura somente do *exsudato externo*, pode não identificar a verdadeira causa da infecção. Caso haja drenagem *moderada a intensa*, irrigar com soro fisiológico até eliminar todos os resíduos visíveis – usar gaze estéril para absorver o excesso de soro e expor o local de cultura. Cultivar áreas bem-vascularizadas de tecido de granulação
    - Em *feridas crônicas*, como as úlceras por pressão, pode ser necessário desbridamento – desbridar o tecido necrótico solto e coletar amostras da área limpa de tecido de granulação. *Se uma ferida foi tratada com antibiótico ou antisséptico tópico*, limpar totalmente para remover os resíduos antes da coleta de material para cultura
    - As *feridas incisionais* podem exigir a retirada de alguns grampos ou suturas para ter acesso ao local de infecção (ou procedimentos de biopsia). Colocar o *swab* imediatamente no recipiente apropriado para transporte
- As amostras de tecido para cultura devem ser levadas imediatamente para o laboratório em gaze estéril ou recipiente estéril. No caso de aspirações de líquido ou pus coletados em seringa, deve-se retirar a agulha e fechar a extremidade da seringa com tampa estéril.

Intervenções de enfermagem

► *Antes da realização do exame*

- Explicar o objetivo e o procedimento de coleta da amostra para cultura
- Aguardar a coleta da amostra para iniciar o tratamento com antibióticos ou sulfonamida.

► *Durante a realização do exame*

- Usar precauções-padrão universais e técnicas assépticas e estéreis
- Identificar a amostra com nome do cliente, data e horário da coleta, local anatômico ou origem específica da amostra (ferida incisional no tórax), tipo de amostra (líquido de abscesso, tecido de ferida pós-cirúrgica), exame solicitado, diagnóstico, eventuais medicamentos tópicos ou sistêmicos em uso e estado de isolamento
- Colocar em embalagem para transporte de amostras biológicas. Levar a amostra imediatamente ao laboratório (dentro de 30 min).

► *Após a realização do exame*

- Reaplicar o curativo estéril sobre a ferida, se necessário antes da coleta de material para cultura
- Comunicar ao médico eventuais resultados positivos, de modo que seja iniciada a antibioticoterapia apropriada.

Densidade mineral óssea, densitometria óssea, procedimentos de imagem para osteoporose

Imagens especiais para avaliação da densidade óssea

A densitometria óssea auxilia o diagnóstico de osteoporose ou osteopenia, muitas vezes antes que ocorram fraturas, pela medida da densidade mineral óssea. A absorciometria de raios X para medir a densidade mineral óssea inclui estas modalidades especiais:

- Absorciometria de energia dupla (DEXA ou DXA) para medir a densidade na coluna vertebral, no quadril e no antebraço
- Absorciometria de energia dupla periférica (pDXA) para medir a densidade no antebraço
- Absorciometria de raios X de energia única (SXA) para medir a densidade no calcanhar e no antebraço.

Indicações

- Medida do conteúdo mineral e da densidade óssea para detecção de osteoporose e osteopenia
- Diagnóstico de osteoporose relacionada a ooforectomia precoce antes da menopausa, síndrome de deficiência de estrogênio ou em mulheres após a menopausa
- Avaliação de osteoporose que pode estar relacionada a fraturas inexplicadas ou múltiplas, mieloma múltiplo, anorexia, imobilidade prolongada, má absorção gastrintestinal e doenças renais crônicas
- Detecção de anormalidades vertebrais
- Avaliação dos resultados de radiografias que indicam osteopenia
- Diferenciação entre causas associadas a osteopenia – como endocrinopatias (p. ex., hiperparatireoidismo, prolactinoma, síndrome de Cushing e hipogonadismo e hipertireoidismo no sexo masculino) – e osteopenia relacionada ao tratamento (p. ex., tratamento prolongado com heparina, anticonvulsivante ou esteroide)
- Acompanhamento de tratamento da osteoporose, como terapia de reposição hormonal, exercícios físicos, análogo da calcitonina (CT), vitamina D e suplementos de cálcio
- Auxílio na decisão livre e esclarecida sobre os riscos e benefícios da terapia de reposição hormonal no início da menopausa.

Valores de referência

Normais

- Ausência de osteoporose ou osteopenia ao avaliar a densidade óssea
- T *score* normal de –1,0 ou acima
- Osteopenia: abaixo de –1,0 a –2,5
- Osteoporose: abaixo de –2,5

Implicações clínicas

- Cintigrafias anormais podem estar associadas a deficiência de estrogênio em mulheres após a menopausa, anormalidades vertebrais, osteoporose diagnosticada por radiografia, hiperparatireoidismo e terapia prolongada com corticosteroides.

Fatores interferentes

- Leituras falsas podem ocorrer nas seguintes situações:
  - Exames de medicina nuclear nas 72 horas anteriores
  - Exames com bário nos 7 a 10 dias anteriores
- O aneurisma calcificado da aorta abdominal pode aumentar a densidade óssea da coluna vertebral
- Próteses ou clipes metálicos implantados cirurgicamente em áreas de interesse causam falso aumento da densidade desses ossos.

Procedimento

- O cliente é posicionado de maneira a manter imóvel a área examinada. Devem-se retirar as joias ou outros objetos sobre o osso e fraturas ósseas prévias
- Um bloco de espuma é colocado sob os dois joelhos durante o exame da coluna vertebral; um imobilizador da perna é usado durante o exame do fêmur; e um imobilizador do braço é usado durante o exame do antebraço.

Intervenções de enfermagem

► *Antes da realização do exame*

- Informar ao cliente o propósito da densitometria óssea; o procedimento para medir a coluna, o quadril e o antebraço; e a participação do cliente
- Informar ao cliente que não é necessário preparo especial, como jejum ou sedação
- Incentivar o cliente a usar roupas de algodão, sem plástico nem metal
- Pedir ao cliente para retirar todos os objetos metálicos (p. ex., joias, cintos, fivelas, zíperes, moedas, chaves) antes do exame.

► *Durante a realização do exame*

- Assegurar ao cliente que o exame está prosseguindo normalmente
- A densitometria óssea leva cerca de 35 a 45 minutos e o exame não é doloroso
- Esse exame não emprega radiofármacos.

► *Após a realização do exame*

- Podem ser solicitados exames seriados para avaliar a efetividade do tratamento
- Se os resultados indicarem osteoporose, aconselhar o cliente a praticar exercícios com sustentação de peso, treinamento de força, prescrever medicamentos e suplementos de cálcio, vitamina D e magnésio.

Desidroepiandrosterona (DHEA), sulfato de desidroepiandrosterona (DHEA-S)

Sangue, urina de 24 horas

A DHEA é um androgênio suprarrenal secretado com o cortisol sob controle do ACTH.

Indicações

- Diagnóstico diferencial de virilização
- Avaliação de infertilidade, amenorreia ou hirsutismo para identificar a origem do excesso de androgênios
- Avaliação de carcinomas suprarrenais, que frequentemente secretam grande quantidade de DHEA
- Monitoramento da efetividade do tratamento de doença congênita.

Valores de referência

Normais

Soro

- Homens: < 6,0 μg/mℓ ou < 16,4 μmol/ℓ
- Mulheres: < 3,0 μg/mℓ ou < 8,2 μmol/ℓ.

Urina

- Homens: 0,0 a 3,1 mg/24 horas ou 0 a 10,7 μmol/dia
- Mulheres: 0 a 1,5 mg/24 horas ou 0 a 5,2 μmol/dia.

Implicações clínicas

- Os níveis de DHEA-S estão *aumentados* em mulheres com hirsutismo, acne, hiperplasia suprarrenal congênita, tumores do córtex suprarrenal, doença de Cushing e doença do ovário policístico
- Os níveis de DHEA-S estão *diminuídos* em pessoas com insuficiência suprarrenal, doença de Addison e hipoplasia suprarrenal.

Fatores interferentes

- Radioisótopos recém-administrados
- Fármacos como dexametasona, prednisona e outras cortisonas diminuem os níveis.

Procedimento

- Coletar uma amostra de soro (5 mℓ) por punção venosa em tubo Vacutainer® de tampa vermelha
- Coletar uma amostra de urina de 24 horas em recipiente especial.

Intervenções de enfermagem

▶ ***Antes da realização do exame***

- Avaliar a adesão e os conhecimentos do cliente antes de explicar o objetivo e o procedimento do exame
- Os fármacos que podem causar interferência não devem ser tomados por 48 horas antes do exame; consultar o médico.

► *Após a realização do exame*

- Reiniciar os medicamentos prescritos
- Avaliar o resultado e aconselhar e apoiar o cliente conforme apropriado para a disfunção endócrina.

Determinação do fator Rh, tipagem sanguínea

Sangue, pré-transfusão

Esse exame é usado para verificar se uma pessoa é Rh-positiva ou Rh-negativa. A Tabela 3.1 analisa a nomenclatura relativa ao fator Rh.

Tabela 3.1 Comparação de termos usados nas nomenclaturas do sistema Rh.

Weiner	Fisher-Race
Rh_1	D
Rh_2	C
Rh_3	E
Rh_4	c
Rh_5	e
Rh_6	f(ce)
Rh_{12}	G

Indicações

- A administração de sangue Rh-positivo a uma pessoa Rh-negativa pode sensibilizar a pessoa para produzir anti-D (Rh_1)
- A administração de sangue Rh_1(D)-positivo a um receptor com anti-D (Rh_1) sérico poderia ser fatal
- Identificar candidatos a receber RhIG (imunoglobulina Rh)
- A determinação do fator Rh também devem ser realizada em clientes que sofreram abortos provocados ou espontâneos.

Valores de referência

Normais

	Incidência
Brancos	85% Rh-positivos (presença do antígeno Rh) 15% Rh-negativos (ausência do antígeno Rh)
Afro-americanos	90% Rh-positivos (presença do antígeno Rh) 10% Rh-negativos (ausência do antígeno Rh)

Implicações clínicas

- O significado dos antígenos Rh baseia-se em sua capacidade de imunização do cliente ocasionada por uma transfusão ou gravidez
- Os anticorpos contra Rh_2(C) são encontrados com frequência associados a anticorpos anti-Rh_1 (D) na gestante Rh-negativo cujo feto ou filho é Rh-positivo e tem os dois antígenos

- Com raríssimas exceções, não há produção de anticorpos anti-Rh exceto se precedido por estimulação antigênica, como ocorre na gravidez e nos abortos; transfusões sanguíneas; e imunização deliberada, na maioria das vezes por injeções intravenosas repetidas de sangue para coletar determinado anticorpo anti-Rh.

Procedimento

- Coletar uma amostra de 7 mℓ de sangue venoso.

Intervenções de enfermagem

Antes da realização do exame

- Explicar o objetivo e o procedimento da determinação do fator Rh
- Consultar as orientações do Capítulo 1 sobre cuidados seguros, efetivos e informados antes do exame.

Após a realização do exame

- Interpretar o resultado do exame, informar e orientar com relação ao fator Rh. As mulheres em idade fértil podem necessitar de consideração especial.

Dímero-D

Os dímeros-D são produzidos pela ação da plasmina sobre a fibrina com ligação cruzada. O teste é usado quando há suspeita de hipercoagulabilidade.

Indicações

- Diagnóstico de coagulação intravascular disseminada (CID)
- Análise de líquido espinal para diferenciar casos de HSA e punção traumática
- Rastreamento de trombose venosa profunda (TVP)
- Investigação da suspeita de EP.

Valores de referência

Normais

- Quantitativo: < 250 μg/mℓ ou < 1,37 nmol/ℓ
- Qualitativo: ausência de fragmentos de dímero-D.

Procedimento

- Coletar uma amostra de 5 mℓ de sangue venoso em tubo com citrato de sódio e aprotinina
- Colocar a amostra em embalagem para transporte de amostras biológicas e levá-la imediatamente ao laboratório.

Implicações clínicas

- O *aumento* do nível de dímero-D está associado a CID, TVP, EP, pré-eclâmpsia, infarto do miocárdio, neoplasia maligna, inflamação e infecção grave
- A presença de dímero-D confirma que houve geração de trombina e de plasmina.

Fatores interferentes

- Altos títulos de fator reumatoide, inflamação e hepatopatia causam resultados falso-positivos

- Os níveis falso-positivos de dímero-D aumentam à medida que aumenta o nível do marcador tumoral CA-125 para câncer ovariano
- O teste do dímero-D é positivo após cirurgia ou traumatismo
- A estrogenioterapia e a gravidez normal provocam resultados falso-positivos.

Intervenções de enfermagem

► *Antes da realização do exame*

- Explicar o objetivo e o procedimento do teste
- Consultar as orientações do Capítulo 1 sobre cuidados seguros, eficazes e conscientes antes da realização do exame.

► *Após a realização do exame*

- Interpretar o resultado do teste e monitorar apropriadamente em relação a CID ou trombina.

DNA livre no sangue circulante

Os ácidos nucleicos (DNA e RNA) "livres" fetais são encontrados na circulação materna, são específicos da gravidez atual e acredita-se que tenham origem na placenta. O DNA livre no sangue circulante é retirado do plasma do sangue total materno. Existem exames para detectar aneuploidias fetais dos cromossomos 21, 18 e 13. O exame também identifica cromossomos X e Y. Esse exame não invasivo pode ser realizado com apenas 10 semanas de gravidez, e os resultados estão disponíveis em 1 semana. O American College of Obstetricians and Gynecologists (ACOG) recomenda que se ofereça às mulheres de todas as idades o rastreamento pré-natal de aneuploidia com exame de rastreamento não invasivo ou invasivo. O DNA livre é um método de rastreamento não invasivo para mulheres sob risco de aneuploidia. Atualmente, não é recomendado como teste de rastreamento em mulheres de baixo risco porque não foi avaliado nessa população.

Indicações

Indicações de teste de DNA livre para aneuploidia:

- Idade materna a partir de 35 anos por ocasião do parto
- Ultrassonografia fetal indicativa de aumento do risco de aneuploidia
- História prévia de gravidez com trissomia
- Resultado positivo de teste sequencial ou integrado ou de teste quádruplo no primeiro ou segundo trimestre
- Pais com translocação robertsoniana balanceada, com aumento do risco de trissomia do 13 ou trissomia do 21 fetal
- O teste de DNA livre identifica 99% dos casos de síndrome de Down, 99,9% dos fetos com trissomia do 18 e 91,7% das ocorrências de trissomia do 13.

Valores de referência

Normais

- O teste negativo indica que não há evidências de aneuploidia dos cromossomos 21, 18 ou 13.

Positivo

- Detecção de trissomia do 21, trissomia do 18 ou trissomia do 13.

Procedimento

- Explicar que o teste analisa a quantidade relativa de material dos cromossomos 21, 18, 13 e Y no DNA livre circulante de uma amostra de sangue materna
- Coletar duas amostras de 10 mℓ de sangue em tubos para coleta de DNA livre com tampa mesclada preta/bronze.

Implicações clínicas

- O teste detecta aneuplodias dos cromossomos 21, 18 e 13 no feto, e a existência do cromossomo Y em gestações de feto único e gemelares
- O resultado negativo não descarta anormalidades
- Quando o resultado é positivo, deve-se encaminhar a cliente a aconselhamento genético e oferecer o exame invasivo para confirmar o resultado
- O teste de DNA livre não substitui o diagnóstico por BVC ou amniocentese.

Intervenções

► *Cuidados com o cliente antes da realização do exame*

- Analisar a história familiar com a cliente para avaliar se convém oferecer outro tipo de rastreamento pré-natal ou exame invasivo dependendo da síndrome genética. O aconselhamento antes da realização do exame deve incluir a discussão de que o DNA livre não confirma o diagnóstico, mas tem sensibilidade e especificidade elevadas
- Ver as diretrizes do Capítulo 1 sobre cuidados *antes da realização do exame* seguros, efetivos e esclarecidos.

► *Cuidados com o cliente após a realização do exame*

- Encaminhar a conselheiro genético e a profissional de medicina maternofetal para diagnóstico e consulta, se o teste for positivo
- Seguir as diretrizes do Capítulo 1 sobre cuidados após a realização do exame seguros, efetivos e esclarecidos.

Dosagem de colesterol ou lipidograma

Sangue, jejum, lipídios, teste cutâneo na palma da mão sem jejum

Colesterol, triglicerídios e lipoproteínas, colesterol ligado à lipoproteína de alta densidade (HDL-C; do inglês, *high-density lipoprotein cholesterol*), colesterol ligado à lipoproteína de baixa densidade (LDL-C; do inglês, *low-density lipoprotein cholesterol*) e lipoproteína de muito baixa densidade (VLDL; do inglês, *very low-density lipoprotein*)

Esses exames são realizados para avaliar o risco de infarto do miocárdio ou oclusão da artéria coronária e coronariopatia e para dosagem de colesterol total, "mau" colesterol (LDL-C), "bom" colesterol (HDL-C) e triglicerídios.

Indicações

- Dosagem de colesterol para identificação de fatores de risco de doença coronariana, parte de um lipidograma
- Avaliação de outras doenças, como doenças hepáticas, biliares, tireoidianas e renais e diabetes melito
- Monitoramento da efetividade da dieta, dos medicamentos, das alterações do estilo de vida (p. ex., exercícios físicos) e do controle do estresse sobre os resultados do exame e diminuição do risco.

Valores de referência

Normais

Colesterol em jejum

Os níveis normais variam com a idade, a dieta e a região geográfica. Os valores desejáveis são:

- Adultos:
  - Desejável: 140 a 199 mg/dℓ ou 3,63 a 5,15 mmol/ℓ
  - Limítrofe alto: 200 a 239 mg/dℓ ou 5,18 a 6,19 mmol/ℓ
  - Alto: > 240 mg/dℓ ou > 6,20 mmol/ℓ
- Crianças e adolescentes (12 a 18 anos):
  - Desejável: < 170 mg/dℓ ou < 4,39 mmol/ℓ
  - Limítrofe: 170 a 199 mg/dℓ ou 4,40 a 5,16 mmol/ℓ
  - Alto: > 200 mg/dℓ ou > 5,18 mmol/ℓ.

Triglicerídios em jejum

Os valores estão relacionados à idade, ao sexo e à dieta:

- Normal: < 150 mg/dℓ ou < 1,70 mmol/ℓ
- Limítrofe: 150 a 199 mg/dℓ ou 1,70 a 2,25 mmol/ℓ
- Alto: 200 a 499 mg/dℓ ou 2,26 a 5,64 mmol/ℓ
- Muito alto: ≥ 500 mg/dℓ ou ≥ 5,65 mmol/ℓ.

HDL-C em jejum

- Adultos:
  - Homens: 35 a 65 mg/dℓ ou 0,91 a 1,68 mmol/ℓ
  - Mulheres: 35 a 80 mg/dℓ ou 0,91 a 2,07 mmol/ℓ.

LDL-C

- Ideal: < 100 mg/dℓ ou < 2,85 mmol/ℓ
- Quase ideal: < 130 mg/dℓ ou < 3,37 mmol/ℓ
- Limítrofe alto: 130 a 159 mg/dℓ ou 3,37 a 4,12 mmol/ℓ
- Alto: 160 a 189 mg/dℓ ou 4,14 a 4,90 mmol/ℓ
- Muito alto: ≥ 190 mg/dℓ ou ≥ 4,92 mmol/ℓ.

VLDL

- Normal: 25 a 50% dos níveis de triglicerídios totais.

Implicações clínicas | Colesterol

- A *elevação dos níveis de colesterol* (hipercolesterolemia) ocorre em casos de doenças cardiovasculares e aterosclerose, hipercolesterolemia familiar do tipo 2, hiperlipoproteinemia, doença hepatocelular, cirrose biliar, hipotireoidismo, doença de von Gierke, neoplasias pancreática e prostática, síndrome de Werner, diabetes melito malcontrolado, nefrite crônica, glomerulosclerose, obesidade e "abundância alimentar"
- A *diminuição dos níveis de colesterol* (hipocolesterolemia) ocorre em casos de má absorção, inanição, hepatopatia grave, hipertireoidismo, DPOC, anemias megaloblástica, sideroblástica e crônicas, doença de Tangier, queimaduras graves, doença aguda e retardo mental.

Fatores interferentes | Colesterol

- Os níveis de colesterol sofrem leves variações sazonais, são mais elevados no outono e no inverno e mais baixos na primavera e no verão. A gravidez eleva esses níveis
- Os fármacos que diminuem os níveis de colesterol incluem tiroxina, estrogênios, androgênios, AAS, antibióticos (tetraciclina e neomicina), ácido nicotínico, heparina, colchicina, inibidores da SMA, alopurinol e sais biliares

- Os fármacos que elevam os níveis sanguíneos de colesterol incluem anovulatórios orais, epinefrina, fenotiazinas, vitaminas A e D, fenitoína, ACTH, esteroides anabólicos, bloqueadores beta-adrenérgicos, sulfonamida e diuréticos tiazídicos.

Implicações clínicas | Triglicerídios

- Os *níveis de triglicerídios aumentam* nos casos de hiperlipoproteinemias dos tipos 1, 2b, 3, 4 e 5; hepatopatia; etilismo; síndrome nefrótica; doença renal; hipotireoidismo; diabetes melito mal controlado; pancreatite; gota; doença por depósito de glicogênio; infarto do miocárdio (os aumentos podem persistir por 1 ano); hipotireoidismo; doença de von Gierke (ou seja, doença por depósito de glicogênio); infarto agudo do miocárdio (níveis elevados durante vários meses); anorexia nervosa e síndrome de Down
- Os *níveis de triglicerídios diminuem* nos casos de desnutrição, síndrome de má absorção, hipertireoidismo, hiperparatireoidismo, abetalipoproteinemia congênita, infarto encefálico e DPOC.

Alerta clínico

Níveis sanguíneos de triglicerídios > 5.000 mg/dℓ (> 56,5 mmol/ℓ) estão associados a xantoma eruptivo, arco corneano, lipemia retiniana, hepatomegalia e esplenomegalia.

Fatores interferentes | Triglicerídios

- A ingestão de uma refeição gordurosa ou de álcool etílico eleva os níveis de triglicerídios
- A gravidez pode elevar os níveis sanguíneos dos triglicerídios
- Entre os fármacos que *diminuem os níveis de triglicerídios* estão o ácido ascórbico, o clofibrato, a fenformina, a metformina, a asparaginase e o colestipol
- Entre os fármacos que *aumentam os níveis de triglicerídios* estão o estrogênio, os anovulatórios orais e a colestiramina
- Os *níveis estão aumentados* nas doenças agudas, nos resfriados e na gripe.

Implicações clínicas | HDL-C ("bom" colesterol)

- Os *níveis aumentados* (> 60 mg/dℓ ou 1,55 mmol/ℓ) ajudam a diminuir o risco de cardiopatia e também estão associados a hepatopatia crônica ou etilismo crônico, exercício aeróbico prolongado e exercício vigoroso
- Os *níveis diminuídos* (< 40 mg/dℓ ou < 1,03 mmol/ℓ) indicam aumento do risco de cardiopatia coronariana, hipoalfalipoproteinemia familiar (ou seja, doença de Tangier) e hipertrigliceridemia, doença hepatocelular, doença da Apo C-III, diabetes melito não controlado, obesidade, insuficiência renal crônica, uremia e doença de Niemann-Pick.

Fatores interferentes | HDL-C

- O consumo moderado de álcool etílico *aumenta* os níveis de HDL-C
- O tabagismo *diminui* os níveis de HDL-C
- Os meios de contraste iodados interferem com os resultados do exame; ganho ou perda de peso recente interfere nos resultados do exame
- Os exercícios físicos elevam os níveis de HDL-C; fármacos como AAS, estrogênio e esteroides, bem como a insulinoterapia, podem aumentar os níveis ou causar resultados falso-positivos. Outros fármacos podem causar resultados falso-negativos.

Implicações clínicas | Níveis de LDL-C e VLDL

- O *aumento dos níveis de LDL-C* ocorre na hiperlipidemia familiar do tipo 2, na hipercolesterolemia familiar e por causas secundárias, como dieta rica em colesterol e gordura saturada, síndrome nefrótica, insuficiência renal crônica, gravidez, porfiria, diabetes melito, mieloma múltiplo, esteroides, progestinas e androgênios

- O *aumento dos níveis de VLDL* ocorre na hiperlipidemia familiar e por causas secundárias, como etilismo, obesidade, diabetes melito, doença renal crônica, pancreatite, gravidez, estrogênio, pílulas anticoncepcionais e progestinas
- A *diminuição dos níveis de LDL-C e VLDL* ocorre em casos de má nutrição e má absorção.

Procedimento

- Coleta-se uma amostra de sangue (5 a 10 mℓ) por punção venosa em tubo Vacutainer® de tampa vermelha
- Coloca-se sobre a palma da mão uma esponja que contém uma enzima líquida (PREVU Skin Sterol Test®). A mudança da cor do líquido é comparada a uma tabela de cores correlacionada ao nível de colesterol.

Intervenções de enfermagem

► *Antes da realização do exame*

- Explicar o objetivo e o procedimento dos testes de colesterol e enfatizar a importância do jejum (dieta zero por 12 a 16 horas antes da coleta de sangue) para evitar resultados falsos
- Suspender os medicamentos de acordo com a orientação médica e com cada teste específico; por exemplo, suspender anovulatórios orais, estrogênio e salicilatos antes da dosagem de lipoproteínas
- Observar se houve alguma variação drástica do peso do cliente nas últimas semanas anteriores à dosagem de HDL.

Alerta clínico

- O estresse e as doenças afetam os níveis de HDL (p. ex., após infarto do miocárdio), e a dosagem só deve ser realizada a partir de 3 meses depois de uma doença.

► *Após a realização do exame*

- Monitorar a ocorrência de sangramento ou infecção no local da punção venosa e permitir que o cliente reinicie a dieta e os medicamentos habituais
- Avaliar os resultados e aconselhar o cliente apropriadamente (p. ex., no caso de hipercolesterolemia, orientar sobre a importância de diminuir o consumo de gordura animal, limitar a ingestão de gorduras saturadas e gordura *trans*, consumir mais gorduras ômega-3, iniciar um programa regular de exercício físico, manter o peso apropriado e diminuir o estresse).

Dosagem de eletrólitos

Sangue, jejum, urina em tempo determinado

Cálcio (Ca), cloreto (Cl), fosfato (P), magnésio (Mg), potássio (K), sódio (Na)

Essa série de exames avalia os níveis de eletrólitos (ou seja, íons, com cargas elétricas negativa [ânions] e positiva [cátions]) e o equilíbrio acidobásico do corpo. Os níveis desses íons podem ser usados na detecção precoce de desequilíbrios potenciais ou reais para que se possa iniciar o tratamento corretivo.

Indicações

- Íon cálcio (Ca^{2+}) no sangue para avaliação da função das glândulas paratireoides, do metabolismo do cálcio e da atividade de neoplasias malignas
- Íon cloreto (Cl^-) pelo valor dedutivo (ou seja, sódio) e para diagnóstico de distúrbios acidobásicos e correção de alcalose hipopotassêmica
- Fosfato (P) para identificar a relação entre os níveis de cálcio e os níveis de PTH

- Magnésio (Mg^{2+}) como indicador de função renal, estado eletrolítico e metabolismo de magnésio
- Íon potássio (K^+) para identificar desequilíbrios de potássio ignorados e previstos, que podem ser letais; avaliação de desequilíbrios acidobásicos; e monitoramento de acidose e cetoacidose diabética (p. ex., insuficiência renal, obstrução intestinal)
- Íon sódio (Na^+) para distúrbios renais e suprarrenais, equilíbrio acidobásico, alterações do equilíbrio hídrico, desidratação e intoxicação hídrica.

Valores de referência

Normais

Cálcio total no sangue

Idade	mg/dℓ	mmol/ℓ
0 a 10 dias	7,6 a 10,4	1,90 a 2,60
10 dias a 2 anos	9,0 a 11,0	2,25 a 2,75
2 a 12 anos	9,9 a 10,1	2,20 a 2,70
12 a 18 anos	8,4 a 10,7	2,10 a 2,55
Adulto	8,4 a 10,2	2,15 a 2,50

Cálcio ionizado no sangue

- Adultos: 4,65 a 5,28 mg/dℓ ou 1,16 a 1,32 mmol/ℓ
- Crianças (1 a 18 anos): 4,80 a 5,52 mg/dℓ ou 1,20 a 1,38 mmol/ℓ
- Recém-nascidos: 4,40 a 5,48 mg/dℓ ou 1,10 a 1,37 mmol/ℓ.

Cálcio na urina

- Adultos: 110 a 300 mg/24 h com uma dieta média ou 2,50 a 7,50 mmol/dia
- 50 a 150 mg/24 h com uma dieta hipocálcica ou 1,25 a 3,75 mmol/dia.

Valores críticos – cálcio total

- < 6,0 mg/dℓ (< 1,50 mmol/ℓ)
- > 13 mg/dℓ (> 3,25 mmol/ℓ)

Cloreto no sangue

- Adultos: 98 a 106 mEq/ℓ ou mmol/ℓ
- Recém-nascidos: 98 a 113 mEq/ℓ ou mmol/ℓ

Fosfato no sangue

- Adultos: 2,5 a 4,5 mg/dℓ ou 1,0 a 1,5 mmol/ℓ
- Crianças: 4,5 a 5,5 mg/dℓ ou 1,45 a 1,78 mmol/ℓ
- Recém-nascidos: 4,5 a 9,0 mg/dℓ ou 1,45 a 2,91 mmol/ℓ.

Valores críticos

- < 1,2 mg/dℓ (< 0,4 mmol/ℓ) ou > 9 mg/dℓ (> 3 mmol/ℓ)

Magnésio no sangue

- Adultos: 1,8 a 2,4 mg/dℓ ou 0,66 a 1,07 mmol/ℓ
- Crianças: 1,7 a 2,1 mg/dℓ ou 0,70 a 0,86 mmol/ℓ
- Recém-nascidos: 1,4 a 2,2 mg/dℓ ou 0,62 a 0,91 mmol/ℓ

Valores críticos

- < 1,0 mg/dℓ (< 0,4 mmol/ℓ) ou > 2,7 mg/dℓ (> 1,0 mmol/ℓ)

Potássio no sangue

- Adultos: 3,5 a 5,3 mEq/ℓ ou mmol/ℓ
- Crianças: 3,4 a 4,7 mEq/ℓ ou mmol/ℓ
- Recém-nascidos: 3,7 a 5,9 mEq/ℓ ou mmol/ℓ

Valores críticos

- < 2,8 mEq/ℓ (mmol/ℓ) ou > 6,7 mEq/ℓ (mmol/ℓ)

Potássio na urina

- Intervalo amplo: 25 a 125 mEq/24 h ou 25 a 125 mmol/24 h
- Intervalo médio: 40 a 80 mEq/24 h ou 40 a 80 mmol/24 h (depende da alimentação)

Sódio no sangue

- Adultos: 135 a 145 mEq/ℓ ou mmol/ℓ
- Prematuros: 132 a 140 mEq/ℓ ou mmol/ℓ
- Recém-nascidos a termo: 133 a 142 mEq/ℓ ou mmol/ℓ
- Crianças (1 a 16 anos): 135 a 145 mEq/ℓ ou mmol/ℓ

Valores críticos

- < 120 mEq/ℓ (mmol/ℓ) ou > 160 mEq/ℓ (mmol/ℓ)

Implicações clínicas | Cálcio

- *O cálcio total está aumentado* (ou seja, hipercalcemia [> 12 mg/dℓ ou > 3 mmol/ℓ]) em casos de hiperparatireoidismo, câncer, tumores produtores de PTH, hipertireoidismo, imobilidade prolongada, doença granulomatosa, transplante renal, doença de Paget e síndrome leite-álcali
- *O cálcio total está diminuído* (*i. e.*, hipocalcemia [< 4,0 mg/dℓ ou < 1,0 mmol/ℓ]) em casos de níveis reduzidos de albumina (hipoalbuminemia), hiperfosfatemia, hipoparatireoidismo, má absorção de cálcio e vitamina D, alcalose, pancreatite aguda e deficiência de vitamina D
- *O cálcio ionizado está aumentado* em casos de hipoparatireoidismo, tumores ectópicos produtores de PTH, ingestão excessiva de vitamina D e algumas neoplasias malignas. A elevação dos níveis de proteínas séricas aumenta o nível de cálcio
- *O cálcio ionizado está diminuído* em casos de hiperventilação, administração de bicarbonato, pancreatite aguda, acidose diabética, sepse, hipoparatireoidismo, deficiência de vitamina D e magnésio, choque tóxico e falência de múltiplos órgãos. A diminuição dos níveis de proteínas séricas diminui o nível de cálcio.

Fatores interferentes | Cálcio

- Muitos fármacos (p. ex., diuréticos tiazídicos, resinas de diálise) causam aumento, assim como a ingestão de leite e o excesso de antiácidos
- As diminuições são causadas por diarreia e uso excessivo de laxantes.

Implicações clínicas | Cloreto

- *O cloreto está aumentado* em casos de desidratação, síndrome de Cushing, acidose metabólica com diarreia prolongada, hiperparatireoidismo, diabetes insípido, acidose tubular renal, desidratação e hiperventilação causadora de alcalose respiratória
- *O cloreto está diminuído* em casos de vômito, aspiração gástrica, acidose respiratória crônica, queimaduras, alcalose metabólica, ICC, doença de Addison, síndrome de secreção imprópria de hormônio antidiurético (SIHAD) e hiperidratação (ou seja, intoxicação hídrica).

Fatores interferentes | Cloreto

- Muitos fármacos alteram os níveis de cloreto, e os níveis aumentam após infusões excessivas de solução salina.

Implicações clínicas | Fósforo

- *O fósforo está aumentado* (ou seja, hiperfosfatemia) em casos de insuficiência renal, nefrite grave, hipoparatireoidismo, hipocalcemia, ingestão excessiva de álcalis, fraturas em fase de consolidação, tumores ósseos, doença de Addison e acromegalia

- *O fósforo está diminuído* (ou seja, hipofosfatemia) em casos de hiperparatireoidismo, raquitismo, coma diabético, hiperinsulinismo, hepatopatia, acidose tubular renal, administração intravenosa contínua de glicose em pessoas não diabéticas (ou seja, o fósforo acompanha a glicose até o interior das células), vômitos, desnutrição grave e septicemia por microrganismos gram-negativos.

Implicações clínicas | Magnésio

- *O magnésio está aumentado* em casos de insuficiência renal ou diminuição da função renal, acidose diabética, hipotireoidismo, doença de Addison, após adrenalectomia, desidratação e uso de antiácidos
- *O magnésio está diminuído* em casos de hemodiálise, transfusões sanguíneas, doenças renais crônicas, cirrose hepática (p. ex., etilismo), pancreatite crônica, hiperaldosteronismo, hipoparatireoidismo, síndromes de má absorção, queimaduras graves, hiperalimentação a longo prazo e perda excessiva de qualquer líquido corporal.

Fatores interferentes | Magnésio

- A hemólise invalida os resultados
- Os níveis de magnésio são falsamente aumentados por tratamento prolongado com salicilato, lítio, antiácidos com magnésio e laxantes; os níveis são diminuídos por vários fármacos (p. ex., gliconato de cálcio).

Implicações clínicas | Potássio

- *Potássio*: uma tendência à diminuição (0,1 a 0,2 mEq/dia ou mmol/24 h) indica o desenvolvimento de deficiência de potássio. A deficiência de potássio mais comum é causada por sua perda GI. A depleção de potássio ocorre em clientes tratados com soluções intravenosas sem suplementação de potássio
- *Os níveis de potássio estão diminuídos* (*i. e.*, hipopotassemia) em casos de excreção renal excessiva, diarreia, vômitos, cuspir excessivo e escoamento de saliva para fora da boca, transtornos alimentares, má absorção, drenagem de feridas, fibrose cística, etilismo e alcalose respiratória
- *Os níveis de potássio estão aumentados* (*i. e.*, hiperpotassemia) em casos de insuficiência renal, desidratação, lesão celular, acidose metabólica, cetoacidose diabética, nefrite intersticial, distúrbios tubulares, pseudo-hipoaldosteronismo, anemia falciforme e LES.

Fatores interferentes | Potássio

- A hemólise causa aumento de até 50% dos níveis de potássio
- O movimento de abrir e fechar a mão durante o uso de torniquete aumenta de 10 a 20% os níveis de potássio
- A administração de glicose e o alcaçuz diminuem os níveis de potássio
- Muitos fármacos interferem com os níveis de potássio. A administração intravenosa de penicilina potássica causa hiperpotassemia; a penicilina sódica causa hipopotassemia
- A leucocitose (*i. e.*, leucemia) e a trombocitopenia (*i. e.*, policitemia vera) interferem com as dosagens de potássio.

Implicações clínicas | Sódio

- *Aumentos do nível de sódio* (*i. e.*, hipernatremia) são incomuns, mas ocorrem em casos de desidratação, ingestão insuficiente de água, traqueobronquite, coma, aldosteronismo primário, doença de Cushing e diabetes insípido
- *Diminuições do nível de sódio* (*i. e.*, hiponatremia) refletem um excesso relativo de água no corpo, em vez de um baixo nível de sódio total. Níveis diminuídos ocorrem em casos de queimadura grave, diarreia, vômitos, administração intravenosa de soluções não eletrolíticas em excesso, doenças renais e hepáticas, edema, grande ingestão de água, obstrução e má absorção na doença de Addison, diuréticos, ICC, aspiração de estômago, acidose diabética, e hipotireoidismo.

Fatores interferentes | Sódio

- O sal ou sódio dos alimentos e muitos fármacos causam aumento ou diminuição.

Procedimento

- Coletar uma amostra de sangue (5 a 7 mℓ) por punção venosa em tubo de tampa vermelha
- Enviar as amostras ao laboratório para exame imediato
- Para a dosagem de cálcio na urina, coletar urina durante 24 horas em recipiente lavado com ácido, se não forem solicitados outros exames. As amostras de urina para dosagem de cálcio, sódio e potássio podem ser refrigeradas. Ver as orientações de coleta com tempo determinado no Capítulo 2.

Intervenções de enfermagem

► *Antes da realização do exame*

- Avaliar a adesão e os conhecimentos do cliente antes de explicar o objetivo e o procedimento do exame para pesquisa de distúrbios eletrolíticos
- Não é recomendada a ingestão de suplementos de cálcio 8 a 12 horas antes da coleta da amostra de sangue
- Caso haja suspeita de distúrbios eletrolíticos, registrar diariamente o peso e a PA, ganhos, bem como as perdas de líquidos, com exatidão, além de alterações da cor da pele, da língua e da urina
- Pode ser necessário jejum para dosagem de cálcio, cloreto, fosfato e magnésio.

► *Durante a realização do exame*

- A exatidão dos resultados depende da coleta, conservação e identificação apropriadas.

► *Após a realização do exame*

- Avaliar o resultado e monitorar a ocorrência de sinais ou sinais/sintomas de excesso ou deficiência de eletrólitos.

Alerta clínico

- Comunicar ao médico e instituir tratamento adequado imediato em caso de valores críticos ou de alarme.

Dosagem de minerais

Sangue, urina

Os minerais dos alimentos são elementos inorgânicos essenciais para a vida. Ao contrário das vitaminas, os minerais provêm de elementos não vivos, naturais, como os sais minerais no solo e na água. Os minerais tornam-se parte dos constituintes químicos dos alimentos por sua extração do solo pelos vegetais e subsequente ingestão por animais, ou são dissolvidos na água dos oceanos, ingeridos por peixes, e entram na cadeia alimentar humana. É possível medir a concentração de minerais no sangue, na urina e em determinados tecidos corporais, que refletem o estado nutricional do cliente. Os minerais são classificados em macronutrientes (principais ou essenciais) e micronutrientes (oligoelementos, ultraoligoelementos ou não essenciais). As dosagens de minerais são usadas para avaliar a exposição ambiental ou ocupacional e a intoxicação, monitorar a efetividade do tratamento e avaliar o nível do mineral e outros níveis laboratoriais para identificar deficiências ou excessos.

Valores de referência

Substância dosada (amostra necessária), Intervalo de Referência (IR), Intervalo Tóxico Crítico (IC) e Ingestão Alimentar de Referência (DRI), quando disponível	Função da substância e indicações do exame	Implicações clínicas	
		Aumento	**Diminuição**
Alumínio (Al)			
(Soro) IR: 20 a 550 μg/ℓ (0,74 a 20,4 μmol/ℓ) em clientes em diálise	Não tem função metabólica Metal usado em outras formas como adstrigente (solução de Burrow) e antiácido	Absorção de alumínio em fármacos que contenham citrato (efervescentes ou analgésicos)	
(Urina) IR: 5 a 30 μg/ℓ (0,19 a 1,11 μmol/ℓ) Coletar urina em recipiente de polipropileno lavado com ácido	Avaliação de exposição ocupacional e intoxicação por uso de antiácidos; monitoramento de clientes com insuficiência renal crônica e em diálise que acumulam facilmente o alumínio dos medicamentos e do dialisado	Uso de géis adstrigentes que contêm hidróxido de alumínio e de quelantes de fosfato que contêm alumínio Exposição ocupacional excessiva *Efeitos tóxicos*: aluminose (doença pulmonar) Encefalopatia induzida por alumínio Hipofosfatemia Demência por diálise Anemia microcítica resistente ao ferro Osteomalacia associada ao alumínio *Nota*: o alumínio é uma neurotoxina. O principal sintoma é a disfunção motora com consequente disartria, mioclonia ou epilepsia. A intoxicação por alumínio não está relacionada com a doença de Alzheimer. O alumínio é encontrado em soluções laboratoriais usadas em amostras de tecido e na poeira de laboratórios. Estão sendo adotados novos métodos de teste para excluir contaminação	

(*continua*)

(continuação)

Substância dosada (amostra necessária), Intervalo de Referência (IR), Intervalo Tóxico Crítico (IC) e Ingestão Alimentar de Referência (DRI), quando disponível	Função da substância e indicações do exame	Implicações clínicas: Aumento	Implicações clínicas: Diminuição
Antimônio (Sb)			
(Urina de 24 h) IR: < 10 µg/ℓ (< 82 nmol/ℓ) IC: > 1 mg/ℓ (Plasma) IR: 0,03 a 0,07 µg/ℓ (2,5 a 5,7 nmol/ℓ)	Não tem função metabólica Os compostos são usados em ligas, medicamentos e venenos Avaliação de exposição ocupacional e intoxicação	Exposição ocupacional excessiva (minério, bronze, cerâmica) Compostos ingeridos (fármacos prescritos para parasitoses) *Efeitos tóxicos*: sabor metálico ácido, dor gastrintestinal (como no envenenamento por arsênico), constrição da orofaringe, disfagia, edema pulmonar, insuficiência hepática e renal *Dose letal*: 5 a 50 mg/kg de peso corporal (> 1 mg/ℓ)	
(Pelos ou unhas) < 1,0 µg/g de pelos ou unhas Intoxicação aguda (soro) ≥ 5 µg/mℓ (≥ 0,07 µmol/ℓ) (Urina de 2 h) Concentração normal, < 100 µg por amostra Concentração tóxica, ≥ 5.000 µg por amostra (Urina de 24 h) 5 a 50 µg/dia (0,07 a 0,67 µmol/ℓ)	Ultraoligoelemento; não tem função Encontrado em pesticidas, tintas e herbicidas Usado como veneno em homicídios Alta seletividade Avaliação de exposição ocupacional, exposição a pesticidas e herbicidas, envenenamento intencional	Dermatoses (hiperpigmentação, hiperqueratose, descamação e queda de cabelo); hematopoético (leucopenia) Depressão Lesão hepática caracterizada por icterícia Neuropatia periférica Intoxicação acidental ou intencional Exposição ocupacional excessiva (cerâmica, agricultura) *Efeitos tóxicos*: sabor metálico, dor em queimação gastrintestinal, diarreia com sangue, edema pulmonar e insuficiência hepática *Dose letal*: 5 a 50 mg/kg de peso corporal Trióxido de arsênio (As/kg de peso corporal): 0,35 a 0,91 µmol ou 10,2 a 26 nmol	

Berílio (Be)			
(Urina de 24 h) IR: < 1,0 μg/dia IC: > 20 μg/ℓ (> 2,22 μmol/ℓ)	Não tem função metabólica Avaliar se há exposição ocupacional e intoxicação	Doença aguda por berílio (pneumonite química) A exposição ocupacional excessiva (extração de metais, refinaria, base espacial, usina nuclear, grande queima de carvão); policitemia secundária	
Bismuto (Bi)			
(Urina de 24 h) Coletar urina em recipiente de polipropileno sem metais e lavado com ácido IR: 0,3 a 4,6 μg/ℓ (1,40 a 22,0 nmol/ℓ)	Não tem função metabólica. Trabalhadores expostos em indústrias de cosméticos, desinfetantes, pigmentos e solda Usado em alguns medicamentos; intoxicação em consequência do tratamento da sífilis	Usado no tratamento da sífilis em uma criança em crescimento quando a mãe foi tratada durante a gravidez	
(Plasma) IR: 0,1 a 3,5 μg/ℓ (0,5 a 16,7 nmol/ℓ)	Avaliar se há exposição ocupacional, intoxicação e os níveis de medicamentos	Tratamento de úlcera péptica com medicamento que contenha bismuto Subcarbonato, subgalato e subnitrato de bismuto *Efeitos tóxicos*: estomatite ulcerativa, anorexia, cefaleia, erupção cutânea, lesão tubular renal; assemelha-se à intoxicação por chumbo, sem as alterações sanguíneas e a paralisia; dor tipo reumática	
Boro (B)			
(Sangue, 4 mℓ de soro) IR (total): 1 mg/dℓ IC: 10 a 20 mg/dℓ (Plasma) IR: 200 ng/mℓ (Urina de 24 h, alíquota de 5 mℓ) IR: 0,3 μg/dℓ UL (nível máximo tolerável de ingestão): Adultos: 20 mg/dia	Ultraoligoemento; elemento não metálico, encontrado na forma de composto como o ácido bórico ou bórax Avaliação de exposição e toxicidade, ingestão de ácido bórico e absorção inesperada de ácido bórico de fraldas ou chupetas mergulhadas em preparação de bórax e mel	Aumento da concentração plasmática total de cálcio e da excreção urinária de cálcio e magnésio *Efeitos tóxicos*: letargia; sinais/sintomas gastrintestinais; erupção cutânea vermelho-viva; choque. *Lactentes*: relatos de escassez de cabelo; eritema seco em placas; anemia; distúrbios convulsivos *Dose letal* (adultos): ácido bórico ou sais de borato, 50 a 500 mg/kg de peso corporal	Diminuição das concentrações séricas de 17-betaestradiol, testosterona e cálcio iodado Depressão da consciência

(continua)

(continuação)

Substância dosada (amostra necessária), Intervalo de Referência (IR), Intervalo Tóxico Crítico (IC) e Ingestão Alimentar de Referência (DRI), quando disponível	Função da substância e indicações do exame	Implicações clínicas	
		Aumento	**Diminuição**
Bromo (Br), brometo			
(Soro) IR: 20 a 120 mg/dℓ (2,5 a 15,0 mmol/ℓ) (Plasma) IR: 1.000 a 2.000 mg/ℓ (12,5 a 25,0 mmol/ℓ)	Ultraoligoelemento: depressor do SNC. Bromo: elemento não metálico, líquido, obtido da água de nascentes e da água do mar. Compostos usados em medicina e fotografia	Acne por brometo Distúrbios neurológicos Aumento do LCS *Efeitos tóxicos*: bromismo ou brominismo	
	Avaliação de exposição ocupacional ao brometo em medicina ou fotografia	*Dose letal*: 500 a 5.000 mg/kg de peso corporal	
Cádmio (Cd)			
(Sangue) Usar tubos sem metal. IR: 0,3 a 1,2 μg/ℓ (2,7 a 10,7 nmol/ℓ) em não tabagistas; 0,6 a 3,9 μg/ℓ (5,3 a 34,7 nmol/ℓ) em tabagistas	Ultraoligoelemento; elemento metálico encontrado em minérios de zinco	No tecido, no câncer prostático e renal	
A urina é preferida (100 mℓ) 0 a 5,0 μg/24 h (0 a 44 nmol/dia) Refrigerar ou congelar	Usado em galvanoplastia e em reatores atômicos Seus sais são tóxicos Avaliar exposição ocupacional, intoxicação ambiental Exame dos pelos para detecção de intoxicação crônica (nuca e pescoço) Colocar em envelope ou placa de Petri de plástico	Na urina, na hipertensão, exposição ocupacional (galvanoplastia, reatores atômicos, minérios de zinco, solda de cádmio), na inalação de poeiras e fumos de cádmio, nos alimentos cultivados em solo excessivamente fertilizado com superfosfato *Efeitos tóxicos*: gastrenterite grave, lesão hepática leve, insuficiência renal aguda; edema pulmonar; tosse; marcha de pato; urina castanha *Dose letal*: várias centenas de mg/kg peso corporal	

Chumbo (Pb)		
(Sangue, de preferência 2 mℓ, coletar com mistura de oxalato-fluoreto) IR: 0 a 9 μg/dℓ (0 a 0,48 μmol/ℓ) em crianças > 6 e na maioria dos adultos sem exposição ocupacional	Ultraoligoelemento; um elemento metálico – seus compostos são venenosos e qualquer nível de chumbo no sangue é anormal	Crianças: déficits cognitivos irreversíveis; encefalopatia aguda Adultos: doença renal progressiva, irreversível; psicose tóxica por inalação de tetraetilchumbo ou tetrametilchumbo
< 5 μg/dℓ (0,24 μmol/ℓ) em crianças: < 6 IC: > 30 μg/dℓ (> 1,45 μmol/ℓ) em adultos Se os níveis sanguíneos forem > 60 μg/dℓ (> 2,9 μmol/ℓ) o cliente deve ser internado para tratamento (Urina de 24 h) IR: até 500 μg/24 h (2.413 nmol/dia) ITC: > 400 μg/ℓ (> 1,93 μmol/ℓ) (Pelos) IR: < 5 μg/g (< 24 nmol/g) IC: > 2 μg/g (> 9,6 nmol/g) Coletar amostra em recipiente sem chumbo e evitar contaminantes do ar Usar tubos específicos para dosagem de chumbo no sangue	Os óxidos de chumbo são usados nos pigmentos de tintas; os aditivos de chumbo na gasolina poluem o ar Louça de cerâmica feita de argila rica em sais de chumbo; chumbo presente em alguns inseticidas Avaliação da existência de contaminantes ambientais ou ocupacionais e de exposição tóxica	Crianças e adultos: anemia microcítica hipocrômica *Fontes de chumbo*: ingestão ou inalação de tinta com chumbo (poeira de obras); solo contaminado; água contaminada (tubulação de chumbo, solda de chumbo em tubulação de cobre, água amolecida); objeto de chumbo retido no estômago ou em uma articulação; alimentos e bebidas ácidos contaminados (armazenamento em cerâmica esmaltada com chumbo, cristal de chumbo ou recipientes de aço galvanizado); inalação de vapores de gasolina com chumbo; exposição ocupacional
Cianeto (Radical Cn)		
(Sangue, 5 mℓ) IR: < 0,2 μg/mℓ (0,004 mg/ℓ ou < 0,15 μmol/ℓ)	Não tem função metabólica A substância tóxica mais comum e mais mortal – interrompe a respiração celular por inibição das ações da citocromo oxidase, anidrase carbônica e outros sistemas enzimáticos	Exposição ocupacional (pesticidas, metalurgia) Inalação de ácido hidrociânico e fumos da queima de produtos que contêm nitrogênio
Não tabagistas: Tóxico: ≥ 0,1 mg/ℓ (> 3,8 μmol/ℓ)	A intoxicação decorre da inalação ou ingestão, um risco para bombeiros Avaliação de exposição ocupacional, inalação ou intoxicação acidental por ingestão	*Efeitos tóxicos*: a dose letal é < 5 mg/kg peso corporal (criança pequena); dose fatal = 5 a 25 sementes. A morte ocorre em 5 min após a ingestão/inalação. Os efeitos colaterais são tontura, fraqueza, comprometimento mental e motor e morte súbita

(*continua*)

(*continuação*)

Substância dosada (amostra necessária), Intervalo de Referência (IR), Intervalo Tóxico Crítico (IC) e Ingestão Alimentar de Referência (DRI), quando disponível	Função da substância e indicações do exame	Implicações clínicas — Aumento	Implicações clínicas — Diminuição
Cobalto (Co)			
(Soro) 0,11 a 0,45 µg/ℓ (1,9 a 7,6 nmol/ℓ) (parte da molécula de vitamina B_{12}) (Plasma) IR: 0,007 a 6 µg/dℓ (0,1 a 0,4 ng/mℓ) (Urina) IR: 1 a 2 µg/ℓ (17 a 34 nmol/ℓ)	Elemento essencial na vitamina B_{12} – estimula a produção de hemácias Avaliação de exposição ocupacional e monitoramento de diálise	Miocardiopatia após exposição ocupacional, durante diálise de manutenção e depois da ingestão de cerveja contaminada com cobalto durante o processamento	Deficiência de cobalamina (vitamina B_{12})
Cobre (Cu)			
UL (nível máximo tolerável de ingestão): Adultos: 2.500 mg/dia (Soro, 3 mℓ) IR (total): 85 a 150 µg/dℓ (0,7 a 1,5 µg/mℓ; 11 a 24 µmol/ℓ)	Necessário para a síntese de Hb; componente essencial de vários sistemas enzimáticos; presente no fígado e excretado pelos rins e na bile	Proliferação de células T Glutationa hepática Doença de Wilson (degeneração hepatolenticular) Ingestão de soluções de sais de cobre	Artrite reumatoide Cabelos em palha de aço da doença de Menkes; ausência de pigmentação da pele e do cabelo Ataxia
(Urina de 24 h) IR: 3 a 35 µg/24 h (0,047 a 0,55 µmol/dia) Usar recipiente de plástico lavado com ácido. (Plasma/500 hemácias) IR: 0,47 a 0,0067 mg/g A ceruloplasmina é um teste indireto para cobre: IR: 21 a 53 mg/dℓ (210 a 530 mg/ℓ) (Neonatos: 5 a 18 mg/dℓ; 50 a 180 mg/ℓ) EAR (necessidade média estimada) Adultos: 900 µg/dia	Avaliação da ingestão excessiva de antiácido, síndrome nefrótica, distúrbio de má absorção, hemodiálise e consumo de água por lactentes com alto teor de cobre Rastreamento de doença de Wilson Diagnóstico da deficiência de cobre e da intoxicação aguda por cobre	Anormalidades do colágeno, osteoporose Água ou líquidos de diálise contaminados Cirrose infantil indiana Artrite reumatoide feminina Uso de anovulatório oral Distúrbios inflamatórios Câncer em locais de injeção ou músculos *Efeitos tóxicos*: insuficiência hepática ou renal *Dose letal*: 50 a 500 mg/kg peso corporal	Anemia hipocrômica que não responde ao tratamento com ferro Hipercolesterolemia Comprometimento do sistema cardiovascular Suplementação excessiva de zinco Alteração da produção de interleucina-2 (IL-2) Neutropenia; leucopenia: Hepatopatia, nefropatia Ausência de pigmentação da pele e dos pelos

Cromo (Cr)			
(Plasma) IR: 0,3 μg/ℓ (0,5 ng/mℓ) Homens 14 a 50 anos: 35 μg/dia ≥ 51 anos: 30 μg/dia Mulheres 14 a 50 anos: 25 μg/dia ≥ 51 anos: 20 μg/dia	Necessário para o metabolismo normal da glicose; afeta a síntese de colesterol Os níveis séricos de cromo são máximos de manhã e caem após cada refeição A deficiência de cromo pode ser um fator no desenvolvimento do diabetes melito em pessoas com hemocromatose e sobrecarga de ferro Avaliação de exposição ocupacional, dieta insatisfatória, nutrição parenteral total (NPT) não suplementada prolongada, idosos em risco. O traumatismo grave e o estresse aumentam a necessidade Avaliação de exposição tóxica ao cromo Monitoramento de clientes em NPT tratados com cromo	Exposição ocupacional excessiva (carcinogênica) Lesão renal	Resistência à insulina (hiperinsulinemia) Diminuição da glicose Aumento do risco de cardiopatia congestiva Hipercolesterolemia Diminuição da fertilidade
Estanho (Sn)			
(Plasma) IR: 23 ng/mℓ (Soro) IR: 24 a 50 μg/ℓ (202 a 421 nmol/ℓ) Coletar em recipiente sem metal	Ultraoligoelemento Usado na fabricação de ligas, revestimento metálico, recipientes para alimentos Avaliar exposição ocupacional	Dieta rica em frutas e sucos enlatados O balanço de zinco é afetado negativamente pela ingestão de 50 mg; exposição ocupacional a compostos orgânicos de estanho e a poeira Sais de estanho usados na estampagem de algodão Compostos orgânicos encontrados em plásticos polivinílicos, tintas de borracha cloradas, fungicidas, inseticidas e anti-helmínticos	

(*continua*)

(*continuação*)

Substância dosada (amostra necessária), Intervalo de Referência (IR), Intervalo Tóxico Crítico (IC) e Ingestão Alimentar de Referência (DRI), quando disponível	Função da substância e indicações do exame	Implicações clínicas	
		Aumento	**Diminuição**
Ferro (Fe)			
UL (nível máximo tolerável de ingestão): Adultos: 45 mg/dia (Soro, 5 mℓ, diurno; os níveis são maiores na amostra matinal) IR: 35 a 140 µg/dia Tóxico: > 300 µg/dℓ IR do ferro: Homens: 60 a 175 µg/dℓ (11,6 a 31,3 µmol/ℓ) Mulheres: 50 a 170 µg/dℓ (9,0 30,4 µmol/ℓ) Recém-nascidos: 100 a 250 µg/dℓ (17,9 a 44,8 µmol/ℓ) Crianças: 50 a 120 µg/dℓ (9,0 a 21,5 µmol/ℓ) *Capacidade total de ligação do ferro (CTLF)* IR: 250 a 400 µg/dℓ *IR da transferrina*: Adultos: 250 a 380 µg/dℓ (45 a 68 µmol/ℓ) Recém-nascidos: 130 a 275 µg/dℓ (23 a 49 µmol/ℓ) Crianças: 203 a 360 µg/dℓ (36 a 64 µmol/ℓ) DRI: Homens: 8 mg/dia Mulheres: 397 mg/dia 19 a 50 anos: 18 mg/dia Idade ≥ 51: 8 mg/dia	Essencial para a produção de Hb, o transporte de oxigênio e a respiração celular Participa da nutrição de tecidos epiteliais Avaliação da ingestão de comprimidos de ferro ou vitaminas e minerais (intoxicação). As populações em risco de deficiência são lactentes e crianças de 0,5 a 4 anos, adolescentes jovens e gestantes	Dietas ricas em ferro heme Absorção excessiva de ferro: hemocromatose hereditária; administração terapêutica prolongada de ferro a indivíduos sem deficiência de ferro; etilismo crônico ou hepatopatia; possível insuficiência pancreática; anemia grave com eritropoese inefetiva e aumento da hemólise; diabetes em 80% dos clientes Hemossiderose transfusional *Outros*: cânceres (carcinoma hepático primário, leucemia aguda, câncer de mama inicial); doença desmielinizante; doença de Alzheimer	Anemia ferropriva; alimentação insuficiente (não há deficiência franca). Coiloníquia (unhas em colher) Perda menstrual excessiva Gravidez, lactação Doadores de sangue recentes Síndromes de má absorção, diarreia crônica, gastrectomia Síndrome de Turner Angiodisplasia Doença de Ménière Síndrome de Zollinger-Ellison, pseudossíndrome de Zollinger-Ellison (hipersecreção gástrica de HCl) Substâncias (AAS e etanol), adrenocorticosteroides ou anti-inflamatórios não esteroides (AINE) Anemia dos esportistas Síndrome de Patterson-Kelly (Plummer-Vinson) Anemia ferropriva artificial (síndrome de Lasthenie de Ferjol – hemorragia autoinduzida) Transferrina: desnutrição proteico-calórica grave

			Sequestro de ferro – doença crônica com incapacidade de metabolizar o ferro de depósitos das células reticuloendoteliais
Flúor (F) UL (nível máximo tolerável de ingestão): Adultos: 10 mg/dia (Plasma) IR: 0,01 a 0,2 μg/mℓ (0,5 a 10,5 μmol/ℓ) (Urina) IR: 0,2 a 3,2 μg/mℓ (10,5 a 168 μmol/ℓ) DRI do fluoreto: Homens: 4 mg/dia Mulheres: 3 mg/dia	Substância química gasosa encontrada no solo associada ao cálcio Usado como composto (fluoreto) em creme dental e produtos dentários Avaliação de ingestão excessiva; avaliação de cáries ou manchas dentárias	Fluorose (uso excessivo de flúor; > 4 ppm em água; tratamento de osteoporose, mieloma múltiplo ou doença de Paget) Osteosclerose Exostoses da coluna vertebral e joelho valgo Ingestão excessiva por deglutição de creme dental com flúor *Efeitos tóxicos*: gastrenterite hemorrágica; hipoglicemia; depressão do SNC; insuficiência renal *Dose letal*: 50 a 500 mg/kg peso corporal; 5 a 10 g de fluoreto de sódio	Ingestão alimentar marginal a deficiente por escassez nos ambientes geoquímicos Cáries dentárias Alterações ósseas, sobretudo nos ossos longos
Iodo (I) UL (nível máximo tolerável de ingestão): Adultos: 1.100 μg/dia (Plasma) IR: 2 a 4 μg/dℓ (157 a 315 nmol/ℓ) Deficiência: distúrbios de deficiência de iodo (DDI) (Urina diária) DDI leve, IR: 50 a 100 μg/dia (nível mediano na urina, 3,5 μg/dℓ) DDI moderado, IR: 25 a 49 μg/dia (nível mediano na urina, 2 a 3,4 μg/dℓ)	Elemento não metálico pertencente ao grupo dos halogênios Auxilia o desenvolvimento e o funcionamento da glândula tireoide, a formação de tiroxina e a prevenção do bócio Avaliação de bócio	Consumo excessivo e prolongado de iodo com consequente bócio por iodeto e mixedema (comum em caso de tireoidite de Hashimoto preexistente) Hipotireoidismo em doenças autoimunes da tireoide *Efeitos tóxicos*: mucosas com coloração marrom; dor em queimação na boca e no esôfago, edema laríngeo; choque; nefrite; colapso circulatório *Dose letal*: 5 a 50 mg/kg de peso corporal	Bócio simples, endêmico, coloide ou eutireóideo Cretinismo endêmico (neurológico e/ou mixedematoso) Crianças/adolescentes: comprometimento da função mental, retardo do desenvolvimento físico Adultos: hipotireoidismo ou hipertireoidismo; comprometimento da função mental

(continua)

(*continuação*)

Substância dosada (amostra necessária), Intervalo de Referência (IR), Intervalo Tóxico Crítico (IC) e Ingestão Alimentar de Referência (DRI), quando disponível	Função da substância e indicações do exame	Implicações clínicas	
		Aumento	**Diminuição**
DDI grave, IR: < 25 μg/dia (nível mediano na urina, 0 a 1,9 μg/dℓ) DRI: Adultos: 150 μg/dia			
Lítio (Li)			
(Soro) Usar tubo de tampa roxa, com EDTA; não refrigerar. IR: 0,0055 μg/mℓ (Plasma) IR: 11 ng/mℓ (1,0 a 1,5 mEq/ℓ ou mmol/ℓ) Intervalo terapêutico: Soro: 0,6 a 1,5 mEq/ℓ ou mmol/ℓ IC no soro: > 1,5 mEq/ℓ ou > 1,5 mmol/ℓ Letal: > 2,0 mEq/ℓ ou mmol/ℓ	Ultraoligoelemento; elemento metálico usado no tratamento da fase maníaca da doença maníaco-depressiva Avaliação dos níveis de fármacos psicoterápicos	Tratamento do transtorno bipolar Diabetes insípido Insuficiência renal, ganho de peso	Elevado consumo de cafeína e/ou sódio
Manganês (Mn)			
UL (nível máximo tolerável de ingestão): Adultos: 11 mg/dia (Soro) IR: 0,40 a 0,85 ng/mℓ (7,2 a 15,5 nmol/ℓ) IC: > 100 ng/mℓ (> 1.820 nmol/ℓ) (Urina de 24 h) IR: < 0,3 μg por amostra (Urina) IC: > 10 μg por amostra Ingestão segura e satisfatória estimada (ESAI): 2 a 5 mg/dia	Essencial no metabolismo de lipídios e carboidratos, na formação óssea e tecidual e nos processos reprodutivos Avaliação de exposição ocupacional e de determinadas doenças	Inalação crônica de manganês no ar "Loucura mangânica", distúrbio neurológico incapacitante permanente do sistema extrapiramidal (semelhante às lesões na doença de Parkinson) Aumento dos níveis urinários na hepatite aguda, infarto do miocárdio e artrite reumatoide	Alguns tipos de epilepsia, comprometimento do metabolismo ósseo, fraqueza óssea associada a baixas concentrações de cobre e zinco, possível consequência do etilismo

DRI: Homens: 2,3 mg/dia Mulheres: 1,8 mg/dia			
Mercúrio (Hg)			
(Urina de 24 h) IR: 0 a 50 μg/24 h (< 99,8 nmol/ℓ/dia) Sangue total – tubo de tampa azul-escura, refrigerar IR: 0 a 5 μg/dℓ (3,0 a 294,4 nmol/ℓ) IC: > 150 μg/ℓ (> 48,5 μmol/ℓ) Usar tubo estanque lavado com ácido; manter a amostra no gelo O sangue é a amostra recomendada para dosagem de mercúrio orgânico, e a urina é a amostra recomendada para dosagem de mercúrio inorgânico	Não tem função metabólica. O mercúrio é o único metal líquido nas temperaturas habituais. É absorvido basicamente por inalação, mas também pode ser absorvido através da pele e do trato gastrintestinal. Em seguida, é distribuído para o SNC e os rins e excretado na urina Avaliação de intoxicação por mercúrio, achados neurológicos relacionados a mercuriais inorgânicos ou orgânicos, inalação de vapores do mercúrio Avaliação de exposição ocupacional, intoxicação e envenenamento por peixe contaminado Alerta clínico: o hábito de mascar chiclete libera mercúrio de obturações dentárias	Intoxicação por mercúrio; atividades ocupacionais (fundidores, mineiros, douradores, chapeleiros e operários de fábricas); passatempos (pintura, cerâmica, tiro ao alvo); reformas de casa; reparo de automóveis A causa mais comum de intoxicação por mercúrio não ocupacional é o consumo de peixe contaminado com metilmercúrio Os fármacos que contêm iodo podem causar níveis falsamente baixos A intoxicação por mercúrio orgânico é mais grave porque se desenvolve rapidamente A inalação de vapores de mercúrio pode causar pneumonite, tosse, febre e outros sinais/sintomas pulmonares A intoxicação aguda e crônica por mercúrio afeta os rins, o sistema nervoso central e o trato gastrintestinal	
Molibdênio (Mo)			
UL (nível máximo tolerável de ingestão): Adultos: 2.000 μg/dia (Plasma) IR: 1,3 μg/dℓ (0,1 a 3,0 μg/ℓ ou 1,0 a 31,3 mmol/ℓ) (sangue, principalmente dentro das hemácias) IR: 2 a 6 ng/mℓ DRI: Adultos: 45 μg/dia	Um oligoelemento, associado ao erro congênito de metabolismo do molibdênio Avaliação de deficiência genética de molibdênio e de deficiência associada à nutrição parenteral	Ingestão de grande quantidade de tungstênio (W) Exposição ocupacional e grande consumo alimentar (elevada concentração sanguínea de ácido úrico, gota) Intoxicação por aminoácido sulfurado Depressão do crescimento e anemia semelhante à encontrada na deficiência de cobre	Deficiência de sulfito oxidase (erro congênito letal do metabolismo perturba o metabolismo da cisteína) NPT prolongada ("deficiência de molibdênio adquirida") Interferência com o metabolismo do cobre

(continua)

(continuação)

Substância dosada (amostra necessária), Intervalo de Referência (IR), Intervalo Tóxico Crítico (IC) e Ingestão Alimentar de Referência (DRI), quando disponível	Função da substância e indicações do exame	Implicações clínicas	
		Aumento	**Diminuição**
Níquel (Ni)			
(Soro ou plasma) IR: 1 a 2 ng/mℓ (0,14 a 1,0 μg/ℓ ou 2,4 a 17 nmol/ℓ) UL: Adultos: 1 mg/dia (Urina) IR: 0,1 a 10 μg/dℓ (2 a 170 nmol/dia)	Ultraoligoelemento; é um elemento metálico O níquel carbonila é uma substância química industrial usada no revestimento de metais É tóxico quando inalado, causa edema pulmonar e lesões hepáticas, renais, suprarrenais e esplênicas Avaliação de exposição ocupacional	Constante na hepatopatia alcoólica Dermatite por níquel Inalação de níquel carbonila (predispõe ao câncer de pulmão)	Carência na dieta, diminuição da absorção de ferro
Ouro (Au)			
(Ouro coloidal em líquido) IR: (quantidade diminuta) (Soro) IR: 0 a 0,1 mg/ℓ Intervalo terapêutico: 1,0 a 2,0 mg/ℓ Coletar em recipiente sem metal	Não tem função metabólica; é um elemento metálico Os sais são usados na artrite reumatoide em fase inicial e no lúpus eritematoso não disseminado Detectáveis no soro 10 meses depois do término do tratamento Avaliação de efeitos tóxicos durante o tratamento da artrite reumatoide	Artrite reumatoide se for administrado aurotiomalato sódico ou aurotioglicose por via parenteral; composto de ouro oral *Efeitos tóxicos*: no mínimo 35% dos clientes submetidos a crisoterapia apresentam algum grau de intoxicação Prurido, dermatite, estomatite, albuminúria associada ou não a síndrome nefrótica, agranulocitose, púrpura trombocitopênica e anemia aplásica *Reações adversas*: enterocolite, colestase intra-hepática, neuropatia periférica e infiltrados pulmonares	

Prata (Ag)			
(Soro) IR: 0,21 ± 0,15 mg/dℓ (19,47 ± 13,90 nmol/ℓ) (Urina): negativo	Não tem função metabólica. Os sais são usados como agentes antissépticos e bacteriostáticos Em indivíduos normais, a prata acumula-se lentamente nos tecidos corporais com a idade, mas não causa danos aparentes Avaliar se há exposição ocupacional ou intoxicação por uso medicinal da prata	Conjuntivite química por nitrato de prata Gastrenterite Argiria (pele cinza-azulada) associada a retardo do crescimento e doenças hematológicas, cardíacas, hepáticas e renais Aplicação tópica de sulfadiazina de prata para tratamento de queimaduras Nitratos de prata (como antissépticos) *Dose letal*: dose total de 3,5 a 35 g	
Selênio (Se)			
UL (nível máximo tolerável de ingestão): Adultos: 400 μg/dia (Componente da enzima glutationa peroxidase, isolada de hemácias humanas) (Plasma) IR: 100 a 300 ng/mℓ (1,27 a 3,81 μmol/ℓ) DRI: Adultos: 55 μg/dia	Um elemento químico semelhante ao enxofre, encontrado no solo Participa no metabolismo de enzimas Detecção da causa da perda de pigmentação dos pelos e da pele Tóxico > 400 ng/mℓ (> 5,08 μmol/ℓ) Monitoramento do estado nutricional do selênio, de exposição tóxica, de efeitos tóxicos agudos e de nutrição parenteral a longo prazo	Selenose endêmica Perda de unhas e pelos Ingestão aumentada em virtude da alta concentração no solo Alterações nos leitos ungueais	Doença de Keshan, osteoartrite endêmica Ingestão diminuída por causa da baixa concentração no solo, aspermatogênese NPT total prolongada (miocardiopatia) Distrofia muscular de Duchenne, catarata, desenvolvimento de tumor Manchas brancas nos leitos ungueais, perda de pigmentação dos pelos e da pele, dor e fraqueza muscular
Silício (Si) – ácido silícico (H_2SiO_3)			
(Plasma) IR: 500 μg/dℓ	Ultraoligoelemento; é um elemento não metálico no solo	Tratamento prolongado com antiácidos (trissilicato de magnésio) Cálculos renais com silício	

(continua)

(continuação)

Substância dosada (amostra necessária), Intervalo de Referência (IR), Intervalo Tóxico Crítico (IC) e Ingestão Alimentar de Referência (DRI), quando disponível	Função da substância e indicações do exame	Implicações clínicas	
		Aumento	**Diminuição**
(Soro ou plasma) IR: 0,4 a 10,0 μg/mℓ (0,13 a 0,15 mg/ℓ ou 4,6 a 5,3 μmol/ℓ)	Presente em diminutas quantidades nas estruturas ósseas (ossos e dentes) Necessário para a formação de colágeno, ossos e tecido conjuntivo; unhas, pele e pelos saudáveis; e absorção de cálcio nas fases iniciais da formação óssea Necessário para manter artérias flexíveis e tem função importante na doença cardiovascular Importante na prevenção da doença de Alzheimer e da osteoporose; inibe o processo de envelhecimento tecidual Avaliar os efeitos tóxicos, que podem estar relacionados à poeira contaminada por asbesto Avaliar a etiologia do cálculo renal	Correlação dos níveis sanguíneos ou teciduais aumentados com implantes mamários, mas não com sinais/sintomas de doença articular	
Tálio (Tl)			
(Soro) < 0,5 μg/dℓ (< 24,5 nmol/ℓ)	Não tem função metabólica Usado em medicamentos, cosméticos e pesticidas	Usado antigamente em venenos contra formigas, ratos e baratas	
(Sangue) IR: 0 a 2,0 μg/dℓ IC: 10 a 800 μg/dℓ (0,5 a 39,1 μmol/ℓ)	A intoxicação ocorre por ingestão ou absorção através da pele intacta e das mucosas; acumula-se no	*Efeitos tóxicos:* taliotoxicose (ingestão de pesticidas); vômito, queda de cabelo, *delirium*, coma, ataxia, edema pulmonar,	

(Urina) IR: 0 a 2,0 μg/ℓ/24 h IC: 1,0 a 20,0 mg/ℓ (4,9 a 97,8 μmol/ℓ) Coletar em recipiente sem metal. Tubo sem metal de tampa vermelha	fígado, nos rins, no osso e no tecido muscular Avaliação de intoxicação por ingestão acidental ou exposição a inseticidas ou veneno de rato	paralisia, morte A intoxicação causa cegueira, paralisia facial, parestesias, neuropatia periférica, lesão hepática e renal *Dose letal*: 1 g	
Vanádio (V)			
UL (nível máximo tolerável de ingestão): Adultos: 1,8 mg/dia (Plasma ou soro) IR: 0,02 a 10 ng/mℓ (2 a 24 μg/ℓ) (Cabelo e pelos) IR: 0,01 a 2,2 μg/g (0,2 a 10 mg/mℓ) (Urina) IR: 0 a 10 μg/dia Coletar em recipiente sem metal	Ultraoligoelemento (encontrado em todos os tecidos) Usado na indústria do aço e em menor grau em fotografia e na fabricação de inseticidas, corantes, tintas e vernizes Avaliação de exposição ocupacional Identificação de superdosagem aguda, efeitos tóxicos e da necessidade de descontaminar e promover a eliminação	Inalação ocupacional, ação endoteliotóxica hemorrágica com componentes leucocitotático e hematotóxico. *Efeitos tóxicos:* processos industriais (dor nos olhos e doença brônquica), dermatite, desconforto gastrintestinal, palpitação cardíaca, lesão renal, distúrbios do SNC, língua de cor verde	
Zinco (Zn)			
UL (nível máximo tolerável de ingestão): Adultos: 40 mg/dia (Plasma) IR: 78 a 136 μg/dℓ (12 a 21 μmol/ℓ) Amostra da manhã em jejum (Soro) IR: 55 a 150 μg/dℓ (diminui com a idade) (8 a 23 μmol/ℓ) (Urina de 24 h) IR: 300 a 600 μg/24 h (4,6 a 9,2 μmol/dia) (Soro ou plasma) IR: < 70 μg/dℓ ou < 11 μmol/ℓ	Participa da síntese proteica: é fundamental para o crescimento e a maturação sexual Importante na cicatrização de feridas e na percepção sensorial (sobretudo do paladar e do olfato) Importante na ativação de algumas enzimas séricas e no metabolismo da insulina e da porfirina Avaliação da população que pode ter maior necessidade de zinco Monitoramento da terapia com zinco	Tratamento com zinco para doença de Wilson Ingestão prolongada de suplementos de zinco em excesso > 150 mg/dia (deficiência de cobre secundária) Baixo nível sérico de HDL Erosão gástrica Depressão do sistema imune Letargia em clientes de diálise Aumento da hiperzincúria associado à intensidade do diabetes	Diminuição da ingestão (crônica): Diarreia Diminuição dos linfócitos T circulantes e esplênicos Diminuição da absorção de tetraciclinas Doenças reumáticas Infecção Retardo do crescimento (nanismo) Hipogonadismo masculino e hipospermismo Nictalopia (cegueira noturna) Hipogeusia (diminuição do paladar)

(*continua*)

(*continuação*)

Substância dosada (amostra necessária), Intervalo de Referência (IR), Intervalo Tóxico Crítico (IC) e Ingestão Alimentar de Referência (DRI), quando disponível	Função da substância e indicações do exame	Implicações clínicas	
		Aumento	**Diminuição**
(deficiência) DRI: Homens: 11 mg/dia Mulheres: 8 mg/dia	Avaliação de intoxicação e envenenamento por zinco Monitoramento de estado nutricional insatisfatório durante nutrição enteral e parenteral na doença crítica, no tratamento de clientes queimados e no tratamento de pessoas com diabetes ou cirrose	A inalação de fumos de óxido de zinco causa lesão neurológica (febre do fumo metálico, calafrio dos fundidores de cobre, tremores do zinco), sabor metálico, diarreia com sangue	Comprometimento da cicatrização de feridas, NPT prolongada sem suplementação de zinco Hepatopatia crônica Acrodermatite enteropática Parasitismo (Egito) Comprometimento da função imune Baixo nível de fator tímico sérico (FTS) Comprometimento da embriogênese Distúrbios do comportamento (comprometimento do tônus hedônico) Anormalidades ósseas, deficiência da síntese de colágeno, alopecia, comprometimento da síntese proteica Alguns cânceres

Dosagem de PTH

Dosagem de hormônio no sangue, jejum

Esse exame mede o nível de hormônio paratireoidiano no sangue – um fator importante no metabolismo do cálcio – e é usado para detectar doenças primárias e secundárias das glândulas paratireoides.

Indicações

- Diagnóstico de doenças com hiperparatireoidismo e hipoparatireoidismo
- Distinção entre causas não paratireóideas e paratireóideas de hipercalcemia, como insuficiência renal ou deficiência de vitamina D, respostas de compensação à hipercalcemia em tumores ósseos metastáticos.

Valores de referência

Normais

- PTH:
  - Intacto: 10 a 65 pg/mℓ ou 10 a 65 ng/ℓ
- Cálcio: 8,5 a 10,9 mg/dℓ ou 2,12 a 2,72 mmol/ℓ.

Implicações clínicas

- A interpretação do nível de PTH sempre deve levar em conta o nível de cálcio total
- *Níveis elevados de PTH*: hiperparatireoidismo primário, hiperparatireoidismo secundário (insuficiência renal crônica), pseudo-hiperparatireoidismo (pequeno aumento). Com frequência, o PTH intacto está dentro do intervalo de referência no hiperparatireoidismo primário leve, mas muito elevado para a concentração total de cálcio
- *Níveis diminuídos de PTH*: hipercalcemia não paratireoidiana (p. ex., hipercalcemia da neoplasia maligna), hipoparatireoidismo primário, hipoparatireoidismo secundário (cirúrgico), deficiência de magnésio e síndrome de DiGeorge e hipertireoidismo.

Fatores interferentes

- Injeção recente de radiofármacos
- Os níveis sanguíneos elevados de lipídios e a hemólise interferem nos métodos de exame
- A síndrome leite-álcali pode causar falsa redução dos níveis
- A deficiência de vitamina D aumenta os níveis de PTH
- Aumenta após as refeições e na obesidade
- O exercício físico, a dieta hiperproteica e o etanol causam diminuição.

Procedimento

- Cuidar para que o cliente faça jejum de 10 horas antes do exame – dieta zero após meia-noite, exceto água
- Coletar amostra matinal – o ritmo diurno afeta os níveis de PTH (consultar o laboratório se o cliente trabalhar normalmente no turno da noite)
- Coletar 10 mℓ de sangue venoso em tubo de tampa vermelha. Colocar imediatamente no gelo
- Determinar o nível sérico de cálcio ao mesmo tempo, se solicitado. Os níveis séricos de PTH e cálcio são importantes para a interpretação clínica.

Intervenções de enfermagem

► ***Antes da realização do exame***

- Explicar o objetivo e o procedimento do exame de sangue, inclusive o jejum
- Avaliar os padrões de sono e trabalho, porque o resultado do exame está relacionado ao ritmo diurno; é máximo às 16 e mínimo às 8 horas.

► ***Após a realização do exame***

- Orientar o cliente se os resultados forem anormais e explicar a possível necessidade de repetir o exame
- Em conjunto com o médico, comparar o nível de PTH com os níveis séricos de cálcio para auxiliar o diagnóstico diferencial.

Dosagem de triptase no soro

Esse teste mede a concentração sérica de triptase total. O nível de triptase reflete a desgranulação e a carga de mastócitos e aumenta nas reações alérgicas graves (anafilaxia) e nos distúrbios de excesso de mastócitos como mastocitose sistêmica.

Indicações

Coletar a amostra imediatamente durante a avaliação inicial de suspeita de anafilaxia ou reações anafilactoides causadas por veneno, fármacos e drogas ou idiopáticas. Deve-se coletar uma segunda amostra 1 a 2 horas mais tarde, pois os níveis de triptase alcançam o auge em 60 a 90 minutos. Os níveis de triptase podem ser menos úteis decorridas mais de 4 horas após a reação. O exame pode ser realizado a qualquer momento para rastreamento de mastocitose sistêmica e de outros distúrbios dos mastócitos. Esse exame pode ser usado em amostras *postmortem* para avaliar a anafilaxia como causa de morte.

Valores de referência

Normais

- < 11,5 ng/mℓ.

Implicações clínicas

- O nível > 20 ng/mℓ é extremamente sugestivo de distúrbios dos mastócitos e aumenta o risco de anafilaxia.

Procedimento

- Coletar 1 mℓ de soro em tubo de tampa vermelha (sem gel).

Intervenções de enfermagem

► ***Antes da realização do exame***

- Explicar o objetivo e o procedimento do exame; registrar o horário de início dos sinais/sintomas alérgicos e as circunstâncias que antecedem imediatamente o surgimento dos sinais/sintomas para ajudar a identificar o fator desencadeante.

▸ *Após a realização do exame*

- Após o tratamento da reação alérgica, orientar os clientes com nível elevado de triptase a procurar um alergologista para investigar, monitorar e diagnosticar alergias e/ou distúrbios dos mastócitos e para verificar o nível inicial de triptase dos mastócitos.

Alerta clínico

- O soro deve ser coletado logo que possível durante uma reação grave, pois o nível diminui após 60 a 90 minutos. O nível sérico de triptase pode não estar elevado em casos de anafilaxia induzida por alimentos.

Dosagem de vitaminas

Sangue, urina, pelos, unhas

A vitamina, um composto orgânico necessário para manter a vida, é uma combinação das palavras "vital" e "amina" (composto cujo átomo principal é o hidrogênio). Tanto as vitaminas lipossolúveis quanto hidrossolúveis têm várias funções fisiológicas no organismo. É possível determinar as concentrações das vitaminas no sangue, na urina e em determinados tecidos corporais, que indicam o estado nutricional do cliente. A deficiência de vitaminas pode ser primária (por carência alimentar) ou secundária (distúrbio que impede ou limita a absorção). A maioria das vitaminas não é armazenada em quantidade considerável no organismo; portanto, devem ser consumidas diariamente. As fontes de vitaminas *lipossolúveis* incluem substâncias ingeridas (alimentares) e microrganismos biológicos ou intestinais. As fontes de vitaminas *hidrossolúveis* são substâncias alimentares (ingeridas) e microrganismos intestinais. Esses testes são medidas do estado nutricional. Baixos níveis indicam ingestão oral recente insatisfatória, mau estado nutricional e/ou má absorção. Podem não refletir as reservas teciduais. Níveis elevados indicam ingestão excessiva, intoxicação ou problemas de absorção.

Valores de referência

A Ingestão Alimentar de Referência (DRI; do inglês, *Dietary Reference Intake*), o método mais recente adotado pelo Food and Nutrition Board, pelo Institute of Medicine e pela National Academy of Sciences, oferece estimativas da ingestão de vitaminas. As DRI não se detêm nas doenças por deficiência, mas incluem também o papel de nutrientes e componentes alimentares na saúde a longo prazo. As DRI abrangem quatro valores de referência: Consumo Diário Recomendado (RDA), Nível Máximo Tolerável de Ingestão (UL; do inglês, *Tolerable Upper Intake Levels*), Necessidades Médias Estimadas (EAR; do inglês, *Estimated Average Requirements*) e Ingestão Adequada (AI; do inglês, *Adequate Intake*). Quando não se pode estabelecer o RDA, a AI é considerada como valor normal; ambos devem ser usados como metas para o cliente. São definidos níveis para cada vitamina. O RDA representa a quantidade de vitaminas ingeridas necessária a uma pessoa saudável para atender às necessidades metabólicas diárias, permitir a variação biológica, manter os valores séricos normais, evitar os esgotamento das reservas corporais e preservar as funções corporais normais.

Valores de referência

Substância dosada (amostra necessária), intervalo de referência (IR), intervalo tóxico crítico (IC) e DRI, quando disponível	Preparo do cliente, função da substância e indicações do exame	Importância clínica dos valores	
		Aumento	**Diminuição**
VITAMINAS LIPOSSOLÚVEIS			
Vitamina A (retinol, betacaroteno) Retinol (soro) IR: 360 a 1.200 μg/ℓ ou 0,70 a 1,75 μmol/ℓ IC: < 10 μg/dℓ ou < 0,35 μmol/ℓ indica deficiência grave, > 120 μg/dℓ indica hipervitaminose A Caroteno (soro) IR: 50 a 250 μg/dℓ ou 0,9 a 4,6 μmol/ℓ	Jejum. Não é permitido o consumo de álcool etílico por 24 h antes da coleta de sangue Alopecia Evita a cegueira noturna e outras condições oculares e distúrbios cutâneos (acne) Estimula a imunidade, protege contra a poluição e a formação de câncer	Ativação de fagócitos e/ou linfócitos T citotóxicos Obstrução do ducto colédoco Amenorreia Artralgia (gota) Anomalias congênitas Carotenodermia/aurantíase Queilose Nefrite crônica Hiperostose cortical Consumo excessivo na alimentação ou em suplementos	Infecções agudas Artralgia (gota) Manchas de Bitot Doença celíaca Cirrose hepática Obstrução congênita do jejuno Fibrose cística Derivação duodenal Síndrome de má absorção de gorduras Giardíase
IC: > 250 μg/dℓ ou > 4,6 μmol/ℓ indica carotenemia IR: ésteres de retinil < 10 μg/ℓ quando selecionados Resposta relativa à dose (%) IR: > 20 IC: > 50 deficiência As crianças apresentam aumento do retinol sérico relacionado à idade, e valores menores antes da puberdade	Necessário para reparo de manutenção dos tecidos epiteliais Ajuda no armazenamento de gordura Protege contra gripes e infecções Atua como antioxidante (protege as células contra câncer e outras doenças) Avaliar cegueira noturna, distúrbios de má absorção, nefrite crônica,	Hepatoesplenomegalia Hipercolesterolemia Hiperlipemia Descamação da pele Incapacidade de aprendizado permanente Gravidez Fechamento prematuro das epífises Pseudotumor cerebral Abortos espontâneos Nictalopia (cegueira noturna)	Comprometimento da imunidade (resposta celular, resposta de anticorpos) Consumo alimentar insuficiente Queratinização dos epitélios pulmonar, gastrintestinal e urinário Ceratomalacia Sarampo Xeroftalmia

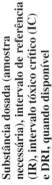

Os níveis em adultos aumentam discretamente com a idade Os níveis em mulheres antes da menopausa são levemente menores que em homens. Após a menopausa, os valores são semelhantes. DRI: Homens: 900 µg/retinol equivalente (RE)/dia Mulheres: 700 µg/retinol equivalente (RE)/dia Nível máximo tolerável de ingestão: 3.000 µg/dia	deficiência proteica aguda, manchas de Bitot, parasitas intestinais, infecções agudas, consumo crônico > 10 mg de retinol equivalente (RE)	Anovulatórios orais (caroteno) Cirurgia pancreática Desnutrição proteico-calórica (marasmo ou kwashiorkor) Hiperqueratose perifolicular (doença de Darier) Espru Xerose da conjuntiva e córnea	
Vitamina D (25-OH vitamina D) IR: 28 a 80 ng/mℓ Possivelmente tóxico: > 80 g/mℓ Deficiência intensa: < 10 ng/mℓ Deficiência leve a moderada: 10 a 25 ng/mℓ	Jejum Sintetizada por exposição da pele à luz solar Necessária para absorção de cálcio e fósforo pelo trato intestinal Necessária para o desenvolvimento normal dos ossos em crianças Protege contra fraqueza muscular, participa da regulação da contração cardíaca	Sintomas gastrintestinais (anorexia, náuseas, vômitos, constipação intestinal) Lactentes: "fácies de duende", hipercalcemia com atraso do crescimento, retardo mental, estenose da aorta Calcificação extraóssea metastática Cólica renal	Anticonvulsivantes Raquitismo hipofosfatêmico familiar (diabetes melito, síndrome de Fanconi, hipoparatireoidismo, osteodistrofia renal, acidose tubular renal) Alto consumo de fosfato ou fitato Alimentação inadequada
DRI: Adultos de 18 a 70 anos: 400 a 600 UI Idade > 70 anos: 400 a 800 UI	Importante no tratamento e na prevenção da osteoporose e da hipocalcemia Avaliar raquitismo, osteomalacia, má absorção de gordura; distúrbios das glândulas paratireoides, do fígado ou do rim; consumo suplementar prolongado de 2.000 UI/dia	Suplementos Síndrome de Williams	Exposição insuficiente à luz solar (principalmente em idosos) Hepatopatia Síndromes de má absorção Osteomalacia (adultos) Osteoporose (adultos) Tetania raquítica Raquitismo (crianças) Problemas menstruais

(*continua*)

(continuação)

Substância dosada (amostra necessária), intervalo de referência (IR), intervalo tóxico crítico (IC) e DRI, quando disponível	Preparo do cliente, função da substância e indicações do exame	Importância clínica dos valores	
		Aumento	**Diminuição**
Vitamina E (tocoferóis, tocotrienóis) alfatocoferol, α-T (mais ativo) IR (plasma): Adultos: 5,5 a 17 mg/ℓ ou 12 a 39 μmol/ℓ Deficiência significativa: < 3 mg/ℓ (< 7 μmol/ℓ) Excesso significativo: > 40 mg/ℓ (> 93 μmol/ℓ)	Jejum Não é permitido o consumo de álcool etílico nas 24 h anteriores a coleta Antioxidante Importante na prevenção do câncer e de doenças cardiovasculares Promove coagulação sanguínea normal, cicatrização Reduz a formação de tecido cicatricial nas feridas	Recém-nascidos de baixo peso (sepse, enterocolite necrosante) Suplementação com vitamina E Aumento da tendência hemorrágica Diminuição da produção de leucócitos Redução da formação de catarata (com altos níveis de betacaroteno e ácido ascórbico)	Infertilidade (homens e mulheres) Atresia biliar Depósitos ceroides no músculo Colestase Dermatite (descamativa) Edema Síndromes de má absorção com esteatorreia
Nota: a concentração de vitamina E em recém-nascidos corresponde a menos da metade da concentração em adultos. DRI: Adultos: 15 mg Alfatocoferol equivalente (α-TE) 1 α-TE = 1,49 UI	Melhora a circulação; necessária para reparo tecidual; mantém nervos e músculos saudáveis enquanto fortalece as paredes dos capilares Evita lesão celular por inibição da oxidação de lipídios e da formação de radicais livres (antioxidantes) Ajuda na utilização de vitamina A Retarda o envelhecimento e pode evitar manchas senis Avaliar recém-nascidos prematuros de baixo peso, abetalipoproteinemia, má absorção		Síndromes neurológicas que afetam as colunas posteriores da medula e a retina (abeta ou hiperlipoproteinemia), síndrome da alça cega, pancreatite crônica, fibrose cística, erros congênitos do metabolismo, hepatopatia obstrutiva, síndrome do intestino curto) Recém-nascidos prematuros (displasia broncopulmonar, hemorragia intraventricular, disfunção plaquetária, retinopatia) Crianças com desnutrição proteico-calórica Lesão por reperfusão

			Hiperagregação plaquetária, diminuição da sobrevida dos eritrócitos e aumento da suscetibilidade à hemólise
Vitamina K (filoquinona, menaquinona) Filoquinona (K_1) vegetal; menaquinona (série K_2) bacteriana; menadiona (K_2) sintética IR: 1,3 a 1,9 ng/mℓ ou 0,29 a 2,64 nmol/ℓ, teste PIVKA 11 (proteínas induzidas na ausência de vitamina K). Esse teste é superior. Concentração plasmática de protrombina, 10,5 a 12,5 s	Jejum Necessária para a produção de protrombina (coagulação sanguínea) Essencial para formação e reparo ósseo Necessária para síntese de osteocalcina (a proteína no tecido ósseo sobre a qual o cálcio cristaliza). Portanto, evita a osteoporose Participa da conversão da glicose em glicogênio para armazenamento no fígado	Deficiência de glicose-6-fosfato desidrogenase Aumento do consumo alimentar ou administração de preparação de vitamina K Lactentes de baixo peso ao nascimento (elevação da menadiona) Anemia com corpos de Heinz Hiperbilirrubinemia *Kernicterus* (encefalopatia por bilirrubina) Perda do reflexo de sucção Síndrome pós-*kernicterus*	Lactentes alimentados com leite materno (que não receberam vitamina K) Condições que limitam a absorção ou síntese de vitamina K Varfarina Excesso de óleo mineral oral Hipoprotrombinemia Deficiência alimentar Ausência de sais biliares (fístulas biliares externas, icterícia obstrutiva) Hepatopatia
DRI: Homens: 120 µg/dia Mulheres: 90 µg/dia	Os antibióticos interferem na absorção da vitamina K Avaliar insuficiência renal e antibioticoterapia crônica		Sulfonamidas não absorvíveis Tratamento com salicilatos Megadoses das vitaminas lipossolúveis A ou E antagonizam a vitamina K Má absorção crônica de gorduras, doença pancreática, doença gastrintestinal
VITAMINAS HIDROSSOLÚVEIS			
Vitamina C (ácido ascórbico) IR: 0,4 a 1,5 mg/dℓ ou 28 a 84 µmol/ℓ plasma; 0,6 a 2,0 mg/dℓ ou 34 a 113 µmol/ℓ plasma, 114 a 301 nmol/10^3 células (leucócitos mistos)	Antioxidante necessário para crescimento e reparo tecidual, funcionamento das glândulas suprarrenais e para a saúde das gengivas	Diminuição do efeito anticoagulante da heparina e da varfarina Diarreia Absorção excessiva de ferro	Escorbuto no adulto (acne, indiferença, hemorragias musculares profundas, deformidade em pescoço de cisne, gengivite, hemorragias perifoliculares, hiperqueratose e hipocondríase)

(continua)

(continuação)

Substância dosada (amostra necessária), intervalo de referência (IR), intervalo tóxico crítico (IC) e DRI, quando disponível	Preparo do cliente, função da substância e indicações do exame	Importância clínica dos valores: Aumento	Importância clínica dos valores: Diminuição
IC: < 0,2 mg/dℓ ou < 11 μmol/ℓ, ascorbato plasmático < 57 nmol/10^3 células (leucócitos mistos), < 10 mg/10^3 células (leucócitos mistos) As mulheres reiteradamente apresentam maiores níveis de vitamina C nos tecidos e líquidos que os homens Os valores plasmáticos são o melhor indicador de consumo alimentar recente. Os níveis de vitamina C nos leucócitos indicam as reservas celulares e corporais *Nota*: os níveis de vitamina C na saliva não são homogêneos; os níveis de vitamina C na urina não são úteis	Ajuda na produção de hormônios antiestresse e de interferona; necessária para metabolismo de ácido fólico, tirosina e fenilalanina Aumenta a absorção de ferro Essencial na síntese e no metabolismo de neurotransmissores Essencial na formação de colágeno; promove cicatrização de feridas; protege contra infecção Estimula a imunidade Investigação diagnóstica de escorbuto, dieta inadequada e nefrolitíase	Suplementação (alteração dos exames para diabetes e sangue oculto) Náuseas Alguns clientes com história de cálculos renais correm maior risco de desenvolver cálculos de oxalato com o consumo excessivo de vitamina C	Etilismo e uso abusivo de drogas Anemia (hipocrômica microcítica) Queimaduras Estresse por frio ou calor Edema dos membros inferiores Úlceras gástricas Comprometimento da absorção de ferro Alimentação inadequada (principalmente em homens idosos) Escorbuto do lactente (doença de Barlow, posição de "rã desmedulada") Doenças inflamatórias, lesão oxidativa (proteínas, DNA, DNA de espermatozoide humano) Lactação Petéquias e equimoses totais Gravidez
DRI: Homens: 90 mg/dia Mulheres: 75 mg/dia Nível máximo tolerável de ingestão: 2.000 mg/dia			Risco de câncer (esôfago, cavidade oral, colo do útero) Tabagistas (diminuição da meia-vida do ácido ascórbico) Tireotoxicose Intoxicação por carcinógenos químicos (antraceno, benzopireno, pesticidas organoclorados, metais pesados, nitrosaminas) Má cicatrização de feridas Hemorragia gengival, dispneia, edema e fraqueza

Vitamina B_7 (Biotina) (Plasma) IR: 0,82 a 2,87 nmol/ℓ (200 a 700 pg/mℓ) IC: < 1,02 nmol/mℓ, deficiência (< 249 pg/mℓ) Diagnóstico pré-natal de deficiência múltipla de carboxilase (DMC) por análise direta do líquido amniótico por ácido metilcítrico ou ácido 3-hidroxi-isovalérico DRI: Adultos: 30 µg/dia Glicose sanguínea elevada	A biotina é produzida pela flora intestinal Ajuda no crescimento celular, na produção de ácidos graxos, no metabolismo de gorduras, carboidratos e proteínas e na utilização de outras vitaminas complexas Promove a saúde das glândulas sudoríparas, do tecido nervoso e da medula óssea Necessária para a saúde do cabelo e da pele Avaliar a ingestão de ovos crus, DII, etilismo, tratamento com sulfonamidas, depressão		Alopecia Anorexia com náuseas Antibióticos Síndromes de DMC sensíveis à biotina Alterações do estado mental (depressão) Glossite (magenta) Alta taxa de reabsorção fetal Hiperestesia (algesia) Imunodeficiência Aumento dos níveis séricos de colesterol e dos pigmentos biliares Ingestão de grande quantidade (> 6/dia) de clara de ovo *crua*, ingestão de avidina crua Parestesia localizada Dermatite maculoescamosa dos membros Mialgia Palidez NPT prolongada após ressecção intestinal, se não houver suplementação Glicose sanguínea elevada
Vitamina B_{12} (Cobalamina, cianocobalamina, hidroxicobalamina) (Soro) IR: 200 a 835 pg/mℓ (146 a 609 pmol/ℓ) IC: < 100 pg/mℓ (< 73 pmol/ℓ) deficiência DRI: Adultos: 2,4 µg/dia	Jejum noturno. Evitar heparina, ácido ascórbico, flúor e álcool etílico antes do exame Ajuda o ácido fólico na formação de ferro; evita anemia Necessária para digestão apropriada, absorção de alimentos, síntese de proteínas e metabolismo de gorduras e carboidratos	Melhora da função mental em idosos que recebem suplementos de vitamina B_{12} Não há relato de intoxicação por vitamina B_{12} Hepatopatia ativa	Deficiência causada por má absorção – comum em idosos e em pessoas com distúrbios digestivos Etilismo Anemia perniciosa de Addison Talassemia Alimentação sem microrganismos e alimentos de origem animal (únicas fontes de vitamina B_{12})

(*continua*)

(continuação)

Substância dosada (amostra necessária), intervalo de referência (IR), intervalo tóxico crítico (IC) e DRI, quando disponível	Preparo do cliente, função da substância e indicações do exame	Importância clínica dos valores	
		Aumento	Diminuição
	Evita lesão do nervo, mantém a fertilidade, produção de acetilcolina (neurotransmissor que ajuda na memória e no aprendizado) Encontrada principalmente em fontes animais; desse modo, os vegetarianos estritos podem necessitar de suplementos Enterite regional Avaliação de dieta vegetariana estrita com duração de 20 a 30 anos, etilismo, pós-gastrectomia e parasitoses		Neuropatia sensitiva distal ("luva e meia"), perda sensitiva Gastrectomia total Atrofia gástrica (gastrite superficial, hereditária – degenerativa congênita) Hepatopatia Pigmentação das pregas cutâneas e dos leitos ungueais (acastanhados) Poliendocrinopatia Gravidez Doença renal Distúrbios do intestino delgado (câncer, enteropatia induzida por glúten – doença celíaca, lesões granulomatosas, ressecções intestinais, síndrome de "estase intestinal", espru tropical) Degeneração combinada subaguda da medula espinal Tênias Tinido e perda auditiva induzida por ruído Língua – vermelha, lisa, brilhante, dolorosa Veganos (e lactentes cujas mães são veganas) Perda visual por atrofia óptica Síndrome de Zollinger-Ellison

Folato (ácido fólico) (Pteroilglutamato, ácido pteroilglutâmico, 5-metiltetra-hidrofolato)	Jejum	Folacina é a forma dominante no soro e nas hemácias Perda do controle de convulsões	Etilistas Idosos
Folato nas hemácias (melhor indicador do estado) IR: 150 a 800 ng/mℓ (0,34 a 182 μmol/ℓ) sangue total, corrigido para Ht de 45% Depleção de folato tecidual (oscilações séricas alimentares): < 160 ng/mℓ (< 360 nmol/ℓ) IR: 3 a 21 ng/mℓ (11 a 36 nmol/ℓ) IC: < 1,5 ng/mℓ, deficiência Balanço de folato negativo: < 3 ng/mℓ (< 7 nmol/ℓ) DRI: Adultos: 400 μg/dia Outros métodos (raramente usados): teste de supressão com desoxiuridina (DU ou dUST; do inglês, *deoxyuridine suppression test*), um indicador funcional do estado de folato; exame laboratorial *in vitro* que detecta megaloblastose e identifica qual é a deficiência de nutrientes responsável (folato ou vitamina B_{12}) Ácido formiminoglutâmico (FIGLU) – após administração de histidina	Necessário para produção de energia e formação de hemácias Fortalece a imunidade por promoção da atividade dos leucócitos Importante para a divisão celular e a replicação (síntese de DNA e RNA) saudáveis Metabolismo das proteínas Prevenção de anemia por carência de ácido fólico Na gravidez, regula a formação de células nervosas embrionárias e fetais, evita o parto prematuro Melhor ação quando combinado com as vitaminas B_{12} e C O cozimento destrói o ácido fólico Avaliar anemia megaloblástica, câncer, doença inflamatória intestinal, etilismo, farmacoterapia com fenitoína, colestiramina, sulfassalazina, anovulatórios orais	Insuficiência renal aguda Hemólise Suplementos de folato, 400 μg/24 h ou 4 mg/dia Observação de efeitos colaterais com > 1.500 μg/24 h ou > 15 mg/dia Escorbuto	Lactentes cujas mães usam anovulatórios com estrogênio-progesterona Displasia do colo do útero Tabagismo Farmacoterapia (fenitoína, primidona, barbitúricos, metotrexato, metformina, colestiramina, ciclosserina, azatioprina, anovulatórios orais, antiácidos) Depressão Hematopoese (talassemia maior) Infecção por HPV-16 Hiper-homocisteinemia Consumo alimentar insatisfatório Aumento do volume corpuscular médio (VCM) Aumento das necessidades Primeiro ano de vida Lactantes Hepatopatia Síndromes de má absorção (doença celíaca, espru, síndrome da alça cega) Neoplasia maligna (linfoproliferativa) Megaloblastose Clientes tratados com metotrexato Defeitos do tubo neural (espinha bífida, anencefalia)

(continua)

(continuação)

Substância dosada (amostra necessária), intervalo de referência (IR), intervalo tóxico crítico (IC) e DRI, quando disponível	Preparo do cliente, função da substância e indicações do exame	Importância clínica dos valores: Aumento	Importância clínica dos valores: Diminuição
			Pancitopenia Gravidez Proteção contra malária Diálise renal Artrite reumatoide Psoríase Atrofia das papilas linguais (brilhantes, lisas) Deficiência de vitamina B_{12} Clientes tratados com metotrexato
Vitamina B_2 (Riboflavina) (Soro ou plasma) IR: 4 a 24 µg/dℓ (106 a 638 nmol/ℓ) Urina – muito mais sensível ao estado nutricional IR: > 80 µg/g de creatinina (> 24 µmol/mol de creatinina); > 15 µg/dℓ eritrócitos (> 40 nmol/dℓ eritrócitos) O nível de creatinina indica deficiência < 27 nmol/dℓ eritrócitos (< 10 µg/dℓ eritrócitos) – deficiência de vitamina B_2 Análise da glutationa redutase eritrocitária, expressa em coeficientes de atividade (CA)	Jejum Necessária para formação das hemácias, produção de anticorpos, respiração celular e crescimento Alivia a fadiga ocular e é importante no tratamento e na prevenção da catarata Ajuda no metabolismo de gorduras, carboidratos e proteínas Com a vitamina A, mantém e melhora as mucosas do sistema digestório Ajuda a absorção de ferro e vitamina B_6	Nenhum	Etilismo Queilite angular Arriboflavinose Uso de barbitúricos (prolongado) Queilose Diarreia crônica Dissebacia (pele de tubarão) Glossite Consumo insatisfatório de leite e outros produtos animais Síndrome do intestino irritável Hepatopatia Anemia normocítica Ambliopia nutricional Perlèche (infecção por *Candida albicans* com queilose) Fotofobia e lacrimejamento

O exame não pode ser usado em pessoas com deficiência de glicose-6-fosfato desidrogenase	A deficiência de riboflavina pura, não complicada é rara – se encontrada, geralmente é acompanhada por múltiplas deficiências nutricionais		Dor de garganta Língua (coloração carmim) Uso de derivado da fenotiazina
CA < 1,2, aceitável; CA de 1,2 a 1,4, baixo; CA > 1,4, deficiência Teste de estimulação de flavina adenina dinucleotídio (FAD) IR: (estimulação): < 20% DRI: Homens: 1,3 mg/dia Mulheres: 1,1 mg/dia	Necessária para metabolismo do aminoácido triptofano, que é convertido em niacina no corpo Facilmente destruída pela luz, por antibióticos e pelo álcool etílico Aumento da necessidade de vitamina B_2 com o uso de anovulatórios orais ou o exercício vigoroso Investigar se o consumo alimentar é insatisfatório, como na cardiopatia congênita e em alguns cânceres		
Vitamina B_3 (Niacina, niacinamida) Ácido nicotínico, niacinamida (*N*-metilnicotinamida urinária, NMN) na urina de 24 h IC: < 0,8 mg/24 h Deficiência: < 5,8 µmol/dia DRI: Homens: 16 mg/dia Mulheres: 14 mg/dia Nível máximo tolerável de ingestão: 35,0 mg/dia	Coleta de urina de 24 h Essencial para a circulação apropriada e para a saúde da pele Auxilia o funcionamento do sistema nervoso e o metabolismo de carboidratos, gorduras e proteínas na produção de ácido clorídrico para digestão Participa da secreção normal de bile e líquidos gástricos e da síntese de hormônios sexuais	Provas de função hepática anormais Hipocolesterolemia Uso como fármaco hipolipemiante Fibrilação atrial Maculopatia cistoide Desconforto epigástrico Intolerância à glicose Gota Hiperglicemia Hipotensão arterial Prurido Língua lisa e edemaciada Rubor da parte superior do corpo	Etilismo Síndrome carcinoide Colar de Casal Disfunção do SNC Cirrose hepática Doença diarreica Dieta pobre em niacina e triptofano Dissebacia Síndrome encefalopática Disfunção gastrintestinal Doença de Hartnup Tratamento com isoniazida (INH) Psicose orgânica

(*continua*)

(*continuação*)

Substância dosada (amostra necessária), intervalo de referência (IR), intervalo tóxico crítico (IC) e DRI, quando disponível	Preparo do cliente, função da substância e indicações do exame	Importância clínica dos valores	
		Aumento	**Diminuição**
	Reduz o nível de colesterol Útil na esquizofrenia e em outras doenças mentais Avaliar farmacoterapia antituberculose (INH), distúrbios de má absorção e etilismo		Dermatite por pelagra; glossite (escarlate, carne viva)
Vitamina B_6 (Piridoxina, piridoxamina, piridoxal) IR (direto): Vitamina B_6 plasmática: 5 a 24 ng/mℓ (30 a 143 nmol/ℓ) Piridoxal plasmático: 5-fosfato > 7 ng/mℓ (> 30 nmol/ℓ) Vitamina B_6 total plasmática: > 10 ng/mℓ (> 40 nmol/ℓ) Ácido 4-piridóxico (4rPA) urinário < 3,0 µmol/dia (indicador a curto prazo útil) Vitamina B_6 total na urina > 0,5 µmol/dia (INH, penicilamina, ciclosserina)	Jejum ou coleta de urina Necessária para a produção de ácido clorídrico e a absorção de gorduras e proteínas, o balanço de sódio e potássio e a produção de hemácias Necessária no sistema nervoso para manter a função encefálica normal Metabolismo do triptofano Produção de niacina Gliconeogênese	Lactentes: sinais/sintomas neurológicos e desconforto abdominal Neuropatia periférica; ataxia sensitiva progressiva; comprometimento dos membros inferiores Fotossensibilidade Neurotoxicidade	Etilismo Anemias Asma Carcinoma da mama Queilose Doença coronariana Depressão e confusão Diabetes melito Fármacos (INH, ciclosserina, penicilamina, etinilestradiol, mestranol) Glossite Doença de Hodgkin Diminuição da produção de IL-2 Aumento da atividade metabólica
IR (indireto): Índice de alanina aminotransferase eritrocitária (ALTe/TGPe) > 1,25 (a ALTe é um melhor indicador que a ASTe; é necessária conduta-padrão para comparar os testes). Índice de aspartato aminotransferase eritrocitária (ASTe/TGOe): > 1,80 (indicador	Síntese de ácidos nucleicos, RNA e DNA; ativa muitas enzimas e ajuda na absorção de vitamina B_{12} Imunidade ao câncer, prevenção da arteriosclerose Diurético leve – reduz a síndrome pré-menstrual		Lactentes (padrão anormal de eletroencefalograma, convulsões) Irritabilidade Linfopenia Neuropatia periférica Síndrome pré-menstrual Dermatose seborreica

válido, mas um tanto ultrapassado, do estado de vitamina B_6 hepática)	Diuréticos e cortisona bloqueiam a absorção de vitamina B_6		Anemia falciforme Tabagistas Estomatite
Carga de 2 g de L-triptofano; ácido xanturênico urinário > 65 μmol/dia; carga de 3 g de L-metionina; nível na urina (várias amostras de urina de 24 h, coletadas ao longo de 1 a 3 semanas) < 350 μmol/dia DRI: Homens: 19 a 50 anos: 1,3 mg/dia Idade > 50 anos: 1,7 mg/dia Mulheres: 19 a 50 anos: 1,3 mg/dia Idade > 50 anos: 1,5 mg/dia	Antidepressivos, estrogenioterapia e anovulatórios orais aumentam a necessidade de vitamina B_6 Avaliar grupos de risco, inclusive recém-nascidos com baixo nível de vitamina B_6, alguns cânceres, etilismo		
Vitamina B_1 (Tiamina) IR: 10 a 64 ng/mℓ; 0,7 a 1,3 UI/g Hb; nmol (sangue total) Alterações tardias: < 50 μg/24 h ou < 148 nmol/dia urina com piruvato sanguíneo elevado Dosagem da transcetolase nas hemácias (método mais fidedigno) Ensaios enzimáticos – com uso de pirofosfato de tiamina (TPP; do inglês, *thiamine pyrophosphate*): 79 a 178 nmol/ℓ IR (estimulação): 0 a 25%; deficiência, > 20% DRI: Homens: 1,2 mg/dia Mulheres: 1,1 mg/dia	Jejum Promove a circulação e a formação de sangue, o metabolismo de carboidratos e a produção de ácido clorídrico Otimiza a atividade cognitiva e a função encefálica Tem efeito positivo sobre a energia, o crescimento, o apetite normal e a capacidade de aprendizado Necessária para o tônus muscular do intestino, do estômago e do coração Atua como antioxidante, protegendo o corpo dos efeitos degenerativos do envelhecimento, etilismo e tabagismo	Posologias parenterais A dieta rica em carboidratos aumenta a necessidade de vitamina B_1 A tiamina é mal absorvida em adultos com deficiência de folato ou proteínas	Antibióticos, sulfas, anovulatórios orais Etilismo Beribéri – beribéri seco (alterações neurológicas periféricas; ou seja, pé em gota simétrico); beribéri infantil; beribéri úmido Cardiovascular (ICC de alto débito, doença de Shoshin de baixo débito) Síndrome de Wernicke-Korsakoff (polioencefalite hemorrágica aguda) Beribéri cerebral Estados de dependência (anemia megaloblástica sensível à tiamina, acidose láctica, cetoacidúria, encefalopatia necrosante subaguda, doença de Leigh) Infusões de glicose (frequentes, prolongadas ou muito concentradas) Deficiência de folato

(*continua*)

(*continuação*)

Substância dosada (amostra necessária), intervalo de referência (IR), intervalo tóxico crítico (IC) e DRI, quando disponível	Preparo do cliente, função da substância e indicações do exame	Importância clínica dos valores	
		Aumento	**Diminuição**
	Avaliar etilismo, distúrbio da absorção, infusão excessiva de glicose intravenosa, em dietas compostas basicamente de cereais refinados, não enriquecidos		Dieta rica em carboidratos (principalmente arroz polido) Hipertireoidismo Comprometimento da absorção (ou seja, diarreia prolongada) Comprometimento da utilização (ou seja, hepatopatia grave) Consumo insuficiente de calorias ou proteínas Aumento das necessidades (febre, lactação, gravidez, exercícios físicos vigorosos) Comprometimento da memória Diálise renal NPT prolongada Sem suplementação

Adaptada de Oten, J. J., Hellwig, J. P., & Meyers, L. D. (2006). Dietary reference intakes – the essential guide to nutrient requirements. Washington, DC: The National Academies Press, Institute of Medicine of the National Academies.

Fatores interferentes

- Os fatores que afetam os níveis de vitamina incluem idade, estação do ano, diarreia ou vômito, alguns fármacos, várias doenças e hiperalimentação prolongada.

Procedimento

- Realizar dosagem das vitaminas em amostras de sangue, urina e cabelo ou unha
- Os tipos de amostras necessárias são apresentados no quadro
- As vitaminas são dosadas por métodos diretos e indiretos.

Intervenções de enfermagem

► ***Antes da realização do exame***

- Avaliar o estado nutricional geral e abordar deficiências potenciais. Com frequência, uma deficiência é acompanhada pela deficiência de vários nutrientes
- Avaliar sinais e sintomas de comprometimento das reações metabólicas relacionadas com vitaminas que indiquem a necessidade de exame
- Explicar o objetivo do exame antes de coletar amostras de sangue, urina, cabelo ou unha
- Informar ao cliente que as vitaminas são micronutrientes que podem ser detectados no sangue e na urina como indicação de estados de deficiência (hipovitaminose) ou excesso (hipervitaminose) nutricional. O consumo alimentar excessivo de algumas vitaminas pode levar a níveis potencialmente tóxicos.

► ***Após a realização do exame***

- Orientar o cliente em relação a resultados anormais, exames de acompanhamento, modificações da alimentação e tratamento
- Comunicar valores anormais aos clientes e aos médicos quando forem muito altos ou muito baixos.

Ecocardiograma transesofágico (ETE)

Imagem cardíaca por ultrassonografia endoscópica

Esse exame possibilita a avaliação ultrassonográfica ideal do coração quando o ecocardiograma transtorácico tradicional (não invasivo) é insatisfatório ou inconclusivo.

Indicações

- Quando o ecocardiograma transtorácico é insatisfatório, como na obesidade, no traumatismo da parede torácica e na DPOC
- Quando os resultados do ecocardiograma transtorácico tradicional não concordam nem se correlacionam com outros achados clínicos.

Valores de referência

Normais

- Posição, tamanho e função normais das valvas e câmaras cardíacas.

Implicações clínicas

- Valvopatias cardíacas
- Derrame pericárdico

- Cardiopatia congênita
- Dissecção aórtica
- Disfunção ventricular esquerda
- Endocardite
- Tumores ou trombos intracardíacos.

Procedimento

- Aplicação de um anestésico tópico na faringe. Introdução de um bloqueador de mordida na boca
- O cliente coloca-se em decúbito lateral esquerdo enquanto o endoscópio lubrificado é introduzido até uma profundidade de 30 a 50 cm. O cliente é instruído a engolir para facilitar o avanço do aparelho
- A manipulação do transdutor de ultrassom mostra vários planos de imagem
- Várias imagens da anatomia cardíaca podem ser exibidas girando-se a extremidade do instrumento e variando-se a profundidade de inserção no esôfago
- *Nota*: podem-se usar vários medicamentos durante esse procedimento. Em geral, esses medicamentos visam a sedar, anestesiar, reduzir secreções e servir como meio de contraste para a ultrassonografia.

Intervenções de enfermagem

► *Antes da realização do exame*

- Explicar o procedimento, seu objetivo, bem como seus benefícios e riscos. Obter assinatura no formulário de consentimento informado
- Cuidar para que o cliente esteja em jejum há no mínimo 6 a 8 horas antes do procedimento para reduzir o risco de aspiração.

► *Durante a realização do exame*

- Oferecer apoio; assegurar ao cliente que o exame está prosseguindo normalmente.

► *Após a realização do exame*

- Avaliar os resultados após o exame. Explicar os possíveis procedimentos de acompanhamento e tratamentos ao cliente.

Eletrocardiograma (ECG), eletrocardiograma de alta resolução (ECGAR), vetocardiograma

Exames cardíacos especiais

O ECGAR é um ECG promediado que soma centenas de ECG individuais para detectar pequenos potenciais tardios indicativos de arritmias. O vetocardiograma é um ECG que registra uma imagem tridimensional da atividade elétrica cardíaca, enquanto o ECG é uma representação unidimensional.

Indicações

- Identificação de distúrbios do ritmo cardíaco e isquemia miocárdica
- Avaliação da função de marca-passo artificial
- Uso de ECGAR para identificar risco de arritmias ventriculares malignas, sobretudo após infarto do miocárdio
- Uso de vetocardiograma para diagnosticar infarto do miocárdio e identificar hipertrofia ou dilatação ventricular. É mais sensível que o ECG.

Valores de referência

Normais

- O ritmo sinusal e o ciclo cardíaco normais são representados por onda P, complexo QRS e onda T (também pode haver uma onda U)
- Medidas normais de intervalos, segmentos, junções e voltagem
- Ausência de potenciais tardios para ECGAR
- Frequência, ritmo, velocidades de condução e posição do coração no tórax normais.

Implicações clínicas

- As *anormalidades do ECG* são divididas em cinco categorias: ritmo, frequência, eixo ou posição, hipertrofia e infarto ou isquemia
- O *ECGAR* indica a causa da síncope e pode ser positivo na presença de um potencial tardio que pode estar associado a taquicardia ventricular sustentada e morte súbita
- As anormalidades do vetocardiograma surgem no infarto do miocárdio, na hipertrofia e na condução intraventricular.

Fatores interferentes

- *Raça*: resultados falso-positivos de anormalidades podem ser mais comuns em afro-americanos
- A *ansiedade ou hiperventilação* causa artefatos de movimento ou alterações na morfologia do ECG
- A *respiração profunda* pode modificar a posição do coração
- *Exercício ou movimento*: o exercício físico intenso antes do ECG ou fasciculações musculares podem afetar a onda
- *Ascite, peso corporal excessivo e gravidez* podem causar desvio do eixo QRS para a esquerda
- *Superdosagem de medicamentos ou drogas* e *desequilíbrio eletrolítico*
- No caso de ECGAR, a movimentação e a fala do cliente afetam a reunião dos impulsos.

Procedimento

- Eletrodos gelificados são colocados nos membros e no tórax e acoplados ao monitor
- No ECGAR, os eletrodos são colocados no abdome e nas paredes anterior e posterior do tórax.

Intervenções de enfermagem

► *Antes da realização do exame*

- Explicar o objetivo e o procedimento do teste
- Avaliar a história cardiológica e medicamentosa do cliente e os fatores interferentes
- Instruir o cliente acerca da necessidade de permanecer imóvel, relaxar totalmente e não falar durante o exame.

► *Após a realização do exame*

- Limpar os locais dos eletrodos e o equipamento usado no exame
- O cliente pode reiniciar as atividades antes da realização do exame
- Avaliar os resultados e oferecer apoio emocional e explicações sobre outros possíveis exames (p. ex., testes eletrofisiológicos), quando necessário.

Alerta clínico

- O ECG não mostra o funcionamento mecânico das valvas. Mede impulsos elétricos e, portanto, pode ser normal na presença de cardiopatia. O ECG anormal não significa necessariamente cardiopatia, assim como o ECG normal nem sempre indica ausência de doença
- Os clientes com marca-passo devem ser identificados, e a documentação do ECG deve incluir se houve ou não uso de magneto durante o registro
- Um achado de potenciais tardios no ECGAR pode ser um preditor de morte súbita.

Eletroencefalograma (EEG) e monitoramento de epilepsia/convulsões

Exame especial do encéfalo

Respostas/potenciais evocados, resposta evocada auditiva do tronco encefálico (REATE); resposta evocada visual (REV); resposta evocada somatossensorial (RESS)

O EEG mede e registra impulsos elétricos do córtex encefálico por meio de eletrodos fixados no couro cabeludo do cliente. As respostas e os potenciais evocados usam eletrodos convencionais de EEG com a colocação em local específico para avaliar a integridade eletrofisiológica das vias auditiva, visual e sensitiva. O monitoramento da epilepsia usa simultaneamente a gravação em vídeo e o EEG da atividade encefálica.

Indicações

- Diagnóstico de epilepsia, tumores, abscessos, infartos, lesões, hematomas, doenças vasculares cerebrais, narcolepsia, tremores e doença de Alzheimer
- Diagnóstico de morte encefálica (*i. e.*, silêncio cerebral)
- Avaliação de suspeita de surdez periférica, lesões do ângulo pontocerebelar, tumores do tronco encefálico, infartos e estados comatosos, com uso de REATE
- Avaliação de lesões dos nervos ópticos e tratos ópticos, esclerose múltipla e outros distúrbios, com uso de REV
- Monitoramento de episódios de epilepsia para diferenciar o tipo de convulsão, a região de início da convulsão e a frequência das convulsões
- Identificação de candidatos à estimulação do nervo vago ou cirurgia, com uso de EEG
- Avaliação de lesões da medula espinal, AVC e dormência e fraqueza dos membros, com uso de RESS.

Valores de referência

Normais

- As ondas encefálicas têm padrões simétricos, amplitudes, frequências (medidas em ciclos por segundo [Hertz], alfa 8-11) e outras características (medidas em microvolts [μV])
- Ausência de circulação cruzada das artérias carótidas internas
- REATE, REV e RESS normais, indicativas de integridade das vias auditivas, visuais e sensitivas
- Exames cognitivos normais
- Potenciais relacionados ao evento (PRE) normais.

Implicações clínicas

- Atividade epiléptica (p. ex., epilepsia do tipo grande mal, epilepsia do tipo pequeno mal), se o registro for feito durante a convulsão

- Outros tipos de crises epilépticas são psicomotoras, do lactente, mioclônicas e jacksonianas, que podem ocorrer em casos de abscessos encefálicos, gliomas, vasospasmo cerebral, demência, estágios avançados de doenças metabólicas, tumores, lesões vasculares, distúrbios metabólicos, meningite, encefalite e lesão craniana pós-traumática
- As REATE anormais estão associadas a neuromas acústicos, AVC, esclerose múltipla, lesões do nervo vestibulococlear, lesões do tronco encefálico ou perda auditiva em recém-nascidos
- As REV anormais estão associadas a distúrbios desmielinizantes (p. ex., esclerose múltipla), lesões do nervo óptico e do olho (defeitos pré-quiasmáticos e lesões do trato óptico e do córtex visual (defeitos pós-quiasmáticos)
- As RESS anormais estão associadas a lesões da medula espinal, esclerose múltipla e mielopatia cervical após um acidente.

Fatores interferentes

- Sedativos, hipoglicemia leve, cabelo oleoso, *spray* para cabelo e artefatos por movimentos dos olhos e do corpo podem afetar os resultados.

Procedimento

- O posicionamento do eletrodo para estudos de potenciais evocados inclui o vértice do couro cabeludo e o lobo da orelha (para REATE) e a região sobre o nervo mediano no punho ou o nervo fibular no joelho (para RESS)
- Vários (até 21) eletrodos gelificados são afixados em um padrão específico no couro cabeludo
- O cliente pode ser instruído a hiperventilar intencionalmente para provocar alcalose e consequente vasoconstrição. Essa medida pode ativar um padrão epiléptico. A estimulação fótica, que é o uso de luzes piscantes (1 a 30 vezes/s) sobre a face, pode provocar uma descarga elétrica que normalmente não é produzida no EEG. Pode ser prescrita a privação de sono antes do exame para promover o repouso durante o exame. É frequente a observação de anormalidades durante o sono.

Intervenções de enfermagem

► *Antes da realização do exame*

- Explicar o objetivo e o procedimento do exame
- Pode ser prescrita a privação de sono. Para fazer um EEG com privação do sono o cliente deve dormir apenas entre meia-noite e 4 horas. No caso de crianças, pode haver instruções especiais
- Informar ao cliente que é permitida a alimentação. O cliente não deve deixar de fazer refeições. (A hipoglicemia altera as ondas encefálicas.) No entanto, café, chá, refrigerantes de cola e outros produtos que contenham cafeína não devem ser consumidos no período de 8 horas antes do exame
- Lavar o cabelo na noite anterior ao exame. Usar apenas xampu (*i. e.*, não usar condicionadores nem óleos)
- Suspender o uso de anticonvulsivantes, ansiolíticos, barbitúricos e outros sedativos por 24 a 48 horas antes do exame, exceto se houver prescrição contrária. As crianças e alguns adultos podem necessitar de sedação se não conseguirem dormir.

► *Durante a realização do exame*

- Instruir o cliente a relaxar, permanecer imóvel e fechar os olhos. Promover um ambiente tranquilo e relaxado
- Avaliar se há registro de movimentos oculares e atividade corporal incomuns, pois esses movimentos podem alterar os padrões de ondas encefálicas. Estar alerta à atividade epiléptica e providenciar intervenções apropriadas, se necessário.

► *Após a realização do exame*

- Lavar o cabelo para remover o gel e a cola. Caso se tenha administrado sedação, promover o repouso. Devem-se observar precauções de segurança. Caso contrário, retomar as atividades normais
- Observar precauções contra crises epilépticas, se aplicável
- Reiniciar os medicamentos, exceto se houver prescrição contrária (consultar o médico primeiro)
- Oferecer apoio emocional e orientação para ajudar o cliente a se ajustar aos distúrbios. As explicações dos resultados e sua relação com o comportamento podem ser úteis. Geralmente é necessário fazer outros exames (p. ex., RM, PET/TC combinadas).

Alerta clínico

- A hiperventilação pode causar temporariamente tontura ou parestesia e dormência e formigamento nas mãos e nos pés
- Caso sejam usados eletrodos de agulha, o cliente pode ter uma sensação de "ferroadas"
- Os achados anormais no EEG correlacionam-se com o comprometimento da consciência – quanto mais profunda é a alteração da consciência, mais anormal é o resultado do EEG
- Entre as crises epilépticas, o padrão de EEG pode ser normal.

Eletromiografia (EMG); eletroneurografia (ENG); eletromioneurografia (EMNG)

Exames neurológicos e musculares especiais

A EMG (músculos) e a ENG (nervos) são realizadas para detectar anormalidades neuromusculares e distinguir neuropatias de miopatias.

Indicações

- Definição do local e da causa de distúrbios do neurônio motor no corno anterior da medula espinal e distúrbios dos nervos periféricos; identificação do local e da causa de distúrbios musculares.

Valores de referência

Normais

- Condução nervosa e potenciais de ação musculares normais em repouso e durante contrações musculares voluntárias mínimas e máximas.

Implicações clínicas

- Atividade neuromuscular anormal, que ocorre em doenças ou distúrbios das fibras musculares estriadas ou membranas nas seguintes condições: distúrbios das fibras musculares (p. ex., distrofia muscular), hiperirritabilidade da membrana celular, miotonia e distúrbios miotônicos, e miastenia *gravis* por várias causas
- Distúrbios ou doenças dos neurônios motores inferiores, inclusive lesões do corno anterior da medula espinal (mielopatia) como tumores, traumatismos, siringomielia, distrofia muscular, amiotonia congênita, poliomielite anterior, ELA e atrofia muscular fibular
- Lesões da raiz nervosa (radiculopatia), como na síndrome de Guillain-Barré ou na compressão da raiz nervosa por tumor, traumatismo, hérnia de disco, osteófitos ou estenose

- Lesão ou doença de nervo periférico ou axial, causada por compressão de nervo, distúrbios endócrinos como hipotireoidismo ou diabetes melito ou ainda por efeitos de toxinas e degeneração e regeneração de nervos periféricos
- Degeneração e regeneração precoce de nervos periféricos.

Fatores interferentes

- Condução diminuída em idosos e presença de dor, atividade elétrica extrínseca, edema, hemorragia ou gordura subcutânea espessa.

Procedimento

- Um eletrodo de aterramento superficial do tipo disco é colocado no punho ou no tornozelo. O cliente é instruído a relaxar ou contrair alguns grupos musculares
- O exame é dividido em duas partes:
    - A primeira parte avalia a *condução nervosa*; a corrente elétrica atravessa um eletrodo colocado sobre um local específico. O cliente pode perceber as sensações como desconforto
    - A segunda parte avalia o *potencial muscular*. Um eletrodo de agulha (longo e de pequeno calibre) é introduzido em um músculo e movimentado ou avançado, conforme a necessidade, para detectar as respostas elétricas normais do músculo.

Intervenções de enfermagem

► *Antes da realização do exame*
- Explicar o objetivo e o procedimento do exame
- Prescrever sedação ou analgésicos quando necessário
- Explicar que o exame pode levar de 45 minutos a 3 horas dependendo da suspeita clínica.

► *Durante a realização do exame*
- Explicar o procedimento durante sua realização
- Alertar o cliente sobre as possíveis sensações e a necessidade de informar a ocorrência de dor, porque isso pode alterar os resultados.

► *Após a realização do exame*
- Proporcionar alívio da dor, se necessário
- Promover repouso e relaxamento, sobretudo se o exame foi demorado.

Eletro-oculografia (EOG)

Olhos

Esse exame avalia a função da retina.

Indicações

- Avaliação da degeneração hereditária e adquirida da retina
- Avaliação do estado funcional do epitélio pigmentar da retina
- Monitoramento de retinopatia.

Valores de referência

Normais

- Razão $\geq$ 1,85 (índice de Arden: altura máxima do potencial retiniano na luz dividida pela altura mínima do potencial no escuro).

Implicações clínicas

- Um índice de Arden de 1,60:1,84 provavelmente é anormal; um índice de 1,20:1,59 é definitivamente anormal; e um índice < 1,20 é plano. Em geral, o resultado é descrito como normal ou anormal
- O índice da EOG diminui na maioria dos casos de degeneração da retina (p. ex., retinite pigmentosa); às vezes, este acompanha a diminuição na eletrorretinografia (ERG)
- Na doença de Best (degeneração macular congênita), a EOG é anormal; entretanto, a ERG é normal
- Na retinopatia causada por toxinas como os fármacos antimaláricos, a EOG pode mostrar anormalidades mais cedo que a ERG
- Resultados supernormais da EOG foram observados no albinismo e na aniridia (perda total ou parcial da íris) cujo fator comum parece ser a exposição excessiva crônica à luz, com consequente lesão da retina.

Procedimento

- Colocar o cliente sentado na cadeira de exame
- Posicionar os eletrodos na superfície cutânea dos cantos interno e externo do olho. Os potenciais elétricos são registrados por um polígrafo
- Dois registros são feitos: (1) os registros são feitos durante 15 minutos com o cliente na escuridão total para medir os movimentos oculares em um ângulo conhecido; e (2) o cliente é instruído novamente a movimentar os olhos no mesmo ângulo, dessa vez com a esfera integradora iluminada
- A duração total do exame é de 40 a 45 minutos.

Alerta clínico

Se forem solicitadas AF e EOG, a EOG deve ser realizada primeiro, porque as pupilas são dilatadas para a AF, mas não para a EOG. Entretanto, quando são realizadas ERG e AF no mesmo dia, a AF deve ser feita primeiro para evitar o edema da córnea causado pelo eletrodo corneano usado na ERG. O tempo de espera mínimo entre AF e ERG deve ser de pelo menos 2 horas.

Intervenções de enfermagem

▸ *Antes da realização do exame*

- Explicar o objetivo e o procedimento do exame. O cliente sentirá pequeno ou nenhum desconforto.

▸ *Após a realização do exame*

- Interpretar os resultados do exame e monitorar o cliente apropriadamente.

Eletrorretinografia (ERG)

Olhos

A ERG é indicada para avaliar o potencial na retina antes da cirurgia ou em casos de diminuição inexplicada da visão.

Indicações

- Avaliação de diminuição inexplicada da acuidade visual ou suspeita de reduções não fisiológicas da acuidade
- Avaliação de descolamento da retina
- Avaliação pré-operatória de viabilidade da retina.

Valores de referência

Normais

- Retina intacta
- Ondas A (células fotorreceptoras) e B (células de Müller) normais.

Implicações clínicas

- Alterações na ERG estão associadas a:
  - Diminuição da resposta em doenças vasculares isquêmicas (p. ex., arteriosclerose, arterite de células gigantes) e na siderose (intoxicação da retina por corpos estranhos de cobre intraoculares [não está associada a corpos estranhos de aço inoxidável])
  - Alguns medicamentos que provocam lesão da retina (p. ex., cloroquina e quinina)
  - Descolamento da retina
  - Opacidades dos meios oculares
  - Diminuição da resposta (p. ex., deficiência de vitamina A ou mucopolissacaridose)
  - Doenças da mácula que não afetam a ERG convencional. O distúrbio da mácula pode ser detectado por ERG focal.

Procedimento

- O cliente pode ficar sentado ou deitado, os olhos são mantidos abertos por um espéculo
- Instilação de colírio anestésico
- Colocação de eletrodos bipolares com mecha de algodão, embebida em soro fisiológico, sobre a córnea
- Uso de dois estados de adaptação luminosa para detectar distúrbios dos bastões e dos cones com diferentes comprimidos de onda da luz para separar a função dos bastões e dos cones. Normalmente, quanto mais intensa é a luz, maior é a resposta elétrica:
  - Luz ambiente
  - Ambiente escuro por 20 minutos, seguido por um *flash* de luz branca
  - *Flash* intenso
- Uso de hidrato de cloral ou anestesia geral em lactentes e crianças pequenas submetidos a exame para pesquisa de anormalidades congênitas
- A duração total do exame é de cerca de 1 hora.

Intervenções de enfermagem

▶ *Antes da realização do exame*

- Explicar o objetivo e o procedimento do exame
- Na maioria das vezes, o desconforto é pequeno ou não há desconforto. O eletrodo pode causar uma sensação semelhante a um cílio no olho.

Alerta clínico

- Explicar ao cliente que não deve esfregar os olhos durante no mínimo 1 horas após o exame para evitar abrasão acidental da córnea.

▶ *Após a realização do exame*

- Interpretar os resultados do exame e monitorar o cliente apropriadamente.

Enema baritado (EB); defecografia (DEF), radiografia do cólon, exame com contraste de ar, ânus e reto, proctografia evacuatória

Exame com contraste de ar, radiografia com bário, clister opaco

Esse exame usa radiografias e fluoroscopia para mostrar a anatomia do intestino grosso (cólon) e permite ver a posição, o enchimento e o deslocamento do meio de contraste ao longo do cólon. A DEF e a proctografia evacuatória são exames contrastados da função do ânus e do reto durante a evacuação (usados em clientes jovens).

Indicações

- Exclusão de obstrução, pólipos, divertículos ou outras massas, fístulas e alterações inflamatórias
- Avaliação de alterações intestinais e dor abdominal
- Tratamento da intussuscepção.

Valores de referência

Normal

- Posição, contorno, enchimento, tempo de movimento, perviedade do intestino grosso e do cólon, e tamanho e posição do apêndice normais.

Implicações clínicas

- Deformidades congênitas, obstrução intestinal, estenose ou megacólon
- Lesões benignas como divertículos, pólipos, tumores, fístulas e hérnia
- Alterações inflamatórias como colite, apendicite, colite ulcerativa crônica e intussuscepção
- Carcinoma.

Fatores interferentes

- Material fecal retido em razão de limpeza intestinal insatisfatória ou insuficiente
- Incapacidade do cliente de manter o cólon cheio de contraste por tempo suficiente para possibilitar o exame completo
- Obesidade grave, que prejudica a qualidade da imagem.

Procedimento

- Com o cliente em decúbito lateral sobre a mesa de exame, administra-se por via retal um meio de contraste (geralmente bário) na forma de enema (*i. e.*, através do cólon sigmoide, descendente, transverso e ascendente) ou através de um estoma. Sob orientação de fluoroscopia, o cólon é totalmente preenchido até a junção ileocecal. Para que o exame seja satisfatório, o cólon deve ser mantido preenchido por contraste durante vários minutos enquanto se fazem as radiografias. Na maioria dos casos, também se introduz ar no cólon (*i. e.*, enema com contraste de ar ou duplo contraste)
- O cliente é instruído a reter o bário enquanto se fazem radiografias em várias posições. Também se pode fazer uma radiografia pós-evacuação para documentar o esvaziamento do cólon. A duração total do exame é de aproximadamente 30 minutos
- A DEF requer que o cliente evacue em uma cadeira higiênica especial durante a fluoroscopia.

Intervenções de enfermagem

▶ *Antes da realização do exame*

- Avaliar as contraindicações ao exame (geralmente gravidez). Explicar o objetivo e o procedimento do exame
- O cliente deve manter dieta zero por cerca de 6 a 8 horas antes do exame. Cuidar para que sejam retirados joias e objetos metálicos da área abdominal
- É necessário dar assistência especial aos clientes diabéticos. Por causa do jejum antes do exame, pode ser contraindicada a administração de insulina ou alguns hipoglicemiantes orais no dia do exame e por vários dias depois
- As rotinas de preparo intestinal variam (geralmente ocorrem em três etapas) em 1 a 2 dias e podem empregar qualquer combinação de restrição alimentar antes do exame, limpeza mecânica com enemas e emolientes fecais fisiológicos ou a limpeza com laxantes.

▶ *Após a realização do exame*

- Providenciar líquidos, alimentos e repouso após o exame. Administrar laxantes durante no mínimo 1 a 2 dias ou até que as fezes retornem ao normal
- Observar e registrar informações referentes à cor e à consistência das fezes para verificar se houve completa eliminação do bário
- Avaliar os resultados; apoiar e aconselhar o cliente acerca de outros exames e possível tratamento.

Alerta clínico

- O uso de bário é contraindicado em caso de suspeita de perfuração intestinal. Nesse caso, é substituído por meio de contraste iodado hidrossolúvel
- A administração de múltiplos enemas antes do procedimento, sobretudo a uma pessoa sob risco de desequilíbrios eletrolíticos, pode induzir hipopotassemia rapidamente
- A cautela deve ditar a administração de catárticos ou enemas na presença de dor abdominal aguda, sangramento ativo, colite ulcerativa ou obstrução
- Catárticos fortes administrados na presença de lesões obstrutivas ou colite ulcerativa aguda podem causar situações perigosas ou com risco à vida
- A introdução de sulfato de bário ou outro meio de contraste no trato gastrintestinal pode causar complicações
- A prescrição de jejum inclui medicamentos orais, exceto quando for especificado o contrário
- Verificar se o cliente é alérgico a látex ou iodo e informar ao serviço de radiologia.

Enzimas cardíacas, marcadores bioquímicos de lesão cardíaca

Sangue, soro, plasma

Mioglobina, troponinas T e I cardíacas, peptídio natriurético encefálico (BNP; do inglês, *brain natriuretic peptide*) e fragmento *N*-terminal do pró-hormônio peptídio natriurético encefálico (NT-proBNP; do inglês, N*-terminal-pro brain natriuretic peptide*)

Os marcadores cardíacos são proteínas, enzimas ou neuro-hormônios intracelulares liberados por células mortas ou danificadas. Os marcadores diferem em relação à localização no miócito, à cinética de liberação após uma lesão e à eliminação da circulação periférica. Por exemplo, o BNP e o NT-proBNP são liberados pelos ventrículos em resposta à expansão de volume, ou seja, à diminuição da FE. De modo geral, os marcadores são usados para o diagnóstico diferencial de doença cardíaca. As troponinas cardíacas são consideradas o padrão-ouro para identificação de infarto do miocárdio e lesão cardíaca.

Indicações

- Diagnóstico de infarto do miocárdio e avaliação da gravidade da doença
- Diagnóstico diferencial de outras cardiopatias, como ICC, infarto do miocárdio, angina de peito instável e miocardite
- As troponinas T e I são específicas do coração, elevam-se acima do limite máximo de referência em 2 a 6 horas e continuam elevadas até 4 a 14 dias depois de um infarto do miocárdio
- Avaliação do êxito de terapia trombolítica (ou seja, estreptoquinase e tPA) e reperfusão.

Valores de referência

Normais

Mioglobina

- Homens: 28 a 72 ng/mℓ
- Mulheres: 28 a 58 ng/mℓ
- Para que haja coerência com a troponina cardíaca, deve-se usar o 99º percentil da população de referência como limite.

Troponina cardíaca

As diretrizes da Joint European Society of Cardiology e do American College of Cardiology redefiniram o infarto do miocárdio. O biomarcador preferido para lesão miocárdica é a troponina cardíaca. Considera-se como aumentado o valor acima do 99º percentil de um grupo de controle de referência na situação clínica apropriada, usando-se um ensaio com coeficiente de variação < 10% nesse valor.

Intervalo de referência no 99º percentil para dosagens de troponina cardíaca (µg/ℓ), por sexo e raça, aprovadas pela FDA.

Ensaio	Todos	Homens	Mulheres	Caucasianos	Afro-americanos	Hispânicos	Asiáticos
Abbott AxSYM	0,8	0,8	0,7	0,8	0,5	0,5	1,1
Siemens Centaur	0,15	0,17	0,14	0,17	0,17	0,00	0,09
Siemens Dimension	0,06	0,06	0,06	0,04	0,03	0,01	0,09
Siemens Immulite	0,21	0,21	< 0,2	0,21	< 0,2	< 0,2	< 0,2
Orthoclinical Diagnostics Vitros	0,10	0,11	0,09	0,11	0,10	0,02	0,07
Roche	< 0,01	< 0,01	< 0,01	< 0,01	< 0,01	ND	ND
Beckman Coulter Access	0,08	0,10	0,04	0,07	0,08	0,02	0,10

Peptídios natriuréticos

- BNP: < 100 pg/mℓ ou < 100 ng/ℓ
- NT-proBNP: ≤ 300 pg/mℓ ou ≤ 300 ng/ℓ.

Implicações clínicas | Mioglobina

- Diagnóstico de lesão muscular esquelética ou miocárdica
- De modo geral, a mioglobina é detectável antes do aumento de CK ou CK-MB em clientes com infarto agudo do miocárdio
- A mioglobina é encontrada em 50% dos clientes com insuficiência coronariana aguda e acredita-se que defina uma população de infartos do miocárdio de pequena dimensão. Está relacionada à extensão do infarto
- Diagnóstico de rabdomiólise
- A mioglobina surge em casos de traumatismo, isquemia, hipertermia maligna, esforço físico, dermatomiosite, polimiosite e distrofia muscular.

Fatores interferentes | Mioglobina

- A mioglobina tem meia-vida muito curta (10 minutos) no sangue e é eliminada com rapidez pelos rins. Como indicador de infarto do miocárdio, os níveis de mioglobina voltam rapidamente aos valores iniciais
- É conhecida pela excelente sensibilidade clínica logo após o infarto do miocárdio, mas não é um exame muito usado por sua falta de especificidade tecidual
- Os níveis de mioglobina podem aumentar após injeções intramusculares e há relatos de aumento após acidentes em rede elétrica de alta tensão.

Alerta clínico

- Como as hemácias e as células renais contêm as mesmas isoenzimas que o músculo cardíaco, clientes com anemia perniciosa ou infarto renal podem ter padrões de isoenzimas séricas iguais aos de clientes com infarto do miocárdio.

Implicações clínicas | Troponinas

- A troponina cardíaca é liberada mesmo com níveis muito baixos de lesão miocárdica a partir de 2 a 6 horas após a lesão e se mantém elevada por 14 dias ou mais; entretanto, tem baixa sensibilidade para o diagnóstico precoce de infarto do miocárdio. A troponina T identifica infartos de pequena extensão, que não eram detectados por métodos convencionais e eram diagnosticados como angina instável
- Níveis elevados de troponina cardíaca indicam lesão miocárdica, mas não são sinônimo de infarto do miocárdio nem de mecanismo isquêmico de lesão. Os níveis elevados indicam infarto do miocárdio, outras doenças cardíacas, angina de peito instável e miocardite.

Fatores interferentes | Troponina

- Resultados falso-positivos: elevações na insuficiência renal aguda e crônica e na doença muscular crônica.

Implicações clínicas | BNP e NT-proBNP

- Níveis elevados são compatíveis com aumento do VDF, ou seja, diminuição da FE ventricular (disfunção ventricular esquerda).

Procedimento

- Coleta-se uma amostra de soro (7 a 10 mℓ, mínimo de 1 mℓ para exame individual) por punção venosa em tubo de tampa vermelha
- Evitar hemólise
- Não é necessário jejum
- É preciso fazer a dosagem seriada da maioria das enzimas cardíacas em 3 dias seguidos (p. ex., 1 a 2 horas nas primeiras 12 horas e, depois, a cada 12 horas durante 24 horas) para que tenha importância clínica. As concentrações de troponina

cardíaca devem ser medidas em amostras de sangue seriadas, coletadas no mínimo 6 a 9 horas depois do início dos sinais/sintomas, antes de confirmar ou descartar um infarto do miocárdio.

Intervenções de enfermagem

► *Antes da realização do exame*

- Explicar o objetivo e o procedimento do exame e a necessidade de exames seriados.

► *Após a realização do exame*

- Comprimir ou colocar um curativo compressivo no local da punção venosa e monitorar a ocorrência de sangramento ou infecção
- Comunicar imediatamente ao médico todos os níveis elevados de enzimas para que não haja atraso das intervenções médicas necessárias
- Avaliar os resultados e orientar o cliente apropriadamente (p. ex., no caso de diagnóstico recente de infarto do miocárdio, considerar a necessidade de adaptação do estilo de vida, repouso, modificações das atividades e da alimentação, medicamentos, trabalho e atividades de lazer)
- Podem ser necessários outros exames para monitorar o êxito da terapia trombolítica no infarto do miocárdio.

Esfregaço de Papanicolaou (Pap), índice de maturação, estudo celular (citológico) do aparelho genital feminino, vulva, vagina e colo do útero

Exame citológico genital especial

Esse exame avalia as células da vagina, do colo do útero, do endocérvice e do fórnix posterior; é usado para detecção precoce de câncer do colo do útero, para o diagnóstico de condições pré-cancerosas e cancerosas do aparelho genital feminino e para o diagnóstico de doenças inflamatórias.

Indicações

- Detecção precoce de câncer do colo do útero e HPV
- Avaliação de citologia hormonal (sobretudo em relação à função ovariana) e de doenças inflamatórias e infecciosas
- Pesquisa de HPV em todas as mulheres com diagnóstico citológico de células escamosas atípicas de significado indeterminado (ASCUS; do inglês, *atypical squamous cells of undetermined significance*).

Valores de referência

Normais

- Ausência de células anormais ou atípicas
- Ausência de inflamação, infecção e obscurecimento parcial por sangue
- Principais tipos celulares dentro dos limites normais
- Negativo para anormalidade celular intraepitelial de malignidade
- Negativo para HPV.

Implicações clínicas

- As respostas citológicas anormais no Pap incluem ASCUS e podem ser classificadas como protetoras, destrutivas, reparadoras (regenerativas) ou neoplásicas (ver Quadro 3.2)

Quadro 3.2 Sistema Bethesda – 2001.

Tipo de amostra: indicar convencional (Pap)* versus *líquido* versus *outra adequação da amostra

- Satisfatório para avaliação (descrever a presença ou a ausência de componente endocervical/zona de transformação e quaisquer outros indicadores de qualidade)
- Insatisfatório para avaliação (especificar a razão):
  - Amostra rejeitada, mas processada (especificar a razão)
  - Amostra processada e examinada, mas insatisfatória para avaliação de anormalidade epitelial por causa de (especificar o motivo)

Classificação geral

- Negativa para lesão intraepitelial ou malignidade
- Anormalidade de células epiteliais (seguida por interpretação)
- Outra: ver interpretação/resultado

Interpretação/resultado

- Negativa para lesão intraepitelial ou malignidade

Microrganismos:

- *Trichomonas vaginalis*
- Fungos morfologicamente compatíveis com *Candida* sp.
- Modificação da flora sugestiva de vaginose bacteriana (cocobacilos)
- Bactérias morfologicamente compatíveis com *Actinomyces* sp.
- Alterações celulares compatíveis com HSV

Outros achados não neoplásicos:

- Alterações reativas associadas à inflamação (inclui reparo), radiação, DIU, atrofia, estado das células glandulares após histerectomia ou células endometriais (em mulheres > 40 anos de idade)

Anormalidades das células epiteliais do tipo células escamosas

Células escamosas:

- ASCUS, não se pode excluir lesão intraepitelial escamosa de alto grau (HSIL; do inglês, *high-grade squamous intraepithelial lesion*) (ASC-H)
- Lesões intraepiteliais escamosas de baixo grau (LSIL; do inglês, *low-grade squamous intraepithelial lesion*), que abrange HPV, displasia leve, neoplasia intraepitelial cervical (NIC) grau 1 (precursor de baixo grau)
- HSIL, que abrange carcinoma *in situ* (CIS)/NIC 2 e NIC 3 moderado a grave (os graus 2 e 3 são precursores de alto grau)
- Carcinoma de células escamosas

Lesões de células glandulares

- Atípicas
  - Células endocervicais (sem outra especificação [NOS; do inglês, *not otherwise specified*] ou especificar em comentário)
  - Células endometriais (NOS ou especificar em comentário)
  - Células glandulares (NOS ou especificar em comentário)
  - Células endocervicais, provável neoplasia
  - Células glandulares, provável neoplasia
- Adenocarcinoma endocervical *in situ*
- Adenocarcinoma
  - Endocervical
  - Endometrial
  - Extrauterino
  - NOS

- Podem-se identificar reações inflamatórias e micróbios (*Trichomonas vaginalis* e *Monilia*, *Coccobacillus*, *Candida* e *Actinomyces* sp., células indicadoras de HSV) para auxiliar o diagnóstico de doenças vaginais e evidência de *Chlamydia trachomatis* e *Neisseria gonorrhoeae*

- Células reativas associadas a inflamação, reparo cirúrgico típico, radiação, dispositivos intrauterinos (DIU), células glandulares pós-histerectomia, atrofia e células endometriais em mulheres com 40 anos de idade ou mais
- Teste de DNA positivo para HPV
- É possível identificar lesões pré-cancerosas e cancerosas do colo do útero.

Fatores interferentes

- Medicamentos (tetraciclina, digitálicos), uso de geleia vaginal lubrificante, ducha recente, infecção, fluxo menstrual intenso e sangue afetam os resultados.

Procedimento

- Instruir a cliente a retirar toda a roupa da cintura para baixo
- Colocar a cliente em posição de litotomia sobre a mesa de exame
- Introduzir na vagina delicadamente um espéculo bivalve de tamanho apropriado, aquecido e lubrificado apenas com água, para expor o colo
- Observar as precauções-padrão (ver Apêndice)
- Se for realizado um Pap convencional, em vez da citologia em meio líquido, raspar o fórnix posterior e o óstio externo do colo com espátula de madeira ou escova de citologia. Realizar esfregaço do material em lâminas de vidro e colocar imediatamente em álcool a 95% ou fixador em *spray* antes de deixar secar naturalmente
- Ao realizar uma citologia de camada fina (ThinPrep Pap®), deve-se usar um dispositivo de coleta semelhante a uma escova. Introduzir as cerdas centrais da escova no canal endocervical até uma profundidade suficiente para permitir o contato completo das cerdas curtas com a ectocérvice. Empurrar com delicadeza e girar a escova cinco vezes em sentido horário. Lavar a escova com um recipiente de solução PreservCyt®, empurrando-a até o fundo do recipiente 10 vezes e forçando o afastamento das cerdas. A última etapa é girar a escova vigorosamente para liberar o material. Desprezar o dispositivo de coleta. Fechar a tampa do recipiente de solução de modo que a linha de torção da tampa ultrapasse a linha de torção do recipiente
- Identificar a amostra apropriadamente com o nome e o número de identificação da cliente (se apropriado) e a área de onde foi coletada a amostra; enviar ao laboratório com folha de informações preenchida apropriadamente, inclusive data da coleta, data de nascimento da cliente, data do último período menstrual e história clínica pertinente
- O exame leva cerca de 5 minutos.

Outros exames e manejo após resultados anormais do Pap

Adolescentes – LSIL	ASCUS	HSIL
Repetir a citologia em 12 meses – se positiva, realizar colposcopia e, se negativa, repetir a citologia em 1 ano	Repetir a citologia em 6 e 12 meses – se negativa, prosseguir com o rastreamento de rotina e, se positivo, realizar colposcopia	Colposcopia com avaliação endocervical
Se a repetição da citologia for positiva, prosseguir com a colposcopia e, se negativa, continuar com o rastreamento de rotina	A colposcopia é preferida em mulheres sem lesões e se a citologia em 6 ou 12 meses for positiva	Se não houver NIC, rever a citologia, a colposcopia e a histologia (pode ser necessário um laudo retificado) ou realizar colposcopia e exame citológico em 6 e 12 meses ou realizar excisão
Se a colposcopia for negativa para NIC, realizar exame citológico em 6 e 12 meses ou teste de DNA de HPV em	O teste de DNA de HPV é preferido quando há disponibilidade de citologia em meio líquido – se positivo,	Se a colposcopia e a citologia forem negativas em 6 e 12 meses, continuar com o rastreamento de rotina.

Outros exames e manejo após resultados anormais do Pap *(continuação)*

Adolescentes – LSIL	ASCUS	HSIL
12 meses. (Se os resultados desses procedimentos de acompanhamento forem negativos, deve-se prosseguir com o rastreamento de rotina; se forem positivos, deve-se repetir a colposcopia) Caso a colposcopia seja positiva para NIC, o manejo deve seguir as diretrizes da ASCCP	o manejo é igual ao de mulheres com LSIL; se negativo, deve-se repetir a citologia em 12 meses	Se forem positivas em 6 ou 12 meses, realizar biopsia
Manejo e tratamento segundo as diretrizes da ASCCP	Manejo e tratamento segundo as diretrizes da ASCCP	Manejo e tratamento segundo as diretrizes da ASCCP

LSIL = Lesões intraepiteliais escamosas de baixo grau; ASCUS = Células escamosas atípicas de significado indeterminado; HSIL = Lesões intraepiteliais escamosas de alto grau; NIC = Neoplasia intraepitelial cervical; ASCCP = American Society for Colposcopy and Cervical Pathology.
Adaptada de 2006 Consensus Guidelines for the Management of Women with Abnormal Cervical Cancer Screening Tests. (2007). *American Journal of Obstetrics & Gynecology, 197*(4), 346-355.

Intervenções de enfermagem

Antes da realização do exame

- Explicar o objetivo e o procedimento do Pap. Obter uma história pertinente. Não realizar duchas nem usar supositórios vaginais por 2 a 3 dias antes do exame. Esvaziar a bexiga e o reto antes do exame.

Durante a realização do exame

- Ajudar a cliente a relaxar, respeitar a privacidade e oferecer apoio
- Considerar todas as amostras infectadas até a fixação com conservante germicida.

Após a realização do exame

- Avaliar os resultados para o cliente e orientar apropriadamente em relação à repetição do exame e à necessidade de biopsias de acompanhamento e possível colposcopia.

Esofagogastruodenoscopia (EGD); exame gastrintestinal alto (GIA) endoscópico-gastroscópico; endoscopia; gastroscopia

Endoscopia GI, intervencionista

Esse exame possibilita o acompanhamento visual da parte alta do sistema digestório (ou seja, desde a boca até a parte superior do jejuno), esôfago, estômago e duodeno por meio de um endoscópio de fibra óptica.

Indicações

- Avaliação de disfagia
- Avaliação de úlceras, dor epigástrica ou substernal, doenças ou lesões GI altas, variações anatômicas e dispepsia
- Diagnóstico e controle de sangramento
- Retirada de corpos estranhos
- Obtenção de biopsias e amostras para exames laboratoriais.

Valores de referência

Normais

- As características GI altas estão dentro dos limites normais
- Esôfago, estômago e parte superior do duodeno têm aspecto normal (*i. e.*, o esôfago é rosa-amarelado, o estômago é laranja-avermelhado e a maior parte do duodeno é vermelha).

Implicações clínicas

- Os achados anormais revelam os locais de sangramento ou hemorragia digestiva alta, neoplasias, varizes, anéis esofágicos, estenoses, estriações, úlceras (benignas ou malignas), processos inflamatórios e hérnia de hiato.

Fatores interferentes

- Ingestão química ou história de etilismo.

Procedimento

- Aplica-se anestésico tópico na orofaringe do cliente, que é colocado em decúbito lateral esquerdo com os joelhos fletidos. Administra-se sedação para o procedimento
- O endoscópio é delicadamente introduzido pela abertura no bocal até o esôfago, estômago e duodeno. O ar introduzido através do escópio distende a área examinada para melhorar a visualização
- Biopsias e escovados são coletados para análise citológica; as fotos fazem um registro permanente do exame visual
- Pode ser realizado um teste para microrganismo semelhante ao *Campylobacter* caso se suspeite de que o *Helicobacter pylori* é a causa de gastrite crônica ativa, úlceras duodenais ou gástricas ou dispepsia não ulcerosa. As biopsias da mucosa gástrica são coletadas e imersas no gel de teste para análise rápida de microrganismos produtores de uréase
- A avaliação videoendoscópica da disfagia (AVED) pode ser realizada como parte da EGD. O cliente ingere bolos e biscoitos do tipo *cream cracker*, que são acompanhados por imagem em vídeo. As imagens da nasofaringe, laringofaringe e laringe ajudam a avaliar a aspiração associada à disfagia.

Intervenções de enfermagem

► ***Antes da realização do exame***

- Explicar procedimento e objetivo da EGD, do jejum de 8 horas antes do exame e da necessidade de sedação e anestesia local. Fornecer instruções por escrito e obter consentimento
- Avaliar se há alergias a medicamentos e verificar os sinais vitais no início do exame
- O cliente deve remover dentaduras, joias, perucas, óculos e roupas apertadas
- Explicar que pode haver uma sensação de plenitude ou pressão durante o movimento do escópio e a introdução de ar. Instruir o cliente a urinar, se necessário
- Administrar os medicamentos prescritos e registrar os sinais vitais basais.

► ***Durante a realização do exame***

- Explicar ao cliente que as sensações de pressão ou distensão abdominal são normais, mas que geralmente não há dor
- Auxiliar no posicionamento da cabeça do cliente durante o exame. Monitorar os os sinais vitais quando necessário; estar alerta a reações adversas aos medicamentos. Enviar as amostras preparadas corretamente ao laboratório.

► *Após a realização do exame*

- Manter dieta zero até o retorno do reflexo da deglutição (geralmente cerca de 2 horas). Registrar os sinais vitais de acordo com a condição do cliente. Manter o cliente sedado em posição de decúbito lateral. Providenciar o gargarejo com solução salina depois do retorno do reflexo da deglutição
- Incentivar o cliente a eructar ou expelir o ar.

Alerta clínico

- As complicações a seguir, embora raras, podem ocorrer: perfuração, sangramento ou hemorragia, aspiração, infecção, complicações de reações medicamentos, complicações de doenças não relacionadas ou morte (muito rara)
- Os sinais de perfuração incluem dor à deglutição e à movimentação do pescoço, dor substernal ou epigástrica, dor no ombro e dispneia ou dor abdominal, dorsalgia, cianose, febre e derrame pleural.

Estrogênio (total e frações), estradiol (E_2) e estriol (E_3) na urina

Urina em tempo determinado e sangue

Esses exames são associados a ensaios de gonadotropinas para avaliar problemas de fertilidade, problemas menstruais, gravidez, tumores produtores de estrogênio e características de feminização masculina.

Indicações

- Avaliação de E_2 em mulheres com problemas menstruais e de fertilidade e em homens com feminização
- Investigação de E_3 nos tumores produtores de estrogênio e no monitoramento de gravidez
- Avaliação do estrogênio total na urina para determinar o momento da ovulação e a ocasião ideal para concepção.

Valores de referência

Normais

E_2 na urina

- Homens: 0 a 6 μg/24 horas ou 0 a 22 nmol/dia
- Mulheres:
  - Fase folicular: 0 a 3 μg/24 horas ou 0 a 11 nmol/dia
  - Pico ovulatório: 4 a 14 μg/24 horas ou 15 a 51 nmol/dia
  - Fase lútea: 4 a 10 μg/24 horas ou 15 a 37 nmol/dia
  - Após a menopausa: 0 a 4 μg/24 horas ou 0 a 15 nmol/dia.

E_3 na urina (intervalo de normalidade amplo)

- Homens: 1 a 11 μg/24 horas ou 4 a 40 nmol/dia
- Mulheres:
  - Fase folicular: 0 a 14 μg/24 horas ou 0 a 51 nmol/dia
  - Fase ovulatória: 13 a 54 μg/24 horas ou 48 a 198 nmol/dia
  - Fase lútea: 8 a 60 μg/24 horas ou 29 a 220 nmol/dia
  - Após a menopausa: 0 a 11 μg/24 horas ou 0 a 40 nmol/dia

- Gravidez:
  - Primeiro trimestre: 0 a 800 μg/24 horas ou 0 a 2.900 nmol/dia
  - Segundo trimestre: 800 a 12.000 μg/24 horas ou 2.900 a 44.000 nmol/dia
  - Terceiro trimestre: 5.000 a 50.000 μg/24 horas ou 18.000 a 180.000 nmol/dia.

Estrogênios totais na urina

- Homens: 15 a 40 μg/24 horas ou 55 a 147 nmol/dia
- Mulheres:
  - Que menstruam: 15 a 80 μg/24 horas ou 55 a 294 nmol/dia
  - Após a menopausa: < 20 μg/24 horas ou < 73 nmol/dia
  - Gravidez:
    - Primeiro trimestre: 0 a 800 μg/24 horas ou 0 a 2.900 nmol/dia
    - Segundo trimestre: 800 a 5.000 μg/24 horas ou 2.900 a 18.350 nmol/dia
    - Terceiro trimestre: 5.000 a 50.000 μg/24 horas ou 18.350 a 183.000 nmol/dia.

Estrogênios totais no sangue

- Homens: 20 a 80 pg/mℓ ou 20 a 80 ng/ℓ
- Mulheres: 60 a 400 pg/mℓ ou 60 a 400 ng/ℓ
  - Após a menopausa: < 130 pg/mℓ ou < 130 ng/ℓ
  - Antes da puberdade: < 25 pg/mℓ ou < 25 ng/ℓ
  - Puberdade: 30 a 280 pg/mℓ ou 30 a 280 ng/ℓ.

Nota: o estrogênio sérico total não mede o E_3 e não deve ser usado na gravidez tampouco para avaliar o bem-estar fetal.

Implicações clínicas

- O *aumento de E_2 na urina* é encontrado nas seguintes condições: feminização em crianças (síndrome de feminização testicular), tumores produtores de estrogênio, puberdade precoce relacionada a tumores da suprarrenal, cirrose hepática, hipertireoidismo e em mulheres durante a menstruação, antes da ovulação e durante a 23ª a 41ª semanas de gravidez
- A *diminuição de E_2 na urina* ocorre em casos de hipogonadismo primário e secundário, síndrome de Kallmann, menopausa e hipofunção ou disfunção da hipófise ou das suprarrenais.

Fatores interferentes

- Entre os medicamentos causadores de diminuição estão as vitaminas e algumas fenotiazinas; a tetraciclina pode aumentar os níveis
- Os radioisótopos administrados recentemente e os anovulatórios orais afetam os resultados do exame
- O tratamento com estrogênio ou progesterona interfere nos resultados do exame.

Procedimento

- Coleta-se uma amostra de soro venoso (10 mℓ) em tubo Vacutainer® de tampa vermelha
- Pode-se coletar uma amostra de urina de 24 horas com uso de conservante e refrigeração. Ver as orientações de coleta da amostra no Capítulo 2.

Intervenções de enfermagem

► ***Antes da realização do exame***

- Avaliar a adesão e os conhecimentos do cliente antes de explicar o objetivo e o procedimento do exame
- Observar se há ansiedade em relação à dosagem de hormônios sexuais.

▶ *Durante a realização do exame*

- Não é necessário restringir a ingestão de alimentos nem de líquidos
- A exatidão dos resultados depende da coleta, conservação e identificação apropriadas. Anotar os horários de início e término do exame. Anotar no formulário de requisição laboratorial a fase do ciclo menstrual e o uso de hormônios sexuais.

▶ *Após a realização do exame*

- Avaliar os resultados, aconselhar a cliente e monitorar fertilidade e gravidez, quando apropriado.

Estudo do sono | Cardiorrespiratório, estudo de transtornos respiratórios do sono (TRS), apneia do sono

Estudo respiratório especial

Esse exame avalia parâmetros cardíacos e respiratórios durante o sono. Especificamente, o exame é usado para verificar se um cliente tem apneia do sono TRS. De modo geral, os exames para diagnosticar TRS são realizados em ambiente clínico; entretanto, avanços tecnológicos recentes tornaram possível realizar os estudos na casa do cliente.

Indicações

- Avaliação de padrões respiratórios durante o sono nos quais existem períodos observados de apneia (interrupção da respiração)
- Avaliação da frequência e do ritmo cardíacos durante o sono
- Determinação acerca de a apneia do sono ser um fator que contribua para a sonolência diurna excessiva
- Avaliação pré-operatória para cirurgia bariátrica
- Avaliação de indivíduos com sobrepeso que roncam e têm hipersonolência.

Valores de referência

Normais

- Índice de apneia/hipopneia (IAH): < 5/h em adultos e < 10/h em idosos (60 anos ou mais)
- Índice de dessaturação de oxigênio (IDO): < 5/h
- Apneia: < 5/h
- Hipopneia: < 5/h
- A frequência cardíaca (FC) normalmente diminui durante o sono; no entanto, deve permanecer algo constante e o ritmo deve ser normal.

Implicações clínicas

- Os TRS são divididos em duas categorias principais: apneia obstrutiva do sono (AOS) e apneia central do sono (ACS). O IAH > 5 é compatível com TRS, e valores > 40 ou 50 são compatíveis com apneia do sono grave
- Braditaquiarritmia (mais comum na AOS) ou em qualquer outra arritmia.

Fatores interferentes

- Artefatos eletrofisiológicos, eletrodos com defeito, diaforese, ruídos ambientais ou incapacidade de adormecer afetam os resultados do exame
- O uso de medicamentos para dormir, álcool etílico e cafeína interferem nos resultados do exame
- A elevação da cabeceira do leito ou o uso de dois ou mais travesseiros durante o exame devem ser desencorajados, exceto se o cliente dormir normalmente dessa maneira.

Procedimento

- A investigação de TRS é realizada durante os períodos de sono normal do cliente
- O cliente é instruído a realizar suas atividades diárias normais no dia do exame
- Quando o exame é feito em ambiente clínico, o cliente chega ao hospital 1 ou 2 horas antes do horário normal de dormir. Quando o exame é realizado em casa, o cliente deve chegar no mínimo 2 horas antes do horário de dormir para colocação dos eletrodos
- O preparo inclui a fixação firme de eletrodos de ECG e impedância (tórax), termistor para medida do fluxo de ar (abaixo do nariz) e sensor de oximetria de pulso (dedo da mão)
- Durante o estudo, são realizados registros contínuos da FC, do movimento da parede torácica, do fluxo de ar oral/nasal e dos níveis de saturação de oxigênio. Alguns sistemas também monitoram e registram alterações posturais e ronco
- É necessária uma duração total de 6 a 8 horas para garantir tempo satisfatório de registro de toda as fases do sono
- O registro dos parâmetros cardiorrespiratórios é realizado em papel ou em sistema digital e, em seguida, somado à mão ou por computador e editado.

Intervenções de enfermagem

► *Antes da realização do exame*

- Explicar o objetivo e o procedimento, enfatizando que esse exame não é invasivo e requer apenas que o cliente relaxe e adormeça. Instruir o cliente a seguir padrões normais de sono antes do exame, de modo que não haja privação de sono nem excesso de sono.

► *Durante a realização do exame*

- Observar para garantir registro apropriado e verificar se há eletrodos soltos
- Colocar uma cadeira higiênica ao lado do leito, pois os cabos de registro podem não ser longos o suficiente para chegar ao banheiro
- Esperar períodos de apneia ou hipopneia com quedas da saturação de oxigênio nesses clientes, embora deva haver intervenção a critério médico.

► *Após a realização do exame*

- Retirar os eletrodos, registrar os sinais vitais e dar alta ao cliente
- Avaliar as queixas e orientar apropriadamente.

Estudo eletrofisiológico (EEF), EEF do feixe de His

Exame cardíaco especial

O EEF é um procedimento invasivo (semelhante ao cateterismo cardíaco) realizado para o diagnóstico e o tratamento de arritmias supraventriculares e ventriculares. Faz-se a medida do sistema de condução cardíaca por meio de eletrodos sólidos e cateteres, introduzidos pelas veias até o coração com o auxílio de fluoroscopia e radiografias para orientar e acompanhar a localização do cateter.

Indicações

- Diagnóstico de distúrbios do sistema de condução e diferenciação de distúrbios do estímulo (ritmos supraventriculares e ventriculares)
- Identificação dos mecanismos de distúrbios do estímulo ou avaliação de queixas de síncope ou síndrome do nó sinoatrial (SA)
- Avaliação da efetividade dos medicamentos antiarrítmicos e estimulação cardíaca para induzir algumas arritmias durante esses exames.

Valores de referência

Normais

- EEF/EEF do feixe de His normal
- Intervalos de condução, períodos refratários e tempos de recuperação normais
- Arritmias induzidas, controladas.

Implicações clínicas

- Intervalos de condução maiores ou menores, períodos refratários maiores, tempos de recuperação prolongados e arritmias induzidas
- Intervalos longos entre o átrio e o feixe de His (AH) indicam doença do nó atrioventricular (AV) na ausência de influências vagais e simpáticas
- Intervalos longos entre o ventrículo e o feixe de His (VH) indicam doença do sistema His-Purkinje
- Os tempos de recuperação prolongados do nó SA indicam disfunção do nó SA
- Os tempos de condução SA prolongados indicam bloqueio de saída SA
- Taquicardias supraventriculares e ventriculares recorrentes induzíveis, que confirmam o diagnóstico.

Procedimento

- Administração de anestésico local
- Administração intravenosa de solução salina para manter a PA; ECG de 12 derivações
- Escolha de um local de inserção antecubital ou inguinal (depende da posição do cateter no coração e da condição das veias do cliente). Registro dos valores iniciais (p. ex., tempo de condução, resposta à estimulação). Para medir os tempos de recuperação no nó SA pode ser necessário realizar estimulação atrial até a fadiga do nó SA e, em seguida, medir o tempo até a recuperação
- As arritmias prolongadas sintomáticas podem necessitar de cardioversão ou desfibrilação
- Aplicação de curativos compressivos estéreis nos locais de inserção do cateter após o procedimento
- O procedimento pode durar várias horas, sobretudo quando há arritmias complexas.

Intervenções de enfermagem

▶ *Antes da realização do exame*

- Explicar o objetivo e o procedimento do EEF. Pode-se administrar sedação para o procedimento ou sedação moderada e analgesia. Descrever as possíveis sensações, como "aceleração" cardíaca, atordoamento ou tontura. O avanço do cateter também pode causar uma sensação semelhante a um inseto caminhando sobre o braço ou o pescoço
- Avaliar o estado neurológico do cliente e verificar se há algum déficit
- O cliente deve manter dieta zero durante no mínimo três horas antes do procedimento e urinar imediatamente antes do exame, se possível. Registrar os sinais vitais basais.

▶ *Durante a realização do exame*

- Explicar o procedimento e as sensações esperadas à medida que o procedimento avança. Manter um diálogo contínuo e tranquilo para avaliar o nível de consciência do cliente
- Registrar os sinais vitais de acordo com os protocolos.

▶ *Após a realização do exame*

- Cuidar para que o cliente mantenha o repouso no leito obrigatório, sem elevação da cabeceira, durante 4 a 8 horas, sem flexão dos membros usados para introdução do cateter

- Verificar os sinais vitais, os locais de inserção de cateter (p. ex., edema, sangramento, hematoma, equimose) e o estado neurovascular (p. ex., cor, movimento como balançar os dedos dos pés, sensibilidade, calor, tempos de enchimento capilar, pulsos), de acordo com os protocolos. Monitorar o ECG
- Interpretar os resultados do exame e ressaltar a importância da adesão aos tratamentos e medicamentos prescritos.

Alerta clínico

- É preciso considerar e prever os efeitos colaterais dos medicamentos (p. ex., hipotensão, cólicas, dor venosa, euforia)
- Estar alerta à possibilidade de hematoma ou sangramento nos locais do cateter, tromboembolia, flebite e hemopericárdio
- Comunicar ao médico a ocorrência de sangramento, hipotensão, alteração do estado neurovascular, diminuição da perfusão distal ou arritmias com risco de vida. Instituir tratamento imediato.

Estudos do fluxo cardíaco | Estudo de primeira passagem e shunt

Exames de medicina nuclear, exame de imagem do coração

Os estudos do fluxo cardíaco avaliam o fluxo sanguíneo nos grandes vasos e após cirurgia vascular, também determinam as FE ventriculares direita e esquerda.

Indicações

- Exame dos distúrbios das câmaras cardíacas, sobretudo dos *shunts* esquerda-direita (técnica de referência) e direita-esquerda
- Em crianças, avaliação de cardiopatia congênita, transposição dos grandes vasos, comunicações interatriais ou interventriculares e avaliação quantitativa de regurgitação valvar.

Valores de referência

Normais

- Função ventricular direita e esquerda normais
- Movimento da parede e FE normais
- Tempos normais de trânsito pulmonar e sequência normal de enchimento das câmaras
- Ausência de *shunting* cardíaco.

Implicações clínicas

- Valores anormais da FE de primeira passagem estão associados às seguintes condições:
  - ICC
  - Regurgitação causada por doença valvar
  - Alteração da função ventricular causada por infarto
  - Formação de aneurisma ventricular
  - Arritmias persistentes por disfunção ventricular
  - EP
  - Transplante de pulmão
- *Shunts* cardíacos anormais revelam:
  - *Shunt* esquerda-direita
  - Tetralogia de Fallot (mais frequente em crianças)
  - *Shunt* direita-esquerda.

Fatores interferentes

- Incapacidade de acesso à veia jugular com cateter intravenoso.

Procedimento

- O cliente é colocado em decúbito dorsal, com a cabeça discretamente elevada
- Usa-se uma válvula reguladora tridirecional com irrigação de solução salina para injeção de radionuclídeos na veia jugular ou na fossa cubital. Na avaliação do *shunt*, o radionuclídeo é injetado na veia jugular externa, através de agulha de grande calibre, para assegurar um *bolus* compacto
- Logo após a injeção, a câmara acompanha o fluxo do radiofármaco em sua "primeira passagem" pelo coração em múltiplas imagens rápidas
- É realizada MUGA com um estudo com *shunt*
- A duração total do procedimento é de aproximadamente 20 a 30 minutos; o tempo real de exame é de apenas 5 minutos.

Intervenções de enfermagem

▶ ***Antes da realização do exame***

- Explicar o objetivo, o procedimento, os benefícios e os riscos dos exames
- É necessário acesso intravenoso.

▶ ***Durante a realização do exame***

- Tranquilizar o cliente.

▶ ***Após a realização do exame***

- Interpretar os resultados, monitorar o local da injeção e aconselhar o cliente apropriadamente sobre outros exames solicitados e o tratamento.

Estudos urodinâmicos

Exame especial, incontinência

Cistometrografia (CMG); perfil da pressão uretral (PPU); eletromiografia (EMG) retal; cistouretrografia

Esses exames identificam padrões anormais de micção em pessoas com incontinência ou incapacidade de urinar normalmente.

Indicações

- Avaliação de incontinência, padrões anormais de micção, disúria, enurese e infecções
- Avaliação das conexões neuroanatômicas entre medula espinal, encéfalo e bexiga
- Avaliação de disfunção vesical neurogênica e de neuropatias, como aquelas associadas a esclerose múltipla, diabetes melito e tabes dorsal.

Valores de referência

Normais

- Sensações vesicais normais de repleção, calor e frio
- Capacidade vesical normal do adulto: 400 a 500 mℓ
  - Urina residual < 30 mℓ
  - Desejo de urinar: 175 a 250 mℓ
  - Sensação de repleção: 350 a 450 mℓ
  - Jato forte e ininterrupto

- Pressões miccionais e coordenação muscular normais
- EMG retal normal e pressão uretral (PU) normal.

Fatores interferentes

- Incapacidade de cooperação do cliente (p. ex., desorientação)
- A capacidade vesical varia com a idade.

Implicações clínicas

- Déficit motor ou sensitivo da musculatura do assoalho pélvico ou do esfíncter interno; comprometimento da coordenação muscular
- Hiper-reflexia do músculo detrusor (causada por lesões do neurônio motor superior ou inferior, como no aneurisma vascular cerebral, na doença de Parkinson, na esclerose múltipla, na espondilose cervical e na lesão da medula espinal acima do cone medular)
- Hiper-reflexia – causada por hipertrofia prostática benigna e incontinência de esforço com urgência
- Arreflexia do músculo detrusor – dificuldade de esvaziamento vesical sem volume residual em virtude de resposta insatisfatória do detrusor à inervação. (Causas: traumatismo, aracnoidite espinal, anomalias congênitas, diabetes melito, fenotiazinas, diminuição dos níveis de estrogênio na menopausa.)

Procedimento de CMG

A urina residual é medida pela inserção de cateter de longa permanência na bexiga depois que o cliente urina. Durante a micção são registradas a taxa de fluxo, a pressão e o volume de urina. Depois da cistometria, podem-se administrar colinérgicos ou anticolinérgicos para avaliar a resposta vesical a esses fármacos. A primeira cistometria é usada como controle, com realização de uma segunda cistometria cerca de 30 minutos após a injeção do fármaco.

Procedimento de EMG retal

Eletrodos são fixados perto do ânus e aterrados na coxa; outra opção é introduzir um eletrodo em agulha no músculo estriado periuretral. As medidas da atividade eletromiográfica durante a micção produzem uma registro do fluxo de urina.

Procedimento de medida da PU

Um cateter especial acoplado a um transdutor registra as pressões ao longo da uretra à medida que é retirado lentamente.

Procedimento de cistouretrografia

Um meio de contraste radiológico é instilado na bexiga com cateter até o enchimento do órgão. São feitas radiografias em várias posições. Após a retirada do cateter, são feitas outras imagens durante a eliminação do meio de contraste através da uretra (cistouretrografia miccional).

Intervenções de enfermagem

► *Antes da realização do exame*

- Explicar o objetivo do exame, o procedimento e a coleta das amostras. É preciso ser sensível a questões culturais, sociais, sexuais e de pudor.

► *Durante a realização do exame*

- Oferecer apoio e privacidade
- Observar as sensações ou percepções do cliente relacionadas aos estágios do exame
- Quando necessário, auxiliar no procedimento e na coleta de amostras.

Após a realização do exame

- Incentivar a ingestão de líquido
- Explicar que é normal a sensação de queimação ou desconforto leve logo após o exame, sobretudo na primeira micção depois do exame
- Orientar o cliente a comunicar IMEDIATAMENTE ao médico a ocorrência de febre, calafrios, taquicardia ou síncope – atenção à hipotensão também.

Alerta clínico

- Infecções urinárias preexistentes podem precipitar uma reação séptica
- Alguns clientes com lesão da coluna cervical podem apresentar arreflexia autônoma. Essa resposta causa hipertensão arterial, cefaleia intensa, bradicardia, rubor e diaforese. O brometo de propantelina alivia esses sinais/sintomas.

Exame de fezes, exames de fezes de rotina e cultura

Fezes

Gordura, fibras de carne, sangue oculto (sangue fecal), parasitas, antígenos de *Giardia* e *Cryptosporidium*, coprocultura, leucócitos, teste de Apt para sangue deglutido, eletrólitos nas fezes

O exame de fezes identifica suas várias propriedades para fins diagnósticos. Também é realizado exame de fezes para pesquisa de microrganismos patogênicos, dosagem de eletrólitos, pesquisa de sangue oculto, células do sangue e sangue deglutido.

Alerta clínico

- A análise das fezes e todos os exames fecais devem ser realizados antes da administração de bário, medicamentos antidiarreicos, antibióticos, bismuto, óleo, enemas ou laxantes.

Indicações

- Rastreamento de câncer de intestino grosso, lesões ulcerativas assintomáticas do sistema digestório
- Avaliação de doenças do sistema digestório em pessoas com diarreia e constipação intestinal
- Exclusão da existência de patógenos entéricos em uma coprocultura, como *Salmonella*, *Shigella*, *Campylobacter*, *Yersinia*, *Escherichia coli* (patogênica) e *Clostridium difficile* e numerosos *Staphylococcus* e *Pseudomonas*
- Detecção de *G. lamblia*, parasito intestinal mais comum nos EUA, e do antígeno de *Cryptosporidium* nas fezes
- Rastreamento de parasitoses em pessoas imunocomprometidas
- Uso da análise da gordura como padrão-ouro no diagnóstico da síndrome de má absorção
- Detecção de presença ou ausência de leucócitos fecais antes do isolamento de um patógeno bacteriano
- Dosagem de eletrólitos fecais para avaliar o equilíbrio eletrolítico em pessoas com diarreia (as fezes têm de ser líquidas para a dosagem de eletrólitos)
- Uso da osmolalidade das fezes e do soro para calcular o intervalo osmótico e diagnosticar deficiência de dissacarídio intestinal
- Diferenciação entre a síndrome de deglutição de sangue materno e a hemorragia digestiva do lactente.

Valores de referência

Normais

Exame macroscópico	Resultados
Volume:	100 a 200 g/dia
Coloração:	Castanha
Odor:	Varia com o pH das fezes e a alimentação e depende da fermentação bacteriana e da putrefação
Consistência:	Fezes macias e moldadas; não é raro ver sementes quando a alimentação é rica em vegetais; fibras não digeridas visíveis; pequeno volume fecal e fezes ressecadas quando a alimentação é rica em carnes
Tamanho, formato:	Fezes formadas e macias; volumosas e macias quando a alimentação é rica em fibras; ressecadas quando a alimentação é hiperproteica
Sangue, muco, pus e parasitas visíveis:	Ausentes
Gorduras:	Gordura neutra, incolor (18%) e cristais de ácidos graxos e sabões
Alimentos não digeridos, fibras de carne, amido, tripsina:	Ausentes ou em pequena quantidade
Ovos e segmentos de parasitas:	Ausentes
Cultura:	Negativa para patógenos, bactérias, vírus e leveduras
Antígeno de *Giardia*:	Negativo
Leucócitos:	Negativo

Exame bioquímico:	Resultados
Água:	Até 75%
pH:	Neutro a levemente alcalino (pH 6,5 a 7,5)
Sangue oculto:	Negativo
Urobilinogênio:	50 a 300 EU/100 g ou 500 a 3.000 EU/kg
Porfirinas:	Coproporfirinas: < 200 μg/24 h ou < 305 nmol/dia Uroporfirinas: < 1.000 μg/24 h ou < 1,2 μmol/dia
Nitrogênio:	< 2,5 g/24 h ou < 178 nmol/dia
Teste Apt para sangue deglutido:	Negativo em adultos; positivo em recém-nascidos. O resultado indica se o sangue presente nas fezes ou no vômito do recém-nascido é de origem materna ou fetal
Tripsina:	Positiva em pequenas concentrações em adultos; presentes em concentrações maiores em crianças normais
Osmolalidade, usada com Na + K fecal para calcular o intervalo osmótico:	200 a 250 mOsm ou 250 mg/dℓ; a osmolalidade é o dobro da soma do sódio e potássio.
Sódio:	5,8 a 9,8 mEq/24 h ou mmol/dia
Cloreto:	2,5 a 3,9 mEq/24 h ou mmol/dia
Potássio:	15,7 a 20,7 mEq/24 h ou mmol/dia
Lipídios (ácidos graxos):	0 a 6 g/24 h

Implicações clínicas | Cor

A cor das fezes é alterada nas doenças: *amarela a verde-amarelada* – diarreia grave; *preta* – sangramento > 100 mℓ de sangue na parte alta do sistema digestório; *bronze ou cor de barro* – obstrução do ducto colédoco e insuficiência pancreática; e *rosa, vermelho-viva ou marrom* – hemorragia digestiva baixa por tumores, fissuras, processo inflamatório ou hemorroidas.

Fatores interferentes | Cor

- As fezes escurecem após a coleta
- A cor é influenciada pela alimentação: verde com espinafre, preto com cereja e grande consumo de carne, clara com alimentação rica em leite e pobre em carne, e vermelha com beterraba
- A cor também é influenciada por medicamentos: amarelo-esverdeada (esterilização do intestino por antibióticos), preta (ferro, bismuto, carvão), verde (indometacina), branca (bário, antiácidos), castanha (antroquinona), vermelha (tetraciclinas em xarope), entre outros.

Implicações clínicas | Muco

- Um pouco de muco nas fezes é normal e lubrifica o intestino grosso. Muco translúcido na superfície de fezes formadas é observado na constipação intestinal espástica. O muco com sangue aderido às fezes pode indicar câncer do intestino grosso ou inflamação do canal retal. Muco abundante (3 a 4 ℓ em 24 horas) está associado a adenomas vilosos. O muco com pus e sangue é observado em casos de enterite, tuberculose intestinal, shigelose, salmonelose e colite ulcerativa.

Fatores interferentes | Muco

- Os supositórios de bisacodil provocam excesso de muco.

Implicações clínicas | Consistência

- Diarreia misturada com muco e hemácias (câncer, amebíase, cólera, tifo, febre tifoide) e diarreia misturada com muco e leucócitos (colite ulcerativa, shigelose, salmonelose, enterite e tuberculose intestinais)
- A alteração das dimensões e do formato indica motilidade ou anormalidades na parede do intestino grosso, como fezes em fita estreitas (intestino espástico, obstrução parcial); fezes pequenas, rígidas e redondas (constipação intestinal habitual); e retenção fecal grave (massas enormes impactadas com "transbordamento" de pequeno volume de fezes líquidas).

Implicações clínicas | Culturas

- Achado de parasitas, microrganismos causadores de doença entérica e vírus. *C. albicans, S. aureus* e *P. aeruginosa*, encontrados em grande quantidade nas fezes, são considerados patogênicos no caso de antibioticoterapia prévia. A criptosporidiose é uma causa de diarreia prolongada e grave.

Implicações clínicas | Eletrólitos

- As anormalidades eletrolíticas ocorrem nas seguintes condições:
  - Proctocolite idiopática: sódio (Na^+) e cloreto (Cl^-) *elevados*; potássio (K^+) *normal*
  - Ileostomia: sódio (Na^+) e cloreto (Cl^-) *elevados*; potássio (K^+) *baixo*
  - Cólera: sódio (Na^+) e cloreto (Cl^-) *elevados*
- O nível de cloreto aumenta muito nas fezes nas seguintes condições: cloridorreia congênita, cloridorreia adquirida, cloridorreia secundária, proctocolite idiopática e cólera

- A osmolalidade fecal de 500 mg/dℓ (500 mOsm) por dia levanta suspeita de distúrbios artificiais (p. ex., uso abusivo de laxantes, ingestão de veneno de rato). Níveis maiores indicam abundância de substâncias redutoras nas fezes. O intervalo osmótico está aumentado na diarreia osmótica causada pelas seguintes condições: uso de laxantes salinos, citrato de sódio ou magnésio e carboidratos (balas com lactulose ou sorbitol).

Fatores interferentes | Eletrólitos

- Fezes formadas invalidam os resultados. As fezes *têm de ser* líquidas para a determinação dos eletrólitos
- As fezes não podem ser contaminadas por urina
- A adição clandestina de água à amostra de fezes causa redução considerável da osmolalidade. A osmolalidade fecal é *obrigatoriamente* < 240 mOsm/kg para calcular o intervalo osmótico.

Alerta clínico

- O resultado da detecção de antígeno de *Giardia* não deve ser o único critério diagnóstico, mas é preciso correlacionar os resultados dos testes com as manifestações clínicas do cliente. Realizar o teste de detecção de antígeno de *Giardia* em três amostras consecutivas de fezes antes de considerar os resultados negativos.

Implicações clínicas | Sangue oculto

- O teste positivo é causado por cânceres do intestino grosso e do estômago; ocorre em casos de colite ulcerativa, úlceras, hérnia diafragmática e carcinoma retal

Fatores interferentes | Sangue nas fezes

- Muitos alimentos e fármacos podem produzir resultados falso-positivos. Entre os fármacos estão salicilatos, esteroides, indometacina, ferro (altas doses), varfarina, vitamina C (ácido ascórbico), brometos, colchicina, álcool e iodo, entre outros. Os alimentos com Hb e mioglobina, enzimas e atividade de peroxidase incluem carne e algumas hortaliças (raiz-forte, nabo)
- Outros fatores são sangramento de hemorroidas, hematúria, contaminantes menstruais e exercício físico intenso (corredores de longa distância).

Implicações clínicas | Gordura, ácidos graxos e fibras da carne nas fezes

- O *aumento dos níveis de gordura e ácidos graxos nas fezes* ocorre em casos de ausência de lipase, enterite e doença pancreática, remoção cirúrgica e ressecção parcial do intestino e nas síndromes de má absorção (doença de Crohn e espru)
- O *aumento das fibras da carne* ocorre na síndrome de má absorção, na disfunção pancreática e na fístula gastrocólica (correlação com a quantidade de gordura excretada)

Fatores interferentes | Gorduras

- O aumento da gordura neutra pode ocorrer com o uso de supositórios retais e de cremes perineais oleosos, óleos de rícino e mineral, maionese dietética hipocalórica e dieta rica em fibras ou muciloide hidrofílico de psílio.

Implicações clínicas | Leucócitos

- O achado de numerosos leucócitos (principalmente neutrófilos) está associado às seguintes condições:
  - Colite ulcerativa crônica
  - Disenteria bacilar crônica
  - Abscessos localizados
  - Fístulas no colo sigmoide, no reto ou no ânus

- Leucócitos basicamente neutrófilos são encontrados nas seguintes condições:
  - Shigelose
  - Salmonelose
  - Infecção por *Yersinia*
  - Diarreia por *Escherichia coli* invasiva
  - Colite ulcerativa
- Na febre tifoide aparecem basicamente leucócitos mononucleares
- A ausência de leucócitos está associada às seguintes condições:
  - Cólera
  - Diarreia inespecífica (p. ex., induzida por fármacos ou alimentos)
  - Diarreia viral
  - Colite amebiana
  - Diarreia por *E. coli* não invasiva
  - Bactérias toxigênicas (p. ex., *Staphylococcus*, *Clostridium*)
  - Parasitas (p. ex., *Giardia*, *Entamoeba*).

Implicações clínicas | Teste Apt para sangue deglutido

- A Hb fetal, que é rosa, é encontrada na hemorragia digestiva do recém-nascido
- A Hb do adulto, que é acastanhada, é encontrada na síndrome de deglutição de sangue materno pelo recém-nascido.

Fatores interferentes | Teste Apt para sangue deglutido

- O teste é inválido quando as fezes são pretas, semelhantes a piche, porque o sangue já foi convertido em hematina
- O teste é inválido se o volume de sangue for insuficiente; é essencial que haja sangue macroscopicamente visível na amostra
- O vômito com pH < 3,9 produz resultado inválido
- Talassemia maior materna produz um resultado falso-positivo devido ao aumento da HbF materna.

Alerta clínico

- O sangue nas fezes do recém-nascido consiste em sangue deglutido durante o parto ou pode ser decorrente de uma fissura do mamilo materno em lactentes que mamam no peito. Essa condição deve ser diferenciada da hemorragia digestiva do recém-nascido. O exame baseia-se no fato de que o sangue de recém-nascidos/lactentes contém principalmente Hb fetal, que é resistente a álcalis. Esse sangue pode ser diferenciado do sangue materno por métodos laboratoriais.

Procedimento para coleta aleatória e transporte de amostras de fezes

- Observar precauções-padrão ao coletar e manusear as amostras
- Coletar as fezes em recipiente seco, limpo, sem urina e com tampa bem-ajustada
- A amostra não deve ser contaminada por urina ou outras secreções corporais, como sangue menstrual. As fezes podem ser coletadas na fralda de um lactente ou adulto incontinente. As amostras podem ser retiradas de bolsas de ostomia temporárias
- Usando luvas, coletar toda a amostra de fezes e transferi-la para um recipiente com auxílio de uma espátula de madeira ou objeto semelhante limpo. Uma amostra com 2,5 cm (do tamanho de uma noz) ou 64,7 mg de fezes líquidas é suficiente para alguns testes
- Para obter melhores resultados, devem-se cobrir as amostras e levar ao laboratório imediatamente após a coleta.

Procedimento para coprocultura

- Com frequência, o exame parasitológico e a coprocultura são solicitados em conjunto. Nesse caso, a amostra é dividida em duas partes; uma parte é refrigerada para cultura e a outra é mantida em temperatura ambiente para pesquisa de ovos e parasitas. As fezes diarreicas geralmente produzem bons resultados. *Não* se devem coletar fezes do vaso sanitário para cultura
- No caso de indivíduos com diarreia de causa desconhecida, devem-se realizar *duas* culturas de fezes, uma com pesquisa de patógenos entéricos (cultura e antibiograma) e outra (50 mℓ de fezes líquidas) com cultura de *C. difficile* e pesquisa de toxina
- Usar uma espátula de madeira e transferir no mínimo 2,5 cm (porção do tamanho de uma noz) de fezes para o recipiente da amostra. Colocar em embalagem para transporte de amostras biológicas
- Coletar amostras de fezes antes do início da antibioticoterapia e o mais cedo possível na evolução da doença
- Se houver muco ou sangue, este deve ser incluído com a amostra, porque é mais provável que sejam encontrados patógenos nessas substâncias.

Alerta clínico para coprocultura

- São necessárias no mínimo três amostras, coletadas em dias alternados ou no decorrer de 10 dias, para fazer um diagnóstico positivo por coprocultura.

Procedimento para pesquisa de ovos e parasitas

- Observar as precauções-padrão. Coletar as fezes em recipiente seco, limpo e sem urina
- As fezes aquecidas são melhores para detecção de ovos e parasitas. Não refrigerar amostras para pesquisa de ovos e parasitas
- Podem ser usados recipientes especiais com formol a 10% e álcool polivinílico (APV) como fixadores para coleta de amostras de fezes para pesquisa de ovos e parasitas. Nesse caso, a temperatura de armazenamento da amostra não é crucial
- Em vista do ciclo vital dos parasitas, recomenda-se que sejam coletadas três amostras aleatórias de fezes para análise
- Colocar em embalagem para transporte de amostras biológicas.

Procedimento para pesquisa de sangue oculto

- Coletar uma amostra aleatória de fezes. Seguir o método de exame (ou instruir o cliente a fazê-lo) exatamente conforme as orientações do fabricante; caso contrário, os resultados não serão confiáveis. Usar uma parte do centro das fezes formadas. O uso de fezes líquidas pode produzir resultados falso-negativos com métodos de papel de filtro. Determinar o tempo exato de reação.

Alerta clínico para pesquisa de sangue nas fezes

- Para ser totalmente válido, o teste empregado tem de ser repetido três a seis vezes em diferentes amostras de fezes e em diferentes dias. Mesmo que apenas um resultado tenha sido positivo em seis testes, deve-se consideradar positivo o resultado, sendo indicada avaliação complementar.

Procedimento para pesquisa de gordura e fibras da carne

- Coletar uma amostra de 24 ou 72 horas segundo as orientações de coleta de amostra no Capítulo 2. Caso seja solicitada uma amostra de 72 horas, cada amostra de fezes é coletada da maneira correta, identificada, etiquetada e enviada imediatamente ao laboratório

- As amostras para pesquisa de gordura devem ser obtidas com óleo mineral; não é permitido o uso de bismuto nem de compostos de magnésio
- Se for solicitada a pesquisa de fibras de carne, amostras obtidas com enema de solução salina morna ou Fleet Phospho-Soda® são aceitáveis.

Procedimento para leucócitos

- Coletar uma amostra aleatória de fezes. Podem-se usar amostras de muco ou fezes líquidas.

Teste Apt para sangue deglutido

- Coletar amostra aleatória de fezes de um recém-nascido; observar as precauções-padrão
- As amostras a seguir são aceitáveis:
  - Fralda suja de sangue
  - Fezes com sangue visível
  - Vômito ou aspiração gástrica com sangue
- Colocar em embalagem para transporte de amostras de risco biológico e enviar ao laboratório assim que possível
- No laboratório, o sangue é dissolvido e tratado com NaOH para desnaturação alcalina. A Hb fetal é resistente a álcalis, e a solução de sangue permanece rosa. O sangue deglutido de origem materna contém Hb adulta, que é convertida em hematina acastanhada quando se acrescentam álcalis.

Intervenções de enfermagem

► *Antes da realização do exame*

- Explicar o objetivo e a dieta necessária, o procedimento de coleta de fezes, os fatores interferentes e a necessidade de procedimentos de acompanhamento apropriados
- Fornecer o recipiente adequado para coleta da amostra. Não administrar antibioticoterapia até a coleta da amostra para pesquisa de leucócitos
- Procedimentos com bário e laxantes devem ser evitados durante 1 semana antes da coleta da amostra
- Não coletar amostra enquanto houver sangramento de hemorroidas, hematúria, tampouco realizar a coleta durante a menstrução e até 3 dias após sua interrupção.

► *Durante a realização do exame*

- Proporcionar privacidade durante a coleta
- Observar precauções-padrão ao coletar amostra de fezes
- Oferecer ajuda para coleta da amostra a clientes que necessitam de ajuda, ou sejam incapacitados, crianças e confusos
- Seguir as instruções do fabricante para recipientes de amostra pré-acondicionados
- Enfatizar a adesão ao procedimento de coleta da amostra de sangue.

► *Após a realização do exame*

- Avaliar a adesão e os resultados e orientar a cliente apropriadamente. Explicar a necessidade de repetir o exame ou de realizar outro exame, se solicitado
- Notificar imediatamente a presença de sangue nas fezes e registrar no prontuário.

Exame de imagem para diagnóstico de massas na mama (cintimamografia)

Medicina nuclear, exame de imagem para diagnóstico de tumores

Essa imagem possibilita a observação de massas com um radiofármaco específico para tumores da mama. A cintimamografia é usada em conjunto com a mamografia indeterminada. Esse exame ajuda a diminuir o número de biopsias de mama desnecessárias.

Indicações

- Diferenciação de lesões benignas e malignas; é mais específica que a mamografia com raios X
- Monitoramento após biopsia, cirurgia, radioterapia e quimioterapia da mama
- Detecção de acometimento de linfonodos axilares por câncer de mama
- Avaliação da drenagem linfática de tumores e da disseminação metastática para vulva, útero, pênis, cabeça ou pescoço.

Valores de referência

Normal

- Distribuição uniforme da captação de radiofármaco nas mamas sem focos de concentração
- Ausência de captação focal no tecido linfático
- Ausência de linfonodos anormais (indicados por obstrução ao traçador).

Implicações clínicas

- O aumento anormal da captação focal é observado em casos de fibroadenoma e adenocarcinoma
- Aumento difuso não uniforme da captação de atividade na displasia fibrosa, que pode ser unilateral ou bilateral
- Com frequência, observam-se várias áreas de aumento focal da captação no câncer de mama multifocal
- Metástases axilares são detectadas como áreas hipercaptantes focais nos linfonodos axilares
- Os linfonodos anormais mostram extravasamento para o tecido adjacente e vias de drenagem linfática colaterais incomuns
- O primeiro linfonodo a drenar o tumor (linfonodo sentinela) sempre contém o tumor.

Fatores interferentes

- Radioatividade detectável de um procedimento nuclear prévio
- Para impedir um resultado falso-positivo, deve-se administrar a injeção no lado oposto de uma lesão linfática conhecida ou no pé
- O extravasamento do radiofármaco pode acarretar o surgimento de áreas hipercaptantes de radioatividade na localização dos linfonodos axilares.

Procedimento

- Injetar o radiofármaco, ^{99m}Tc-sestamibi, por via intravenosa no braço oposto à mama a ser examinada ou no pé. Para o exame de imagem do linfonodo, o marcador é injetado por via intradérmica ou subcutânea
- Colocar a cliente em decúbito ventral sobre mesa especial com uma abertura que deixa as mamas livremente pendentes através da mesa. Para exame dos linfonodos, é necessário posicionamento especial (ver "Localização de linfonodo sentinela antes da biopsia", na lista em ordem alfabética)
- Colocar a cliente em decúbito dorsal com os braços levantados (para obter imagens dos linfonodos axilares)
- O tempo total dos exames da mama é de aproximadamente 45 a 60 minutos; no exame dos linfonodos, as imagens são adquiridas de imediato e 2 a 4 horas após a injeção
- O radiologista pode solicitar uma SPECT opcional. Esse exame pode levar mais 30 a 40 minutos.

Intervenções de enfermagem

► *Antes da realização do exame*

- Informar a cliente sobre os objetivos dos exames da mama e dos linfonodos, os procedimentos, os benefícios, os riscos e a participação da cliente

- Não há restrições alimentares nem medicamentosas
- Retirar toda a roupa e as joias acima da cintura
- Adiar o exame no caso de lactantes. O exame é contraindicado durante a gravidez.

► *Durante a realização do exame*
- Assegurar à cliente que o exame está prosseguindo normalmente
- Garantir privacidade durante o procedimento e respeitar os direitos da cliente.

► *Após a realização do exame*
- Avaliar os resultados e aconselhar a cliente apropriadamente
- Monitorar sinais de infecção, extravasamento ou sangramento no local da injeção
- Observar e tratar reações leves, inclusive prurido, erupção cutânea e rubor, nas 2 a 24 horas seguintes a injeção. Às vezes as clientes têm náuseas e vômitos.

Exame do campo visual

Olhos

Esse procedimento é usado em conjunto com o exame básico dos olhos para determinar a sensibilidade da visão periférica.

Indicações

- Avaliação de glaucoma
- Avaliação da integridade da via visual
- Rastreamento de sequelas visuais de AVC ou traumatismo cranioencefálico (TCE), do olho e do nervo óptico.

Valores de referência

Normais

- Negativo para diminuição da sensibilidade, exceto o ponto cego fisiológico.

Implicações clínicas

- Achados anormais mostram as diminuições de sensibilidade que ocorrem no glaucoma ou em doenças que acometem o nervo óptico (ou seja, neuropatias isquêmicas)
- Os resultados positivos devem ser confirmados por repetição do exame.

Procedimento

- O cliente se senta em frente ao campímetro e é instruído a olhar para uma luz de fixação. Depois, é orientado a apertar um botão toda vez que notar pontos luminosos de intensidade variável que são exibidos na tela
- Um olho é examinado de cada vez
- O tempo de exame é de 5 a 10 minutos para cada olho.

Intervenções de enfermagem

► *Antes da realização do exame*
- Explicar o objetivo e o procedimento do exame
- Embora possa haver leve desconforto durante o procedimento, deve-se assegurar ao cliente que o exame não é doloroso
- Na avaliação de glaucoma, explicar que os fatores de risco incluem idade, raça, história familiar e pressão intraocular (PIO) elevada.

▶ ***Após a realização do exame***

- Interpretar os resultados do exame e orientar de modo apropriado, em especial sobre a necessidade de outro exame e possível tratamento.

Exame para diagnóstico de doença de Lyme

Sangue, LCS, infecção

Esse exame é usado para diagnóstico de doença de Lyme (patologia multissistêmica) e dosagem de anticorpos causados pelo espiroqueta *Borrelia burgdorferi*, transmitido por diminutos carrapatos que parasitam cervos e outros animais selvagens.

Indicações

- Avaliação de infecção por *B. burgdorferi* em clientes sem lesões clássicas de eritema crônico migratório
- Diagnóstico de infecção em clientes fora de área endêmica para identificar anticorpos contra *B. burgdorferi*.

Valores de referência

Normais

- Título de anticorpos por imunofluorescência indireta (IFA) < 1:256; ensaio de imunoadsorção enzimática (ELISA): não reativo para anticorpos e negativo for doença de Lyme
  - Nos EUA, devem ser usados os critérios diagnósticos dos Centers for Disease Control and Prevention (CDC):
    - Isolamento de *B. burgdorferi* de uma amostra clínica
    - Anticorpos IgM e IgG no sangue ou no LCS
    - Amostras de sangue da fase convalescente que mostram resposta significativa à *B. burgdorferi*.

Implicações clínicas

- *Niveis elevados* ocorrem em 50% dos clientes com doença de Lyme incipiente e eritema migratório crônico. Os níveis estão elevados na maioria dos clientes com complicações tardias de cardite, neurite e artrite. Também são observados em alguns clientes em remissão.

Fatores interferentes

- Resultados falso-positivos são observados em clientes com anticorpos contra outros espiroquetas como *Treponema pallidum*, o agente etiológico da sífilis, e em pessoas com altos níveis de fator reumatoide
- Indivíduos assintomáticos em áreas endêmicas podem já ter produzido anticorpos contra *B. burgdorferi*.

Procedimento

- Coletar uma amostra de soro (5 mℓ) por punção venosa em tubo de tampa vermelha. Pode-se usar LCS.

Intervenções de enfermagem

▶ ***Antes da realização do exame***

- Avaliar o conhecimento do cliente sobre o exame, as manifestações clínicas, o risco de exposição (transmissão máxima durante a primavera, o verão e o início do outono; carrapatos que parasitam cervos e outros animais selvagens) e relato de viagem para áreas endêmicas
- Explicar o objetivo e o procedimento do exame de sangue. Não é necessário jejum.

▸ ***Após a realização do exame***

- Avaliar os resultados para o cliente e orientar apropriadamente. Explicar ao cliente que pode ser necessário repetir o exame se os resultados não forem diagnósticos.

Exame por imagem da retina

Olho

Essa técnica de exame por imagem, oftalmoscopia com *laser* (SLO; do inglês, *scanning laser ophthalmoscope*), é usada para avaliar a retina.

Indicações

- Avaliação de doenças da retina (p. ex., degeneração macular)
- Avaliação dos efeitos de doenças sistêmicas (p. ex., diabetes melito ou hipertensão arterial) sobre a retina
- Monitoramento de avanço da doença.

Valores de referência

Normais

- Exame da retina: olho saudável sem observação de doenças.

Implicações clínicas

- Os resultados anormais mostram sinais de sangramento ocular, na maioria das vezes associado a diabetes melito, hipertensão arterial ou degeneração macular.

Procedimento

- Por meio do exame digital do fundo do olho, a tecnologia SLO usa *lasers* de diferentes cores para formar uma imagem da retina na tela do computador (Optomap®). Esse exame possibilita a avaliação mais completa da retina que o exame rotineiro com oftalmoscópio
- A SLO é recomendada para todos os clientes durante exames oftalmológicos de rotina para acompanhar com mais exatidão a saúde dos olhos
- A duração do exame é de cerca de 25 minutos.

Intervenções de enfermagem

▸ ***Antes da realização do exame***

- Explicar o objetivo do exame oftalmoscópico e o procedimento
- Se o cliente usa lentes de contato, pode mantê-las no olho durante o procedimento
- Em geral, o procedimento causa desconforto mínimo ou não causa desconforto. Entretanto, os olhos de algumas pessoas podem ser sensíveis à luz piscante dos *lasers*.

▸ ***Após a realização do exame***

- Interpretar os resultados do exame e orientar o cliente apropriadamente
- Encaminhar o cliente ao especialista se forem identificados problemas relacionados ao diagnóstico, como hemorragia oftálmica relacionada ao diabetes ou à hipertensão
- Instruir o cliente a retornar 1 ano depois para repetir os exames e avaliar o progresso da doença.

Exame por imagem do fígado/baço

Exame de medicina nuclear, exame por imagem hepatoesplênica

Esse exame é usado para avaliar a anatomia do fígado e do baço. O exame por imagem do fígado e do baço é realizado por SPECT, que produz imagens tridimensionais.

Indicações

- Correlação com outras técnicas de imagem
- Avaliação de doenças funcionais hepáticas e esplênicas (cirrose e hepatite)
- Localização de doença metastática
- Diagnóstico diferencial de icterícia e identificação de lesões hepáticas ou esplênicas para biopsia
- Avaliação de ascite, fibrose, infarto por traumatismo e efeitos de radioterapia
- Investigação diagnóstica de dor inexplicada no quadrante superior direito do abdome.

Valores de referência

Normais

- Tamanho, formato e posição normais do fígado no abdome
- Tamanho e fluxo sanguíneo normais do baço
- Atividade normal do sistema reticuloendotelial do fígado e do baço.

Implicações clínicas

- Padrões hepáticos anormais são observados em casos de cirrose, hepatite, hepatomas, sarcoidose, metástase, cistos, infartos, abscessos peri-hepáticos, hemangiomas, traumatismo, câncer, adenomas, ascite, baço de tamanho incomum, infarto, ruptura do baço, baço acessório, tumores, leucemia e linfoma de Hodgkin
- O baço maior que 14 cm é considerado aumentado; o baço menor que 7 cm é considerado pequeno
- A imagem do baço é normal em cerca de 30% dos clientes com linfoma de Hodgkin e acometimento esplênico
- Uma área hipocaptante no fígado pode indicar hemangioma hepático.

Procedimento

- Injeta-se o radiofármaco (enxofre coloidal marcado com ^{99m}Tc) por via intravenosa
- SPECT e técnicas planares produzem imagens tridimensionais da captação do radiofármaco
- O exame geralmente leva 60 minutos desde a injeção até o fim.

Intervenções de enfermagem

► *Antes da realização do exame*

- Explicar o objetivo, o procedimento, os benefícios e os riscos do exame por imagem do fígado e do baço.

► *Durante a realização do exame*

- Oferecer incentivo e apoio durante o procedimento.

► *Após a realização do exame*

- Avaliar os resultados para o cliente. Em colaboração com o médico, orientar o cliente sobre doenças hepáticas e esplênicas e a possível necessidade de outros exames e de tratamento. Monitorar o local da injeção. Observar e tratar (segundo a prescrição) reações cutâneas leves, náuseas e vômitos.

Exame por imagem na hemorragia digestiva

Medicina nuclear, exame por imagem do sistema digestório

Esse exame de medicina nuclear, que usa pertecnetato marcado com ^{99m}Tc, detecta locais com suspeita de sangramento ativo distais ao ligamento de Treitz.

Indicações

- Detecção de locais de hemorragia digestiva aguda ativa (clientes com eliminação retal de sangue vermelho-vivo) e a necessidade de transfusão
- Identificação de locais peritoneais e retroperitoneais de hemorragia recente
- Avaliação de clientes com melena
- Orientação para cirurgia e avaliação para angiografia, tratamento agressivo e transfusão.

Valores de referência

Normais

- Imagens normais, sem locais de sangramento.

Implicações clínicas

- Concentrações anormais de hemácias com áreas de radioatividade maiores que a atividade de fundo estão associadas à localização aproximada dos locais de hemorragia digestiva ativa (peritoneais e retroperitoneais) de 0,2 a 0,5 mℓ/min
- Hemangioma hepático.

Fatores interferentes

- A presença de bário no sistema digestório pode esconder o local de sangramento em virtude da alta densidade do bário e da incapacidade do tecnécio de penetrar no bário
- Os fármacos que interferem falsamente com as hemácias incluem meios de contraste, digoxina, doxorrubicina, heparina, cloridrato de hidralazina, prazosina, propranolol, penicilina e quinidina.

Procedimento

- Coletar uma amostra de sangue venoso
- Injetar por via intravenosa hemácias marcadas com ^{99m}Tc
- Iniciar a aquisição de imagens imediatamente após a injeção e continuar a intervalos de poucos minutos. Obter imagens prévias sobre o abdome a intervalos de 5 minutos durante 60 minutos ou até que seja localizado o sangramento. Se o exame for negativo após 1 hora, obter imagens tardias 2, 6 e, às vezes, 24 horas depois, quando necessário, para identificar a localização de áreas de sangramento difíceis de encontrar
- Avaliar se o cliente apresenta sinais de sangramento ativo durante o período de exame
- A duração total do exame varia.

Intervenções de enfermagem

▶ *Antes da realização do exame*

- Explicar o objetivo, o procedimento, os benefícios e os riscos do exame por imagem no no sangramento gastrintestinal
- Verificar se o cliente recebeu bário para a realização de exame complementar nas 24 horas anteriores
- Alertar o cliente de que podem ser necessárias imagens tardias. Se não for observado sangramento ativo nas imagens iniciais, devem ser obtidas outras imagens por até 24 horas após a injeção sempre que o cliente tiver sinais clínicos de sangramento ativo.

▶ *Durante a realização do exame*

- Oferecer apoio e tranquilização durante a administração de medicamentos radioativos e durante a aquisição de imagem.

▶ *Após a realização do exame*

- Avaliar os resultados e aconselhar o cliente apropriadamente em relação a outros exames ou tratamentos (p. ex., transfusão de sangue)
- O cliente pode comer e beber normalmente após o término do procedimento
- Descartar rotineiramente os líquidos corporais e as excreções, exceto se o cliente também estiver recebendo doses terapêuticas de radiofármacos para tratar uma doença
- Aconselhar gestantes da equipe e visitantes a evitar o contato prolongado com o cliente durante 24 a 48 horas após a administração do agente radioativo.

Alerta clínico

- Esse exame é contraindicado para clientes hemodinamicamente instáveis. Nesses casos, a angiografia ou cirurgia deve ser o procedimento de escolha
- A transfusão sanguínea recente pode ser uma contraindicação ao exame.

Exame por imagem no refluxo gastresofágico

Medicina nuclear, exame por imagem do sistema digestório

Esse exame de medicina nuclear demanda a administração oral de um radiofármaco para exame de adultos e crianças com a finalidade de avaliar distúrbios esofágicos como regurgitação, além de ajudar a identificar a causa de náuseas e vômitos persistentes. Em lactentes, é usado para distinguir entre vômito e refluxo (em caso de sinais/sintomas mais graves).

Indicações

- Verificação ou exclusão de refluxo gástrico antes e depois do exame por imagem, porque as manifestações de refluxo gástrico e dor cardíaca são semelhantes
- Investigação de náuseas e vômitos inexplicados
- Diagnóstico de aspiração pulmonar.

Valores de referência

Normais

- A curva gerada por computador mostra refluxo gástrico < 40% através do esfíncter esofágico.

Implicações clínicas

- O refluxo > 4% em qualquer pressão é considerado anormal
- Evidências de aspiração pulmonar.

Fatores interferentes

- Procedimentos radiológicos gastrintestinais altos prévios podem interferir nesse exame.

Procedimento

- Após jejum noturno de 4 horas, o radiofármaco (enxofre coloidal marcado com ^{99m}Tc) é administrado por via oral em suco de laranja, leite ou ovos mexidos. No caso de lactentes, realizar o exame no horário normal de alimentação para avaliar o trânsito esofágico

- O lactente deve eructar antes de administrar o restante. Então, deve-se administrar um pouco de leite não marcado para remover o material radioativo do esôfago. Se for necessário usar um tubo NG para administração de radiofármaco, é preciso removê-lo antes da aquisição de imagem para evitar um resultado falso-positivo
- As imagens são obtidas durante 2 horas
- A análise computadorizada gera e calcula uma curva tempo-atividade de refluxo.

Alerta clínico

- Em clientes com distúrbios motores esofágicos, hérnias de hiato ou dificuldades de deglutição e em lactentes deve-se introduzir um tubo endogástrico para o procedimento.

Intervenções de enfermagem

► *Antes da realização do exame*

- Explicar o objetivo, o procedimento, os benefícios e os riscos do exame por imagem no refluxo gastresofágico
- Cuidar para manter jejum durante a noite ou por 4 horas antes do exame
- Cuidar para que o cliente ingira o radiofármaco com suco de laranja, leite ou ovos mexidos
- Realizar o exame por imagem com o cliente em decúbito dorsal.

► *Durante a realização do exame*

- Assegurar ao cliente que o exame está prosseguindo normalmente
- Permitir que os pais auxiliem na alimentação oral de lactentes ou crianças pequenas
- A gravidez é uma contraindicação a esse procedimento.

► *Após a realização do exame*

- Se forem usados tubos gástricos para o exame, removê-los após o procedimento
- Avaliar os resultados e monitorar adequadamente o cliente (p. ex., local da injeção)
- Descartar rotineiramente os líquidos corporais e as excreções, exceto se o cliente também estiver recebendo doses terapêuticas de radiofármacos para tratar uma doença
- Registrar os resultados exatos e completos. Incluir os resultados baseados em evidências, conforme apropriado.

Exames bioquímicos ou metabólicos

Sangue, urina de 24 horas

Esses procedimentos consistem em um conjunto de exames solicitados com frequência (12 a mais de 48) que podem ser realizados simultaneamente.

Indicações

- Determinação de níveis de referência nos exames de admissão
- Diferenciação de infarto do miocárdio e outros diagnósticos
- Exame de múltiplos órgãos
- Avaliação de clientes com possíveis problemas diagnósticos, etilismo e estados tóxicos
- Pré-operatório e pós-operatório.

Valores habitualmente medidos

Ácido úrico	Fósforo
Albumina	Glicose
AST (TGO)	Globulina
Bicarbonato	Intervalo (hiato) aniônico
Bilirrubina total	Lactato desidrogenase ou desidrogenase lactática (LDH)
Cálcio	Magnésio
Colesterol	Nível sanguíneo de ureia
Cloreto	Osmolalidade
Creatinina, depuração de creatinina	pH
Dióxido de carbono (CO_2)	Potássio
Eletrólitos	Proteínas totais
Fosfatase alcalina (ALP; do inglês, *alkaline phosphatase*)	Sódio

Procedimento

- Coletar uma amostra de sangue venoso para análise do soro ou uma amostra de urina de 24 horas. (Ver diretrizes sobre coleta no Capítulo 2.)

Exames de avaliação do bem-estar fetal

Exames especiais

Teste sem estresse (TSE), teste com estresse de contração (TEC), teste com estímulo de ocitocina (TEO); teste de estimulação da mama (TEM)

O TSE para avaliação do bem-estar fetal requer o uso de monitor fetal externo para observar a aceleração da FCF durante o movimento fetal. A aceleração da FCF indica integridade do SNC e autônomo, não afetado por hipoxia intrauterina. O TEC requer o uso de um monitor fetal externo para observar a resposta fetal às contrações uterinas espontâneas ou induzidas pela administração de ocitocina (TEO) para avaliar a função placentária.

Indicações

- Monitoramento de gestações de alto risco, inclusive aquelas associadas a diabetes, hipertensão induzida por gravidez, RCIU, gestação múltipla, ruptura espontânea das membranas, gravidez pós-termo e outras situações de alto risco
- Avaliação da FCF em resposta a contrações uterinas por um TEC ou avaliação da capacidade do feto de responder ao ambiente fetal quando não está sob o estresse do trabalho de parto mediante TSE
- Monitoramento da resposta da FCF ao estresse quando um TSE tem resultado não reativo ou quando o TEC é positivo ou insatisfatório mediante TEO.

Alerta clínico

- O TEC é contraindicado em caso de sangramento no primeiro trimestre, cesariana prévia e risco de parto pré-termo, como na ruptura prematura das membranas, na incompetência cervical e na gestação múltipla.

Valores de referência

Normais

- *TSE negativo*: duas ou mais acelerações da FCF com duração mínima de 15 segundos e aceleração mínima de 15 bpm, com movimentos fetais em segmentos de 20 minutos da fita do monitor
- *TEC negativo*: ausência de desacelerações tardias da FCF, com um mínimo de três contrações uterinas em 10 minutos.

Implicações clínicas

- *TSE positivo*: indica feto não reativo, mas, por si só, não significa sofrimento fetal sem outros exames de apoio
- *TEC positivo*: indica inadequação fetoplacentária.

Procedimento

- *TSE*: com a cliente em decúbito lateral esquerdo, um monitor fetal externo faz registros durante 20 a 90 minutos para avaliar as acelerações da FCF com o movimento fetal. A cliente é instruída a apertar um botão quando perceber o movimento fetal para marcar a fita do monitor
- *TEC*: com a cliente em decúbito lateral esquerdo, um monitor fetal externo registra as contrações uterinas até que haja três contrações com duração de 40 a 60 segundos no período de 10 minutos. As contrações são provocadas por administração intravenosa de ocitocina ou estimulação tátil dos mamilos
- *TEO*: administra-se infusão intravenosa de ocitocina para produzir três contrações de boa qualidade, com duração mínima de 40 segundos cada, no período de 10 minutos em uma fita de monitor fetal externo.

Alerta clínico

- A indução das contrações uterinas por ocitocina ou estimulação do mamilo acarreta risco de hiperestimulação (*i. e.*, as contrações duram mais que 90 segundos e o intervalo entre elas é inferior a 2 minutos) e desacelerações tardias. Também há risco de induzir trabalho de parto prematuro. Podem-se administrar tocolíticos em caso de hiperestimulação.

Intervenções de enfermagem

▶ ***Antes da realização do exame***

- Explicar o objetivo do exame, o uso de monitor fetal externo e o uso de marcador remoto de movimentos fetais
- Verificar os sinais vitais maternos e a FCF iniciais.

▶ ***Durante a realização do exame***

- Proporcionar tranquilização
- Caso não se detectem movimentos fetais após 30 minutos de monitoramento por TSE, administra-se à cliente suco de laranja, suco de frutas ou uma refeição leve para aumentar a glicose sanguínea; outra opção é a estimulação manual do feto
- Alguns centros empregam a estimulação acústica ou vibroacústica com o TSE para induzir aceleração da FCF
- Se houver desacelerações tardias durante o TEC, deve-se interromper a administração de ocitocina, colocar a cliente em decúbito lateral esquerdo, administrar oxigênio por máscara com vazão de 6 a 8 ℓ/min e comunicar ao médico.

► ***Após a realização do exame***

- Interpretar os resultados e aconselhar a cliente em conjunto com o médico
- Providenciar intervenção em crise se o resultado indicar necessidade de assistência médica imediata ou parto imediato por risco fetal.

Exames de medicina nuclear da vesícula biliar (VB), sistema hepatobiliar e sistema biliar

Medicina nuclear, imagem GI

Esse exame de medicina nuclear usa um radiofármaco e é realizado para visualizar a VB e verificar a perviedade do sistema biliar.

Indicações

- Investigação de dor abdominal alta
- Avaliação de colecistite e diferenciação de icterícia obstrutiva e não obstrutiva
- Avaliação de atresia biliar e avaliação biliar pós-operatória.

Valores de referência

Normal

- VB, sistema biliar e duodeno normais.

Implicações clínicas

- Padrões anormais indicam colecistite aguda e crônica, cálculos biliares, atresia biliar, estreitamentos e lesões
- A imagem da VB descarta o diagnóstico de colecistite aguda com alto grau de certeza.

Fatores interferentes

- O nível elevado de bilirrubina (> 10 mg/dℓ ou > 171 μmol/ℓ) e alguns analgésicos podem diminuir a confiabilidade dos resultados
- A NPT e o jejum prolongado podem afetar a imagem da VB
- Medicamentos opiáceos ou que contenham morfina administrados no período de 6 horas antes do exame podem interferir com o trânsito do radiofármaco.

Procedimento

- Injeção intravenosa de radiofármaco. Iniciar o exame imediatamente após a injeção. Obter uma série de imagens a intervalos de 5 minutos pelo tempo necessário para mostrar a VB e o intestino delgado
- No caso de obstrução biliar, obter imagens tardias
- Em alguns clientes, administra-se colecistocinina (CCK) para diferenciar a colecistite aguda da colecistite crônica ou para medir a função da VB. Pode-se administrar morfina para visualizar a VB.

Intervenções de enfermagem

► ***Antes da realização do exame***

- Explicar o objetivo, o procedimento, os riscos e os benefícios do exame
- Registrar o peso do cliente com exatidão
- Explicar que o cliente deve manter dieta zero durante 4 horas (3 a 4 horas no caso de crianças). Em caso de jejum prolongado (> 24 horas), comunicar ao serviço de medicina nuclear
- Tranquilizar o cliente acerca da segurança da injeção do radiofármaco.

▶ *Durante a realização do exame*

- Proporcionar tranquilização e apoio durante o exame.

▶ *Após a realização do exame*

- Avaliar os resultados e aconselhar o cliente apropriadamente (p. ex., possível necessidade de tratamento)
- Observar se há sinais de infecção ou infiltração no local da punção venosa.

Exames de rastreamento neonatal ("teste do pezinho")

Sangue seco em papel de filtro

Todos os estados e províncias dos EUA, assim como a maioria dos países industrializados, exigem exames de rastreamento de recém-nascidos para detectar distúrbios congênitos e metabólicos na primeira semana de vida (p. ex., antes da alta hospitalar ou após o parto domiciliar), e é altamente recomendado que sejam realizados 24 a 48 horas após o parto. (Ver Quadro 3.3.) O acompanhamento de todos os resultados anormais é responsabilidade dos serviços de saúde estaduais. Alguns serviços de saúde estaduais também orientam sobre as dietas necessárias, a orientação genética e os cuidados a longo prazo.

Quadro 3.3 Rastreamento de distúrbios neonatais no sangue.

Acidemias orgânicas (AO)	
Substância medida:	Acilcarnitinas
Determinada por:	Espectrometria de massa sequencial
Anormal:	Cada distúrbio da oxidação dos ácidos graxos (OAG) tem um perfil de acilcarnitina diferente O perfil exato depende do programa
Fatores interferentes:	Possibilidade de resultados falso-negativos por ausência de ingestão de proteínas
Exames complementares:	Consultar um geneticista bioquímico certificado. Ácidos orgânicos na urina; análise de mutação
Tratamento:	Controle da dieta de acordo com o distúrbio
Quadro clínico (sem o tratamento):	Vômito, letargia, hipoglicemia, hipotonia; pode haver morte súbita ou lesão neurológica permanente
Biotinidase	
Substância medida:	Atividade da enzima biotinidase
Anormal:	Ausência de atividade enzimática
Fatores interferentes:	As transfusões podem causar um resultado falso-negativo
Tratamento:	Biotina – suplementos diários
Quadro clínico (sem o tratamento):	Convulsões, dermatite, queda de cabelo
Citrulinemia/Acidemia argininossuccínica	
Substância medida:	Citrulina
Anormal (limite):	Citrulina elevada: intervalo de limite típico, 1,0 a 2,0 mg/dℓ ou 57,1 a 114,2 μmol/ℓ (depende do programa)
Fatores interferentes:	Possibilidade de resultados falso-negativos por ausência de ingestão de proteínas
Tratamento:	Restrição de proteínas
Quadro clínico (sem o tratamento):	Vômito, letargia, coma, convulsões, anorexia, morte, ataxia, deterioração neurológica progressiva

(continua)

Quadro 3.3 Rastreamento de distúrbios neonatais no sangue. *(continuação)*

Distúrbios da oxidação dos ácidos graxos (OAG)

Substância medida:	Acilcarnitinas
Anormal:	Cada distúrbio da OAG tem um perfil distinto de acilcarnitina O perfil exato depende do programa
Fatores interferentes:	Pode haver resultados falso-negativos se a coleta da amostra for tardia (> 7 dias)
Tratamento:	Controle da dieta de acordo com o distúrbio
Quadro clínico (sem o tratamento):	Vômito, letargia, hipoglicemia, hipotonia; pode haver morte súbita ou lesão neurológica permanente

Doença da urina em xarope de bordo (DUXB)

Substância medida:	Leucina/isoleucina, valina
Anormal (limite):	Leucina/isoleucina elevada. Intervalo de limite típico, 4,0 a 6,0 mg/dℓ ou 304,9 a 457,4 µmol/ℓ (depende do programa) Valina elevada: limite típico, 2,0 mg/dℓ (250 µmol/ℓ)
Fatores interferentes:	Possibilidade de resultados falso-negativos por ausência de ingestão de proteínas
Tratamento:	Restrição alimentar de aminoácidos de cadeia ramificada
Quadro clínico (sem o tratamento):	Letargia, vômitos, coma, retardo mental

Fenilcetonúria

Substância medida:	Fenilalanina
Anormal (limite):	Fenilalanina elevada: intervalo de limite típico, 2,0 a 4,0 mg/dℓ ou 121,1 a 242,2 µmol/ℓ (depende do programa)
Fatores interferentes:	Possibilidade de resultados falso-negativos por ausência de ingestão de proteínas
Tratamento:	Restrição alimentar de fenilalanina
Quadro clínico (sem o tratamento):	Retardo mental

Fibrose cística

Substância medida:	Tripsinogênio imunorreativo (TIR) Mutações do gene CFTR
Fatores interferentes:	Possibilidade de resultados falso-negativos porque algumas mutações de CFTR podem não causar elevação do TIR
Anormal (limite):	TIR elevado: intervalo típico de limite de rastreamento, 60 a 100 ng/mℓ (depende do programa) Análise de mutação: detecção de um ou dois alelos mutantes
Tratamento:	Assistência em uma fundação aprovada para fibrose cística
Quadro clínico (sem o tratamento):	Diarreia persistente, desnutrição, tosse crônica, doenças (infecções) respiratórias

Galactosemia

Substância medida:	Metabólitos totais (galactose e galactose-1-fosfato) e/ou galactose-1-fosfato uridil transferase (GALT)
Anormal (limite):	Metabólitos elevados Intervalo de limite típico: 10 a 15 mg/dℓ ou 555 a 832 µmol/ℓ (depende do programa) Não há atividade da GALT

Quadro 3.3 Rastreamento de distúrbios neonatais no sangue. *(continuação)*

Fatores interferentes:	Possibilidade de resultados falso-negativos se não houver uma carga de lactose antes da coleta da amostra. As transfusões também podem causar resultados falso-negativos
Tratamento:	Alimentação sem lactose
Quadro clínico (sem o tratamento):	Sepse, intolerância ao leite; retardo mental; pode haver morte súbita

Hemoglobinopatias (doença falciforme)

Substância medida:	Frações da Hb (p. ex., Hb fetal, falciforme do adulto, C)
Anormal:	Detecção de outra Hb além das Hb fetal e do adulto
Fatores interferentes:	As transfusões invalidam o exame por até 60 dias
Tratamento:	Penicilina – suplementos diários
Quadro clínico (sem o tratamento):	Sepse, crise de dor, morte (25% dos recém-nascidos/lactentes)

Hiperplasia suprarrenal congênita (HSRC)

Substância medida:	17-hidroxiprogesterona (17-OHP)
Anormal (limite):	17-OHP elevada; os limites variam de acordo com o peso ao nascimento e/ou a idade da criança quando a amostra foi coletada
Fatores interferentes:	São esperados resultados falso-positivos em recém-nascidos com baixo peso e quando as amostras são coletadas muito cedo (< 24 h). Resultados falso-negativos em mães em tratamento de reposição com glicocorticoides
Tratamento:	Reposição de glicocorticoides, 9-alfafluoroidrocortisona
Quadro clínico (sem o tratamento):	Crise de perda de sódio em homens, que frequentemente causa morte. Virilização (genitália ambígua) em mulheres

Hipotireoidismo congênito

Substância medida:	TSH
Anormal (limite):	TSH elevado: limite típico, 20 a 50 μℓ/mℓ (258 a 645 nmol/ℓ) (depende do programa)
Fatores interferentes:	São esperados resultados falso-positivos em altas precoces (< 24 h). Resultados falso-negativos podem ocorrer em recém-nascidos com peso muito baixo
Tratamento:	Levotiroxina – suplementos diários
Quadro clínico (sem o tratamento):	Retardo mental, cretinismo, insuficiência hepática

Homocistinúria

Substância medida:	Metionina
Rastreamento positivo (limite):	Metionina elevada. Intervalo de limite típico, 1,0 a 2,0 mg/dℓ ou 67 a 134 μmol/ℓ (depende do programa)
Fatores interferentes:	Possibilidade de resultados falso-negativos por ausência de ingestão de proteínas
Tratamento:	Restrição alimentar de metionina, suplementação de cistina, ácido fólico, betaína
Quadro clínico (sem o tratamento):	Deslocamento do cristalino, catarata, fraqueza muscular, trombose arterial e venosa, atraso do desenvolvimento

(continua)

Quadro 3.3 Rastreamento de distúrbios neonatais no sangue. (*continuação*)

Imunodeficiência combinada grave	
Substância medida:	Círculos de excisão do receptor de células T (TREC; do inglês, *T-cell receptor excision circles*)
Anormal (limite):	Ausência ou níveis muito baixos de TREC (depende do programa)
Fatores interferentes:	Possibilidade de resultados falso-positivos em recém-nascidos com baixo peso.
Tratamento:	Transplante de medula óssea
Quadro clínico (sem o tratamento):	Infecções bacterianas e virais graves e recorrentes
Tirosinemia	
Substância medida:	Tirosina
Anormal (limite):	Tirosina elevada, intervalo de limite típico: 4,0 a 6,0 mg/dℓ ou 220,8 a 331,0 μmol/ℓ (depende do programa) Succinilacetona elevada (tipo 1): intervalo de limite típico, 0,5 a 5,4 μmol/ℓ (depende do programa)
Fatores interferentes:	Possibilidade de resultados falso-negativos por ausência de ingestão de proteínas
Tratamento:	Restrição alimentar de fenilalanina e tirosina Transplante de fígado Restrição alimentar de fenilalanina e tirosina Transplante de fígado
Quadro clínico (sem o tratamento):	Vômito, diarreia, disfunção renal, hepatopatia crônica, atrasos da fala

Adaptado de Watson, M. S., Lloyd-Puryear, M. A., Mann, M. Y., Rinaldo P., & Howell R. R. (2006). Newborn screening: Toward a uniform screening panel and system. *Genetics in Medicine*, *8*(5), 1S-252S.

Procedimento de coleta de sangue

- A amostra de sangue de recém-nascido é coletada por punção do calcanhar. Usa-se um cartão de papel de filtro especial fornecido pelo laboratório
- Preencher todos os dados solicitados no formulário anexado ao cartão de coleta de sangue
- Escolher um local de punção e limpá-lo com isopropanol a 70%
- Usar lanceta estéril e descartável com ponta de 2,0 mm ou menor para fazer uma punção limpa e rápida
- Manter o calcanhar em posição horizontal (calcanhar para baixo) na altura do coração ou abaixo
- Limpar a primeira gota de sangue
- Esperar a formação de uma segunda gota *grande* e cobrir com a superfície de um círculo de papel de filtro. Usar as gotas de sangue subsequentes para preencher os demais círculos no papel de filtro

Nota: *não* usar dispositivos de coleta de sangue que contenham EDTA ou heparina.

- *Preencher* todos os círculos necessários. Preencher apenas de um lado do papel de filtro. Os círculos devem estar totalmente preenchidos quando observados dos dois lados do papel de filtro
- Secar a amostra em temperatura ambiente durante 3 a 4 horas em posição horizontal. Não permitir que a parte do cartão de coleta embebida com sangue entre em contato com outra superfície (p. ex., mesa, papel absorvente)

Nota: cuidar para que a lamínula (se existente) não entre em contato com o sangue até que seque completamente

- Amostras coletadas *de modo inapropriado* serão rejeitadas, com solicitação de nova coleta
- Enviar amostras (de preferência por mensageiro) ao laboratório logo que possível após a secagem.

Orientações para coleta de sangue

- Se a amostra inicial foi coletada antes de 24 horas de idade, coletar nova amostra em cerca de 14 dias conforme recomendado pela American Academy of Pediatrics
- Nos recém-nascidos prematuros ou enfermos, as amostras são coletadas, se possível, por ocasião da admissão na unidade de terapia intensiva (UTI) neonatal. Alguns programas de rastreamento neonatal têm diretrizes para repetição do exame enquanto o recém-nascido está na UTI. Na ausência de diretrizes para repetição do exame, deve-se coletar nova amostra de sangue por ocasião da alta
- A amostra inicial deve ser coletada antes da transfusão, se possível. Se coletada antes da transfusão e com < 24 horas de idade, deve-se repetir o exame em 30 e 60 dias de vida. Se a amostra inicial foi coletada após a transfusão, deve-se repetir o exame em 6, 30 e 60 dias de vida. Sempre informar a data da transfusão mais recente no formulário do cartão de coleta de sangue.

Triagem auditiva neonatal

- A maioria dos hospitais implementou (voluntariamente ou por determinação legal) a triagem auditiva antes da alta hospitalar. De modo geral, usa-se uma de duas técnicas para identificar o risco de perda auditiva em recém-nascidos
  - A primeira técnica é conhecida como emissões otoacústicas (OAE; do inglês, *otoacoustic emissions*). Introduz-se um fone no meato acústico interno e mede-se a resposta a determinados cliques ou tons
  - A segunda técnica é a REATE. Além de um fone introduzido na orelha interna, eletrodos são colocados na cabeça, no pescoço e no ombro do lactente para registrar a atividade neural
  - Os resultados anormais são registrados como "*falha*" ou "*passa*" para cada orelha. Quando o resultado é "*falho*", o recém-nascido é submetido a novo exame e, se ainda houver suspeita de perda auditiva, é recomendável consultar um fonoaudiólogo
  - Nos EUA, os resultados dos exames auditivos do recém-nascido são encaminhados ao programa estadual de detecção e intervenção precoce de deficiências auditivas (Early Hearing Detection and Intervention [EHDI]) para rastreamento e acompanhamento.

Intervenções de enfermagem

► ***Antes da realização do exame***

- Explicar aos pais a importância e a ocasião da triagem neonatal
- Informar aos pais sobre a opção de recusar o teste de triagem neonatal
- Preencher o formulário no cartão de coleta de sangue. Confirmar se o nome no cartão de coleta de sangue é o nome do recém-nascido cujo sangue está sendo coletado
- Preparar o recém-nascido para o exame auditivo
- Coletar a amostra de rastreamento neonatal antes da alta hospitalar
- Estar familiarizado com as diretrizes do programa local de triagem neonatal para os exames inicial e de repetição
- Anotar a data de envio da amostra ao laboratório.

► ***Após a realização do exame***

- Registrar o recebimento e avaliar o laudo do laboratório. Caso não se receba o laudo no período de 10 dias a partir do envio da amostra, entrar em contato com o laboratório de triagem neonatal
- Quando os resultados demandam outros exames, é preciso entrar em contato com o médico responsável para tomar as providências necessárias
- Cuidar para que os resultados do exame de triagem neonatal sejam registrados no prontuário do recém-nascido
- Encaminhar os resultados do teste auditivo para o programa EHDI do governo (nos EUA).

Alerta clínico

- Se houver história familiar de um dos distúrbios pesquisados, comunicar ao laboratório de triagem neonatal para que o especialista possa ser alertado
- O motivo mais frequente para a repetição do exame é a inadequação da primeira amostra (volume errado de sangue, uso impróprio de tubo de coleta capilar etc.)
- Cuidar para que o recém-nascido seja submetido à triagem neonatal antes da alta hospitalar ou no sétimo dia de vida em caso de internação hospitalar prolongada
- Confirmar se o nome no cartão de coleta de sangue é o nome do recém-nascido cujo sangue está sendo coletado
- Cuidar para que o laudo do exame de triagem neonatal seja anexado ao prontuário
- Verificar os resultados da triagem neonatal de recém-nascidos/lactentes reinternados com icterícia acentuada, anemia, atraso do crescimento, convulsões etc.

Exames do ferro

Sangue, jejum

Ferro (Fe), capacidade total de ligação do ferro (CTLF), saturação de ferro da transferrina, ferritina

Esses exames avaliam formas de armazenamento de ferro no organismo e auxiliam o diagnóstico diferencial de anemia, a avaliação de anemia ferropriva e a avaliação de talassemia, hemocromatose e anemia sideroblástica.

Indicações

- Avaliação da absorção de ferro e da capacidade do organismo de combater infecções
- Avaliação de déficit de ferro e perda de sangue
- Auxílio no diagnóstico ou na diferenciação de anemias
- Avaliação de intoxicação e sobrecarga de ferro em clientes com diálise renal.

Valores de referência

Normais

- Ferro:
  - Homens: 70 a 175 μg/dℓ ou 12,5 a 31,3 μmol/ℓ
  - Mulheres: 50 a 150 μg/dℓ ou 8,9 a 26,8 μmol/ℓ
  - Recém-nascidos: 100 a 250 μg/dℓ ou 17,9 a 44,8 μmol/ℓ
  - Crianças: 50 a 120 μg/dℓ ou 8,9 a 21,5 μmol/ℓ
- CTLF: 229 a 365 μg/dℓ ou 41,2 a 65,7 μmol/ℓ
- Transferrina: 215 a 375 mg/dℓ ou 2,15 a 3,75 g/ℓ
- Saturação de transferrina (ferro):
  - Homens: 10 a 50%
  - Mulheres: 15 a 50%

- Ferritina:
  - Homens: 18 a 270 ng/mℓ ou μg/ℓ
  - Mulheres: 18 a 160 ng/mℓ ou μg/ℓ
  - Crianças: 7 a 140 ng/mℓ ou μg/ℓ
  - Recém-nascidos: 25 a 200 ng/mℓ ou μg/ℓ.

Valores críticos

- Ferro:
  - Nível de toxicidade: crianças: 350 a 500 μg/dℓ ou 63 a 90 μmol/ℓ
  - Intoxicação grave: crianças: 800 a 1.000 μg/dℓ ou 145 a 180 μmol/ℓ
- Ferritina:
  - $<$ 10 ou $>$ 400 ng/mℓ ou $<$ 10 ou $>$ 400 μg/ℓ.

Implicações clínicas | Transferrina

- *Os níveis de transferrina aumentam* na anemia ferropriva
- *Os níveis de transferrina diminuem* na anemia microcítica das doenças crônicas, na deficiência de proteínas, nas doenças hepáticas e renais, na deficiência genéticas e nos estados de sobrecarga de ferro.

Fatores interferentes | Transferrina

- A idade (elevada nas crianças de 2,5 a 10 anos), a gravidez (terceiro trimestre), alguns medicamentos (*i. e.*, cloranfenicol e fluoretos), a estrogenioterapia e os anovulatórios afetam os níveis.

Implicações clínicas | Ferro

- Os níveis de ferro *aumentam* em casos de anemia hemolítica, sobretudo talassemia, hepatite, hemocromatose e intoxicação por chumbo
- Os níveis de ferro *diminuem* em casos de anemia ferropriva, perda de sangue crônica, ingestão insuficiente, absorção insuficiente e comprometimento da liberação das reservas de ferro como ocorre nas inflamações, nas infecções, nas doenças crônicas e no terceiro trimestre de gravidez.

Fatores interferentes | Ferro

- Quelantes de ferro (p. ex., deferoxamina), antibióticos, AAS e testosterona diminuem os níveis de ferro
- A hemólise macroscópica no soro interfere no resultado
- Etanol, estrogênios e anovulatórios orais aumentam os níveis de ferro
- Há variação diurna, com níveis altos (normais) pela manhã e níveis baixos à noite.

Implicações clínicas | CTLF

- *A CTLF diminui* em casos de anemia ferropriva, câncer do intestino delgado, anemia da infecção e da doença crônica e neoplasias associadas com diminuição do ferro
- *A CTLF aumenta* em casos de hemocromatose, hemossiderose, talassemia e sobrecarga de ferro.

Implicações clínicas | Ferritina

- *Os níveis de ferritina aumentam* em casos de sobrecarga de ferro por hemocromatose ou hemossiderose, hepatopatia aguda ou crônica, neoplasias malignas e doenças inflamatórias crônicas, leucemia mieloblástica ou linfoblástica aguda, hipertireoidismo, anemia hemolítica, anemia megaloblástica e talassemia
- *Os níveis de ferritina diminuem* na anemia ferropriva.

Fatores interferentes | Ferritina

- A administração recente de radiofármacos para exames de medicina nuclear adultera os resultados
- Os anovulatórios orais ou o sangue hemolisado interferem com os exames.

Procedimento

- Coleta-se uma amostra de soro venoso (10 mℓ) em tubo de tampa vermelha
- O soro deve ser coletado de manhã com o cliente em jejum. O ritmo circadiano afeta os níveis de ferro, que aumentam de manhã e diminuem à noite.

Intervenções de enfermagem

▶ *Antes da realização do exame*

- Explicar o objetivo e o procedimento do exame
- Coletar a amostra de sangue em jejum pela manhã, quando os níveis são maiores
- Coletar amostras antes do tratamento com ferro ou da transfusão. É preciso aguardar 4 dias depois de uma transfusão para fazer o teste
- Observar se a cliente está em tratamento com anovulatórios orais, em estrogenioterapia ou grávida.

▶ *Após a realização do exame*

- Retomar as atividades normais
- Interpretar o resultado e monitorar apropriadamente. A combinação de baixo nível sérico de ferro, elevada CTLF e altos níveis de transferrina indica deficiência de ferro. O diagnóstico de déficit de ferro também pode levar à detecção de adenocarcinoma do sistema digestório, um ponto importantíssimo. Uma minoria considerável de clientes com anemia megaloblástica (20 a 40%) tem déficit de ferro concomitante. A anemia megaloblástica pode interferir na interpretação de exames do ferro; deve-se repetir os exames do ferro 1 a 3 meses depois da reposição de folato ou vitamina B_{12}.

Exames para diagnóstico de tuberculose | Pesquisa de tuberculose com Quantiferon® (QFT), prova tuberculínica, intradermorreação de Mantoux

Sangue, pele

Esses exames fazem o diagnóstico de pessoas infectadas por *Mycobacterium tuberculosis* que correm maior risco de ter a doença e que serão beneficiadas pelo tratamento. O QFT® é usado para detecção de tuberculose latente. O QFT® determina a interferona gama (IFN-γ), um componente da atividade imune celular em resposta à tuberculose. A prova tuberculínica detecta novos casos ou infecção latente por tuberculose em grupos de alto risco. A prova tuberculínica mede a resposta linfocítica em pessoas sensibilizadas ao antígeno de *M. tuberculosis*. Esse teste mede uma resposta de hipersensibilidade tardia (48 a 72 horas).

Normais

- QFT®:
  - Negativo: < 0,35 UI/mℓ de IFN-γ
  - Positivo: < 0,35 UI/mℓ de IFN-γ
- Prova tuberculínica: o resultado negativo não é significativo para hipersensibilidade cutânea (área de induração < 10 mm).

Implicações clínicas

- QFT®:
  - O resultado positivo indica provável infecção por *Mycobacterium tuberculosis*
  - O resultado negativo indica que é improvável a infecção por *Mycobacterium tuberculosis*, mas não pode ser excluída
- Prova tuberculínica: o resultado positivo é a reação significativa com área de induração > 10 mm.

Procedimento

- Para realizar a prova tuberculínica, administrar injeção intradérmica de PPD (derivado proteico purificado; do inglês, *purified protein derivative*) na superfície flexora (0,1 mℓ, 5 TU)
- Para o QFT®, coletar uma amostra de sangue total venoso em tubo de tampa verde. Processar nas 12 a 48 horas após a coleta. Não refrigerar nem congelar.

Intervenções de enfermagem

▶ *Antes da realização do exame*

- Explicar o motivo do exame (p. ex., rastreamento pré-admissional, residente em casas de repouso, antecedentes ou suspeita de HIV, emagrecimento involuntário, contato próximo com pessoa com tuberculose, manifestações como tosse com eliminação de sangue no escarro ou febre)
- Obter história recente dos sinais e sintomas.

▶ *Após a realização do exame*

- No caso de prova tuberculínica, verificar, interpretar e registrar a reação cutânea e o braço usado
- Avaliar o resultado do exame e orientar o cliente acerca da necessidade de acompanhamento (p. ex., radiografias, culturas de escarro) quando o resultado é positivo
- Orientar o cliente acerca da prevenção e do tratamento (p. ex., medicamentos).

Exames para sonolência | Teste de latências múltiplas do sono (TLMS), teste de manutenção da vigília (TMV)

Estudo especial de transtornos do sono (inclui EEG, EOG e EMG)

O TLMS é usado como medida objetiva de sonolência diurna excessiva e determina sua intensidade. Uma alternativa a esse exame é o TMV, que mede a capacidade de um indivíduo de permanecer acordado em vez de adormecer.

Indicações

- Diagnóstico de narcolepsia ou adormecimento em momentos impróprios
- Avaliação de suspeita de narcolepsia
- Avaliação da efetividade da farmacoterapia para hipersonolência diurna
- O TMV ajuda a avaliar a efetividade do tratamento em clientes com sonolência diurna excessiva.

Fatores interferentes

Bebidas cafeinadas podem adiar o sono, enquanto sedativos (hipnóticos) aceleram o início do sono. Além disso, a privação de sono pode causar resultados falso-positivos do TLMS. Cochilos diurnos, ruído ambiental, luzes e temperatura podem afetar a capacidade do cliente de adormecer.

Valores de referência

Normais

- TLMS: latência de sono média >10 minutos
- TMV: latência de sono média > 35 minutos no teste de 40 minutos; >18 minutos no teste de 20 minutos
- Ausência de períodos de sono REM no início do sono (SOREM; do inglês, *sleep-onset REM periods*).

Implicações clínicas

- TLMS:
  - Um início médio do sono em 6 a 9 minutos é considerado uma "área cinza" em relação ao diagnóstico, porque esses exames são realizados em laboratório, e não na casa do cliente. Pode ser necessária a reavaliação se o cliente tiver queixas e os sinais/sintomas persistirem
  - Um início médio do sono < 5 minutos e dois ou mais períodos de sono REM nos cinco ou seis cochilos é diagnóstico de narcolepsia
- TMV:
  - O adormecimento antes de 25 minutos está associado a problemas para manter a vigilância.

Procedimento

- Em geral, o TLMS é realizado pela manhã após o exame do sono. O cliente deve se vestir, comer (evitando cafeína) e voltar ao laboratório do sono
- Reaplicar os eletrodos se necessário. Os eletrodos usados incluem ECG, EEG, EOG e EMG do queixo
- O primeiro cochilo começa 1,5 a 2 horas após despertar pela manhã, com um mínimo de quatro outros cochilos a intervalos de 2 horas durante o dia
- O cochilo é interrompido após 20 minutos, exceto se o cliente adormecer; nesse caso, o registro continua durante 15 minutos após o início do sono. (No TMV [e não cochilo], cada sessão tem duração de 20 ou 40 minutos)

Nota: o termo "cochilo" indica um curto episódio, intencional ou não, de sono subjetivo durante o período habitual de vigília, enquanto o termo "adormecer" ou "início do sono" é definido objetivamente por registros eletroencefalográficos (EEG) (*i. e.*, estágio I do sono não REM [NREM])

- Entre os cochilos, o cliente deve se manter acordado e é incentivado a se movimentar
- Depois dos cochilos, todo o equipamento é desconectado e o cliente é liberado.

Intervenções de enfermagem

▶ *Antes da realização do exame*

- Explicar o objetivo e o procedimento do exame. Lembrar ao cliente para não modificar rotinas diárias no dia do exame
- Assegurar ao cliente que os cabos das derivações, os monitores e os sensores não interferirão com o sono
- Lembrar ao cliente que não deve consumir bebidas alcoólicas nem cafeinadas no dia do exame
- Usar questionários ou escalas-padrão de sono (p. ex., escala Epsworth, escala Stanford)
- Seguir as orientações do Capítulo 1 sobre cuidados seguros, efetivos e informados *antes do exame*.

▶ *Após a realização do exame*

- Explicar os resultados do teste e a possível necessidade de exame de acompanhamento
- Seguir as diretrizes do Capítulo 1 para cuidados seguros, efetivos e informados *após o exame*.

Exames para transplante/órgãos e tecidos

Sangue

O exame de sangue é realizado antes e depois da retirada de órgãos e tecidos para doação e enxerto. Esse exame é realizado no doador e no receptor. A doação de tecido ocorre após morte cardíaca e encefálica. Os tipos de doadores incluem doadores vivos e doadores em morte encefálica. Entre os órgãos que podem ser doados estão pulmões, coração, fígado, rim, pâncreas e intestino delgado. Exemplos de tecidos que podem ser doados são córnea, dura-máter encefálica, pele, osso, cartilagem, tendões, ligamentos e células progenitoras do sangue periférico.

Indicações

- Verificação de compatibilidade entre doador e receptor
- Identificação de sangue compatível e antígenos de histocompatibilidade ou dos tipos de antígeno leucocitário humano (HLA; do inglês, *human leukocyte antigen*)
- Prevenção de rejeição e reações imunes
- Prevenção da transmissão de infecção e de doenças genéticas
- Identificação de fatores de risco imunológicos
- Identificação dos HLA a serem evitados e antígenos irrelevantes
- Em alguns casos, avaliação da função renal ou hepática.

Valores de referência

Normais

- Sangue normal; sem evidências de exposição a doenças infecciosas ou da existência delas; ausência de exposição a fármacos, riscos biológicos, substâncias tóxicas ou altos níveis de metais; e níveis aceitáveis de porcentagens de anticorpos reativos (PRA).

Implicações clínicas

- Valores anormais indicam ausência de compatibilidade ou baixa compatibilidade e níveis inaceitáveis de sensibilização em relação aos PRA
- Sangue positivo para os fatores previamente mencionados. Isso varia de acordo com a doença, o órgão ou o tecido.

Procedimento

- São coletadas amostras de sangue venoso. (Ver Tabela 3.2.)

Alerta clínico[3]

- O sucesso dos transplantes depende da capacidade de impedir a reação e a rejeição do sistema imune
- As vítimas de intoxicação podem ser doadoras de órgãos e tecidos
- É preciso que a família assine o termo de consentimento livre e esclarecido para a doação de órgãos e tecidos. Esses procedimentos são cirúrgicos. Nos EUA, a maioria dos estados usa o consentimento em "primeira pessoa" para doação de órgãos
- Nos EUA, cada estado é atendido por uma ou mais Organizações de Procura de Órgãos (OPO) designadas pelo governo federal. As OPO são responsáveis pela avaliação do potencial doador de órgãos e/ou tecidos.

---

[3]N.R.T. No Brasil, o Sistema Nacional de Transplantes (SNT) é a instância responsável pelo controle e pelo monitoramento dos transplantes de órgãos, de tecidos e de partes do corpo humano. (Decreto nº 2.268, de 30 de junho de 1997.) A coordenação nacional do SNT é exercida pelo Ministério da Saúde, por intermédio da Coordenação Geral do Sistema Nacional de Transplante (CGSNT), estabelecida no âmbito do Departamento de Atenção Especializada e Temática, da Secretaria de Atenção à Saúde (Daet/SAS/MS).

Intervenções de enfermagem

► *Antes da realização do exame*

- Obter uma história de saúde que inclua infecções passadas e atuais, neoplasias malignas, doenças neurodegenerativas, recebimento de hormônios hipofisários ou comportamento de alto risco (p. ex., uso abusivo de drogas).

► *Após a realização do exame*

- Interpretar os resultados do exame e verificar se há sinais de rejeição do transplante. As rejeições pós-transplante são mais frequentes quando existem citocinas; ALA; complemento; infecção por bactérias, vírus, ou fungos; toxoplasmose; doença vascular acelerada; e doenças metabólicas (p. ex., diabetes melito)
- Orientar o cliente sobre o possível tratamento farmacológico agressivo para evitar a rejeição.

Tabela 3.2 Exames laboratoriais realizados em doadores e receptores para transplante de órgãos e tecidos.*

Exames no doador e no receptor†	Pulmão (parte)		Fígado (parte)		Rim		Pâncreas	
	D	R	D	R	D	R	D	R
Tipagem sanguínea	X	X	X	X	X	X	X	X
Tipagem de HLA					X		X	
Bilirrubina	X		X	X				X
Ureia	X		X		X			
Leucócitos	X		X					
Hemograma completo		X			X	X		X
Plaquetas				X				X
Hb/Ht	X		X					
TP/TTP						X	X	X
Eletrólitos	X	X				X		
Cálcio	X						X	
Magnésio	X			X			X	X
Fósforo				X		X		X
Creatinina	X	X	X		X	X		
Amilase sérica								X
Albumina				X				X
Proteínas totais				X				
ALT				X		X		X
AST				X				X
Hepatite A (HAV)		X						
Hepatite B (HBV)	X		X	X	X	X	X	X
Hepatite C (HCV)	X			X		X		X

Tabela 3.2 Exames laboratoriais realizados em doadores e receptores para transplante de órgãos e tecidos.* *(continuação)*

Exames no doador e no receptor†	Pulmão (parte)		Fígado (parte)		Rim		Pâncreas	
	D	R	D	R	D	R	D	R
Painel hepático		X		X		X		
Vírus Epstein-Barr	X	X		X		X		X
Anti-HIV-1 e anti-2	X	X		X	X	X	X	X
Anti-HTLV-1					X		X	
PRA		X						
VDRL/RPR	X		X	X			X	
CMV	X	X	X	X	X	X		X
VZV	X	X		X		X		
Sarampo/rubéola	X	X						
Esfregaço para micologia (fungo/levedura)	X	X						
Broncoscopia‡	X							

*Os exames pré-transplante estão sempre se modificando e podem variar de uma instituição para outra; portanto, consulte o serviço de transplante e/ou o laboratório.

†*Nota*: mulheres receptoras em idade fértil serão submetidas a um teste de gravidez imediatamente.

‡Embora a broncoscopia seja tecnicamente um procedimento, é relacionada como parte da avaliação do doador para transplante pulmonar.

D = Doador; R = Receptor; HLA = Antígeno leucocitário humano; Hb/Ht = Hemoglobina/hematócrito; TP/TTP = Tempo de protrombina/tempo de tromboplastina parcial; ALT = Alamina aminotransferase; AST = Aspartato aminotransferase; HIV = Vírus da imunodeficiência humana; HTLV-1 = Vírus linfotrópico de células T humanas do tipo 1; PRA = Porcentagem reativa de anticorpos; VDRL/RPR = Venereal Disease Research Laboratory/teste da reagina plasmática rápida; CMV = Citomegalovírus; VZV = Vírus varicela-zoster (varicela); esfregaço para micologia, leveduras e fungos; ALT = Albumina, fosfatase alcalina; AST = Proteínas diretas e fetais, proteínas totais.

Exames para tumores secretores de catecolaminas | Feocromocitomas, paragangliomas, neuroblastomas

Sangue e urina de 24 horas, endócrino

Metanefrinas livres fracionadas plasmáticas, catecolaminas e metanefrinas fracionadas na urina de 24 horas.

As catecolaminas (norepinefrina, epinefrina e dopamina) são neurotransmissores e hormônios produzidos na medula suprarrenal e nos gânglios simpáticos. As catecolaminas e seus metabólitos, metanefrinas e norepinefrina (conhecidas pelo nome coletivo de metanefrinas), podem ser produzidas por tumores denominados feocromocitomas (tumor suprarrenal), paragangliomas (feocromocitomas localizados fora das glândulas suprarrenais) e neuroblastomas (tumores da crista neural).

Indicações

- Avaliação de clientes sintomáticos (p. ex., hipertensão arterial, diaforese, palpitações, cefaleia)

- Rastreamento de indivíduos com história de distúrbio familiar com risco de tumor secretor de catecolaminas (doença de von Hippel-Lindau, neoplasia endócrina múltipla do tipo 2, paragangliomas familiares, síndromes de neurofibromatose)
- Pesquisa de feocromocitoma em um nódulo suprarrenal incidental
- Diagnóstico e acompanhamento de neuroblastoma maligno em crianças.

Normais

Fracionadas

- Metanefrinas plasmáticas:
  - Metanefrina: < 57 pg/mℓ ou < 0,29 nmol/ℓ
  - Normetanefrina: < 148 pg/mℓ ou 0,75 nmol/ℓ
  - Metanefrina e normetanefrina total: < 205 pg/mℓ
- Catecolaminas urinárias:
  - Norepinefrina: 15 a 100 μg/24 horas
  - Epinefrina: 2 a 24 μg/24 horas
  - Norepinefrina e epinefrina total: 26 a 121 μg/24 horas
  - Dopamina: 52 a 480 μg/24 horas
- Metanefrinas urinárias:
  - Metanefrinas
    - 18 a 29 anos: 25 a 222 μg/24 horas
    - 30 a 39 anos: 36 a 190 μg/24 horas
    - 40 a 49 anos: 58 a 203 μg/24 horas
    - ≥ 50 anos: 90 a 315 μg/24 horas
  - Normetanefrinas
    - 18 a 29 anos: 40 a 412 μg/24 horas
    - 30 a 39 anos: 35 a 482 μg/24 horas
    - 40 a 49 anos: 88 a 649 μg/24 horas
    - ≥ 50 anos: 122 a 676 μg/24 horas
  - Metanefrinas totais
    - 18 a 29 anos: 94 a 604 μg/24 horas
    - 30 a 39 anos: 115 a 695 μg/24 horas
    - 40 a 49 anos: 182 a 739 μg/24 horas
    - ≥ 50 anos: 224 a 832 μg/24 horas
- Os níveis em crianças e adultos são diferentes. Consulte o laboratório.

Implicações clínicas

- As metanefrinas plasmáticas são usadas em casos de elevada suspeita clínica por conta da alta sensibilidade (97 a 100%) do exame. A menor especificidade (85 a 89%) das metanefrinas plasmáticas pode causar muitos resultados falso-positivos. Já as catecolaminas e metanefrinas urinárias têm sensibilidade de 77 a 97% e especificidade de 69 a 98%
- Os níveis plasmáticos de metanefrina três a quatro vezes acima dos valores de referência são altamente indicativos de tumor produtor de catecolaminas
- As metanefrinas plasmáticas não serão positivas nas raras situações em que um tumor produz apenas dopamina ou em clientes com doença pré-clínica incipiente
- *Níveis aumentados de catecolaminas e metanefrinas* são encontrados em feocromocitomas, neuroblastomas, ganglioneuromas, estresse fisiológico (ver adiante na seção "Fatores interferentes") e abstinência (álcool etílico, clonidina)
- *Níveis diminuídos de catecolaminas urinárias* são encontrados em casos de neuropatia diabética e doença de Parkinson.

Fatores interferentes

- Os fármacos que provocam resultados falso-positivos incluem ATC, fenoxibenzamina e L-DOPA (apenas dopamina). Se possível, deve-se interromper o uso desses fármacos antes do exame

- Outros fármacos que podem causar resultados falso-positivos dependendo do exame são agonistas dos receptores adrenérgicos (descongestionantes), anfetaminas, buspirona e a maioria dos fármacos psicoativos, proclorperazina, etanol e paracetamol. A interrupção desses fármacos não é uma recomendação de rotina
- Estresse físico ou condições como exercício físico intenso, ansiedade, AVC, infarto do miocárdio, AOS e ICC, podem aumentar a produção de catecolaminas e e causar resultados falso-positivos.

Procedimento

Coleta de sangue

- Inserir um cateter intravenoso
- Coletar o sangue depois de 15 a 20 minutos em decúbito dorsal.

Coleta de urina

- Coletar urina durante 24 horas em recipiente de plástico limpo. Ver as orientações de coleta com tempo determinado no Capítulo 2. Uma pequena amostra de urina é aceitável no caso de crianças
- Manter a amostra refrigerada no recipiente com conservante (ácido clorídrico ou ácido acético)
- O pH da amostra de urina tem ser mantido abaixo de 3,0, caso contrário, é necessário acrescentar mais ácido clorídrico
- Anotar os fármacos usados pelo cliente.

Intervenções de enfermagem

► *Antes da realização do exame*

- Avaliar a adesão e os conhecimentos do cliente antes de explicar o objetivo e o procedimento do exame.

► *Durante a realização do exame*

- Os resultados corretos dependem da coleta, preservação e identificação apropriadas. Anote os horários de início e término do exame. Anote os fármacos usados pelo cliente na requisição laboratorial ou no computador.

► *Após a realização do exame*

- Avaliar o resultado e oferecer aconselhamento e apoio quando necessário.

Exames pré-transfusão e pré-transplante; exames imuno-hematológicos | Considerações gerais

Sangue, banco de sangue

Esses exames são realizados para seleção de componentes do sangue que terão sobrevida aceitável quando transfundidos; prevenção de possíveis reações a transplantes e transfusões bem como infecções; identificação de possíveis problemas, como doença hemolítica do recém-nascido e a necessidade de transfusão intrauterina; e determinação de paternidade. O teste imuno-hematológico identifica antígenos extremamente reativos em células do sangue e seus anticorpos, que podem estar presentes no soro. Todo sangue doado, quando é processado, tem de ser submetido a diversas análises para detecção de antígenos das células do sangue e de doenças infecciosas. Entre os exames estão incluídos tipagem de grupo sanguíneo AB0 e fator Rh, pesquisa de anticorpos, antígeno de superfície do vírus da hepatite B (HBsAg), antígeno do cerne do vírus da hepatite B (HBV), vírus da hepatite C (anti-HCV) (VDRL para diagnóstico de sífilis), HIV-1 e HIV- 2, HTLV-1 e HTLV-2 e antígeno do HIV-1.

O teste exigido para receptores de sangue total ou de hemácias incluem: grupo AB0, fator Rh, pesquisa de anticorpos, prova cruzada para determinação de compatibilidade entre as células do doador e o soro do receptor. Embora não seja necessário realizar prova cruzada para administração de plasma, deve-se determinar o tipo AB0 compatível. Rotineiramente, não é necessário realizar prova cruzada para administração de plaquetas; deve-se realizar tipagem AB0 e Rh. Caso um cliente se torne refratário, podem ser administradas plaquetas com HLA-compatíveis. Os granulócitos devem ser submetidos a teste de compatibilidade HLA.

Locus A de histocompatibilidade (HLA) – Esses antígenos são encontrados em células do sangue e na maioria dos tecidos do corpo. Em virtude de transfusões prévias ou gravidez, alguns clientes desenvolvem anticorpos contra esses antígenos, e a administração de sangue incompatível pode causar reação transfusional. Outros exames do sangue doado e considerações sobre o processamento de doações autólogas e direcionadas, testes para citomegalovírus (CMV) e irradiação de hemoderivados são apresentados na lista a seguir:

- *Doações autólogas* – receptor e doador do sangue são a mesma pessoa e os hemoderivados são doados para uso próprio. Muitos clientes optam por doar seu próprio sangue antes da cirurgia marcada em vista da preocupação com doenças transmitidas por transfusão. Doadores autólogos não precisam seguir os mesmos critérios que os doadores de sangue alogênico. A seguir, são fornecidas algumas diretrizes gerais para doação de sangue autóloga:
  - Limite de idade: nenhum, se saudável
  - Exigência de peso: nenhuma, mas o volume de sangue coletado deve ser compatível com o peso
  - Ht: 33% ou maior; se < 33%, é necessária a aprovação do médico, geralmente em conjunto com o diretor médico do banco de sangue
  - Intervalo: de modo geral, a flebotomia pode ser realizada a intervalos de 3 dias e a última flebotomia deve ser realizada no mínimo 72 horas antes da cirurgia marcada
  - Suplementos de ferro: podem ser prescritos para manter níveis satisfatórios de Hb
- *Alogênica* – doador e receptor não são a mesma pessoa; são hemoderivados doados por um indivíduo para uso por outros indivíduos
- *Doações direcionadas* – os receptores escolhem quem doará sangue para sua transfusão. Leis de vários estados determinam que essa solicitação deve ser respeitada em situações que não constituam emergência. Os padrões e procedimentos de teste devem ser idênticos aos exigidos para um doador de sangue alogênico
- *Teste para CMV* – o teste para CMV é realizado nos clientes que correm risco de contrair infecção por CMV associada à transfusão. Esses tipos de infecção por CMV foram observados pela primeira vez como uma síndrome de mononucleose após cirurgia com circulação extracorpórea, e acreditava-se que estivessem relacionados ao uso de sangue fresco durante a cirurgia. As manifestações clínicas de infecção por CMV transmitida por transfusão incluem pneumonite, hepatite, retinite e infecção disseminada. Geralmente acometem clientes imunossuprimidos, como lactentes prematuros que pesam < 1.200 g ao nascimento, receptores de transplante de medula óssea e órgãos e alguns clientes imunodeprimidos com câncer. Portanto, para evitar essas infecções, faz-se a pesquisa de anticorpos contra CMV. Os clientes de risco devem receber sangue e hemoderivados soronegativos para CMV. No sangue, o CMV está associado aos leucócitos. A redução do número de leucócitos com uso de filtros muito eficientes também parece ser um modo efetivo de reduzir a infecção por CMV
- *Irradiação de hemoderivados* – às vezes os hemoderivados são irradiados antes da transfusão em alguns clientes imunossuprimidos. A doença enxerto-*versus*-hospedeiro (DEVH) é uma complicação rara que sucede a transfusão em clientes submetidos a imunossupressão intensa. A DEVH ocorre quando os linfócitos do sangue ou hemoderivado doado se implantam e se multiplicam em um receptor

com imunodeficiência intensa. Os linfócitos implantados reagem contra os tecidos do hospedeiro (receptor). Os sinais/sintomas clínicos incluem erupção cutânea, febre, diarreia, hepatite, supressão da medula óssea e infecção, que levam à morte com frequência. A DEVH pode ser evitada irradiando-se os hemoderivados com uma dose mínima de 2.500 rads (césio 137) no centro do recipiente e uma dose mínima de 1.500 rads em todas as outras partes do componente. Essa dose torna os linfócitos T de uma unidade de sangue incapazes de se multiplicar. Não afeta as plaquetas nem os granulócitos. A irradiação realmente afeta a membrana eritrocitária e causa "extravasamento" de potássio. Todas as hemácias irradiadas recebem uma "validade" de 28 dias ou mantêm sua "validade" original de < 28 dias

- *Leucoredução nos hemoderivados* – há muito tempo se sabe que os leucócitos nos hemoderivados estão associados a reações transfusionais febris não hemolíticas, talvez mais por causa das citocinas produzidas pelos leucócitos que dos próprios leucócitos. A leucorredução pode diminuir a ocorrência dessas reações. Também pode diminuir a possibilidade de aloimunização contra os antígenos HLA nos leucócitos. A remoção de leucócitos reduz de modo bastante efetivo o risco de infecção por CMV transmitida por transfusão.

Indicações

- Exigidos de doadores e possíveis receptores de sangue, órgãos e tecidos para evitar possíveis reações à transfusão e ao transplante e infecções
- Antes da cirurgia que pode exigir transfusão, fazer a prova cruzada para detectar anticorpos contra o soro do *receptor* que causem danos às células do *doador* (prova cruzada maior) ou detectar anticorpos no plasma do *doador* que possam afetar as hemácias do *receptor* (prova cruzada menor)
- Detecção e prevenção de doença hemolítica do feto e do recém-nascido e determinação do fator Rh em caso de saborto provocado ou espontâneo prévio
- Identificação da necessidade de transfusão intrauterina e candidato à RhIG para evitar a produção de aloanticorpos
- Determinação de paternidade.

Fração expirada de óxido nítrico (FENO) por análise do ar expirado; exame pulmonar especial não invasivo

A FENO é usada como medida direta, não invasiva, de inflamação das vias respiratórias induzida por eosinófilos. Os níveis elevados de óxido nítrico expirado são um marcador de inflamação das vias respiratórias induzida por eosinófilos.

Indicações

Auxílio na avaliação da etiologia de sinais/sintomas respiratórios crônicos ou recorrentes, auxílio na identificação do fenótipo eosinofílico de asma (como parte da avaliação na asma); avaliação da possível resposta (ou ausência de respsota) ao tratamento inalatório com esteroides para orientar modificações nas doses de esteroides inalados e auxiliar na avaliação da adesão ao tratamento inalatório com esteroides.

Valores de referência

- Normais: FENO baixa < 25 ppb em adultos e < 20 ppb em crianças
- Intermediários: FENO de 25 a 50 ppb em adultos e de 20 a 35 ppb em crianças
- Anormais: FENO alta > 50 ppb em adultos e 35 ppb em crianças.

Implicações clínicas

Altos níveis de FENO podem indicar inflamação das vias respiratórias causada por asma (do tipo alérgico ou eosinofílico) bem como não adesão ao tratamento da asma com esteroides inalatórios. Essas informações ajudam a escolher terapias e a sugerir a avaliação de outros diagnósticos, como disfunção das pregas vocais, hiperventilação e ansiedade, cardiopatia ou doença por refluxo gastresofágico em cliente sintomático com asma conhecida.

Procedimento

Na posição sentada ou de pé, o cliente é instruído a inspirar profundamente através do filtro do bocal e, em seguida, expirar devagar através do filtro até apagar a luz e cessar o som. A duração total do exame é < 1 minuto. Pode-se realizar uma segunda manobra e determinar o valor médio.

Intervenções de enfermagem

► ***Antes da realização do exame***

- Avaliar interferências, como exercício físico, alimentação rica em nitrato ou nitrito na última hora e tabagismo. Explicar o objetivo e o procedimento, enfatizando que é um exame não invasivo que requer cooperação e esforço.

► ***Após a realização do exame***

- Avaliar queixas de desconforto torácico ou fadiga. Cuidar para que o cliente repouse, se necessário.

Alerta clínico

Os níveis de FENO podem ser elevados se o cliente tiver ingerido alimentos com alto teor de nitrito ou nitrato, como alface, espinafre, aipo ou carnes processadas, antes do exame. A FENO pode estar diminuída em tabagistas e em clientes com fibrose cística, discinesia ciliar e hipertensão pulmonar. A prática de exercícios físicos, a espirometria ou o consumo de álcool imediatamente antes do exame podem reduzir a FENO.

Fotografia do fundo

Esse exame é usado para avaliar e monitorar doenças da retina.

Indicações

- Documentação fotográfica de anormalidades da retina.

Normal

- Aspecto normal do nervo óptico, da mácula e da vasculatura da retina.

Implicações clínicas

- Avanços modernos (oftalmoscopia de varredura com *laser*) nos retinógrafos possibilitam a obtenção de imagens de campo mais amplo e a avaliação de várias camadas da retina sem o uso de contraste ou outras técnicas invasivas.

Procedimento

- Dilatação das pupilas com medicamento tópico
- Obtenção de imagens do fundo para registrar seu aspecto e comparar com exames futuros.

Intervenções de enfermagem

Antes da realização do exame

- Explicar o objetivo e o procedimento do exame.

Após a realização do exame

- Aconselhar o cliente de acordo com o resultado, inclusive sobre a possível necessidade de outros exames e tratamento
- Informar ao cliente sobre o borramento visual residual e a leve sensibilidade à luz, por até 6 horas, em razão do uso de colírio midriático.

Gasometria arterial, gases sanguíneos

Sangue

O sangue arterial é analisado para avaliar se a oxigenação, a ventillação e o estado acidobásico são satisfatórios. Oferece informações rápidas e exatas sobre o funcionamento dos pulmões e dos rins.

Indicações

- Avaliação de processos ventilatórios, de distúrbios acidobásicos e da efetividade do tratamento
- Qualificação de cliente para oxigenoterapia domiciliar.

Valores de referência

Normal

- pH em adultos: 7,35 a 7,45; crianças: 7,36 a 7,44
- $Paco_2$: 35 a 45 mmHg (4,6 a 5,9 kPa)
- Gestante: 32 a 34 mmHg
- HCO_3^-: 22 a 26 mEq/ℓ ou mmol/ℓ
- Sao_2: saturação de oxigênio > 95% (> 0,95)
- Pao_2: > 80 a 100 mmHg (12,6 a 13,3 kPa) (o valor normal diminui com a idade; subtrair 1 mmHg de 80 mmHg para cada ano em clientes com mais de 60 anos até 90 anos)
- Excesso de base ou déficit de base: ± 2 mEq/ℓ ou mmol/ℓ.

Implicações clínicas

Os valores da gasometria arterial fora dos intervalos supracitados podem ser agrupados em dois distúrbios primários e quatro distúrbios subjacentes para interpretação.

	pH	$Paco_2$	HCO_3^-	BE
Distúrbio ventilatório				
Acidose respiratória	Diminuição	Aumento	Normal	Normal
Compensada	Normal	Aumento	Aumento	Aumento
Alcalose respiratória	Aumento	Diminuição	Normal	Normal
Compensada	Normal	Diminuição	Diminuição	Diminuição
Distúrbio acidobásico				
Acidose metabólica	Diminuição	Normal	Diminuição	Diminuição
Compensada	Normal	Diminuição	Diminuição	Diminuição
Alcalose metabólica	Aumento	Normal	Aumento	Aumento
Compensada	Normal	Aumento	Aumento	Aumento

Valores críticos

- pH: < 7,20 ou > 7,60
- $Paco_2$: < 20 ou > 70 mmHg (< 2,7 ou > 9,4 kPa)
- Pao_2: < 40 mmHg (< 5,4 kPa)
- HCO_3^-: < 10 ou > 40 mEq/ℓ (< 10 ou > 40 mmol/ℓ)

Alerta clínico

- Embora existam quatro distúrbios básicos, geralmente ocorre um distúrbio combinado. Os distúrbios não compensados são denominados *agudos* e os distúrbios compensados, *crônicos*. Os termos "metabólico" e "não respiratório" costumam ser usados como sinônimos
- A diminuição da Pao_2 é denominada *hipoxemia*
- O aumento da $Paco_2$ é denominado *hipercapnia*.

Fatores interferentes

- O tabagismo recente pode aumentar o nível de carboxi-hemoglobina e assim diminuir a $Saco_2$, com pouco ou nenhum efeito sobre a Pao_2
- Embora o oxigênio suplementar aumente a Pao_2, também pode causar retenção de CO_2 em virtude da diminuição do impulso ventilatório por meio do estímulo hipóxico.

Procedimento

- Coletar uma amostra de sangue arterial (3 a 5 mℓ) em seringa heparinizada. Ver as orientações de coleta da amostra no Capítulo 2
- Identificar a seringa com nome do cliente, número de identificação, data, hora, respiração de ar ambiente ou oxigênio, e vazão do fluxo de O_2
- Informar e comparar os resultados com os intervalos laboratoriais ou clínicos estipulados.

Alerta clínico

- Caso não seja possível analisar a amostra em 10 minutos, deve-se colocá-la no gelo. Uma amostra de sangue gelada deve ser analisada em 1 hora. Períodos maiores podem causar alterações dos níveis de oxigênio, dióxido de carbono e pH.

Intervenções de enfermagem

▶ ***Antes da realização do exame***

- Explicar o objetivo e o procedimento da gasometria arterial
- Garantir ao cliente que a punção arterial é semelhante a outros exames de sangue, embora se possa usar um anestésico local (lidocaína a 1%) se desejado.

▶ ***Durante a realização do exame***

- Durante o procedimento, se o cliente sentir dor difusa ou aguda irradiando-se para cima no braço, retirar ligeiramente a agulha e reposicioná-la. Caso não haja alívio da dor, a agulha deve ser completamente retirada
- Alguns clientes podem apresentar sensação de desmaio, náuseas e, em alguns casos, síncope vasovagal; esteja preparado para responder adequadamente.

▶ ***Após a realização do exame***

- Observar com frequência se ocorre sangramento. Pressionar o local durante 5 minutos; em seguida, fazer um curativo compressivo
- Analisar os resultados e avaliar e monitorar o cliente adequadamente em relação à hipoxemia e a distúrbios ventilatórios e acidobásicos.

Grupos sanguíneos (grupos AB0)

Sangue, saliva, tecido

Exames antes de transfusão ou transplante

O sangue humano é classificado de acordo com a presença ou a ausência de antígenos específicos do grupo sanguíneo (AB0). Esses antígenos, encontrados na superfície das hemácias, podem induzir a produção de anticorpos pelo organismo. A compatibilidade do grupo AB0 é a base de todos os outros testes pré-transfusão.

Grupo sanguíneo	Antígenos AB0	Antígenos nas hemácias	Anticorpos no soro
A	A	A	Anti-B
B	B	B	Anti-A
AB	A e B	AB	Nenhum
0	Nem A nem B	Nenhum	Anti-A, anti-B

O grupo sanguíneo 0 é denominado doador universal para hemácias; como as hemácias não têm antígenos, a pessoa pode doar sangue para todos os grupos sanguíneos.

O grupo sanguíneo AB é denominado receptor universal para hemácias, pois não há anticorpos no soro. Uma pessoa do grupo sanguíneo AB pode receber sangue de todos os grupos sanguíneos. O grupo sanguíneo AB também é denominado doador universal para plasma fresco congelado; como não há anticorpos no soro, a pessoa pode doar plasma para todos os grupos sanguíneos.

Em geral, os clientes recebem transfusão de sangue ou transplante de tecido de seu próprio grupo AB0, porque o soro pode conter anticorpos contra os outros antígenos sanguíneos. Esses anticorpos são designados anti-A ou anti-B, dependendo do antígeno contra o qual atuam.

Indicações

- Prevenção de reações de incompatibilidade antes da transfusão sanguínea (doador e receptor)
- Antes de transplante de tecido ou órgão (doador e receptor)
- Realizado como parte dos exames pré-natais.

Alerta clínico

- A reação transfusional pode ser gravíssima e fatal. É preciso identificar o grupo sanguíneo *in vitro* antes de qualquer transfusão de sangue
- Antes da administração de sangue, dois profissionais de saúde (médicos ou enfermeiras) devem comparar o grupo sanguíneo e o fator Rh do receptor com o grupo sanguíneo e fator Rh do doador para assegurar a compatibilidade
- O câncer, a leucemia ou as infecções podem induzir uma mudança ou supressão do grupo sanguíneo.

Valores de referência

Normais

- Grupos A, B, AB ou 0 (Quadro 3.4).

Quadro 3.4 Incidência e frequência dos grupos sanguíneos e do fator Rh.

Grupo sanguíneo e fator Rh	*Incidência*	*Frequência de ocorrência*
0 Rh positivo	1 de 3	37,4%
0 Rh negativo	1 de 15	6,6%
A Rh positivo	1 de 3	35,7%
A Rh negativo	1 de 16	6,3%
B Rh positivo	1 de 12	8,5%
B Rh negativo	1 de 67	1,5%
AB Rh positivo	1 de 29	3,4%
AB Rh negativo	1 de 167	0,6%

Seguir as orientações do Capítulo 1 sobre cuidados após a realização do exame seguros, efetivos e esclarecidos.

Implicações clínicas

Antígenos nas hemácias	Anticorpos no soro	Designação do principal grupo sanguíneo	Distribuição nos EUA
Nenhum	Anti-A, Anti-B	0 (doador universal)*	0 – 46%
A	Anti-B	A	A – 41%
B	Anti-A	B	B – 9%
AB	Nenhum	AB (receptor universal)†	AB – 4%

*Denominado doador universal, porque não há antígenos nas hemácias; portanto, a pessoa pode doar sangue para todos os grupos sanguíneos.
†Denominado receptor universal, porque não há anticorpos séricos; portanto, a pessoa pode receber sangue de todos os grupos sanguíneos.

Procedimento

- Coletar uma amostra de 7 mℓ de sangue venoso coagulado em tubo Vacutainer® de tampa vermelha ou uma amostra de sangue venoso em tubo de tampa roxa
- Examinar a saliva ou o tecido, se solicitado.

Intervenções de enfermagem

▶ *Antes da realização do exame*

- Explicar o objetivo e o procedimento do teste.

▶ *Após a realização do exame*

- Informar o grupo sanguíneo ao cliente e interpretar o significado. O fator Rh pode ter implicações para a gestante e o feto
- Manter o sigilo dos resultados, sobretudo em situações legais.

Hemocultura

Infecção da corrente sanguínea

Normalmente, o sangue é considerado estéril. A hemocultura é realizada para identificar os microrganismos aeróbicos ou anaeróbicos específicos causadores de infecção clínica. Na melhor das hipóteses, duas ou três culturas (com intervalo de uma hora) são suficientes para identificar bactérias causadoras de septicemia.

Indicações

- Avaliação de bacteriemia, septicemia, meningite e endocardite em clientes debilitados em uso de antibióticos, esteroides ou imunossupressores
- Investigação de choque pós-operatório inexplicado, calafrios, hiperventilação e febre com duração de vários dias (p. ex., infecção urinária, queimaduras infectadas, sepse).

Valores de referência

Normais

- Culturas negativas para patógenos; ausência de crescimento após 5 a 7 dias.

Implicações clínicas

- Culturas positivas e identificação de patógenos; os mais comuns são *Staphylococcus aureus*, *Escherichia coli*, *Enterococcus* (estreptococos D), *Streptococcus pneumoniae*, *Klebsiella pneumoniae*, *Corynebacterium* do grupo JK e anaeróbios (*Bacteroides* sp., *Clostridium* sp., *Peptostreptococcus* e *Actinomyces israelii*), *Streptococcus pyogenes* (estreptococos A), *Pseudomonas* e *Candida albicans*.

Fatores interferentes

- Contaminação da amostra por bactérias cutâneas
- Bacteriemia transitória causada pela escovação dos dentes ou defecação.

Procedimento

- Usando o tubo apropriado, coletar sangue (20 a 30 mℓ) por punção venosa após preparo meticuloso da pele e aplicação de técnicas antissépticas segundo as diretrizes de coleta apresentadas no Capítulo 2
- Desinfetar o local da punção com fricção de solução de iodopovidona, esperar secar e limpar a área com álcool a 70%
- Coletar duas ou três amostras para cultura com intervalo mínimo de 30 a 60 minutos (se possível) por período de 24 horas
- Em clientes sensíveis ao iodo, pode-se usar desinfecção dupla com álcool, sabão líquido com óleos vegetais (*green soap*) ou preparação de acetona e álcool.

Intervenções de enfermagem

► *Antes da realização do exame*

- Avaliar o conhecimento do cliente sobre o exame, bem como os sinais e sintomas de infecção (p. ex., calafrios, febre, choque) e o uso de medicamentos (especificamente, antibióticos)
- Explicar o objetivo e a ocasião do exame de sangue.

► *Após a realização do exame*

- Enviar a amostra imediatamente ao laboratório. Identificar com nome do cliente, idade, data e hora, número da cultura, classe de isolamento do cliente e uso de antibióticos
- Orientar o cliente em relação aos resultados, possível necessidade de outros exames para identificar a localização da infecção no corpo e o tratamento (p. ex., antibioticoterapia tripla).

Alerta clínico

- Valor crítico: cultura positiva. Comunicar ao médico.

Hemograma completo com contagem diferencial, hemograma (sem contagem diferencial)

Sangue, células

Contagem de hemácias, hematócrito (Ht), concentração de hemoglobina (Hb), volume globular médio (VGM), hemoglobina globular média (HGM), concentração de hemoglobina globular média (CHGM), contagem de leucócitos (leucograma), contagem diferencial, plaquetas, bastões, neutrófilos segmentados, eosinófilos, basófilos, monócitos, linfócitos, reticulócitos

O hemograma completo (com contagem de plaquetas e contagem diferencial) e o hemograma (sem contagem diferencial) são os exames básicos de rastreamento e os procedimentos laboratoriais solicitados com maior frequência.

O hemograma completo e o hemograma fornecem informações úteis para o diagnóstico de distúrbios hematológicos e de outros sistemas, o prognóstico, a resposta ao tratamento e a recuperação. O hemograma completo abrange uma série de exames que determinam o número, a variedade, a porcentagem, as concentrações e a qualidade das células do sangue.

Indicações

- Uso do leucograma como guia para indicar a intensidade do processo mórbido
- Uso da contagem de hemácias, do Ht e da Hb na avaliação de anemia e policitemia
- Uso da contagem de reticulócitos para reconhecer doença oculta e hemorragia crônica
- Rastreamento em exames físicos e em avaliações pré-operatórias e pós-operatórias
- Diagnóstico de anemia, condições inflamatórias, policitemia, leucemia, distúrbios mieloproliferativos e imunodeficiência primária
- Avaliação do prognóstico, da resposta ao tratamento, da recuperação da anemia, da policitemia, dos distúrbios hemorrágicos e da insuficiência da medula óssea.

Valores de referência

Normais

- Leucócitos, hemácias, Ht, Hb, VGM, CGM e contagem de plaquetas normais.

Leucócitos

- 4.500 a 10.500 células/mm^3 ou 4,5 a 10,5 × 10^9 células/ℓ.

Hemácias

- Homens: 4,2 a 5,4 × 10^6/mm^3 ou 4,3 a 5,9 × 10^{12} células/ℓ
- Mulheres: 3,6 a 5,0 × 10^6/mm^3 ou 3,6 a 5,0 × 10^{12} células/ℓ.

Ht

- Homens: 42 a 52% ou 0,42 a 0,52
- Mulheres: 36 a 48% ou 0,36 a 0,48.

Hb

- Homens: 14 a 17 g/dℓ ou 140 a 170 g/ℓ
- Mulheres: 12 a 16 g/dℓ ou 120 a 160 g/ℓ.

VGM

- 82 a 98 mm^3 ou 82 a 98 fℓ (fentolitros).

HGM

- 26 a 34 pg/célula ou 0,40 a 0,53 fmol/célula (fentomols).

CHGM

- 32 a 36 g/dℓ ou 320 a 360 g/ℓ.

Contagem de reticulócitos

- 0,5 a 1,5% de hemácias totais ou 0,005 a 0,015.

Contagem de plaquetas

- 140 a 400 × 10^3/mm^3 ou 140 a 400 × 10^9/ℓ.

Volume plaquetário médio

- 7,4 a 10,4 mm^3 ou 7,4 a 10,4 fℓ.

Valores críticos

- Leucócitos: < 2.000 células/mm^3 (< 2,0 × 10^9 células/ℓ) ou > 30.000/mm^3 (> 30 × 10^9 células/ℓ)
- Ht: < 20% (< 0,20) ou > 60% (> 0,60)
- Hb: < 7,0 g/dℓ (< 70 g/ℓ) ou > 20,0 g/dℓ (> 200 g/ℓ).

Implicações clínicas | Hemácias/eritrócitos

- A contagem de hemácias *diminui* em casos de anemia, doença de Hodgkin, mieloma múltiplo, hemorragia aguda e crônica, leucemia, LES, doença de Addison, febre reumática, endocardite subaguda e infecção crônica
- A contagem de hemácias *aumenta* nas policitemias primária e secundária, como em tumores secretores de eritropoetina e distúrbios renais
- A contagem relativa de hemácias *aumenta* com a diminuição do volume plasmático (VP), como em queimaduras, choque, vômitos persistentes e obstrução intestinal não tratada.

Fatores interferentes | Hemácias

- Muitas variantes fisiológicas afetam os resultados: postura, exercício, idade, altitude, gravidez e muitos fármacos.

Implicações clínicas | Ht

- *Diminuições* do Ht ou volume globular (VG) indicam anemia. Um Ht de 30% ou menor significa que o cliente tem anemia moderada a intensa
- O Ht está *diminuído* em casos de leucemia, linfomas, doença de Hodgkin, insuficiência suprarrenal, reação hemolítica e doença crônica.

Alerta clínico

- O Ht < 20% pode causar insuficiência cardíaca e morte
- O Ht > 60% está associado à coagulação espontânea do sangue.

Fatores interferentes | Ht

- Variações fisiológicas afetam os resultados: idade, sexo e hidremia fisiológica da gravidez.

Implicações clínicas | Hb

- A concentração de Hb *diminui* em casos de anemia, hipertireoidismo, doenças hepáticas e renais, câncer, várias reações hemolíticas e doenças sistêmicas como LES, doença de Hodgkin, leucemia e linfoma
- A concentração de Hb *aumenta* em casos de hemoconcentração, queimaduras, policitemia, DPOC e ICC (a lista não é completa).

Alerta clínico

- A concentração de Hb < 5,0 g/dℓ (< 50 g/ℓ) causa insuficiência cardíaca e morte
- A concentração de Hb > 20,0 g/dℓ (> 200 g/ℓ) causa hemoconcentração e obstrução dos capilares.

Fatores interferentes | Hb

- Variações fisiológicas afetam os resultados: altitude elevada, ingestão excessiva de líquidos, idade, gravidez e muitos fármacos.

Implicações clínicas | VGM, CHGM, HGM

- O *VGM* altera-se em determinadas condições. Hemácias microcíticas e VGM < 80 mm^3 (< 80 fℓ) ocorrem na deficiência de ferro, necessidades excessivas de ferro, anemia que responde ao tratamento com piridoxina, talassemia, intoxicação por chumbo e inflamação crônica. Hemácias normocíticas e VGM de 82 a 98 mm^3 (82 a 98 fℓ) ocorrem após hemorragia, anemia hemolítica e anemias causadas por produção insuficiente. Hemácias macrocíticas, com VGM acima de 98 mm^3 (> 98 fℓ), ocorrem em algumas anemias: deficiência de vitamina B_{12}, anemia perniciosa, deficiência de ácido fólico na gravidez e na inflamação, infestação por tênia do peixe, hepatopatia, intoxicação por álcool, após gastrectomia total e veganismo
- A *diminuição da CHGM* significa que as hemácias contêm menos Hb que o normal, como nas anemias microcíticas por deficiência de ferro, na anemia por perda de sangue crônica, na anemia que responde à piridoxina e na talassemia
- O *aumento da CHGM* indica esferocitose
- A *HGM diminui* na anemia microcítica.

Fatores interferentes | CHGM

- Pode haver valores elevados em recém-nascidos e lactentes
- A presença de leucemia ou de crioaglutininas pode aumentar os níveis. A CHGM sofre elevação falsa quando há alta concentração sanguínea de heparina.

Fatores interferentes | HGM

- A hiperlipidemia e as altas concentrações de heparina causam falsa elevação da HGM
- Leucócitos > 50.000/mm^3 causam falsa elevação dos níveis de Hb e HGM.

Implicações clínicas | Leucograma

- O *aumento do número de leucócitos* (leucocitose) acima de 10 × 10^3/mm^3 (> 10 × 10^9/ℓ) geralmente é causado por aumento de apenas um tipo de leucócito (e é denominado de acordo com o tipo de célula com maior elevação, como neutrofilia ou linfocitose) e ocorre na infecção aguda, na qual o grau de aumento de leucócitos depende da intensidade da infecção, da idade, da resistência e da presença de leucemia, traumatismo, necrose ou inflamação tecidual e hemorragia
- A *diminuição do número de leucócitos* (leucopenia) abaixo de 4,0 × 10^3/mm^3 (< 4 × 10^9/ℓ) é causada por infecções virais, hiperesplenismo, depressão da medula óssea por fármacos, irradiação, intoxicação por metais pesados e distúrbios primários da medula óssea.

Alerta clínico

- A contagem de leucócitos abaixo de 2,0 × 10^3/mm^3 (< 2,0 × 10^9/ℓ) é um valor crítico. A contagem de leucócitos abaixo de 0,5 × 10^3/mm^3 (< 0,5 × 10^9/ℓ) é extremamente perigosa e, com frequência, fatal.

Fatores interferentes | Leucograma

- A variação horária, a idade, o exercício, a dor, a temperatura e a anestesia afetam os resultados.

Implicações clínicas | Contagem diferencial – segmentados, bastões, eosinófilos, basófilos, linfócitos e monócitos

- A *quantidade de segmentados aumenta* (neutrofilia) em casos de infecção bacteriana aguda, localizada e generalizada; gota e uremia; intoxicação por substâncias químicas e fármacos (esteroides/prednisona); hemorragia aguda e hemólise de hemácias; leucemia mielógena; e necrose tecidual
- A *quantidade de segmentados diminui* (neutropenia) em casos de infecção bacteriana aguda (prognóstico sombrio); infecções virais; riquetsiose; algumas anemias associadas a parasitoses, aplásica e perniciosa; leucemia aleucêmica; condições hormonais; choque anafilático e doença renal grave
- A quantidade de *bastões* (forma mais imatura de neutrófilos segmentados) aumenta em casos de apendicite, sepse neonatal e faringite; esse tipo celular oferece uma indicação precoce de sepse
- A *razão entre neutrófilos segmentados e bastões pode ser anormal*. Em condições normais, 1 a 3% dos neutrófilos são bastões ou formas imaturas que se multiplicam com rapidez na infecção aguda. O desvio à esquerda degenerativo significa que, em algumas infecções graves, há aumento de bastões sem leucocitose (leucopenia), condição que tem prognóstico sombrio. O desvio à esquerda regenerativo é o aumento de bastões com leucocitose, que tem um bom prognóstico em casos de infecção bacteriana
- O *aumento de eosinófilos* (eosinofilia) é causado por alergias, rinite polínica, asma, parasitoses (sobretudo com invasão tecidual), doença de Addison, hipopituitarismo, doença de Hodgkin, linfoma, distúrbios linfoproliferativos, policitemia, infecção cutânea crônica, distúrbios de imunodeficiência e algumas infecções e doenças do colágeno
- A *diminuição de eosinófilos* (eosinopenia) é causada por aumento da produção de esteroides suprarrenais que acompanha a maioria das condições de estresse corporal, como infecções agudas, ICC, infecções com neutrofilia e distúrbios com neutropenia.

Fatores interferentes | Neutrófilos e eosinófilos

- Condições fisiológicas como estresse, excitação, exercício e trabalho de parto aumentam os níveis de neutrófilos
- O número de eosinófilos é menor pela manhã e aumenta de meio-dia até depois de meia-noite. Repetir os exames no mesmo horário diariamente. Situações de estresse como queimaduras, estados pós-operatórios e trabalho de parto diminuem os números. Fármacos como esteroides, epinefrina e tiroxina afetam os níveis de eosinófilos.

Implicações clínicas | Basófilos, monócitos e linfócitos

- O *aumento de basófilos* (basofilia) ocorre na leucemia granulocítica e basofílica, na metaplasia mieloide e na doença de Hodgkin. Também há aumento em casos de alergia, sinusite, inflamação e infecção, com correlação positiva entre o elevado número de basófilos e a alta concentração sanguínea de histamina
- A *diminuição de basófilos* (basopenia) ocorre na fase aguda da infecção, no hipertireoidismo, após terapia prolongada com esteroides e na basopenia hereditária. A presença de mastócitos (basófilos teciduais), normalmente ausentes no sangue periférico, está associada a artrite reumatoide, asma, choque anafilático, hipoadrenalismo, linfoma, leucemia de mastócitos e macroglobulinemia
- O *aumento da contagem de monócitos ou monócitos monomorfonucleares* (monocitose) ocorre em casos de leucemia monocítica e outras leucemias, distúrbios mieloproliferativos, doença de Hodgkin e outros linfomas, recuperação

de infecções agudas, doença de armazenamento de lipídios, algumas parasitoses e riquetsioses, alguns distúrbios bacterianos como tuberculose e endocardite subaguda, sarcoidose, doenças do colágeno, colite ulcerativa crônica e espru. Monócitos fagocíticos (macrófagos) são encontrados em pequenos números em muitas condições

- A *diminuição da contagem de monócitos* (monocitopenia) geralmente não é identificada em doenças específicas, mas ocorre em casos de infecção pelo HIV, leucemia de células pilosas, tratamento com prednisona e infecção grave
- O *aumento da contagem de linfócitos ou linfócitos monomorfonucleares* (linfocitose) ocorre em casos de leucemia linfocítica, linfoma, linfocitose infecciosa (sobretudo em crianças), mononucleose infecciosa (MI), outros distúrbios virais e algumas doenças bacterianas. Esse aumento também ocorre na doença do soro, na hipersensibilidade a fármacos, na doença de Crohn, na colite ulcerativa e no hipoadrenalismo
- A *diminuição da contagem de linfócitos* (linfopenia) é causada por quimioterapia, radioterapia e administração de esteroides. Há aumento da perda de linfócitos pelo trato gastrintestinal e na anemia aplásica, na doença de Hodgkin, em outras neoplasias malignas, na AIDS, na disfunção do sistema imune e em doenças graves ou debilitantes de qualquer tipo.

Implicações clínicas | Plaquetas

- Há *aumento da contagem de plaquetas* (trombocitose) em casos de trombocitemia (> 1.000 × 10^3/mm^3 ou > 1.000 × 10^9/ℓ), neoplasias malignas, policitemia vera, trombocitose primária, artrite reumatoide, infecções agudas e doença inflamatória. A contagem também aumenta na deficiência de ferro, na anemia pós-hemorrágica, na cardiopatia e na recuperação de mielossupressão
- Há *diminuição de plaquetas e trombócitos* (trombocitopenia) por efeitos tóxicos de muitos fármacos; lesões da medula óssea; durante quimioterapia ou radioterapia, em condições alérgicas; na púrpura trombocitopênica idiopática (PTI), nas anemias perniciosa, aplásica e hemolítica; com o efeito diluidor da transfusão sanguínea; e nas infecções virais.

Fatores interferentes | Plaquetas

- Os fatores fisiológicos incluem grandes altitudes, exercício vigoroso, excitação e efeitos pré-menstruais e pós-parto
- A coagulação parcial da amostra de sangue afeta o resultado.

Alerta clínico

- A diminuição crítica das plaquetas para < 20 × 10^3/mm^3 (< 20 × 10^9/ℓ) está associada a uma tendência ao sangramento espontâneo, tempo de sangramento prolongado, petéquias e equimose.

Procedimento

- Coleta-se uma amostra de plasma (5 a 7 mℓ), com EDTA como aditivo, por punção venosa em tubo Vacutainer® de tampa roxa. Para que o hemograma completo seja válido, não pode haver coágulos no sangue.

Intervenções de enfermagem

► ***Antes da realização do exame***

- Explicar o objetivo e o procedimento do exame
- Explicar que não é necessário jejum.

► ***Após a realização do exame***

- Observar se há sinais de sangramento ou infecção no local da punção venosa
- Avaliar os resultados e aconselhar o cliente em relação a anemia, policitemia, risco de infecção e distúrbios hematológicos relacionados
- Monitorar sinais e sintomas de hemorragia digestiva, hemólise, hematúria, petéquias, sangramento vaginal, epistaxe e sangramento gengival em clientes com distúrbios plaquetários graves
- Monitorar sinais e sintomas de infecção em clientes com diminuição de leucócitos intensa e prolongada. Com frequência, esses clientes têm apenas febre. Em casos de granulocitopenia intensa, não dar frutas nem hortaliças frescas, administrar dieta estéril ou com baixa carga microbiana e não administrar injeções intramusculares, não medir a temperatura por via retal, não usar supositórios retais e não administrar AAS nem AINE
- O tratamento da anemia inclui transfusão ou agentes estimulantes da eritropoese, como eritropoetina e darbepoetina.

25-Hidroxivitamina D (25-OHD)

Sangue

A vitamina D provém de duas fontes: produzida na pele por exposição à luz solar e obtida por ingestão de alimentos ou suplementos orais. Esse exame mede a concentração sanguínea de vitamina D para verificar se é suficiente.

Indicações

- Avaliação de deficiência ou excesso de vitamina D e monitoramento do tratamento
- Avaliação de níveis anormais de cálcio, fósforo e/ou paratormônio (PTH)
- Avaliação de evidências de doença ou fraqueza óssea
- Avaliação de mulheres de alto risco (p. ex., idosas, síndrome de má absorção).

Valores de referência

Normal

- 30 a 60 ng/mℓ ou 75 a 150 nmol/ℓ
- Ótimo: 30 ng/mℓ ou 75 nmol/ℓ.

Implicações clínicas

- Níveis diminuídos de 25-OHD podem aumentar o risco de alguns cânceres, doenças imunes e doenças cardiovasculares
- Níveis aumentados de 25-OHD geralmente são causados por ingestão excessiva e podem causar lesão renal ou vascular.

Fatores interferentes

- Alguns fármacos usados no tratamento de crises epilépticas (p. ex., fenitoína) interferem na produção de 25-OHD.

Procedimento

- Coletar soro (4,0 mℓ) por punção venosa em tubo com separador de soro ou de tampa vermelha
- Colocar o soro em embalagem para transporte de amostras biológicas e enviar ao laboratório de análises clínicas.

Intervenções de enfermagem

► *Antes da realização do exame*

- Explicar o objetivo e o procedimento do teste.

► *Após a realização do exame*

- Avaliar os resultados e orientar o cliente em relação ao tratamento, por exemplo, com suplementação de vitamina D pela alimentação (óleo de fígado de bacalhau, leite fortificado com vitamina D, cereais fortificados) em estados de deficiência. O Consumo Diário Recomendado (RDA; do inglês, *Recommended Daily Allowances*) atual para adultos é de no mínimo 2.000 UI diárias. Os suplementos de magnésio e de cálcio também podem ser indicados em algumas circunstâncias.

Homocisteína (tHcy)

Sangue e urina em jejum

Esse exame mede o nível plasmático de tHcy e é usado para análise bioquímica de erros inatos do metabolismo da metionina. É provável que a tHcy participe do desenvolvimento das doenças vasculares, e os níveis anormais estão associados ao risco de trombose venosa e DAC.

Indicações

- Avaliação do risco de aterosclerose prematura e distúrbios trombóticos associados a altos níveis de tHcy
- Fornecimento de evidências de deficiência de vitamina B_{12} e folato
- Avaliação da função renal em pessoas com homocistinúria
- Avaliação do risco de eventos vasculares ateroscleróticos em pessoas com doença renal em estágio terminal (DRET) se as concentrações forem reduzidas por hemodiálise
- Detecção da causa de anemia inexplicada, neuropatia periférica e mielopatia
- Avaliação de mulheres que apresentam abortos espontâneos recorrentes ou infertilidade.

Valores de referência

Normais

- Plasma: 0,54 a 2,30 mg/ℓ ou 4,0 a 17,0 μmol/ℓ
- Urina: 0 a 9 μmol/g ou 0 a 1,0 μmol/mol de creatinina.

Implicações clínicas

- Níveis aumentados ocorrem em casos de insuficiência renal crônica, diminuição da função renal, distúrbios hereditários do metabolismo da tHcy, deficiência de folato e metabolismo anormal e deficiência de vitamina B_{12}
- Níveis na hiper-homocisteinemia: leve, 2,3 a 4,0 mg/mℓ ou 17 a 30 μmol/ℓ; moderada, 4,2 a 13,5 mg/mℓ ou 31 a 100 μmol/ℓ; e grave, > 13,5 mg/mℓ ou > 100 μmol/ℓ.

Fatores interferentes

- Níveis diminuídos ocorrem após as refeições, processamento tardio da amostra, durante o armazenamento e na gravidez (diminuição de até 50%)
- O tabagismo, o consumo excessivo de café, a hostilidade e o estresse aumentam os níveis de tHcy.

Procedimento

- Coletar uma amostra de sangue venoso em jejum em tubo de tampa roxa (EDTA)
- Colocar a amostra sobre o gelo imediatamente e transportá-la até o laboratório em embalagem para transporte de amostras biológicas
- A escolha do anticoagulante é importante. O citrato de sódio acidificado (pH 4,3) estabiliza os níveis totais de tHcy durante até 8 horas em temperatura ambiente
- Coletar uma amostra aleatória de urina após jejum noturno. Desprezar a primeira amostra da manhã, instruir o cliente a manter o jejum e coletar a próxima amostra aleatória (são necessários 2 mℓ), ou retirar 5 mℓ de uma amostra aleatória. Enviá-la em tubo de plástico sobre gelo seco.

Intervenções de enfermagem

► *Antes da realização do exame*

- Explicar o objetivo da dosagem de tHcy e o procedimento de coleta de sangue
- Explicar ao cliente que é necessário jejum.

► *Após a realização do exame*

- Em conjunto com o médico, interpretar os resultados do exame e aconselhar o cliente apropriadamente acerca da possível relação entre os níveis de tHcy, a DAC e a DRET
- Avaliar outros fatores de risco cardiovasculares, comparar os resultados e monitorar apropriadamente se ocorre deficiência de ácido fólico ou vitamina B_{12}. Administrar suplementos de ácido fólico e vitamina B_{12} quando necessário e promover alterações do estilo de vida de acordo com os resultados.

Hormônio antidiurético (HAD), hormônio arginina-vasopressina

Sangue

O HAD é secretado pela neuro-hipófise e sua principal função fisiológica é a regulação da água corporal. Na desidratação (estado hiperosmolar), a liberação de HAD diminui a excreção de urina, com conservação da água. Além disso, o HAD eleva a PA.

Indicações

- É útil no diagnóstico diferencial de estados poliúricos e hiponatrêmicos
- Auxilia o diagnóstico de diabetes insípido e intoxicação hídrica psicogênica.

Valores de referência

Normais

- < 2,5 pg/mℓ ou < 2,3 pmol/ℓ.

Implicações clínicas

- O *aumento da secreção de HAD* está associado às seguintes condições:
  - Síndrome de SIHAD (em relação à osmolalidade plasmática)
  - Produção ectópica de HAD (neoplasia sistêmica)
  - Diabetes insípido nefrogênico
  - Porfiria intermitente aguda (PIA)

- Síndrome de Guillain-Barré
- Tumor encefálico, doenças, lesão, neurocirurgia
- Doenças pulmonares (tuberculose)

- A *diminuição da secreção de HAD* ocorre nas seguintes condições:
  - Diabetes insípido central (hipotalâmico ou neurogênico)
  - Polidipsia psicogênica (intoxicação hídrica)
  - Síndrome nefrótica.

Fatores interferentes

- A administração recente de radioisótopos produz resultados falsos
- Muitos fármacos afetam os resultados (p. ex., diuréticos tiazídicos, hipoglicemiantes orais e narcóticos).

Procedimento

- Coletar amostras de sangue venoso (5 mℓ) em tubos pré-resfriados e colocar no gelo. É necessário usar plasma, com EDTA como anticoagulante. Observar as precauções-padrão. Colocar a amostra em embalagem para transporte de amostras biológicas
- Cuidar para que o cliente esteja em posição sentada e calmo durante a coleta de sangue.

Intervenções de enfermagem

► *Antes da realização do exame*

- Explicar os objetivos e o procedimento do teste
- Incentivar o relaxamento antes e durante o procedimento de coleta de sangue
- Seguir as orientações do Capítulo 1 sobre cuidados antes da realização do exame seguros, efetivos e esclarecidos.

► *Após a realização do exame*

- Retomar as atividades normais
- Interpretar os resultados do teste e aconselhar apropriadamente em relação a distúrbios de concentração urinária e poliúria
- Seguir as orientações do Capítulo 1 sobre cuidados após a realização do exame seguros, efetivos e esclarecidos.

Hormônio foliculoestimulante (FSH), hormônio luteinizante (LH)

Sangue

Esse exame mede o nível dos hormônios gonadotrópicos FSH e LH (produzidos e armazenados na hipófise) para verificar se uma insuficiência gonadal tem origem primária ou é causada por estimulação insuficiente pelos hormônios hipofisários.

Indicações

- Avaliação de FSH e de insuficiência ovariana ou testicular primária
- Dosagem de FSH e LH em crianças com problemas endócrinos relacionados à puberdade precoce
- Apoio a outras avaliações da causa de hipotireoidismo (em mulheres) e de disfunção endócrina (em homens).

Valores de referência

Normais

Níveis de LH e FSH

	LH		FSH	
	(mUI/ℓ) ou	(UI/ℓ)	(mUI/ℓ) ou	(UI/ℓ)
Mulheres				
Fase folicular	1,37 a 9,9	1,37 a 9,9	1,68 a 15	1,68 a 15
Pico ovulatório	6,17 a 17,2	6,17 a 17,2	21,9 a 56,6	21,9 a 56,6
Fase lútea	1,09 a 9,2	1,09 a 9,2	0,61 a 16,3	0,61 a 16,3
Após a menopausa	19,3 a 100,6	19,3 a 100,6	14,2 a 52,3	14,2 a 52,3
Homens	1,42 a 15,4	1,42 a 15,4	1,24 a 7,8	1,24 a 7,8

Nota: consultar o laboratório a respeito dos valores de referência em lactentes e crianças.
Os valores normais variam com o método de teste e as unidades usadas.

Implicações clínicas

- A *diminuição dos níveis de FSH* ocorre em casos de tumores ovarianos feminizantes ou masculinizantes quando a produção é inibida por aumento de estrogênios, insuficiência hipofisária ou hipotalâmica, neoplasia dos testículos ou das suprarrenais que secretam estrogênios ou androgênios, hemocromatose e doença policística do ovário
- O *aumento dos níveis de FHS* ocorre em casos de síndrome de Turner (*i. e.*, disgenesia ovariana), hipopituitarismo, puberdade precoce (idiopática), síndrome de Klinefelter, síndrome de Sheehan e castração
- O *aumento dos níveis de FSH e LH* ocorre em casos de hipogonadismo, insuficiência gonadal, síndrome de feminização testicular completa, ausência de testículos (anorquia) e menopausa
- A *diminuição imprópria dos níveis de FSH e LH* ocorre na insuficiência hipofisária ou hipotalâmica. (Com frequência, FSH e LH estão dentro dos limites de referência, mas são impropriamente baixos para a perda de *feedback* negativo de esteroides gonadais.)

Fatores interferentes

- Alguns medicamentos, como testosterona, estrogênios e anovulatórios orais podem causar resultados falso-negativos dos níveis de FSH
- Hemólise da amostra de sangue
- Gravidez.

Procedimento

- Coletar uma amostra de 5 mℓ de soro sanguíneo em tubo de tampa vermelha
- No caso de mulheres, anotar no formulário do laboratório a data da última menstruação (DUM)
- Pode ser necessário coletar várias amostras de sangue em razão da liberação episódica de FHS e LH.

Intervenções de enfermagem

▶ *Antes da realização do exame*

- Avaliar a adesão e os conhecimentos do cliente antes de explicar o objetivo e o procedimento do exame.

► ***Durante a realização do exame***

- A exatidão dos resultados depende da coleta e da identificação apropriadas. Incluir a DUM.

► ***Após a realização do exame***

- Avaliar o resultado e aconselhar e apoiar o cliente conforme apropriado para a disfunção hipofisária.

Imagem do esvaziamento gástrico

Exame de medicina nuclear, exame por imagem GI

O exame requer a administração de um radiofármaco oral, na forma líquida ou sólida (misturado com ovos ou mingau de aveia), a adultos e crianças para avaliar distúrbios da motilidade gástrica e a clientes com náuseas, vômitos, diarreia e cólica abdominal inexplicados.

Indicações

- Avaliação de distúrbios mecânicos e não mecânicos da motilidade gástrica. Os distúrbios mecânicos incluem úlceras pépticas, cirurgia gástrica, traumatismo e câncer. Os distúrbios não mecânicos incluem diabetes, uremia, anorexia nervosa, algumas drogas (p. ex., opiáceos) e distúrbios neurológicos
- Avaliação do esvaziamento gástrico
- Avaliação de clientes com diabetes e sinais/sintomas de náuseas, vômitos e saciedade precoce
- Monitoramento da resposta à farmacoterapia (p. ex., metoclopramida).

Valores de referência

Normal

- O tempo de esvaziamento de metade da refeição de prova é de 45 a 110 minutos para sólidos e 10 a 65 minutos para líquidos, dependendo da normalização da técnica específica e do tipo de equipamento de imagem usado.

Implicações clínicas

- O esvaziamento lento ou tardio costuma ser observado em casos de úlcera péptica, diabetes ou distúrbios do músculo liso e após radioterapia
- Com frequência, a aceleração do esvaziamento é observada na síndrome de Zollinger-Ellison, em algumas síndromes de má absorção e após cirurgia gástrica ou duodenal.

Fatores interferentes

- A administração de alguns medicamentos (p. ex., gastrina, CCK) interferem com o esvaziamento.

Procedimento

- Esse procedimento pode ser realizado em duas fases
- O cliente em jejum ingere a fase sólida (enxofre coloidal marcado com ^{99m}Tc, geralmente em ovos mexidos ou mingau de aveia) seguida (se houver prescrição de duas fases) pela fase líquida (^{111}In-DTPA em 300 mℓ de água)
- O exame de imagem é realizado imediatamente após a ingestão do alimento
- As imagens subsequentes são obtidas nas próximas 2 horas
- Calcula-se o meio tempo de esvaziamento gástrico das fases líquida e sólida.

Intervenções de enfermagem

► *Antes da realização do exame*

- Explicar o objetivo, o procedimento, os benefícios e os riscos do exame de esvaziamento gástrico
- Avaliar se houve administração recente de medicamentos
- É necessário jejum de 8 horas em clientes adultos para obter imagem do esvaziamento.

► *Durante a realização do exame*

- Assegurar ao cliente ou aos pais que o exame está prosseguindo normalmente. Permitir que os pais auxiliem na alimentação oral de lactentes ou crianças pequenas
- A gravidez é uma contraindicação a esse procedimento.

► *Após a realização do exame*

- Avaliar o resultado e aconselhar o cliente apropriadamente em relação a outros exames e possível tratamento (p. ex., medicamentos).

Imagem do fluxo sanguíneo encefálico

Exames de medicina nuclear, imagem neurológica

O exame por imagem usa vários diferentes radiofármacos que podem atravessar a BHE e fornecer informações sobre a perfusão e a função encefálicas.

Indicações

- Investigação de AVC, demência, abscesso, transtornos convulsivos, doença de Alzheimer, doença de Huntington, epilepsia, doença de Parkinson e esquizofrenia
- Detecção de traumatismo e tumores encefálicos em adultos e crianças
- Constatação de morte encefálica por documentação de ausência de perfusão intracerebral
- Investigação de encefalite em adultos e crianças
- Confirmação da existência ou não de fluxo sanguíneo intracraniano
- Investigação de crianças com hidrocefalia, localização de focos epilépticos, avaliação de atividade metabólica e avaliação de distúrbios do desenvolvimento infantil
- Investigação de adultos com demência de início precoce nos quais é possível um diagnóstico de hidrocefalia de pressão normal
- Investigação de doenças infecciosas (p. ex., encefalite, doença de Lyme, toxoplasmose, lúpus e linfoma do SNC) e transtornos psiquiátricos.

Valores de referência

Normais

- Fluxo sanguíneo extracraniano e intracraniano normal; distribuição normal e simétrica, com captação mais intensa na substância cinzenta, núcleos da base, tálamo e córtex periférico; e menor atividade na substância branca central e nos ventrículos.

Implicações clínicas

- Há diminuição anormal da distribuição de radionuclídeos em algumas doenças encefálicas (p. ex., doença de Alzheimer, demência), transtornos convulsivos, epilepsia, doença de Parkinson, transtornos mentais e AVC ou acidente vascular encefálico (AVE) recente
- O fluxo sanguíneo cerebral na vigência de morte encefálica mostra uma imagem distinta em que não há captação de marcador na artéria cerebral anterior ou média ou no hemisfério cerebral e há captação no couro cabeludo.

Fatores interferentes

- Qualquer movimento do cliente (p. ex., tosse, movimentação da perna) pode alterar o alinhamento cerebral, bem como a reação súbita a ruídos altos
- A sedação pode afetar a atividade encefálica.

Procedimento

- Injeta-se por via intravenosa o radionuclídeo bicisato marcado com ^{99m}Tc (ECD) ou exametazima marcada com ^{99m}Tc, e o exame por imagem geralmente começa dentro de 30 minutos após a administração e leva cerca de 1 hora
- Com o cliente em decúbito dorsal, imagens por SPECT são obtidas ao redor da circunferência cefálica.

Intervenções de enfermagem

► *Antes da realização do exame*

- Explicar o objetivo e o procedimento do exame por imagem do encéfalo
- Como o alinhamento preciso da cabeça é fundamental, aconselhar o cliente a permanecer em silêncio e imóvel.

► *Durante a realização do exame*

- Oferecer apoio e assegurar ao cliente que o exame está prosseguindo normalmente.

► *Após a realização do exame*

- Avaliar os resultados e aconselhar o cliente apropriadamente em relação a outros exames e possíveis tratamentos
- Monitorar o local de injeção intravenosa para verificar se há infecção, extravasamento ou hematoma.

Imunoglobulinas | IgG, IgA e IgM

Sangue, distúrbios imunes

As dosagens de imunoglobulinas IgG, IgA e IgM conseguem detectar e monitorar gamopatias monoclonais e imunodeficiências. Muitas vezes, esse exame é solicitado com a eletroforese de proteínas do soro (EPS). A banda de gamaglobulina observada na EPS convencional é constituída por cinco imunoglobulinas. No soro normal, cerca de 80% (SI = 0,80) são IgG, 15% (SI = 0,15) são IgA e 5% (SI = 0,05) pertencem à classe da IgM. Há somente traços de IgD e IgE.

Indicações

- Investigação da suspeita de mieloma múltiplo e outrous distúrbios mieloproliferativos
- Avaliação de história pregressa de infecções repetidas, como pode ocorrer nas deficiências congênitas
- Monitoramento da efetividade do tratamento por exames repetidos.

Valores de referência

Normais

Com base na nefelometria, os níveis normais de imunoglobulinas para homens e mulheres a partir de 18 anos são:

- IgG: 500 a 1.500 mg/dℓ ou 5,0 a 15,0 g/ℓ
- IgA: 100 a 490 mg/dℓ ou 1,0 a 4,9 g/ℓ

- IgM: 50 a 300 mg/dℓ ou 0,5 a 3,0 g/ℓ
- IgE: < 100 UI/mℓ ou < 100 kU/ℓ
- IgD: < 3 U/mℓ ou < 3 kU/ℓ.

IgG total (homens e mulheres)

- 0 a 4 meses: 141 a 930 mg/dℓ ou 1,4 a 9,3 g/ℓ
- 5 a 8 meses: 250 a 1.190 mg/dℓ ou 2,5 a 11,9 g/ℓ
- 9 a 11 meses: 320 a 1.250 mg/dℓ ou 3,2 a 12,5 g/ℓ
- 1 a 3 anos: 400 a 1.250 mg/dℓ ou 4,0 a 12,5 g/ℓ
- 4 a 6 anos: 560 a 1.308 mg/dℓ ou 5,6 a 13,0 g/ℓ
- 7 a 9 anos: 598 a 1.379 mg/dℓ ou 5,9 a 13,7 g/ℓ
- 10 a 12 anos: 638 a 1.453 mg/dℓ ou 6,3 a 14,5 g/ℓ
- 13 a 15 anos: 680 a 1.531 mg/dℓ ou 6,8 a 15,3 g/ℓ
- 16 a 17 anos: 724 a 1.611 mg/dℓ ou 7,2 a 16,1 g/ℓ
- > 18 anos: 700 a 1.500 mg/dℓ ou 7,0 a 15,0 g/ℓ.

IgA (homens e mulheres)

- 0 a 4 meses: 5 a 64 mg/dℓ ou 0,05 a 0,64 g/ℓ
- 5 a 8 meses: 10 a 87 mg/dℓ ou 0,10 a 0,87 g/ℓ
- 9 a 14 meses: 17 a 94 mg/dℓ ou 0,17 a 0,94 g/ℓ
- 15 a 23 meses: 22 a 178 mg/dℓ ou 0,22 a 1,7 g/ℓ
- 2 a 3 anos: 24 a 192 mg/dℓ ou 0,24 a 1,9 g/ℓ
- 4 a 6 anos: 26 a 232 mg/dℓ ou 0,26 a 2,3 g/ℓ
- 7 a 9 anos: 33 a 258 mg/dℓ ou 0,33 a 2,5 g/ℓ
- 10 a 12 anos: 45 a 285 mg/dℓ ou 0,45 a 2,8 g/ℓ
- 13 a 15 anos: 47 a 317 mg/dℓ ou 0,47 a 3,1 g/ℓ
- 16 a 17 anos: 55 a 377 mg/dℓ ou 0,55 a 3,7 g/ℓ
- > 18 anos: 60 a 400 mg/dℓ ou 0,60 a 4,0 g/ℓ.

IgM (homens e mulheres)

- 0 a 4 meses: 14 a 142 mg/dℓ ou 0,1 a 1,4 g/ℓ
- 5 a 8 meses: 24 a 167 mg/dℓ ou 0,2 a 1,6 g/ℓ
- 9 a 23 meses: 35 a 242 mg/dℓ ou 0,3 a 2,4 g/ℓ
- 2 a 3 anos: 41 a 242 mg/dℓ ou 0,4 a 2,4 g/ℓ
- 4 a 17 anos: 56 a 242 mg/dℓ or 0,5 a 2,4 g/ℓ
- > 18 anos: 60 a 300 mg/dℓ or 0,6 a 3,0 g/ℓ.

IgE (homens e mulheres)

- 0 a 12 meses: < 15 UI/mℓ ou < 15 kUI/ℓ
- 1 a 5 anos: < 60 UI/mℓ ou < 60 kUI/ℓ
- 6 a 9 anos: < 90 UI/mℓ ou < 90 kUI/ℓ
- 10 a 16 anos: < 200 UI/mℓ ou < 200 kUI/ℓ
- > 16 anos: < 100 UI/mℓ ou < 100 kUI/ℓ.

IgD (homens e mulheres)

- Todas as idades: < 3 U/mℓ ou < 3 kU/ℓ.

Implicações clínicas | IgG

- *Os níveis de IgG aumentam* em casos de infecções de todos os tipos, hiperimunização, hepatopatia, desnutrição (grave), disproteinemia, doença associada a hipersensibilidade granulomatosa, distúrbios dermatológicos, mieloma secretor de IgG e artrite reumatoide
- *Os níveis de IgG diminuem* em casos de agamaglobulinemia, aplasia linfoide, deficiência seletiva de IgG ou IgA, mieloma secretor de IgA, proteinúria de Bence Jones e leucemia linfoblástica crônica.

Implicações clínicas: IgA

- *Os níveis de IgA aumentam* em casos de hepatopatias não alcoólicas crônicas, cirrose biliar primária (CBP), icterícia obstrutiva, diversas condições que afetam as mucosas, durante a prática de exercício, etilismo e infecções subagudaa e crônicas
- *Os níveis de IgA diminuem* em casos de ataxia-telangiectasia, doença sinopulmonar crônica, defeitos congênitos, gravidez avançada, exposição prolongada ao benzeno, terapia imunossupressora e gastrenteropatias com perda de proteínas.

Alerta clínico

- Pessoas com deficiência de IgA são predispostas a distúrbios autoimunes e podem desenvolver anticorpos contra IgA, com possível anafilaxia se receberem transfusão de sangue que contenha IgA.

Implicações clínicas | IgM

- *Os níveis de IgM aumentam* em adultos com macroglobulinemia de Waldenström, tripanossomíase, actinomicose, doença de Carrion (ou seja, bartonelose), malária, MI, LES, artrite reumatoide e disgamaglobulinemia (alguns casos)
- *Os níveis de IgM diminuem* em casos de agamaglobulinemia, distúrbios linfoproliferativos (alguns casos), aplasia linfoide, mieloma secretor de IgG e IgA, disgamaglobulinemia e leucemia linfoblástica crônica.

Alerta clínico

- Em recém-nascidos, o nível de IgM acima de 20 mg/dℓ indica estimulação intrauterina do sistema imune pelo vírus da rubéola e infecção por CMV, sífilis ou toxoplasmose.

Procedimento

- Em adulto, coleta-se uma amostra de soro (5 mℓ) por punção venosa em tubo de tampa vermelha
- Caso o exame seja solicitado para uma criança, uma amostra de 2 a 3 mℓ de sangue venoso deve ser suficiente para realização de nefelometria.

Intervenções de enfermagem

▸ ***Antes da realização do exame***

- Explicar que a análise quantitativa de imunoglobulinas é um método de rastreamento para avaliação da imunocompetência e obtenção de valores para referência
- Explicar que, dependendo dos resultados, podem ser necessários exames de confirmação, como a EPS ou a eletroforese de imunofixação (EIF).

▸ ***Após a realização do exame***

- Avaliar os resultados do exame e aconselhar o cliente apropriadamente.

Intoxicação alimentar

Fezes

Esses exames são usados para detectar o patógeno responsável pela intoxicação alimentar ou, em alguns casos, os fatores que contribuem para doenças neuroparalíticas.

Indicações

- Identificação de microrganismos patogênicos e toxinas em distúrbios GI (toxina emética com vômito e enterotoxina com diarreia)
- Avaliação da causa de diarreia infecciosa
- Avaliação da causa de doenças neuroparalíticas (p. ex., síndrome de Guillain-Barré ou botulismo do lactente).

Valores de referência

Normais

- Cultura negativa por sonda de DNA para *Bacillus cereus*, *Clostridium perfringens* do tipo A, *Clostridium botulinum*, *Staphylococcus aureus*, *Campylobacter jejuni*, *Escherichia coli* e *Salmonella*.

Implicações clínicas

- As culturas positivas para esses patógenos são compatíveis com intoxicação alimentar
- *Clostridium botulinum* foi apontado como causa do botulismo do lactente e está associado à ingestão de terra ou de mel, que podem conter esporos de *C. botulinum*
- *Campylobacter jejuni* é um fator que contribui para a síndrome de Guillain-Barré.

Procedimento

- Coletar amostras de fezes (25 a 50 g) para cultura. Ver detalhes no Capítulo 2
- Também se podem testar amostras de alimentos suspeitos (p. ex., carne contaminada, arroz frito não refrigerado quando o cliente tem sinais/sintomas de vômito, e aves ou purê de batatas quando o cliente tem diarreia)
- Refrigerar a amostra em recipientes limpos, lacrados e à prova de vazamento
- Se houver previsão de demora superior a 2 horas, a amostra deve ser colocada em meio de transporte de Gary-Blair.

Intervenções de enfermagem

▶ *Antes da realização do exame*

- Explicar o objetivo e o procedimento para diagnóstico de intoxicação alimentar
- Verificar se há história de ingestão recente de alimentos malcozidos que não foram mantidos aquecidos (p. ex., batatas assadas embrulhadas em papel alumínio mantidas em temperatura ambiente, cebolas *sautée* ou molho de queijo) e acompanhados por sinais/sintomas de diarreia ou vômitos.

▶ *Após a realização do exame*

- Interpretar os resultados do exame
- Monitorar o tratamento medicamentoso prescrito (p. ex., vancomicina, eritromicina).

Alerta clínico

- Monitorar a iminência de insuficiência respiratória em clientes com diagnóstico de botulismo. Pode ser necessária ventilação mecânica
- Administrar antitoxina em momento oportuno para minimizar a lesão neural subsequente.

Laparoscopia | Pelviscopia; peritonioscopia

Exame de imagem endoscópica, procedimento intervencionista ginecológico

Esses procedimentos minimamente invasivos possibilitam o exame da cavidade intra-abdominal (curvatura maior do estômago ou fígado) e da cavidade e dos órgãos pélvicos e a coleta de amostras de tecido.

Indicações

- Peritonioscopia: avaliação de hepatopatia; biopsia hepática quando o fígado é muito pequeno, quando a biopsia hepática prévia é insatisfatória e quando não for possível palpar apropriadamente o fígado antes de uma biopsia hepática convencional (evita a necessidade de biopsia hepática às cegas); avaliação de hipertensão porta, ascite inexplicada, carcinoma ovariano, estadiamento de linfomas ou avaliação de outras massas abdominais
- Laparoscopia: avaliação de tumores avançados no tórax, no estômago, no pâncreas, no endométrio ou no reto
- Pelviscopia: laparoscopia ginecológica; diagnóstico de cistos, aderências, liomiomas, neoplasias malignas, processo inflamatório e infecções
- Avaliação de infertilidade
- Laqueadura tubária e tratamento com *laser* de endometriose.

Valores de referência

Normais

- Ginecológico: útero, ovários e tubas uterinas de tamanho, formato e aspecto normais
- Intra-abdominal: fígado, VB, baço e curvatura maior do estômago com tamanho, formato e aspecto normais.

Implicações clínicas

- Os achados pélvicos anormais incluem evidências de endometriose, cistos de ovário, DIP, carcinoma, metástases, liomiomas uterinos, abscessos, hidrossalpinge (dilatação das tubas uterinas), gravidez ectópica e infecção
- Aderências, ascite, cirrose, nódulos hepáticos (com frequência um sinal de câncer), ingurgitamento da vasculatura (hipertensão porta).

Procedimento

- Os protocolos para cirurgia local, vertebral ou geral são seguidos. As punções são realizadas perto do umbigo e em outras áreas, de modo que o laparoscópio e outros instrumentos possam avaliar o local operatório
- O dióxido de carbono ou a solução de irrigação não condutora (p. ex., glicerina) introduzidos na cavidade "empurram" órgãos e tecidos e melhoram a visualização e o acesso
- Os locais de acesso são fechados com alguns pontos de sutura ou Steri-Strips® e coloca-se um pequeno curativo adesivo sobre o local.

Intervenções de enfermagem

▶ *Antes da realização do exame*

- Explicar o objetivo e o procedimento do exame; avaliar o conhecimento do cliente.

Alerta clínico

- O cliente precisa estar em jejum desde a meia-noite, exceto se houver orientação em contrário. Realizar preparo intestinal, se prescrito (enema e/ou supositório).

► ***Durante a realização do exame***
- Posicionar o cliente apropriadamente
- Administrar fármacos e soluções, conforme necessário.

► ***Após a realização do exame***
- Recuperar o cliente de acordo com os protocolos. Incluir verificações frequentes dos sinais vitais e das feridas
- Administrar analgésicos quando necessário/prescrito. Informar ao cliente que ele pode sentir desconforto no ombro ou na região abdominal por alguns dias (em virtude dos resíduos de CO_2 na cavidade abdominal); posição semi-Fowler e analgésicos orais leves podem reduzir o desconforto
- Observar se há hemorragia, perfuração intestinal ou vesical ou infecção
- Se o cateter vesical tiver sido removido, avaliar a micção pós-operatória no decorrer de 8 horas.

Alerta clínico

- Esses procedimentos são contraindicados para pessoas com carcinomas abdominais avançados, doença respiratória ou cardíaca grave, obstrução intestinal, massa abdominal palpável, hérnia volumosa, tuberculose ou história pregressa de peritonite
- O procedimento pode ser interrompido no caso de hemorragia maciça ou evidências de malignidade
- Estar atento para sinais pós-operatórios de perfuração vesical ou intestinal, hemorragia ou infecção.

Lavagem ductal, índice de Gail de câncer de mama

Mamas, mamilos, ductos lactíferos

A lavagem ductal coleta células dos ductos lactíferos da papila, onde surge a maioria dos cânceres de mama. A observação de células anormais ao exame citológico é uma indicação de maior risco de câncer de mama. Um modelo estatístico calcula o índice de Gail, pontuação que indica o risco de desenvolver câncer de mama nos próximos 5 anos. O índice de Gail baseia-se em fatores de risco (p. ex., idade da menarca, idade por ocasião do parto do primeiro filho nascido vivo, número de biopsias anteriores e número de parentes em primeiro grau com câncer de mama).

Indicações

- Avaliação do risco de câncer de mama
- Vigilância contínua.

Valores de referência

Normais

- Ausência de células atípicas ou anormais
- Índice de Gail < 1,7.

Implicações clínicas

- Hiperplasia atípica
- Doença mamária proliferativa
- Aumento do risco de câncer de mama.

Procedimento

- Aplicar creme anestésico local à área do mamilo com auxílio de um *kit* especial. Um dispositivo de sucção aspira pequenas amostras de gotículas de líquido dos ductos lactíferos para a superfície do mamilo. Essas gotículas mostram a abertura natural desses ductos na superfície do mamilo
- Introduz-se um cateter muito fino (capilar) no ducto periareolar, administra-se anestésico local no ducto e irriga-se com solução salina para separar as células
- A amostra é colocada em recipiente coletor especial e enviada para exame em embalagem para transporte de amostras biológicas.

Intervenções de enfermagem

► *Antes da realização do exame*

- Explicar o objetivo, o procedimento, os benefícios e os riscos da lavagem
- Descrever sensações que podem ocorrer; sensações de dilatação, pinçamento e tração delicada da mama, desconfortáveis, mas geralmente não dolorosas.

► *Após a realização do exame*

- Interpretar os resultados do exane e orientar apropriadamente em relação ao acompanhamento, monitoramento rigoroso e farmacoterapia preventiva (p. ex., tamoxifeno e novos medicamentos anticâncer)
- Interpretar os resultados do teste em conjunto com a mamografia e o exame físico.

LEEP | Excisão eletrocirúrgica por alça, biopsia em cone, conização do colo do útero

Biopsia de tecido do colo uterino

- Esses procedimentos são realizados como acompanhamento de anormalidades no Pap e achados à colposcopia, bem como para investigar lesões intraepiteliais escamosas (LIE).

Indicações

- Exclusão de câncer invasivo
- Avaliação da extensão de lesões não invasivas
- Tratamento (LEEP e conização) e remoção de displasia cervical anormal, com base no tamanho, na distribuição e no grau da lesão
- Avaliação da ausência de correlação entre o Pap, a biopsia prévia ou a colposcopia.

Valores de referência

Normais

- Células cervicais normais, que se achatam quando crescem.

Implicações clínicas

Os achados anormais incluem displasia e câncer invasivo nas partes profundas do colo.

Procedimento

- Os pés da cliente são colocados sobre estribos e o espéculo é introduzido. Anestesia local do colo do útero e aplicação de solução fraca de vinagre (ácido acético) ou iodo, dependendo do tipo de procedimento
- Nos procedimentos de LEEP, introduz-se uma alça fina com corrente de alta frequência especial para retirar um pequeno fragmento de tecido cervical. Pode-se aplicar uma pasta no colo para reduzir o sangramento. Isso provoca corrimento vaginal escuro
- Um dos procedimentos pode ser a aplicação de *laser* ou uma biopsia em cone.

Alerta clínico

- As complicações incluem hemorragia maciça, cólica intensa, infecção e incisão ou queimadura acidental do tecido normal
- A estenose do colo do úetro é um efeito indesejado desse procedimento.

Intervenções de enfermagem

▶ *Antes da realização do exame*

- Explicar o objetivo, o procedimento e o equipamento usados nos procedimentos
- Oferecer apoio e instituir medidas para aliviar o medo e a ansiedade em relação ao possível diagnóstico de câncer do colo do útero.

▶ *Após a realização do exame*

- Instruir a cliente a procurar o médico se houver sangramento intenso ou vermelho-vivo ou ainda coágulos, febre, calafrios, dor contínua, dor abdominal intensa (não aliviada por analgésicos), corrimento fétido ou edema incomum.

Linfócitos T CD4/CD8 | Linfócitos auxiliares e supressores e razão CD4/CD8

Sangue para avaliação de alteração da imunidade

A análise do subgrupo de linfócitos T é um marcador de superfície dos linfócitos T auxiliares e linfócitos T supressores e é usada na avaliação clínica de dois principais estados mórbidos (leucemia linfoproliferativa e linfoma) e em estados de imunodeficiência (HIV e transplante de órgãos).

Indicações

- Monitoramento da contagem de linfócitos CD4
- Monitoramento da efetividade do tratamento por verificação repetida dos níveis de linfócitos CD4
- Avaliação de imunodeficiências
- Avaliação da ameaça de rejeição de órgão ou infecção do hospedeiro em clientes com transplante
- Os clientes positivos para HIV devem ser submetidos a teste a intervalos de 3 a 6 meses para monitorar o nível de linfócitos T CD4.

Valores de referência

Normais

	Porcentagem	Contagem absoluta (células/μℓ)	Unidades SI ($10^9/\ell$)
Linfócitos T totais (CD3)	60 a 80	3.500 ± 600	3,5 ± 0,60
Linfócitos T auxiliares (CD4)	30 a 60	1.700 ± 300	1,7 ± 0,30
Linfócitos T supressores (CD8)	20 a 40	1.600 ± 150	1,6 ± 0,15
Células B totais	5 a 20	200 ± 100	0,2 ± 0,10
Razão células auxiliares/supressoras	> 1,0		

Implicações clínicas

- Quando a contagem de células CD4 cai abaixo de $500/mm^3$, pode-se diagnosticar AIDS e iniciar tratamento com esquemas de múltiplos fármacos contra HIV, que incluem nucleosídios inibidores da transcriptase reversa (p. ex., zidovudina, entricitabina, tenofovir), inibidores da protease (p. ex., lopinavir e ritonavir), inibidores da integrase (p. ex., raltegravir) e inibidores da entrada viral (p. ex., maraviroque)
- Quando a contagem de CD4 é $< 200/mm^3$, recomenda-se profilaxia contra pneumonia por *Pneumocystis carinii* (p. ex., com sulfametoxazol-trimetoprima).

Procedimento

- Coletar uma amostra de 7 mℓ de sangue venoso em tubo de tampa roxa.

Intervenções de enfermagem

▶ ***Antes da realização do exame***

- Explicar o objetivo e o procedimento do exame.

▶ ***Após a realização o do exame***

- Avaliar os resultados para o cliente e orientar apropriadamente.

Localização de linfonodo sentinela antes da biopsia (mama, melanoma)

Exames especiais pré-biopsia (linfocintigrafia, exame de medicina nuclear), sonda com radiação gama nuclear e/ou corante azul

O conceito de idenificação e localização de um ou mais linfonodos sentinelas antes da biopsia é que esses linfonodos recebem a drenagem linfática inicial e são os primeiros filtros para retirada de células metastáticas; assim, se esse linfonodo sentinela não apresentar doença, os demais linfonodos também não terão doença. São usados três métodos: linfocintigrafia (pré-operatória), localização de sonda nuclear (intraoperatória) e injeção de corante azul (intraoperatória).

Indicações

Cintigrafia linfática, linfocintigrafia

- Detecção de metástase
- Mapeamento de todos os linfonodos sentinelas
- Estadiamento e monitoramento de câncer (p. ex., melanoma, mama, cabeça, pescoço e pele).

Detector de radiação gama (nuclear)

- Detecção da maioria dos linfonodos sentinelas
- Confirmação auditiva.

Corante azul

- O corante possibilita a confirmação visual dos linfonodos
- Mapeamento da rota do tumor (a urina torna-se azul e a pele também é tingida).

Alerta clínico

- A dissecção completa dos linfonodos só é realizada quando o linfonodo sentinela for positivo.

Valores de referência

Normais

- Não há evidências de atividade tumoral; não há obstrução da drenagem linfática
- Linfonodo sentinela: negativo; linfonodos simétricos.

Implicações clínicas

- Os achados anormais mostram os linfonodos metastáticos e as vias de disseminação
- A assimetria pode indicar obstrução ao fluxo linfático.

Procedimento

Cintigrafia linfática, linfocintigrafia

- No caso da mama, injetar o radiofármaco (maior volume) no tecido subcutâneo da mama, adjacente ao local de suspeita de tumor de mama. (No caso de linfedema, injeta-se nas membranas interdigitais das mãos e dos pés)
- No caso de melanoma, administrar quatro a seis injeções intradérmicas ao redor do tumor ou do local de excisão, evitando áreas de tecido cicatricial
- Realizar cintigrafia imediata, com o cliente na posição esperada durante a cirurgia.

Detector de radiação nuclear (gama) (que produz som)

- Um radiofármaco administrado anteriormente e o detector de radiação gama sonoro permitem detectar linfonodos e são usados para determinar onde podem ser feitas as incisões iniciais. Dos três procedimentos, a sonda é o mais sensível.

Corante azul (não visível externamente)

- Administra-se a injeção nos pés entre os dedos e nas mãos entre o segundo e o terceiro dedos.

Alerta clínico

- Pode haver reação alérgica ao corante. Esse tipo de reação não tem relação com alergia a frutos do mar.

Intervenções de enfermagem

► ***Antes da realização do exame***

- Explicar o objetivo do procedimento de identificação do linfonodo sentinela

- Reconhecer o medo e a ansiedade relacionados aos resultados do exame na doença metastática
- Informar ao cliente que se o linfonodo sentinela for positivo, geralmente é realizada dissecção completa do linfonodo e, logo depois, cirurgia.

► *Durante a realização do exame*

- De modo geral, não há prescrição de sedação nem de analgesia
- O local dos linfonodos é marcado com caneta indelével
- Apoiar, ajudar no posicionamento e assegurar ao cliente que o exame está prosseguindo conforme o esperado.

► *Após a realização do exame*

- Monitorar o local da injeção (mama, dedos dos pés e das mãos ou ao redor do local de excisão do tumor). Verificar sinais de inflamação ou sangramento
- Se houver cirurgia planejada, preparar o cliente de acordo com o protocolo estabelecido
- Administrar analgésicos para os procedimentos pré-biopsia.

Mamografia | Radiografia da mama, rastreamento por mamografia, mamografia diagnóstica

Radiografia e biopsias de mama guiadas por radiografia

A mamografia é um exame por raios X dos tecidos moles das mamas que detecta pequenas anormalidades possivelmente indicativas de câncer. A confirmação do diagnóstico de câncer é feita por biopsia. O diagnóstico por mamografia baseia-se no aspecto radiológico de estruturas anatômicas macroscópicas.

Indicações

- Avaliação em casos de tumoração mamária conhecida ou suspeita, endurecimento da pele ("em casca de laranja"), retração cutânea, alterações do mamilo, secreção mamilar ou dor mamária
- Rastreamento de câncer de mama impalpável em todas as mulheres com mais de 35 a 40 anos, mulheres mais jovens sob alto risco (história familiar) ou naquelas com história pregressa de câncer de mama
- Rastreamento de mulheres de qualquer idade com marcadores genéticos para suscetibilidade ao câncer de mama (BRCA1 e/ou BRCA2)
- Orientação da agulha para biopsia
- Exame de mama "nodular", mama pendular (difícil de examinar) e mama oposta depois de mastectomia
- Avaliação de adenocarcinoma de origem indeterminada
- Avaliação após biopsias de mama prévias.

Valores de referência

Normais

- Tecido mamário essencialmente normal. A calcificação, se presente, deve estar distribuída uniformemente; ductos normais com estreitamento gradual de ramos dos sistemas ductais.

Implicações clínicas

- As lesões benignas tendem a deslocar o tecido mamário à medida que se expandem, enquanto as lesões malignas podem invadir o tecido mamário adjacente

- Achados anormais são abscessos, calcificações, cistos, tumores ou massas. A massa benigna costuma ser redonda e uniforme, com margens bem-definidas; se houver calcificação, geralmente é grosseira. De modo geral, massa cancerosa na mama tem formato irregular com extensão para o tecido adjacente; há aumento do número de vasos sanguíneos; e observam-se sinais secundários de câncer de mama
- As calcificações encontradas no tumor maligno (carcinoma ductal) ou no tecido adjacente (carcinoma lobular) são descritas como inúmeras calcificações pontilhadas, semelhantes a finos grãos de sal, ou calcificações semelhantes a bastões, finas, ramificadas e curvilíneas
- A probabilidade de malignidade aumenta com o número de calcificações em um foco. Entretanto, pode haver um foco com apenas três calcificações, sobretudo se tiverem formato ou tamanho irregular, no câncer
- Os padrões parenquimatosos típicos são: N_1, normal; P_1, proeminência ductal leve em menos de um quarto da mama; P_2, proeminência ductal acentuada; e DY, displasia (alguns profissionais acreditam que a portadora de displasia é 22 vezes mais propensa a desenvolver câncer de mama do que a pessoa com resultados normais)
- A mamografia contrastada (ductografia, galactografia) é útil para diagnóstico de papilomas intraductais. A injeção no ducto mamário é usada quando o exame citológico do líquido ou da secreção mamária é anormal.

Procedimento

- As mamas são expostas e posicionadas em um dispositivo usado para comprimir o tecido. Essa compressão curta e rigorosa auxilia a observação e também diminui a quantidade de radiação necessária. De modo geral, são obtidas duas imagens de cada mama
- São usados feixes de raios X de baixa energia e aplicados em áreas muito restritas; assim, não há exposição significativa de outras áreas do corpo à radiação. Durante o procedimento, a cliente geralmente fica de pé
- Amostras de tecido podem ser retiradas da mama e radiografadas com técnicas de mamografia especializadas
- A duração do exame geralmente é menor que 30 minutos.

Procedimento | Biopsia por agulha grossa (BAG; core biopsy) estereotáxica guiada por raios X

Administra-se um sedativo ou anestésico local antes do procedimento. A cliente é colocada em decúbito ventral, com as mamas protrusas através de uma abertura em mesa especial. Realizam-se duas imagens mamográficas estereoscópicas, que possibilitam o posicionamento preciso de uma agulha em locais específicos do tecido mamário. Retiram-se várias amostras de tecido porque os tumores têm áreas benignas e malignas. A BAAF usa uma agulha muito fina para aspirar líquido e pequena quantidade de tecido para exame citológico.

A biopsia por agulha grossa (BAG) usa uma agulha maior e oca para extrair amostra cilíndrica de tecido. Depois da biopsia, limpa-se a mama e faz-se um curativo estéril.

Procedimento | Localização da agulha por raios X e biopsia cirúrgica

Esse processo em duas etapas é realizado por radiografia e cirurgia, depois da administração de sedativo e anestésico local – em alguns casos, pode-se usar um anestésico geral. Guiado pelas radiografias da mama, o profissional introduz a agulha, que contém um fio metálico fino. Quando a ponta da agulha chega à extremidade da anormalidade identificada pela radiografia, o fio-guia é liberado e permanece no local até ser retirado pelo cirurgião (guiado pelo fio) junto com uma amostra do tecido anormal. Depois do procedimento, coloca-se um pequeno curativo plástico adesivo.

Intervenções de enfermagem

► *Antes da realização do exame*

- Avaliar as contraindicações ao exame (ou seja, gravidez)
- Explicar o objetivo e o procedimento do exame. A compressão da mama pode causar algum desconforto
- É preciso retirar joias e objetos metálicos da região torácica
- Orientar as clientes a não usar desodorante, talco, perfume nem pomada nas axilas antes da mamografia, pois essas substâncias podem causar um artefato de imagem
- Orientar a cliente a lavar as mamas antes do exame. As clientes se sentem mais à vontade quando usam duas peças de roupa e assim podem retirar com facilidade a parte superior
- Sugerir que as clientes com dor nas mamas evitem o consumo de café, chá, refrigerantes de cola e chocolate nos 5 a 7 dias anteriores à mamografia.

► *Após a realização do exame*

- Avaliar o resultado para a cliente; oferecer apoio e orientação, importantes principalmente se houver achados de câncer de mama
- Os fármacos antiangiogênicos, como os inibidores do fator de crescimento endotelial vascular e do receptor do fator de crescimento epidérmico, foram aprovados recentemente pela FDA para o tratamento de câncer de mama metastático.

Alerta clínico

- As mamografias são comparadas a imagens anteriores para avaliar a possível evolução da doença. É importante que a cliente traga os exames antigos para comparação
- Nos EUA, todos os centros de imagem que fazem mamografia são obrigados a enviar os laudos dentro de 30 dias, caso a mamografia seja normal, ou dentro de 5 dias, caso o exame seja anormal
- A mamografia detecta anormalidades sugestivas de câncer; o diagnóstico real de câncer é feito por biopsia tecidual (apenas uma em cinco biopsias são positivas para câncer)
- Existem vários métodos para obter uma amostra de tecido mamário necessária para o diagnóstico de câncer. Dois deles são a biopsia estereotáxica com agulha grossa e a biopsia cirúrgica.

Manejo farmacoterapêutico

Sangue, urina, saliva, farmacoterapia

O manejo farmacoterapêutico é uma abordagem fidedigna e prática para controle da farmacoterapia satisfatória e atóxica em clientes individuais. A determinação dos níveis dos fármacos é importante principalmente quando há grande possibilidade de intoxicação ou em caso de resposta insatisfatória ou indesejável após o uso de uma dose típica. Possibilita a estimativa mais fácil e rápida das doses apropriadas que a observação dos próprios efeitos do fármaco. No caso de alguns fármacos, o monitoramento costuma ser útil (digoxina, lítio, alguns anticonvulsivantes); no caso de outros, pode ser útil em algumas situações (antibióticos). O nível plasmático de fármaco necessário para controlar os sinais/sintomas do cliente é denominado concentração terapêutica e geralmente é mantido por uma combinação de posologia e intervalo. No estado de equilíbrio dinâmico, os níveis do fármaco estão dentro da janela terapêutica após cada dose. O estado de equilíbrio dinâmico é alcançado após 4 a 5 meias-vidas, quando a taxa de eliminação do fármaco é praticamente igual a sua taxa de administração. O monitoramento periódico minimiza a possibilidade de efeitos colaterais relacionados com a dose. Se o tratamento com um único fármaco não for efetivo, o monitoramento terapêutico possibilita que o médico escolha um fármaco complementar e acompanhe seu efeito sobre o primário. As classes comuns de fármacos monitorados são antibióticos, medicamentos de ação cardíaca, anticonvulsivantes, antipsicóticos e imunossupressores, entre outros.

Definições

- A *janela terapêutica* refere-se ao intervalo desejável de concentrações de fármacos no soro ou no sangue. Quando a concentração do fármaco está dentro da janela terapêutica, é provável que ocorra a resposta farmacológica desejada
- *O nível máximo do fármaco* é a concentração máxima durante um intervalo entre as doses
- *O nível mínimo do fármaco* é o menor nível que ocorre logo antes da administração da próxima dose (usado na maioria dos fármacos)
- *Os níveis tóxicos (valores de alarme ou críticos)* são concentrações acima do intervalo terapêutico e estão associados a um risco aumentado de efeitos tóxicos ou indesejáveis
- *A meia-vida* é o tempo necessário para a diminuição da concentração sérica de um fármaco a 50% da concentração inicial.

Indicações

- Escolha ou ajuste da posologia do fármaco, do nível ou do intervalo entre as doses e modificação do tratamento
- Quando há suspeita de não cooperação (não adesão) e o cliente está pouco motivado para manter a medicação
- Quando o estado fisiológico está alterado por fatores como idade, peso, ciclo menstrual, água corporal e estresse
- Quando há coadministração de (múltiplos) fármacos, que podem causar efeitos sinérgicos ou antagonistas, ou que podem aumentar ou diminuir a depuração do fármaco original
- Quando há doenças que influenciam a absorção e a eliminação do fármaco, como disfunção cardiovascular, a depuração hepática (cafeína, fenobarbital) e a depuração renal (débito urinário e pH, competição por transportadores renais); absorção gastrintestinal e baixa absorção; e alteração da ligação às proteínas plasmáticas (ou alteração nas proteínas do sangue que transportam o fármaco)
- Alguns fármacos têm um intervalo de segurança muito pequeno (janela terapêutica). Entre os fatores que afetam a concentração estão variabilidade genética, absorção, metabolismo, via de excreção, armazenamento tecidual, local de ação, processos mórbidos e toxicidade do fármaco.

Valores de referência

(Ver Tabela 3.3.)

Procedimento

- Podem-se testar amostras de sangue, urina ou saliva. Na maioria das vezes é coletada uma amostra de sangue venoso. Pode-se usar soro ou plasma, dependendo do fármaco/droga e dos protocolos de laboratório (ver Capítulo 2)
- Registrar o horário de coleta da amostra
- Os tubos para separação de soro não podem ser usados para monitoramento de drogas, porque pequenas quantidades da droga aderem à barreira de gel separador
- O horário de coleta da amostra é importantíssimo em relação aos níveis máximo e mínimo
- As amostras de urina e saliva também podem ser usadas para teste de maconha, cocaína, fenilciclo-hexilpiperidina (PCP; do inglês, *phenylcyclohexylpiperidine*; ou fenciclidina), anfetaminas e morfina.

Tabela 3.3 Concentrações plasmáticas de fármacos/drogas comumente monitorados.

Fármaco/droga	Nível terapêutico	Nível tóxico/crítico
AAS	100 a 300 μg/mℓ (SI: 0,72 a 2,17 mmol/ℓ	> 300 μg/mℓ (> 2,17 mmol/ℓ)
Ácido valproico	50 a 100 μg/mℓ (SI: 350 a 690 μmol/ℓ) O controle de convulsões pode melhorar em níveis de > 100 μg/mℓ, mas pode haver efeitos tóxicos em níveis de 100 a 150 μg/mℓ (SI: 693 a 1.040 μmol/ℓ)	> 200 μg/mℓ (SI: > 1.390 μmol/ℓ)
Álcool etílico	Conduzir automóveis alcoolizado: 80 mg/dℓ ou 17,4 mmol/ℓ	> 200 mg/dℓ (SI: > 43,4 mmol/ℓ)
Amicacina	Infecções: 25 a 30 μg/mℓ (SI: 42,7 a 51,2 μmol/ℓ) Infecções graves: 20 a 25 μg/mℓ (SI: 34,2 a 42,7 μmol/ℓ) Infecções urinárias: 15 a 30 μg/mℓ (SI: 25,6 a 51,2 μmol/ℓ) Nível mínimo: infecções potencialmente fatais: 4 a 8 μg/mℓ (SI: 6,8 a 13,7 μmol/ℓ) Infecções graves: 1 a 4 μg/mℓ (SI: 1,7 a 6,8 μmol/ℓ)	Nível máximo: > 35 μg/mℓ (SI: > 60 μmol/ℓ) Nível mínimo: > 10 μg/mℓ (SI: > 17,1 μmol/ℓ)
Amiodarona	0,5 a 2,0 μg/mℓ (SI: 1 a 3 μmol/ℓ)	> 2,5 μg/mℓ (SI: 4 μmol/ℓ)
Amitriptilina + nortriptilina (metabólito)	100 a 250 ng/mℓ (SI: 360 a 900 nmol/ℓ)	> 500 ng/mℓ (> 1.805 nmol/ℓ)
Cafeína	5 a 15 μg/mℓ (SI: 26 a 77 μmol/ℓ)	> 30 μg/mℓ (SI: 155 μmol/ℓ)
Canamicina	Nível máximo: 25 a 35 μg/mℓ (SI: 52 a 72 μmol/ℓ) Nível mínimo: 4 a 8 μg/mℓ (SI: 8 a 16 μmol/ℓ)	Nível máximo: > 35 μg/mℓ (SI: > 72 μmol/ℓ) Nível mínimo: > 10 μg/mℓ (SI: > 21 μmol/ℓ)
Carbamazepina	6 a 12 μg/mℓ (SI: 25 a 51 μmol/ℓ)	> 15 μg/mℓ (SI: 64 μmol/ℓ)
Cianeto	Normais: < 0,2 μg/mℓ (SI: < 4,6 μmol/ℓ) Tabagista normal: < 0,4 μg/mℓ (SI: < 9,3 μmol/ℓ)	Tóxico: > 2 μg/mℓ (SI: > 46 μmol/ℓ) Potencialmente letal: > 3 μg/mℓ (SI: > 70 μmol/ℓ)
Ciclosporina A	100 a 400 ng/mℓ (SI: 83 a 333 nmol/ℓ)	Não é bem-definido – pode haver nefrotoxicidade com qualquer nível

Clonazepam	20 a 80 ng/mℓ (SI: 63 a 254 nmol/ℓ)	> 80 ng/mℓ (SI: > 254 nmol/ℓ)
Cloranfenicol	15 a 20 μg/mℓ (SI: 46 a 62 μmol/ℓ)	> 40 μg/mℓ (SI: 124 μmol/ℓ)
Clorazepato	0,12 a 1 μg/mℓ (SI: 0,36 a 3,01 μmol/ℓ)	Não definido
Clordiazepóxido	0,1 a 3 μg/mℓ (SI: 0 a 10 μmol/ℓ)	> 23 μg/mℓ (SI: > 77 μmol/ℓ)
Desipramina	50 a 300 ng/mℓ (SI: 188 a 1.126 nmol/ℓ)	Possível toxicidade: (> 300 ng/mℓ; SI: > 1.126 nmol/ℓ)
Diazepam	0,2 a 1,5 μg/mℓ (SI: 0,7 a 5,3 μmol/ℓ)	Consulte o laboratório (SI: 0,7 a 5,3 μmol/ℓ)
Digitoxina	20 a 35 ng/mℓ (SI: 26 a 46 nmol/ℓ)	> 45 ng/mℓ (SI: 59 nmol/ℓ)
Digoxina	ICC: 0,8 a 2,0 ng/mℓ (SI: 1,0 a 2,6 nmol/ℓ); arritmias: 1,5 a 2,5 ng/mℓ (SI: 1,9 a 3,2 nmol/ℓ)	> 2,0 ng/mℓ (SI: > 2.6 nmol/ℓ) Fatal: > 3,5 ng/mℓ (SI: > 4,5 nmol/ℓ)
Disopiramida	Arritmias atriais: 2,8 a 3,2 μg/mℓ ou 8,3 a 9,4 μmol/ℓ Arritmias ventriculares: 3,3 a 7,5 μg/mℓ ou 9,7 a 22,0 μmol/ℓ	> 7 μg/mℓ (SI: > 20,7 μmol/ℓ)
Doxepina	30 a 150 ng/mℓ (SI: 107 a 537 nmol/ℓ)	> 500 ng/mℓ (SI: > 1.790 nmol/ℓ)
Etclorvinol	2 a 9 μg/mℓ (SI: 14 a 55 μmol/ℓ)	> 20 μg/mℓ (SI: > 138 μmol/ℓ)
Etossuximida	40 a 100 μg/mℓ (SI: 280 a 710 μmol/ℓ)	> 150 μg/mℓ (SI: > 1.062 μmol/ℓ)
Fenitoína (livre)	1 a 2,5 μg/mℓ (SI: 4 a 10 μmol/ℓ)	Tóxico: 30 a 50 μg/mℓ (SI: 120 a 200 μmol/ℓ) Letal: > 100 μg/mℓ (SI: > 400 μmol/ℓ)
Fenitoína (total)	Crianças/adultos: 10 a 20 μg/mℓ (SI: 40 a 79 μmol/ℓ) Recém-nascidos: 8 a 15 μg/mℓ (SI: 31 a 59 μmol/ℓ)	Tóxico: 30 a 50 μg/mℓ (SI: 11 a 198 μmol/ℓ) Letal: > 100 μg/mℓ (SI: > 400 μmol/ℓ)

(*continua*)

Tabela 3.3 Concentrações plasmáticas de fármacos/drogas comumente monitorados. *(continuação)*

Fármaco/droga	Nível terapêutico	Nível tóxico/crítico
Fenobarbital	Lactentes/crianças: 15 a 30 μg/mℓ (SI: 65 a 129 μmol/ℓ) Adultos: 20 a 40 μg/mℓ (SI: 86 a 182 μmol/ℓ)	> 40 μg/mℓ (SI: > 172 μmol/ℓ) Concentração tóxica: lentidão, ataxia, nistagmo: 35 a 80 μg/mℓ (SI: 151 a 345 μmol/ℓ); coma com reflexos: 65 a 117 μg/mℓ) (SI: 280 a 504 μmol/ℓ); coma sem reflexos: > 100 μg/mℓ (SI: > 431 μmol/ℓ)
Fenoprofeno	20 a 65 μg/mℓ (SI: 82 a 268 μmol/ℓ)	Não disponível
Flecainida	0,2 a 1,0 μg/mℓ ou 0,4 a 2,0 μmol/ℓ	21,3 μg/mℓ fatal ou 43,2 μmol/ℓ
Fluoxetina	100 a 800 ng/mℓ (SI: 289 a 2.314 nmol/ℓ)	> 2.000 ng/mℓ (SI: > 6,5 μmol/ℓ)
Gentamicina	Nível máximo: infecções graves: 6 a 8 μg/mℓ (SI: 12 a 17 μmol/ℓ) Infecções potencialmente fatais: 8 a 10 μg/mℓ (SI: 17 a 21 μmol/ℓ) Infecção urinária: 4 a 6 μg/mℓ (SI: 8 a 12 μmol/ℓ) Sinergia contra microrganismos gram-positivos: 3 a 5 μg/mℓ (SI: 6,3 a 10,4 μmol/ℓ) Nível mínimo: infecções graves: 0,5 a 1 μg/mℓ Infecções potencialmente fatais: 1 a 2 μg/mℓ (SI: 2,1 a 4,2 μmol/ℓ)	Consulte o laboratório
Haloperidol	5 a 15 μg/mℓ (SI: 10 a 30 nmol/ℓ)	> 42 ng/mℓ (SI: > 84 nmol/ℓ)
Ibuprofeno	10 μg/mℓ ou 48 μmol/ℓ efeito antipirético	> 200 μg/mℓ (SI: > 970 μmol/ℓ) pode estar associado à intoxicação grave.
Imipramina (a desipramina é um metabólito ativo da imipramina)	Imipramina: 150 a 200 ng/mℓ (SI: 530 a 890 nmol/ℓ) Desipramina: 150 a 300 ng/mℓ (SI: 560 a 1.125 nmol/ℓ) (A utilidade do monitoramento sérico é controversa)	> 300 ng/mℓ (SI: > 1.070 nmol/ℓ)

INH	1 a 7 μg/mℓ (SI: 7 a 51 μmol/ℓ)	20 a 710 μg/mℓ (SI: 146 a 5.176 μmol/ℓ)
Lidocaína	1,5 a 5,0 μg/mℓ (SI: 6 a 21 μmol/ℓ)	Potencialmente tóxico: > 6 μg/mℓ (SI: > 26 μmol/ℓ) Tóxico: > 9 μg/mℓ (SI: > 38 μmol/ℓ)
Lítio	Mania aguda: 0,6 a 1,2 mEq/ℓ (SI: 0,6 a 1,2 mmol/ℓ) Nível de manutenção: 0,8 a 1 mEq/ℓ (SI: 0,8 a 1 mmol/ℓ)	
Meperidina	70 a 500 ng/mℓ (SI: 283 a 2.020 nmol/ℓ)	> 1.000 ng/mℓ (SI: > 4.043 nmol/ℓ)
Metotrexato	Variável	Tóxico: Tratamento com baixas doses, > 91 ng/mℓ (SI: > 200 nmol/ℓ); tratamento com altas doses: > 454 ng/ℓ (SI: > 1.000 nmol/ℓ)
Mexiletina	0,5 a 2 μg/mℓ (SI: 2,8 a 11,2 μmol/ℓ)	Potencialmente tóxica: > 2 μg/mℓ (SI: > 11 μmol/ℓ), associada a convulsões
N-acetilprocainamida (NAPA)	15 a 25 μg/mℓ (SI: 60 a 100 μmol/ℓ)	Consulte o laboratório
Nitroprussiato	O nitroprussiato é convertido em íons cianeto na corrente sanguínea. Decompõe-se em ácido prússico, que é convertido em tiocianato. Monitorar os níveis de tiocianato se a infusão durar mais que 4 dias ou for acima de 4 μg/kg/min	
Nortriptilina	50 a 150 ng/mℓ (SI: 190 a 570 nmol/ℓ)	> 500 ng/mℓ (SI: > 1.900 nmol/ℓ)
Oxazepam	0,2 a 1,4 μg/mℓ (SI: 0,7 a 4,9 μmol/ℓ)	Consulte o laboratório
Paracetamol	10 a 30 μg/mℓ (SI: 66 a 199 μmol/ℓ)	> 200 μp/mℓ (SI: > 1.324 μmol/ℓ)
Pentobarbital	Hipnótico: 1 a 5 μg/mℓ (SI: 4 a 22 μmol/ℓ) Coma: 10 a 50 μg/mℓ (SI: 88 a 221 μmol/ℓ)	> 10 μg/mℓ (SI: > 44 μmol/ℓ)

(continua)

Tabela 3.3 Concentrações plasmáticas de fármacos/drogas comumente monitorados. *(continuação)*

Fármaco/droga	Nível terapêutico	Nível tóxico/crítico
Procainamida	4 a 10 μg/mℓ (SI: 17 a 42 μmol/ℓ)	> 14 μg/mℓ (SI: > 59,5 μmol/ℓ)
Propoxifeno	0,1 a 0,4 μg/mℓ (SI: 0,3 a 1,2 μmol/ℓ)	> 0.5 μg/mℓ (SI: > 1.5 μmol/ℓ)
Propranolol	50 a 100 ng/mℓ (SI: 190 a 390 nmol/ℓ)	
Protriptilina	70 a 250 ng/mℓ (SI: 266 a 950 nmol/ℓ)	> 500 ng/mℓ (SI: > 1.900 nmol/ℓ)
Quinidina	2 a 5 μg/mℓ (SI: 6,2 a 15,4 μmol/ℓ)	> 7,0 μg/mℓ (SI: > 22 μmol/ℓ)
Teofilina	8 a 20 μg/mℓ (SI: 44 a 1.114 μmol/ℓ)	> 20 μg/mℓ (SI: > 111 μmol/ℓ)
Tiocianato	6 a 29 μg/mℓ (SI: 103 a 500 μmol/ℓ)	Tóxico: 35 a 100 μg/mℓ (SI: 602 a 1.721 μmol/ℓ) Fatal: > 200 μg/mℓ (SI: > 3.443 μmol/ℓ)
Tioridazina	1,0 a 1,5 μg/mℓ (SI: 2,7 a 4,1 μmol/ℓ)	> 10 μg/mℓ (SI: > 27 μmol/ℓ)
Tobramicina	Nível máximo: infecções graves: 6 a 8 μg/mℓ (SI: 12 a 17 μmol/ℓ) Infecções potencialmente fatais: 8 a 10 μg/mℓ (SI: 17 a 21 μmol/ℓ) Infecção urinária: 4 a 6 μg/mℓ (SI: 8 a 12 μmol/ℓ) Sinergia contra microrganismos gram-positivos e gram-negativos: 3 a 5 μg/mℓ (SI: 6 a 11 μmol/ℓ) Nível mínimo: infecções graves: 0,5 a 1 μg/mℓ (SI: 1 a 2 μmol/ℓ) Infecções potencialmente fatais: 1 a 2 μg/mℓ (SI: 2 a 4 μmol/ℓ)	> 12 μg/mℓ (SI: ≥ 26 μmol/ℓ) > 12 μg/mℓ (SI: ≥ 26 μmol/ℓ) > 5 μg/mℓ (SI: ≥ 11 μmol/ℓ) > 4 μg/mℓ (SI: > 16 μmol/ℓ) (SI: 4 a 8 μmol/ℓ)

Tocainida	5 a 12 µg/mℓ (SI: 22 a 52 µmol/ℓ)	> 15 µg/mℓ (SI: ≥ 52 µmol/ℓ)
Trazodona	0,5 a 2,5 µg/mℓ (SI: 2 a 10 µmol/ℓ)	Tóxico: > 4 µg/mℓ (SI: > 8 µmol/ℓ)
Varfarina	2 a 5 µg/mℓ (SI: 6,5 a 16,2 µmol/ℓ) Os níveis de varfarina não são úteis no monitoramento do grau de anticoagulação. Eles podem ser úteis se um cliente com coagulopatia inexplicada estiver usando o fármaco às ocultas ou se houver dúvida quanto à resistência clínica ser causada pela não ingestão do fármaco	
Verapamil	50 a 200 ng/mℓ (SI: 100 a 410 nmol/ℓ)	> 400 ng/mℓ (SI: > 410 nmol/ℓ)
Pesquisa de substâncias voláteis		
Acetona		> 100 mg/dℓ (SI: 17,2 mmol/ℓ)
Etanol		> 200 mg/dℓ (SI: > 43,4 mmol/ℓ) > 400 mg/dℓ causam efeitos tóxicos graves (SI: > 86,8 mmol/ℓ)
Isopropanol		> 50 mg/dℓ (SI: > 8,3 mmol/ℓ)
Metanol		> 20 mg/dℓ (SI: > 6,2 mmol/ℓ)

Intervenções de enfermagem

► ***Antes da realização do exame***

- Explicar o objetivo e o procedimento de manejo farmacoterapêutico.

► ***Após a realização do exame***

- Verificar os resultados dos testes; distinguir entre valores terapêutico e crítico. Os valores terapêuticos dentro dos valores de referência indicam uso e intervalo apropriados. Um valor tóxico ou crítico indica uma condição grave e demanda ação rápida
- Orientar e monitorar apropriadamente os efeitos adversos ou tóxicos do fármaco/droga.

Marcadores de hepatite

Sangue

Hepatite A (HAV), hepatite B (HBV), hepatite C (HCV), hepatite D (HDV), hepatite E (HEV) e hepatite G (HGV)

Esses exames são realizados para diagnóstico de hepatite viral. Os vírus causadores de hepatite são designados por letras – A, B, C, D, E e G. As abreviações seguem um padrão semelhante; por exemplo, HAV é o vírus da hepatite A. Novos vírus, GBV-A, GBV-B e GBV-C, podem ser agentes etiológicos das hepatites não A a não E.

Indicações

- Avaliação de clientes com icterícia e outros sinais/sintomas de hepatite
- Auxílio na diferenciação de vários tipos de hepatite viral, o que é difícil porque os sinais/sintomas são semelhantes
- Avaliação de hemoderivados doados para transfusão bem como de órgãos doados e clientes que podem ter recebido sangue contaminado.

Valores de referência

Normais

- Negativo (não reativo) para HAV, HBV, HCV, HDV, HEV e HGV
- Carga viral negativa ou não detectada (< 0,01 pg/mℓ).

Implicações clínicas

- Positivo (reativo) para marcadores de hepatite viral
- Positivo para carga de genoma viral (replicação viral).

Fatores interferentes

- Os métodos atuais de detecção de marcadores de vírus de hepatite não são sensíveis o bastante para detectar todos os possíveis casos de hepatite.

Procedimento

- Coleta-se uma amostra de soro (7 mℓ) por punção venosa em um tubo de tampa vermelha ou dois tubos de tampa roxa (EDTA).

Intervenções de enfermagem

▸ *Antes da realização do exame*

- Avaliar os aspectos sociais e o conhecimento clínico do cliente sobre o exame e os sinais/sintomas; explicar o objetivo e o procedimento do exame
- Explicar ao cliente que serão tomadas precauções entéricas, com sangue e com líquidos corporais até a liberação dos resultados dos exames para hepatite.

▸ *Após a realização do exame*

- Avaliar os resultados e aconselhar o cliente apropriadamente sobre a infecção, a recuperação e a imunidade. Informar ao cliente as precauções necessárias (com líquidos corporais e excreções) para evitar a transmissão do vírus
- Manter as precauções para evitar a transmissão de vírus se os resultados forem positivos
- Como a hepatite A aguda não é seguida por um estágio crônico, não há necessidade de exames de acompanhamento
- As infecções agudas pelos vírus das hepatites B, C e D podem se tornar crônicas. Esse avanço é sugerido por elevação persistente dos níveis de ALT e biopsia hepática anormal 6 meses depois da doença aguda

Alerta clínico

- A maioria das pessoas é assintomática por ocasião do diagnóstico de hepatite
- Entre 5 e 20% dos casos de hepatite não são atribuíveis a nenhum vírus conhecido. Essa condição, conhecida como hepatite X ou hepatite não A a E, não está associada a condições tóxicas, metabólicas nem genéticas.

- A Tabela 3.4 resume o diagnóstico diferencial da hepatite viral.

Tabela 3.4 Interpretação de marcadores sorológicos para HBV.

Marcadores sorológicos para HBV	Resultados	Interpretação clínica
HBsAg	Negativo	Não infectado pelo HBV; suscetível
Anti-HBc	Negativo	
Anti-HBs	Negativo	
HBsAg	Negativo	Imune por infecção natural
Anti-HBc	Positivo	
Anti-HBs	Positivo	
HBsAg	Negativo	Imune por vacinação contra o HBV
Anti-HBc	Negativo	
Anti-HBs	Positivo	
HBsAg	Positivo	Infecção aguda pelo HBV
Anti-HBc	Positivo	
IgM anti-HBc	Positivo	
Anti-HBs	Negativo	
HBsAg	Positivo	Infecção crônica pelo HBV
Anti-HBc	Positivo	

(*continua*)

Tabela 3.4 Interpretação de marcadores sorológicos para HBV. *(continuação)*

Marcadores sorológicos para HBV	Resultados	Interpretação clínica
IgM anti-HBc	Negativo	
Anti-HBs	Negativo	
HBsAg	Negativo	Interpretação obscura; quatro possibilidades: 1. Infecção resolvida (mais comum) 2. Anti-HBc falso-positivo; portanto, suscetível 3. Infecção crônica de "baixo nível" 4. Infecção aguda em resolução
Anti-HBc	Positivo	
Anti-HBs	Negativo	

HBsAg = Antígeno de superfície do HBV; anti-HBc = Anticorpos totais contra o antígeno do cerne do HBV; IgM anti-HBc = Anticorpo IgM contra o antígeno do cerne do HBV; anti-HBs = Anticorpo contra o antígeno de superfície do HBV.

Marcadores tumorais

Sangue, urina, câncer

As células tumorais diferem das células normais em muitos aspectos. Exames laboratoriais, como marcadores tumorais, são possíveis métodos para o diagnóstico e o monitoramento de clientes com tumores. Os marcadores tumorais incluem marcadores genéticos (cromossomos anormais ou oncogenes [genes com função anormal]), receptores de oncogenes, enzimas, hormônios, receptores de hormônios, antígenos oncofetais, glicoproteínas, antígenos tumorais nas superfícies celulares e substâncias produzidas em resposta ao crescimento do tumor (p. ex., proteína reativa celular, complexos circulantes, antígeno prostático específico).

Os marcadores tumorais são usados e desenvolvidos para obter maior sensibilidade e especificidade na determinação da atividade tumoral. Como os marcadores tumorais não têm especificidade e não são patognomônicos de um tipo de neoplasia, o diagnóstico ainda é obtido por anamnese abrangente, exame físico e outros exames complementares (Tabela 3.5).

Os testes de marcadores tumorais medem as substâncias produzidas ou secretadas por células tumorais malignas encontradas no soro de clientes com tipos específicos de carcinomas. Em geral, os marcadores tumorais são classificados em duas categorias principais:

- Produtos celulares normais sintetizados em excesso por células tumorais (proteína da superfície celular, produtos secretores e antígenos associados)
- Proteínas "ectópicas" produzidas normalmente por um tipo de célula (ou seja, hipófise, produção de ACTH), mas sintetizadas em outras células neoplásicas (produção de ACTH de carcinoma pulmonar de pequenas células).

Indicações

- Detecção de neoplasia maligna para indicação do tecido de origem
- Avaliação da extensão de tumor ou doença, estadiamento de tumor e estimativa do avanço ou do prognóstico
- Obtenção de maior sensibilidade e especificidade sobre a atividade tumoral pelo uso de marcadores tumorais seletivos
- Avaliação de carga tumoral, das alterações e da evolução clínica
- Monitoramento do efeito do tratamento e da recorrência de doença.

Tabela 3.5 Características de alguns marcadores tumorais.

Tipo de marcador	Características	Exemplos
Glicoproteínas mucinas da superfície celular	Encontradas em células normais e tumorais. É necessário que haja aumento da produção ou lesão tecidual para elevar seus níveis Baseadas na linhagem celular monoclonal específica que produz um anticorpo contra o antígeno do câncer Depuração hepática	CA 125 (câncer ovariano, endometrial), CA 19-9 (câncer colorretal, pancreático), CA 50, CA 27-29 (câncer de mama), CA 15-3, CA 549 (câncer de mama, ovário), CA 21 e CA 29
Antígenos oncofetais	Produzidos por células específicas durante a vida fetal e apenas em quantidades mínimas por adultos Com a ativação de células que normalmente produzem esses marcadores, os níveis aumentam, embora alcancem níveis quase fetais. Os níveis também aumentam com a proliferação benigna de células em órgãos que normalmente produzem essas proteínas	AFP (fígado, células germinativas), antígeno carcinoembrionário (CEA; do inglês, *carcinoembryonic antigen*) (colorretal, GI, pancreático, pulmonar, mamário, tecidual), antígeno polipeptídico (antígeno polipeptídico tecidual; mamário, ovariano, vesical), hCG (hepático, células germinativas)
Células normais e produção de enzimas	Produzidas por células normais e em quantidades excessivas por tumores dessas células Tipicamente produzidas por um número limitado de tipos celulares, constituem o maior grupo de marcadores tumorais	Imunoglobulina monoclonal, hormônios, enzimas (PSA: próstata; ALP: sarcoma ósseo, fígado, leucemia)
Hormônios	Quantidades excessivas de hormônio podem ser produzidas pelo tecido endócrino (eutópicas) e não endócrino (síndrome ectópica) A elevação do nível de certo hormônio (ACTH) é eutópica quando é produzido pela hipófise, mas é ectópica quando é produzido por câncer pulmonar de pequenas células	CA 242 e CA 50 (pancreático, colorretal); CA 72-4 (GI, ovariano); ACTH (câncer de pulmão de pequenas células, tumores neuroendócrinos); HAD (pulmão, pâncreas, duodeno); CT (carcinoma medular de tireoide); gastrina (glucagonoma); hCG (testicular, não seminoma)

(continua)

Tabela 3.5 Características de alguns marcadores tumorais. *(continuação)*

Tipo de marcador	Características	Exemplos
Marcadores genéticos	Geralmente encontrados em células tumorais e não costumam ser encontrados na circulação (podem ser identificados por proteína C reativa [PCR]) Com frequência são causados por mutações e, portanto, diferem dos encontrados em células normais Alguns são específicos do tipo de tumor e outros estão relacionados ao prognóstico	Oncogênicos, translocações cromossômicas, mutações cromossômicas
Marcadores de resposta do hospedeiro ao tumor ou de alteração do metabolismo celular	Marcadores inespecíficos de lesão tecidual; quando usados com enzimas podem indicar o órgão acometido (que pode ser o local do tumor primário)	Proteínas reagentes da fase aguda ao fator de necrose tumoral A, glicoproteínas ácidas, enzimas teciduais (ALP, LDH), produtos do metabolismo (ácido úrico, poliaminas)
Marcador celular relacionado ao prognóstico	Encontrado apenas dentro das células, não na circulação Só pode ser usado depois de coletar amostra de tecido (biopsia, citologia para alguns tumores) Com frequência é lábil e requer transporte rápido para o laboratório e congelamento imediato	Receptores de hormônios esteroides, ploidia do DNA, análise da fase S (% de células que sintetizam DNA, catepsina D)
Exames de urina	Exames para tumores vesicais e carcinoma de células de transição (CCT) do sistema urinário Níveis maiores estão associados à suspeita de recorrência	PMN (proteína da matriz nuclear) (câncer do sistema urinário); BTA (antígeno tumoral da bexiga; do inglês, *bladder tumor analytes*) (tumores da bexiga)

Glicoproteínas e mucinas da superfície celular

Valores de referência

Normais

- CA 125 (câncer ovariano, antígeno de glicoproteína e antígeno de carboidrato sérico): < 34 U/mℓ (ou < 34 unidades arbitrárias/ℓ)
- CA 19-9 (mucina, forma modificada do antígeno de Lewis, antígeno carboidrato, câncer pancreático-hepatobiliar): < 70 U/mℓ (ou < 70 unidades arbitrárias/ℓ)
- CA 50 (anticorpo, detecta proteínas na ausência do gene de Lewis e nos cânceres gastrintestinal e pancreático): < 17 U/mℓ (ou < 17 unidades arbitrárias/ℓ)
- CA 15-3 (antígeno glicoproteína, encontrado em glóbulos de leite materno [CA 27-29, semelhante ao CA 15-3; câncer de mama metastático; proteína do líquido de cistos mamários, BCFP – do inglês, *breast cystic fluid protein*], usado em conjunto com CEA): < 30 U/mℓ (ou < 30 unidades arbitrárias/ℓ).

Implicações clínicas | CA 125

- *Níveis elevados no câncer: epitélio ovariano, tuba uterina, endométrio, endocérvice, fígado e pâncreas*
- *Elevações menores*: *neoplasias malignas do intestino grosso, de mama, de pulmão e do sistema digestório*. Declínio progressivo na resposta positiva ao tratamento – a elevação após tratamento bem-sucedido pode prever recorrência do tumor. *Outras condições exceto câncer*: *níveis elevados* em casos de gravidez, estágio avançado de endometriose, DIP, cirrose, necrose hepática grave e hepatite, peritonite e ascite, outras doenças GI e pancreáticas, síndrome de Meigs, derrame pleural e doença pulmonar

Fatores interferentes | CA 125

- Resultados falso-positivos na gravidez e na menstruação normal
- Níveis falsamente elevados nas hepatopatias e na ascite.

Implicações clínicas | CA 19

- *Níveis elevados no câncer*: principalmente pancreático e hepatobiliar; elevação discreta nos cânceres gástrico, colorretal e pulmonar
- *Níveis elevados não causados por câncer*: pancreatite, colecistite, cirrose, cálculos biliares e fibrose cística (elevações mínimas)
- Níveis falsamente elevados na icterícia obstrutiva.

Implicações clínicas | CA 50

- *Níveis elevados no câncer*: gastrintestinal e pancreático
- *Níveis elevados não causados por câncer*: nenhum identificado.

Implicações clínicas | CA 15-3 (27-29)

- *Níveis elevados no câncer*: o câncer de mama metastático causa grande elevação. Volume limitado no tumor primário ou na pequena carga tumoral de câncer de mama porque os níveis não são altos. *Nível elevado* nos cânceres pancreático, pulmonar, colorretal, ovariano e hepático
- *Níveis elevados não causados por câncer*: doença benigna da mama ou ovariana
- *Níveis diminuídos* com o tratamento; a *elevação* após o tratamento sugere doença progressiva
- Níveis falsamente elevados nas hepatopatias.

Antígenos oncofetais

Valores de referência

Normais

- *CEA* (glicoproteína da superfície celular): < 5,0 ng/mℓ (< 5,0 μg/ℓ)
- *AFP* (uma glicoproteína produzida no fígado fetal, no saco vitelino e em menor quantidade no sistema digestório e no rim fetais): < 15 ng/mℓ ou < 15 μg/ℓ
- *hCG* (produzida por sinciciotrofoblasto placentário): < 5 UI/ℓ ou < 5 mUI/mℓ.

Implicações clínicas

- *CEA – níveis elevados no câncer*: principalmente câncer de intestino grosso (sobretudo metastático ou recorrência). Outros são câncer de pulmão, metastático de mama, pâncreas, próstata, ovário, útero, bexiga, membros, neuroblastoma, leucemia, tireoide e carcinoma osteogênico. *Outras condições exceto câncer*: *níveis elevados* em casos de DII, colite ulcerativa ativa, pancreatite, bronquite, enfisema pulmonar, infecções pulmonares e retais, pólipos, insuficiência renal crônica, cirrose, úlcera péptica, doença fibrocística da mama e tabagismo. A maioria dos níveis diminui com a remissão da doença.

Fatores interferentes

- Níveis falsamente elevados nas hepatopatias.

Implicações clínicas

- *AFP – níveis elevados no câncer*: câncer hepatocelular primário, câncer de células embrionárias (células germinativas não seminomatosas), tumores testiculares, tumores ovarianos do saco vitelino, teratocarcinoma, cânceres gástricos, pancreáticos, colônicos e mamários podem apresentar reação cruzada com LH, aumenta na insuficiência gonadal. *Níveis elevados não causados por câncer*: sofrimento e morte fetais, defeitos do tubo neural, hepatite viral, CBP, hepatectomia parcial, síndrome de ataxia-telangiectasia, síndrome de Wiskott-Aldrich, gravidez múltipla e aborto.

Fatores interferentes

- Níveis falsamente elevados na lesão hepática.

Implicações clínicas

- *hCG – níveis elevados no câncer*: tumores trofoblásticos gestacionais, câncer seminomatoso e não seminomatoso dos testículos, tumores ovarianos, câncer de células das ilhotas pancreáticas, de fígado, de estômago; é menos útil no câncer de pulmão e nas doenças linfoproliferativas. Útil no monitoramento de tumores testiculares. *Outras condições exceto câncer*: *níveis elevados* em casos de mola hidatiforme (neoplasias trofoblásticas gestacionais), neoplasias do estômago, intestino grosso, pâncreas, pulmão e fígado ou gravidez múltipla. Os níveis duplicam a cada 48 horas no início da gravidez. *Os níveis diminuem* em 48 horas na gravidez ectópica e no aborto. Não há aumento nos tumores do seio endodérmico.

Fatores interferentes

- Produzida na gravidez normal
- Alguns tumores produzem sobretudo fragmentos de hCG ou hCG clivada, o que pode causar resultados falsamente baixos.

Produtos celulares normais

Valores de referência

Normais

- *PSA*: < 2,5 ng/mℓ ou < 2,5 μg/ℓ
- *B_2-microglobulina (B_2M)*, sistema HLA (B_2M): ≤ 2,7 μg/mℓ ou ≤ 2,7 mg/ℓ
- *5-HIAA (serotonina)*: 1 a 9 mg/urina de 24 horas ou 5 a 48 μmol/urina de 2 dias
- *Imunoglobulinas: proteínas monoclonais* (proteínas M) (gamopatia monoclonal): normalmente ausentes
- *LDH*: *elevação* das isoenzimas I e II; LDH total: 166 a 280 U/ℓ
- *Enolase neurônio-específica (NSE; do inglês,* neuron-specific enolase*)*: coloração normal
- *ALP*:
  - Adultos (20 a 60 anos): 30 a 90 U/ℓ ou 0,50 a 1,50 μkat/ℓ
  - Idosos: discretamente maiores
  - Crianças (< 2 anos): 40 a 115 U/ℓ ou 0,67 a 1,92 μkat/ℓ
  - Jovens (2 a 21 anos): 30 a 200 U/ℓ ou 0,50 a 3,33 μkat/ℓ
- *Fosfatase ácida prostática (PAP; do inglês,* prostatic acid phosphatase*)*:
  - Adultos: < 0,6 U/ℓ
  - Crianças: 8,1 a 12,6 U/mℓ
  - Recém-nascidos: 10,4 a 16,4 U/mℓ
- Os níveis aumentam com o estádio do câncer e a idade do indivíduo
- *Outras enzimas*: gamaglutamil transpeptidase; muramidase, creatinina, isoenzima BB da fosfoquinase, betaglicuronidase, desoxinucleotidil-transferase terminal, ribonuclease, histaminase (câncer medular da tireoide), amilase, cistina aminopeptidase e isoenzima CK-BB (cânceres de próstata e de pulmão do tipo pequenas células). (Ver a exposição sobre essas enzimas em outras partes do texto)
- *CT*:
  - Soro
    - Adultos: < 40 pg/mℓ ou < 40 ng/ℓ
  - Plasma
    - Homens: < 19 pg/mℓ ou < 5,5 pmol/ℓ
    - Mulheres: < 14 pg/mℓ ou < 4,1 pmol/ℓ
- *Outros hormônios*: (ver antígeno oncofetal), ACTH (pulmão – avenocelular), PTH (pulmão – epidermoide), insulina (pulmão), glucagon (pâncreas), gastrina (estômago e outros carcinomas), prostaglandina e eritropoetina (rim). (Ver a exposição sobre esses hormônios em outras partes do texto)
- *Antígeno polipeptídico tecidual (TPA; do inglês,* tissue polypeptide antigen*)*: 80 a 100 U/ℓ no soro
- *Antígeno tumoral 4 (TA-4)* ≤ 2,6 ng/mℓ. Útil no diagnóstico e no manejo de clientes com carcinoma espinocelular do pulmão, do colo do útero ou de outros locais. TA-4 é uma proteína específica de um carcinoma espinocelular do colo de útero
- *Outros antígenos*: antígeno da mucoproteína do intestino grosso (CMA; do inglês, *colon mucoprotein antigen*), antígeno específico para intestino grosso (CSA; do inglês, *colon-specific antigen*), marcador glicinato de zinco (ZGM; do inglês, *zinc glycinate marker* – cólon), antígeno oncofetal pancreático (POA; do inglês, *pancreatic oncofetal antigen*), proteína S100 (melanoma maligno), sialoglicoproteína (grande variedade de cânceres) e antígeno "Tennessee" (grande variedade de cânceres). (Ver a exposição sobre esses antígenos em ordem alfabética em outras partes do texto.)

Antígeno prostático específico (PSA)

Implicações clínicas

- *Nível elevado de PSA no câncer de próstata*: quanto maior é o nível, maior é a carga tumoral. A cirurgia, a quimioterapia ou a radioterapia bem-sucedidas causam redução acentuada dos níveis. Depois de prostatectomia radical, o PSA deve cair a níveis indetectáveis 3 meses após a cirurgia; o PSA cai gradualmente, em geral até os valores de referência, 6 meses após a radioterapia. A elevação do PSA após tratamento sempre indica câncer recorrente; a elevação ocorre, em média, 1 a 2 anos antes do surgimento de manifestações clínicas de recorrência
- *Outras condições exceto câncer*: *elevação* em casos de hipertrofia prostática benigna, massagem da próstata, cirurgia da próstata e prostatite. A inflamação aguda ou o infarto da próstata e a insuficiência renal aguda causam elevação transitória do PSA, que pode ultrapassar 20 ng/mℓ (20 μg/ℓ), enquanto a prostatite crônica não causa elevação do PSA. A biopsia da próstata causa elevação transitória (cerca de 1 mês) do PSA, mas não o exame retal se o cliente tiver PSA normal.

Fatores interferentes

- O PSA é aproximadamente 25% menor durante a hospitalização; portanto, o ideal é que a dosagem seja realizada em clientes ambulatoriais.

Implicações clínicas

- *B_2M*: *níveis elevados em casos de câncer*, mielomas múltiplos, outras neoplasias de células B (linfoma de linfócitos B, câncer de pulmão, leucemia linfocítica crônica, hepatoma e câncer de mama). *Níveis elevados não causados por câncer*: espondilite esclerosante, síndrome de Reiter, insuficiência renal e AIDS; *nível baixo* na lesão tubular renal.

Fatores interferentes

- Níveis falsamente *baixos* são causados por aumento das perdas urinárias. Níveis falsamente elevados ocorrem na insuficiência renal. A estimulação inespecífica do sistema imune na infecção (sobretudo na infecção pelo HIV) aumenta os níveis.

Implicações clínicas

- *5-HIAA (serotonina)*: *a elevação de 5-HIAA* no câncer é usada para reconhecer e monitorar clientes com tumores carcinoides. *Níveis elevados não causados por câncer*: diversos alimentos, sobretudo frutos oleaginosos e frutas. É preciso controlar a ingestão de alimentos antes de coletar a amostra para evitar variação dos resultados não causada pelo tumor
- *Imunoglobulina – proteína monoclonal*: *elevada no câncer*, no mieloma múltiplo, na macroglobulinemia, na amiloidose, no linfoma de células B, em múltiplos tumores sólidos e na leucemia linfocítica crônica. *Níveis elevados não causados por câncer*: doença por aglutinina fria, síndrome de Sjögren, doença de Gaucher, líquen mixedematoso, cirrose, insuficiência renal, sarcoide, micose fungoide; não é possível distinguir de outras causas de gamopatia monoclonal apenas com exames laboratoriais.

Fatores interferentes

- Fármacos que podem causar falsa elevação: gamaglobulinas, hidralazinas, INH, fenitoína, toxoide tetânico, antitoxina tetânica e procainamida. Anotar na requisição laboratorial se o cliente recebeu vacina ou imunização nos 6 meses anteriores.

Implicações clínicas

- *LDH*: *níveis elevados no câncer*, neuroblastoma, carcinoma dos testículos. Elevada em 60% dos clientes com câncer de testículo em estádio 3. A dosagem seriada de LDH ajuda a detectar recorrência de câncer. Sarcoma de Ewing; leucemia linfocítica aguda;

linfoma não Hodgkin; LD-1 está aumentada nos tumores de células germinativas; LD-3, na leucemia; LD-5, nos cânceres de mama, pulmão, estômago e intestino grosso; elevada no carcinoma metastático

- As causas não cancerosas de elevação incluem lesão celular/hemólise, infarto do miocárdio e hepatopatias. (Ver "Enzimas cardíacas".)

Fatores interferentes

- A hemólise pode causar resultados falso-positivos. O ácido ascórbico diminui os níveis de LDH; vários fármacos/substâncias (AAS, álcool etílico, narcóticos e anestésicos) aumentam os níveis de LDH.

Implicações clínicas

- *NSE*: *níveis elevados em casos de câncer*, neuroblastoma, carcinoma pulmonar de pequenas células, carcinoma medular de tireoide, células das ilhotas pancreáticas, tumores de Wilms e feocromocitoma
- *ALP*: *níveis aumentados em casos de câncer*, osteossarcoma, carcinoma hepatocelular, metástases hepáticas, tumores ósseos primários ou secundários, câncer hepático e ósseo, leucemia e linfoma. *Níveis elevados não causados por câncer*: doença de Paget, hepatopatia não maligna, gravidez normal, fraturas em consolidação, hiperparatireoidismo, osteomalacia e raquitismo, espru e má absorção. *A diminuição dos níveis não causada por câncer* ocorre em casos de hipoparatireoidismo, desnutrição, escorbuto e anemia perniciosa

Fatores interferentes

- Os fármacos causadores de falsa elevação incluem alopurinol, antibióticos, colchicina, fluoreto, indometacina, INH, anovulatórios orais e probenecida. As substâncias causadoras de falsa diminuição dos níveis de LDH incluem arsenicais, cianeto, oxalatos, sais de zinco e nitrofurantoína.

Implicações clínicas

- *PAP*: *no câncer*, elevação significativa dos níveis no câncer de próstata metastático. Quando é usada para monitorar o tratamento com fármacos antineoplásicos, os níveis caem em 3 a 4 dias após cirurgia bem-sucedida e em 3 a 4 semanas após administração de estrogênio. Elevação moderada na hipertrofia prostática benigna. Também há elevação na tricoleucemia e no câncer metastático ósseo (lesões osteoblásticas). *Níveis elevados não causados por câncer*: condições prostáticas não cancerosas, palpação da próstata, hiperplasia, infecção da próstata após cistostomia, cirurgia da próstata e prostatite crônica. *Outras condições que causam elevação da PAP*: doença de Gaucher (doença por depósito lipídico), doença de Nieman-Pick, doença de Paget, osteoporose, osteopatia renal, cirrose hepática, EP e hiperparatireoidismo.

Fatores interferentes

- Entre os fármacos que elevam os níveis estão os androgênios e o clofibrato. As substâncias que diminuem os níveis incluem fluoretos, fosfatase, oxalatos e álcool etílico
- Falsa elevação dos níveis após exame da próstata, exame retal ou manipulação com instrumentos (ou seja, cistoscopia).

Implicações clínicas

- *CT*: *níveis elevados no câncer*, câncer de mama metastático (muito elevado). Elevação limitada no câncer de mama primário com pequena carga tumoral porque os níveis são menores; câncer de pulmão e pâncreas, hepatoma, carcinoma de células renais, carcinoma medular da tireoide e metástases ósseas. *Níveis elevados não causados por câncer*: síndrome de Zollinger-Ellison, anemia perniciosa, insuficiência renal crônica,

pseudo-hipoparatireoidismo, apudomas, cirrose alcólica, doença de Paget, gravidez e doença benigna da mama ou do ovário. *Níveis diminuídos* com o tratamento; a elevação após o tratamento sugere doença progressiva
- *TPA*: *níveis aumentados no câncer*, câncer gastrintestinal, geniturinário, mamário, pulmonar e tireoidiano. *Níveis elevados não causados por câncer*: hepatite, colangite, cirrose, pneumonia ou infecções urinárias
- *TA-4*: níveis elevados no câncer, câncer escamoso do pulmão e do colo do útero, sobretudo em clientes com doença avançada. As elevações correlacionam-se com o estádio do câncer, e o aumento dos níveis após cirurgia indicam recorrência.

Marcadores genéticos

Dois tipos de genes são implicados no câncer: *oncogenes* (leucemia e alguns tumores sólidos) e *genes supressores* (P_{53} é o principal gene supressor tumoral). Os oncogenes não foram muito usados como marcadores tumorais na prática clínica. Em geral, as células tumorais têm mutações com vários oncogenes. Os genes propriamente ditos só podem ser detectados nas células tumorais, que geralmente exigem biopsia tecidual ou exame de células eliminadas nos líquidos corporais. A mutação de p53 é a mutação genética mais comum no câncer. Os anticorpos anti-p53 estão associados ao pior prognóstico no câncer de mama, cabeça, pescoço e colo do intestino. A taxa de mutação é de 50 a 75% no câncer pulmonar de pequenas células.

Marcadores de resposta do hospedeiro

Resposta ao tumor ou alteração do metabolismo celular

Esses tipos de marcadores tumorais só estão tipicamente elevados nos tumores avançados e costumam ser afetados por doença benigna. Em alguns tumores, podem ser os únicos marcadores que permitem monitorar o tratamento. Esses marcadores incluem resposta inespecífica aos tumores (citocinas) – aumento da produção de proteínas reagentes da fase aguda; síndrome de lise tumoral – células tumorais destruídas rapidamente (tratamento) e a liberação do conteúdo celular aumenta os níveis sanguíneos de LDH, K^+ e PO_4; acúmulo anormal de aminas (os tumores têm metabolismo anormal, causando acúmulo de aminas como putrescina e espermidina com níveis aumentados no LCS e na urina bem como nos tumores encefálicos e vesicais). A IL-2, uma citocina, fator I de crescimento das células T, é formada a partir de linfócitos T auxiliares e linfócitos B ativados; os resultados são muito variáveis.

Marcadores celulares relacionados com o prognóstico

Os marcadores celulares preveem o prognóstico ou orientam o tratamento – mais usados no câncer de mama. Os marcadores tumorais celulares só podem ser estudados quando é possível obter amostras das células tumorais por biopsia ou, de tumores nas superfícies mucosas, por citologia esfoliativa. Esses marcadores incluem receptores esteroides (exercem seus efeitos por ligação a receptores citoplasmáticos ou nucleares, que alteram a síntese de DNA), ploidia de DNA (as células tumorais podem ter um número diferente de cromossomos em relação às células normais, que tem 46 cromossomos) e catepsina D, uma protease (a superprodução de catepsina D no câncer de mama foi associada a prognóstico sombrio).

Fatores interferentes

- O manuseio inadequado da amostra de biopsia (exige manuseio rápido e congelamento do tecido) interfere nos resultados.

Procedimento

- Em geral, é coletada uma amostra de 10 mℓ de sangue venoso para a maioria dos exames; pode ser realizado exame na urina de 24 horas. Ver orientações sobre coleta da amostra no Capítulo 2
- Seguir procedimento laboratorial específico para manuseio de cada amostra.

Intervenções de enfermagem

▶ *Antes da realização do exame*

- Avaliar o conhecimento do cliente sobre o exame. Explicar o objetivo e o procedimento do exame de sangue; preparar o cliente para possível resultado indicativo de câncer.

▶ *Após a realização do exame*

- Avaliar os resultados; monitorar e oferecer orientação
- Oferecer apoio e orientar em relação à necessidade de exames de acompanhamento, cirurgia ou outros tratamentos clínicos.

Mielografia, mielograma

Exame de imagem, fluoroscopia

A mielografia é um exame de imagem que combina o uso de meio de contrate e TC para avaliar anormalidades do canal vertebral, inclusive da medula espinal e das raízes nervosas. Embora seja um exame antigo, na maioria das vezes substituído pela RM, ainda é realizado. É útil nos clientes submetidos a cirurgias prévias, com dispositivos ou marca-passos cardíacos implantados que, portanto, não podem ser submetidos a RM.

Indicações

- Demonstração do local de extravasamento de LCS, planejamento cirúrgico
- Avaliação dos componentes ósseos e de tecidos moles de alterações degenerativas vertebrais
- Planejamento de radioterapia
- Avaliação diagnóstica de doença vertebral ou da cisterna interpeduncular
- Impedimento ao uso de RM decorrente de claustrofobia, tamanho do cliente, marca-passo implantado ou aparelhos cirúrgicos.

Valores de referência

Mielografia cervical, lombar ou torácica normal. Espaço subaracnóideo espinal normal sem obstruções.

Implicações clínicas

- Detecta lesão das raízes dos nervos espinais
- Identifica discos intervertebrais herniados
- Identifica meningiomas, neurofibromas ou tumores que comprimem a medula espinal
- Avalia alterações degenerativas (estreitamento do canal ou do forame) que podem comprimir raízes nervosas.

Fatores interferentes

- Reação alérgica ao material de contraste
- Ansiedade ou incapacidade de permanecer em decúbito ventral por até 1 hora (pode ser necessária a sedação moderada para facilitar o procedimento)

- História pregressa de crises convulsivas
- Uso de fenotiazinas, antipsicóticos, ATC ou inibidores da MAO (diminuem o limiar de convulsão)
- Gravidez
- Procedimento cirúrgico prévio no local previsto de punção
- Distúrbio hemorrágico conhecido
- Septicemia generalizada
- Lesão expansiva conhecida com aumento da PIC.

Procedimento

- O cliente é colocado em decúbito ventral (acesso cervical) ou decúbito lateral (acesso lombar) e a pele é preparada e coberta segundo a técnica estéril padrão
- O anestésico local é administrado e a agulha é introduzida sob orientação da imagem até o espaço subaracnóideo
- O estilete é retirado para verificar se há retorno de LCS. Nesse momento, podem-se medir as pressões e coletar amostras de líquido, se desejado
- Um meio de contraste iodado não iônico é injetado lentamente no espaço intratecal através da agulha
- O cliente é inclinado para que o meio de contraste flua para cima e para baixo na coluna vertebral
- Na mielografia por TC, a imagem é adquirida por um tomógrafo computadorizado com multidetectores.

Intervenções de enfermagem

► *Antes da realização do exame*

- Deve-se considerar a sedação moderada e a analgesia antes desse procedimento
- Verificar se o cliente está em jejum há pelo menos 6 horas antes do exame
- Orientar o cliente a suspender o uso de fenotiazinas, antipsicóticos, ATC ou inibidores da MAO por 48 horas antes da mielografia, pois esses medicamentos podem diminuir o limiar de convulsão quando associados ao meio de contraste intratecal
- Verificar a razão normalizada internacional (RNI) e o número de plaquetas. Comunicar os resultados ao médico
- Realizar avaliação neurológica inicial. Verificar os sinais vitais
- Explicar o objetivo do exame e o procedimento ao cliente. Explicar a importância de permanecer imóvel durante o procedimento
- Realizar *time out* para confirmar se o cliente, o procedimento e o local de punção estão corretos.

► *Durante a realização do exame*

- Administrar sedação moderada e analgesia, se prescritas. Monitorar os sinais vitais e o nível de consciência, conforme a política institucional
- Ajudar o cliente a manter a posição correta e facilitar o procedimento
- Se forem retiradas amostras, etiquetar os tubos com informações de identificação do cliente e levá-los imediatamente ao laboratório para processamento
- Aplicar um curativo no local da punção e observar se há extravasamento de LCS.

► *Após a realização do exame*

- Instruir o cliente a colocar-se em decúbito dorsal com a cabeceira elevada a 30°
- Manter repouso no leito com acesso ao banheiro durante 4 a 6 horas
- As cefaleias são comuns, causadas por extravasamento de LCS ou irritação das meninges pelo meio de contraste. Incentivar a ingestão de líquidos para ajudar a repor o LCS perdido e a eliminar o contraste do corpo, assim reduzindo as cefaleias
- Orientar o cliente a ir para casa e descansar durante o resto do dia

- Oferecer informações de contato aos clientes caso precisem conversar sobre alguma dúvida ou complicação com um profissional da área médica
- O cliente deve ser orientado a não conduzir veículos durante 24 horas após o procedimento.

Monitor de eventos cardíacos em 30 dias

Procedimento cardíaco não invasivo especial (ECG)

Esse exame é usado para monitorar e registrar a frequência e o ritmo cardíacos durante 30 dias consecutivos. Esse tipo de monitoramento pré-sintomático aumenta a probabilidade de detectar uma arritmia cardíaca de 10 a 20%, como se observa tipicamente no monitoramento Holter, para 90%.

Indicações

- Registro de arritmias cardíacas em clientes com queixa de episódios de síncope, palpitações, dor torácica, vertigem ou dispneia
- Diagnóstico de arritmia cardíaca grave (p. ex., taquicardia ventricular, parada sinusal)
- Registro de arritmias sintomáticas transitórias.

Valores de referência

Normais

- Frequência e ritmo cardíacos normais.

Implicações clínicas

- Os achados anormais incluem FC imprópria, ou seja, bradicardia, taquicardia ou síndrome de bradicardia-taquicardia
- Arritmias cardíacas, por exemplo, fibrilação atrial, *flutter* atrial, extrassístoles ventriculares (ESV), arritmias ventriculares.

Fatores interferentes

- Incapacidade de colocar e fixar as derivações corretamente
- Incapacidade de manter um diário, detectar a arritmia, apertar o botão de evento, substituir a bateria ou fazer o *download* por telefone
- Alterações significativas de rotinas ou atividades normais.

Procedimento

- Explicar ao cliente o procedimento de monitoramento
- Instruir o cliente sobre a aplicação apropriada de eletrodos de dois canais (mantidos no lugar por 30 dias), inclusive preparo do local e fixação da derivação, conexão das derivações ao monitor, substituição da bateria, marcação de eventos e *download* pelo telefone
- Instruir o cliente a apertar o botão de evento ao "sentir" um sintoma cardíaco, por exemplo, palpitação ou sensação de "aceleração"
- É possível armazenar cerca de oito aventos antes que seja necessário fazer o *download* pelo telefone.

Intervenções de enfermagem

► ***Antes da realização do exame***

- Explicar ao cliente o objetivo e o procedimento do monitoramento. Fornecer instruções por escrito e um diagrama

- Demonstrar o preparo apropriado da pele e a colocação das derivações, o *download* e a subsequente limpeza da memória, o manuseio, a substituição da bateria e os cuidados com o monitor
- Enfatizar a importância de apertar o botão evento sempre que houver sinais/sintomas e de anotar qual era a atividade naquele momento
- Incentivar o cliente a continuar as atividades diárias normais e explicar a necessidade de uso do monitor durante todo o período de 30 dias.

► ***Após a realização do exame***

- Explicar o procedimento apropriado para interromper o registro e devolver o monitor (em caixa pré-endereçada e com postagem paga, em alguns casos)
- Avaliar os resultados para o cliente e monitorar e orientar apropriadamente.

Monitoramento por eletrocardiograma (ECG) contínuo (Holter)

Exame especial

Durante 24 a 48 horas ou mais, o monitoramento por Holter faz o registro contínuo do ritmo cardíaco, de eventos cardíacos incomuns e da atividade do cliente.

Indicações

- Registro de arritmias
- Avaliação de dor torácica ou outros sinais/sintomas como síncope, palpitações, dispneia ou sensação de desmaio
- Avaliação da condição cardíaca após infarto do miocárdio, da função do marca-passo e da função de desfibrilador automático implantável
- Avaliação da efetividade da farmacoterapia.

Valores de referência

Normais

- Ritmo e FC normais
- Ausência de alterações hipóxicas ou isquêmicas no ECG.

Implicações clínicas

- Arritmias cardíacas como ESV, distúrbios da condução, taquiarritmias, bradiarritmias, síndrome de braditaquiarritmia e bloqueio atrioventricular (BAV)
- Alterações hipóxicas ou isquêmicas.

Fatores interferentes

- Tabagismo, alimentação, alterações posturais e alguns fármacos
- Registro diário incompleto ou não "marcação" de sinais/sintomas
- Interferência com a posição e a adesão dos eletrodos
- Alterações nas rotinas ou atividades diárias normais.

Procedimento

- Colocar os eletrodos e fixar os cabos dos eletrodos ao monitor e gravador. Verificar se tudo está bem fixado e se a bateria do gravador está carregada antes de calibrar e ligar o aparelho
- Ao fim do período de monitoramento, a fita e o diário são analisados para verificar os padrões e as variações do ritmo cardíaco. O diário fornece evidências de uma possível correlação entre sinais/sintomas e resultados.

Intervenções de enfermagem

▸ ***Antes da realização do exame***

- Explicar o objetivo e o procedimento do exame. Demonstrar como prender o equipamento ao corpo e como retirar depois de 24 a 48 horas
- Incentivar a continuação das atividades normais e enfatizar as anotações no diário relacionadas às atividades e aos sinais/sintomas
- Registrar o horário em que o monitor foi ligado
- Não molhar o gravador e evitar ímãs e cobertores elétricos.

▸ ***Após a realização do exame***

- Retirar o monitor e anotar o horário da desconexão
- Limpar os locais dos eletrodos com sabão neutro e água e secar completamente
- Avaliar os resultados e aconselhar o cliente apropriadamente em relação a outros exames (p. ex., cateterismo cardíaco) e possíveis tratamentos (p. ex., medicamentos).

Alerta clínico

- O cliente deve evitar ímãs, detectores de metal, ambientes de alta voltagem e cobertores elétricos
- O "prurido" sob os eletrodos é comum. Não reajustar o posicionamento.

Mononucleose infecciosa (MI), teste de rastreamento rápido (Monoteste) para determinação do título de anticorpos heterófilos, anticorpos contra antígenos do capsídio viral e antígenos nucleares do vírus Epstein-Barr (EBNA)

Sangue

Esses testes medem os anticorpos heterófilos e os anticorpos específicos contra o vírus Epstein-Barr (EBV).

Indicações

- Avaliação de clientes com sinais/sintomas clínicos (p. ex., febre, faringite e linfadenopatia) de MI e linfocitose atípica
- Diagnóstico diferencial de síndrome de fadiga crônica
- Diagnóstico diferencial de leucemia linfoblástica aguda.

Valores de referência

Normais

- Negativo para títulos de anticorpos de MI, negativo para MI e negativo para anticorpos contra EBV.

Implicações clínicas

- Os anticorpos heterófilos surgem depois da primeira ou das duas primeiras semanas de doença em 90% dos adultos jovens sintomáticos e se mantêm elevados durante 8 a 12 semanas após o surgimento dos sinais/sintomas. Se a pesquisa de anticorpos heterófilos for negativa em indivíduos sintomáticos, realizam-se testes para anticorpos específicos contra o EBV

- A detecção de anticorpos heterófilos, juntamente com sinais clínicos e outros achados hematológicos (p. ex., linfócitos), confirma o diagnóstico de MI
- Na síndrome de fadiga crônica, os níveis de anticorpos contra EBV se mantêm elevados durante toda a evolução da doença
- Os anticorpos contra EBV são encontrados em 90% dos adultos.

Procedimento

- Obter uma amostra de soro (7 mℓ) por punção venosa em tubo de tampa vermelha.

Intervenções de enfermagem

▶ ***Antes da realização do exame***
- Avaliar a história clínica, os sinais/sintomas e o conhecimento do cliente sobre o exame
- Explicar o objetivo e o procedimento do exame de sangue. Se os exames preliminares forem negativos, podem ser necessários exames de acompanhamento.

▶ ***Após a realização do exame***
- Avaliar os resultados e monitorar e aconselhar o cliente apropriadamente
- Após exposição primária, a pessoa é considerada imune.

Necropsia e procedimentos post mortem, inclusive doação de órgãos e tecidos

Órgãos, tecidos, líquidos

A necropsia é um procedimento com o objetivo de identificar a causa e o mecanismo de morte por meio do exame detalhado de estruturas internas e externas do corpo e de exames laboratoriais e procedimentos *post mortem* específicos. Órgãos e tecidos para transplante podem ser retirados com consentimento especial da família antes e durante a necropsia.

Alerta clínico

- Todas as mortes, sejam decorrentes de uma sequência natural de eventos, sejam ocorridas durante tratamento médico ou em circunstâncias inexplicadas ou criminosas, precisam ser investigadas em relação à causa e ao mecanismo, com a finalidade de preencher com exatidão o atestado de óbito
- *Morte natural* é a cessação da função cardiorrespiratória por um processo patológico (p. ex., câncer metastático, infarto do miocárdio, AVC, pneumonia) ou a progressão natural da vida (ou seja, velhice)
- A *morte não esclarecida* é consequência de algum acontecimento não natural, inesperado, incomum ou suspeito, como homicídio, suicídio, acidente ou resultado indesejado de um procedimento médico
- É necessário consentimento da família, exceto se a necropsia for solicitada pelo médico-legista ou patologista.

Indicações

- Obrigatórias ou rotineiras em casos de morte súbita, suspeita ou inexplicada
- Investigação de mortes acidentais e acidentes de trabalho
- Identificação e acompanhamento da prevalência e da incidência de doenças, de traumatismos associados a determinadas modificações do estilo de vida e de influências ocupacionais
- Obtenção de provas em processos civis ou criminais e indenizações de seguro.

Valores de referência

Normais

- Os achados externos e internos estão dentro dos limites normais ou não indicam doença importante relacionada com a causa de morte
- Os achados macroscópicos e microscópicos estão dentro dos limites da normalidade ou as anormalidades estão relacionadas com a causa de morte
- Ausência de fármacos não prescritos, álcool etílico ou outras substâncias tóxicas no sangue, na bile, na urina e em líquidos oculares; os exames toxicológicos também não detectam nenhuma dessas substâncias. Os medicamentos prescritos estão dentro das concentrações esperadas
- Ausência de distúrbios metabólicos hereditários na necropsia metabólica.

Implicações clínicas

Em necropsias e procedimentos *post mortem*, as causas de morte são classificadas como naturais e não naturais.

- As causas naturais mais comuns são:
  - Cardiovasculares
  - Relacionadas ao encéfalo
  - Respiratórias
  - Gastrintestinais
  - Outras (p. ex., hemorragia, sepse)
- As causas não naturais mais comuns são:
  - Traumatismo
  - Síndrome de morte súbita do lactente (SMSL)
  - Fogo ou inalação de fumaça
  - Afogamento
  - Eletrocussão
  - Hipertermia (calor)
  - Hipotermia (frio)
  - Embolia
  - Homicídio.

Alerta clínico

- Observar precauções-padrão durante esses procedimentos
- Assinalar a localização de ferimentos, lesões cutâneas ou escoriações e outros sinais anormais em um diagrama
- Processar amostras toxicológicas, se indicado. As amostras para exame toxicológico incluem: todo o líquido ocular de ambos os olhos, sangue com fluoreto de sódio como conservante (50 mℓ), sangue com fluoreto de sódio como conservante (tubo secundário, 10 mℓ), tecido hepático (3 g), líquido biliar (10 mℓ), urina (50 mℓ) e conteúdo gástrico e intestinal
- Armazenar amostras e fragmentos em envelopes ou sacos de papel; nunca usar plástico, que propicia o crescimento de leveduras e fungos.

Procedimento

- É necessário que a família assine um termo de consentimento informado, exceto se a necropsia for solicitada pelo médico-legista ou patologista
- O corpo é reconhecido e identificado; verificar peso e altura; mapear, medir e registrar com detalhes características importantes, marcas e cores da cabeça aos pés, nas partes anterior, posterior e lateral, nos membros e todos os elementos superficiais. Prestar atenção principalmente em lesões, ferimentos e equimoses (isoladas e padrões). A determinação das impressões digitais (de crianças) só é realizada em casos criminais

- Fotografar e radiografar ferimentos, fraturas e corpos estranhos (*i. e.*, duas incidências em casos criminais). Em mortes não hospitalares, fotografam-se a cabeça e o tórax
- Limpar o corpo e registrar novamente as características. Fotografar quando necessário
- A necropsia deve prosseguir de modo ordenado. É realizada dissecção completa das grandes cavidades do corpo (torácica e abdominal, inclusive com a retirada de todos os órgãos principais), da cabeça e do pescoço
- Seccionar todos os órgãos principais. Guardar os cortes (todo o órgão em alguns casos) para o preparo de lâminas a serem examinadas depois e como prova. Guardar órgãos e lâminas, quando necessário.

Alerta clínico

- Se for realizado exame externo em vez de necropsia, coletar sangue dos vasos subclávios e humor vítreo dos olhos
- Ao fim da necropsia, devolver os órgãos (não armazenados para preparo de lâminas ou como prova) às cavidades corporais e suturar a cavidade
- Liberar o corpo imediatamente para a funerária para sepultamento ou cremação, segundo o desejo da família. Se houver questões legais, o corpo pode ser retido por algum tempo
- Amostras de sangue específicas são enviadas a um laboratório qualificado para exames toxicológicos, segundo a solicitação do patologista, médico-legista ou policiais
- São realizadas análises toxicológicas. A pesquisa de álcool determina o nível de vários alcoóis; a pesquisa por neutralização de ácidos detecta barbitúricos e salicilatos; e a pesquisa básica detecta ansiolíticos, narcóticos sintéticos, anestésicos locais, anti-histamínicos, antidepressivos e alcaloides. Pesquisas de substâncias mais voláteis usam cromatografia gasosa para detectar substâncias como tolueno, benzeno, tricloroetano e tricloroetileno; as pesquisas de *Cannabis* detectam consumo de maconha.

Procedimento nas culturas post mortem

- Às vezes é necessário coletar amostras para cultura. A maioria dos órgãos internos de pessoas não infectadas previamente permanece estéril por cerca de 20 horas após a morte
- Usar instrumentos e luvas estéreis ao coletar amostras para cultura. Desinfetar a área com fricção de iodopovidona durante 5 minutos, seguida por fricção com álcool a 70% durante 5 minutos
- Para coleta da amostra, aspirar amostras de líquidos e transferi-las para um tubo estéril ou usar *swabs* estéreis para coletar amostra da área
- Coletar amostras de sangue do ventrículo direito para hemocultura
- Coletar líquido peritoneal imediatamente depois de penetrar na cavidade peritoneal
- Coletar urina diretamente da bexiga com seringa e agulha
- Coletar líquido da cavidade pericárdica ou pleural em *swab* ou com seringa e agulha
- Com uma espátula quente, cauterizar a superfície externa de um abscesso até secar; coletar pus com seringa e agulha (se possível) ou usar *swab*.

Alerta clínico

- As provas, que podem incluir roupas, escova de dentes, óculos e outros objetos, devem ser transportadas para o laboratório apropriado o mais rapidamente possível
- *Das mãos*: apoio para braços de automóvel, aba do boné, tampa de garrafa, barra de chocolate (a extremidade que segurava), moeda, campainha de porta, fio elétrico, chave de ignição, chaves, caneta, fivela do cinto de segurança, cadarços e salsicha
- *Da boca e do nariz*: marca de mordida, asa de galinha, envelope, borda de copo, batom, bolo, colarinho de casaco de esqui, telefone e óculos de soldador
- *Dos olhos*: fragmentos de lente de contato no aspirador, lágrimas em um lenço e óculos
- *Do corpo em geral*: restos queimados, pente, apoio de cabeça de automóvel, lâmina de barbear, parte axilar da camisa, meias e urina na neve
- O Capítulo 2 descreve métodos para coleta de amostras usadas como prova.

Exame de DNA como prova e coleta de amostras como provas criminais

O DNA extraído da vítima ou prova relacionada é comparado a amostras coletadas de um suspeito. Os cientistas podem ter mais certeza quando estão eliminando suspeitos.

Procedimentos especiais

Procedimento na superdosagem de drogas

Fotografar indicações de uso abusivo de drogas, como marcas de injeção no corpo; presença de drogas ou de material para uso de drogas; e resíduos de drogas nos lábios, na face, nos dentes, na cavidade oral, na língua, no nariz ou nas mãos. Avaliar a área da boca e o corpo à procura de marcas de mordida e lesões por "queda" (sugerem atividade convulsiva associada ao consumo de drogas). Avaliar os linfonodos, o baço e o fígado (*i. e.*, anormal no usuário de drogas intravenosas).

Procedimento especial em casos de espancamento

Se houver suspeita de violência sexual, realizar avaliações a seguir *na ordem apresentada*. Com o corpo em decúbito dorsal (rosto voltado para cima), coletar fios de cabelo e pelos pubianos, amostras orais, sêmen da parte interna das coxas. Com o corpo em decúbito ventral (rosto voltado para baixo), coletar primeiro a amostra anal, depois vaginal. Coletar evidências das unhas das mãos. Coletar 25 pelos pubianos de toda a região vulvar. Coletar 25 fios de cabelo da área afetada. Coletar amostras orais, anais e cervicais e amostras de outras áreas suspeitas de conter DNA (*i. e.*, sangue, saliva, marcas de mordida e sêmen).

Procedimento em caso de maus-tratos infantis e síndrome de morte súbita do lactente (SMSL)

Obter radiografias e fotografias de todo o corpo. No caso de SMSL, coletar amostras de bile e de sangue seco para detectar doença metabólica hereditária como causa da morte. Realizar exame externo de petéquias conjuntivais, equimoses das pontas dos dedos das mãos, tronco e ombros (na frente e atrás), frênulo e costas; a face posterior das coxas e as nádegas podem estar cortadas (por fivelas ou outros objetos cortantes).

Realizar exame interno para pesquisa de hematomas (por traumatismo direto); se presentes e não houver evidência de TCE, retirar os olhos e examinar a retina (*i. e.*, elas apresentam sinais característicos na SMSL). Documentar fraturas recentes ou consolidadas e a idade estimada da lesão.

Procedimento para determinar o horário da morte

Embora o horário da morte geralmente não seja uma questão principal, sua determinação é importante tanto em mortes naturais (*i. e.*, para receber seguros e outros benefícios) quanto não naturais (*i. e.*, não testemunhadas ou quando as partes do corpo foram alteradas intencionalmente para ocultar características de identificação do indivíduo). A estimativa da hora da morte baseia-se na presença de *rigor mortis* (rigidez cadavérica ou enrijecimento do corpo). A rigidez é imediata ou ocorre em até 6 a 12 horas após a morte. O *livor mortis* (lividez cadavérica) é a cor roxo-avermelhada causada pela deposição de sangue nas partes inferiores do corpo por ação da gravidade; seu início é imediato. O *algor mortis* é o resfriamento do corpo; a interpretação da temperatura corporal leva em conta o uso de cocaína, a presença de infecções ou de febre após a morte. A *decomposição* é a degradação química de células e órgãos por enzimas intracelulares e a putrefação causada por ação bacteriana. O *esvaziamento gástrico* é o movimento dos alimentos do estômago; a digestão e o esvaziamento gástrico variam na vida e na morte. Após a morte, ocorrem *alterações químicas*; por exemplo, a concentração de potássio aumenta no humor vítreo ocular. A *atividade de insetos* é usada para estimar o tempo da morte; moscas e outros insetos estão associados à decomposição dos corpos, mas só se deve tentar determinar o horário da morte a partir de dados de insetos com o auxílio de um entomologista.

Alerta clínico

O horário da morte é expresso como uma estimativa do possível período da morte. As testemunhas e o histórico de atividades do morto ou o ambiente ajudam a estimar o horário da morte.

Doação de órgãos e tecidos

Órgãos e tecidos para transplante são retirados antes da necropsia e no decorrer desse procedimento. Os tecidos que podem ser doados no momento da morte ou depois incluem olhos e vários outros tecidos que se mantêm viáveis por até 24 horas: córnea (vários dias), valvas cardíacas, ossos, tendões, fáscia, veias e artérias.

Alerta clínico

- Órgãos e tecidos para transplante são retirados antes da necropsia e no decorrer desse procedimento
- Um termo de consentimento especial deve ser assinado por um adulto responsável, testemunhado por um profissional de saúde
- Os órgãos que salvam vidas (p. ex., rins, pulmões, coração, pâncreas, fígado, intestinos) são retirados antes da necropsia
- Outros tecidos e órgãos (p. ex., olhos, ossos, tecido conjuntivo, articulações, ligamentos, valvas cardíacas e veias) são retirados durante os procedimentos de necropsia ou depois
- A solicitação para doação de órgãos é feita em qualquer hospital ou a qualquer médico-legista (em muitos estados), e a solicitação e o relatório de resposta são registrados no prontuário ou arquivo da pessoa morta.

Indicações de exames em doadores de órgãos

- Averiguação de história de câncer e exposição a doenças infecciosas (p. ex., hepatite viral B e C, possivelmente vírus TT no futuro, HIV-1, HIV-2, HTLV-1 e HTLV-2, CMV, sífilis, outras DST) para possível exclusão do órgão
- Verificação da compatibilidade entre doador e receptor
- Verificação da compatibilidade do tipo sanguíneo, AB0 e Rh, de todos os doadores e receptores de transplante. A tipagem AB0 do receptor deve ser repetida antes de inscrevê-lo na lista de transplante
- Exames para HBV e HIV em amostras retiradas após a morte
- Geralmente as amostras de sangue de doador cadáver são coletadas antes da morte, exceto amostras *post mortem* para transplante de córnea, que podem ser retiradas dias após a morte.

Procedimento

- Coletar amostras comuns de sangue e urina para exame inicial e avaliação do possível doador.

Intervenções de enfermagem

► ***Antes da realização do exame***

- Discutir a possível doação de tecidos e órgãos com os familiares em luto
- Verificar se o possível doador é adequado para doação de olhos e tecidos
- Ser sensível. Permitir que os familiares tenham todo o tempo necessário para ficar com a pessoa morta
- Ver seção "Exames para transplante".

▸ *Durante a realização do exame*

- O preparo do corpo após o consentimento inclui pingar gotas de soro fisiológico nos olhos, fechar os olhos com fita adesiva de papel, colocar oclusores oculares sobre o supercílio e manter o corpo em necrotério refrigerado quando possível (Quadro 3.5)

Quadro 3.5 Exames laboratoriais para transplantes de órgãos.

Transplantes de órgãos	*Teste*
Todos	Hemograma completo, leucograma, creatinina, ureia, eletrólitos, TP, TTP
Rim	Exame de urina
Fígado	Bilirrubina (direta e indireta), alanina aminotransferase (ALT), aspartato aminotransferase (AST), gamaglutamil transpeptidase, ALP, lactato desidrogenase
Pâncreas	Glicose, amilase, lipase
Intestino	Bilirrubina (direta e indireta)
Coração	Gasometria arterial, cretinoquinase (CK), CK-MB
Pulmão	Gasometria arterial

Adaptado de Phillips, M. G., & Malinin, T (1996). Donor evaluation for organ and tissue procurement. In Phillips, M. G. (Ed.), *Organ procurement, preservation and distribution in transplantation* (pp. 67-79). Richmond, VA: UNOS.

- Realizar tipagem de HLA nos linfócitos e verificar a compatibilidade antes do transplante renal e de pâncreas. Uma reação forte no exame de compatibilidade prevê rápida rejeição ao transplante e é uma contraindicação.

Alerta clínico

- Toxinas encontradas em órgãos transplantados.

Toxina	Órgãos transplantados
Paracetamol	Coração, córnea, rim
Monóxido de carbono	Coração, fígado, rim, pâncreas
Barbitúrico	Fígado, coração, rim
Etanol	Rim
Cocaína	Fígado, rim
Cianeto	Coração, pele, osso, coração, fígado, rim, pâncreas
Metaqualona	Fígado
Benzodiazepínicos	Rim, coração, fígado
ATC	Rim
Metanol	Rim
Insulina	Rim, coração, pâncreas (células das ilhotas)

Alerta clínico

- Vítimas de intoxicação podem ser doadoras de órgãos, sobretudo em casos determinados por morte encefálica.

Toxina	Condição ideal para transplante
Etilenoglicol, metanol	Acidose corrigida; nível sérico de álcool baixo ou ausente
Cianeto	Choque corrigido; nível sérico de cianeto < 8 mEq/mℓ ou mmol/ℓ

Intervenções de enfermagem

► ***Antes da realização do exame | Preparo da família***

- Explicar a razão dos procedimentos após a morte e para doação de tecidos ou órgãos. A preocupação e o respeito com o morto e com as pessoas próximas podem reduzir a ansiedade e as objeções ou erros de interpretação sobre o exame após a morte. Obter a assinatura do termo de consentimento, diante de testemunha, para necropsia e doação
- Se os parentes estiverem indecisos em relação à necropsia, eles podem considerá-la como opção quando não houver diagnóstico confirmado; em caso de morte súbita ou misteriosa de aparentes causas naturais ou suspeita de exposição a riscos ambientais ou de outro tipo; ou para identificar doenças hereditárias, genéticas ou contagiosas. A causa da morte pode afetar questões relativas a seguro e outros assuntos jurídicos se a morte estiver associada a complicações clínicas ou obstétricas inesperadas, tiver ocorrido durante o uso de fármacos experimentais ou for consequência de alguns procedimentos odontológicos, invasivos, cirúrgicos ou diagnósticos
- Considerar hábitos e práticas culturais da família. A resposta humana à morte de uma pessoa querida varia em diferentes sociedades, religiões, culturas e raças; e o exame *post mortem* e a doação de órgãos podem ser ofensivos para alguns grupos
- Assegurar à família que nada será feito sem sua permissão, exceto quando exigido por lei. Se houver medo de mutilação ou de atraso na liberação do corpo para o funeral, fornecer informações claras e concisas para ajudar na decisão. O procedimento de necropsia não impede um funeral normal, inclusive é permitido ver o corpo. No caso de dilemas religiosos, facilitar o aconselhamento e a comunicação com o clero
- Pode haver conflito em casos de divergência entre a autoridade legal e os desejos da família. Explicações podem ajudar a resolver esses conflitos. Usar abordagem em equipe, com participação do médico-legista, do clero, da casa funerária e da polícia.

► ***Após a realização do exame | Cuidados com a família***

- Interpretar os resultados da investigação da morte e orientar a família. Orientar a família sobre a retirada de órgãos e tecidos para transplante
- Após a conclusão da investigação dos eventos em vida e da cena de morte, da necropsia e dos exames laboratoriais, dados de todas as fontes são esmiuçados e analisados. Os resultados são documentados e relatados no atestado de óbito, no qual se tornam um assunto de registro público. Essas informações podem ser compartilhadas com a família imediata do morto, tornar-se parte de um processo judicial ou ambos.

Alerta clínico

- Se a situação sorológica em relação ao HIV do morto não estiver diretamente relacionada com a causa de morte, não é necessário registrá-la
- O câncer é relatado quando é diagnosticado ou confirmado pela necropsia
- Os grandes riscos para examinadores e participantes de procedimentos *post mortem* são transmissão de tuberculose, HBV, AIDS e doença de Creutzfeldt-Jakob.

Osteocalcina (proteína óssea G1a)

Sangue

Esse exame é usado para rastreamento de osteoporose após a menopausa.

Indicações

- Avaliação do risco de fraturas
- Monitoramento do tratamento da osteoporose.

Valores de referência

Normais

- Osteocalcina: 8,1 ± 4,6 μg/ℓ ou 1,4 ± 0,8 nmol/ℓ
- Osteocalcina carboxilada: 9,9 ± 0,5 μg/ℓ ou 1,7 ± 0,1 nmol/ℓ
- Osteocalcina pouco carboxilada: 3,7 ± 1,0 μg/ℓ ou 0,6 ± 0,2 nmol/ℓ.

Normal com radioimunoensaio (RIA)

- Homem adulto: 3,0 a 13,0 ng/mℓ ou 3,0 a 13,0 μg/ℓ
- Mulher antes da menopausa: 0,4 a 8,2 ng/mℓ ou 0,4 a 8,2 μg/ℓ
- Mulher após a menopausa: 1,5 a 11,0 ng/mℓ ou 1,5 a 11,0 μg/ℓ.

Implicações clínicas

- *Níveis aumentados* indicam aumento da formação óssea em pessoas com hiperparatireoidismo, fraturas e acromegalia
- *Níveis diminuídos* estão associados a hipoparatireoidismo, deficiência de hormônio do crescimento e medicamentos (p. ex., glicocorticoides, bifosfonatos e CT).

Fatores interferentes

- Elevação durante o repouso no leito e não há elevação na formação óssea
- Elevação no comprometimento da função renal e não há elevação na formação óssea.

Procedimento

- Coletar uma amostra de soro do sangue venoso em gelo, separar em 1 hora e congelar imediatamente. (Evitar um ciclo de congelamento-descongelamento.)

Intervenções de enfermagem

► ***Antes da realização do exame***
- Explicar o objetivo e o procedimento do exame
- Anotar a idade e a situação de menopausa
- Obter história familiar e pessoal pertinente de fraturas por osteoporose, quedas etc.

► ***Após a realização do exame***
- Interpretar os resultados do exame e orientar o cliente em relação a outros exames.

Oximetria de pulso

Medição não invasiva e contínua de O_2 no sangue

Usa-se um oxímetro de pulso para monitorar a saturação de oxigênio no sangue arterial (Sp_{O_2}).

Indicações

- Determinação da necessidade de suplementação de O_2
- Monitoramento de adequação do suprimento de O_2.

Valores de referência

Normais

- Spo_2: 94 a 98% ou 0,94 a 0,98
- Valor crítico: < 75% ou < 0,75.

Implicações clínicas

- Há *diminuição* em casos de hipoxemia, pneumonia, EP, depressão do SNC, ICC e cirrose com oxigenação tecidual insuficiente
- Há *elevação* com a oxigenoterapia.

Fatores interferentes

- Os fatores a seguir afetam os valores da saturação de oxigênio:
  - Movimento
  - Edema
  - Baixa perfusão
  - Hipotermia
  - Pele escura
  - Meios de contraste intravenoso
  - Pulsação venosa
  - Unhas artificiais e esmalte
  - Luz externa
  - Hb anormal
  - Anemia
  - Ruído eletrônico
  - Aumento do nível de carboxi-hemoglobina.

Procedimento

- O sensor do oxímetro de pulso é colocado nos dedos indicador, médio ou anular, usando grampo especial ou adesivo. Outros tipos são usados na fronte, no nariz, no lobo da orelha e no dedo do pé ou no pé de lactentes e neonatos. Em adultos com doenças específicas como doença vascular periférica e doença de Raynaud, pode ser necessário colocar o sensor do oxímetro de pulso em outro local, como a fronte, o lobo da orelha ou o nariz
- O local é verificado a cada 8 horas e trocado a cada 4 horas
- O oxímetro de pulso mostra a SpO_2 e a frequência do pulso. Alarmes soam quando os valores são altos ou baixos.

Intervenções de enfermagem

► ***Antes da realização do exame***

- Explicar o objetivo e a colocação do sensor do oxímetro de pulso e por quanto tempo o sensor será necessário.

► ***Durante a realização do exame***

- Verificar e trocar o sensor quando necessário.

► ***Após a realização do exame***

- Orientar o cliente acerca do significado dos valores.

Perfil biofísico fetal (PBF)

Ultrassonografia fetal/materna

Esse exame pré-natal usa a ultrassonografia para avaliar cinco parâmetros fetais não invasivos: tônus muscular, movimentos fetais, respiração fetal, volume de líquido amniótico e aceleração cardíaca fetal (TSE). Cada parâmetro é avaliado e recebe de 0 a 2 pontos; a situação ideal é 2 pontos. Alguns centros incluem a classificação placentária no perfil biofísico. O PBF modificado inclui o TSE e o índice de líquido amniótico (ILA).

Indicações

- Monitoramento das fases mais avançadas da gravidez para avaliar o bem-estar fetal
- Identificação de hipoxia fetal
- Avaliação de gestação de alto risco a partir de 32 a 34 semanas; as complicações graves podem exigir exame com 26 a 28 semanas
- Avaliação de gravidez pós-termo com monitoramento do perfil biofísico 2 vezes/semana
- Fornecimento de informações sobre tamanho, posição e número de fetos; localização da placenta; e movimentos oculares fetais e micção.

Valores de referência

Normais

- O resultado máximo normal é de 10 pontos e indica ausência de sofrimento fetal
- A pontuação igual a 8 ou maior indica bem-estar fetal com base nos resultados do TSE, movimento, respiração e normalidade do tônus muscular fetal e da quantidade de líquido amniótico.

Implicações clínicas

- A pontuação abaixo de 8 indica sofrimento fetal potencial ou real
- Os resultados podem ser afetados por idade fetal, estados de comportamento fetal, infecção fetal ou materna, hipoglicemia, hiperglicemia, pós-maturidade e uso materno de drogas. O uso de sulfato de magnésio, álcool, cocaína e nicotina pode diminuir os parâmetros do perfil biofísico.

Procedimento

- Posicionar a cliente em decúbito dorsal, como para ultrassonografia obstétrica (OB), e aplicar gel (condutor) sobre a pele da parte inferior do abdome
- Mover o transdutor de ultrassom sobre a região abdominal inferior para ver o feto e as estruturas adjacentes
- Nesse momento, também se faz um TEC ou um TSE. A duração do exame varia com a idade e a condição do feto; geralmente é de 30 minutos.

Intervenções de enfermagem

► *Antes da realização do exame*

- Explicar o objetivo do exame e a relação entre cada parâmetro e o bem-estar fetal. Se não houver movimentos oculares ou respiração evidente, é mais provável que o feto esteja dormindo
- Verificar a PA, a temperatura, o pulso, a respiração e a FCF iniciais.

► *Durante a realização do exame*

- Proporcionar tranquilização.

► *Após a realização do exame*

- Interpretar os resultados e aconselhar a cliente em conjunto com o médico. Explicar que os resultados podem ou não refletir a condição fetal. Podem ser necessários outros exames semanais ou 2 vezes/semana
- Providenciar intervenção em crise se o resultado indicar necessidade de assistência médica imediata ou parto.

Perfusão miocárdica

Medicina nuclear, cintigrafia do coração

Esse exame é usado para diagnóstico de cardiopatia isquêmica, diferenciação de isquemia e infarto bem como determinação do grau e da localização da isquemia. O procedimento é dividido em duas fases – repouso e estresse – e mostra defeitos da parede miocárdica e do desempenho da bomba cardíaca em situações de aumento da demanda de oxigênio.

Indicações

- Identificação de DAC e estimativa do progresso da doença
- Avaliação de trombose da artéria coronária
- Avaliação da perviedade do enxerto na cirurgia de revascularização miocárdica e na angioplastia
- Monitoramento da efetividade do tratamento.

Indicações de estresse induzido por fármaco

- Previsão de morte cardiovascular, de reinfarto e do risco de evento isquêmico pós-operatório
- Reavaliação de angina instável
- Os candidatos são os indivíduos com doença pulmonar, doença vascular periférica com claudicação, amputação, lesão raquimedular, esclerose múltipla e obesidade mórbida
- Garantia de avaliação quantitativa do grau e da localização de isquemia
- Avaliação de cliente com potencial ECG com estresse falso-positivo.

Indicações pediátricas

- Avaliação de comunicações interventriculares e de cardiopatia congênita
- Avaliação pós-cirúrgica de cardiopatia congênita.

Valores de referência

Normais

- Exame normal: o eletrocardiograma e a PA são normais
- Captação normal; perfusão miocárdica e fluxo sanguíneo normais em condições de repouso e estresse; e ausência de áreas isquêmicas.

Fatores interferentes

- Estresse cardíaco insuficiente
- Consumo de cafeína
- Alguns medicamentos podem contraindicar o exame.

Procedimento

- Durante o exame com estresse cardíaco, o cliente é monitorado por um cardiologista e uma enfermeira, um eletrofisiologista, um radiologista ou um técnico de ECG
- Na cintigrafia em repouso, injeta-se no cliente o radiofármaco e faz-se a SPECT 30 a 60 minutos depois
- No exame com estresse, o cliente começa caminhando na esteira. Ao alcançar 85 a 95% da FC máxima, o radiofármaco é injetado e o exercício é interrompido. Trinta minutos depois, faz-se a imagem por SPECT

- Entre os radiofármacos usados estão o sestamibi marcado com ^{99m}Tc (Cardiolite®), o tálio 201 (^{201}Tl) e a tetrofosmina marcada com ^{99m}Tc (Myoview®)
- Pode-se administrar dipiridamol ou adenosina a adultos ou crianças incapazes de praticar exercício até os níveis desejados
- Existem muitos protocolos para a cintigrafia de perfusão miocárdica.

Intervenções de enfermagem

► *Antes da realização do exame*

- Explicar o objetivo e o procedimento da cintigrafia de perfusão miocárdica
- Os medicamentos que contêm cafeína e teofilina e os betabloqueadores devem ser suspensos, se possível, durante 2 dias. A sildenafila deve ser interrompida durante 48 horas caso haja necessidade de nitroglicerina (que pode causar hipotensão fatal se administrada a clientes em tratamento com sildenafila)
- Os clientes devem jejuar durante no mínimo 6 horas antes do exame com estresse e são orientados a evitar o tabagismo e o consumo de chocolate durante no mínimo 24 horas antes do exame. Consultar o médico sobre a interrupção do medicamento prescrito 12 a 24 horas antes do exame
- A PA, a FC e o ECG são monitorados em relação a alterações durante a infusão de dipiridamol. Pode-se administrar aminofilina para reverter os efeitos do dipiridamol se houver rápida alteração dos sinais vitais.

Alerta clínico

- O exame com estresse é contraindicado em clientes que:
  - Tenham uma combinação de bloqueio de ramos direito e esquerdo
  - Tenham hipertrofia ventricular esquerda
  - Estejam em tratamento com digitálicos e quinidina
  - Tenham hipopotassemia (porque é difícil avaliar os resultados)
- Os efeitos adversos a curto prazo do dipiridamol incluem náuseas, cefaleia, tontura, rubor facial, angina, depressão do segmento ST, arritmias ventriculares ou dor. Pode-se administrar aminofilina para reverter ou aliviar esses sinais/sintomas.

► *Durante a realização do exame*

- Assegurar ao cliente que o exame está prosseguindo normalmente.

► *Após a realização do exame*

- Monitorar a ocorrência de extravasamento ou infiltração do radiofármaco no local da injeção
- Observar e tratar reações leves (conforme a prescrição): prurido, erupções cutâneas e rubor 2 a 24 horas após a injeção; às vezes ocorrem náuseas e vômitos
- Interpretar os resultados e orientar apropriadamente sobre outros exames e possíveis tratamentos.

Pesquisa de anticorpos contra Candida | Esfregaço e cultura

Sangue, urina, escarro, tecido, pele, unhas infectadas, LCS

Esse exame detecta anticorpos contra *Candida albicans* e auxilia o diagnóstico de infecção sistêmica por *Candida*, que ocorre em indivíduos imunodeprimidos com níveis diminuídos de linfócitos T e pode ser fatal.

Indicações

- Avaliação de infecção por *Candida* quando o diagnóstico de candidíase sistêmica não pode ser demonstrado por cultura ou biopsia de tecido
- Avaliação de infecção por *Candida* quando são obtidos resultados positivos de cultura de amostras com alto potencial de contaminação, como das vias urinárias.

Valores de referência

Normais

- Negativo para anticorpos contra *Candida* ou candidíase em esfregaços e culturas.

Implicações clínicas

- Um título > 1:8 por técnica de aglutinação do látex indica infecção sistêmica
- A quadruplicação dos títulos em amostras de sangue coletadas com intervalo de 10 a 14 dias indica infecção aguda
- A infecção disseminada por *C. albicans* é comum em clientes em tratamento intravenoso prolongado com antibióticos de amplo espectro e em diabéticos. A doença também ocorre em recém-nascidos alimentados com mamadeira e na bexiga de clientes cateterizados
- Mulheres com candidíase vulvovaginal, comum no fim da gravidez, podem transmitir a infecção para o feto no canal de parto.

Fatores interferentes

- Possibilidade de reação cruzada nas criptococoses e na tuberculose
- Possibilidade de resultados positivos na presença de candidíase cutaneomucosa superficial ou de vaginite grave
- Com frequência, clientes imunodeprimidos têm resultados falso-negativos em vista do comprometimento da capacidade de produzir anticorpos.

Procedimento

- Coleta-se uma amostra de soro (7 mℓ) por punção venosa em tubo de tampa vermelha
- Também podem ser realizados esfregaço e cultura
- Observar as precauções-padrão e colocar a amostra em embalagem para transporte de amostras biológicas.

Intervenções de enfermagem

► *Antes da realização do exame*

- Avaliar o conhecimento do cliente sobre o exame e o histórico de sinais/sintomas. Os sinais/sintomas são dor, queimação, corrimento, edema, eritema e disúria
- Explicar o objetivo do exame para *Candida* e o procedimento de coleta de sangue. Não é necessário jejum.

► *Após a realização do exame*

- Avaliar os resultados e aconselhar o cliente apropriadamente em relação à infecção e ao possível tratamento (p. ex., medicamentos). Observar se há sinais de infecção no local da punção venosa.

Pesquisa de anticorpos contra rubéola

Sangue, infecção viral

Esse exame mede a produção de anticorpos IgG e IgM em resposta ao vírus causador da rubéola.

Indicações

- Determinação da suscetibilidade do cliente ao vírus da rubéola
- Determinação do estado imune de clientes ou de profissionais de saúde
- Confirmação de rubéola
- Identificação de possíveis portadores de rubéola que possam infectar mulheres em idade fértil.

Valores de referência

Normais

- Negativo para anticorpos IgG ou IgM: não imune ao vírus da rubéola
- Positivo para anticorpos IgG contra rubéola: imune ao vírus da rubéola
- Positivo para anticorpos IgM contra rubéola: indica infecção atual ou recente pelo vírus da rubéola.

Implicações clínicas

- A quadruplicação do título entre as amostras das fases aguda e convalescente indica infecção recente. Depois da infecção, o título continua elevado durante muitos anos. Isso indica imunidade; as infecções repetidas são raras. A imunização com vacina antirrubéola causa a produção de anticorpos contra rubéola
- Testes positivos indicam imunidade
- Os testes e títulos negativos indicam ausência de infecção prévia e de imunidade.

Procedimento

- Coleta-se uma amostra de soro (5 mℓ) por punção venosa em tubo de tampa vermelha.

Intervenções de enfermagem

► ***Antes da realização do exame***

- Avaliar o conhecimento do cliente sobre o exame. Explicar a razão do procedimento e do exame de sangue
- Alertar mulheres grávidas de que a rubéola adquirida no primeiro trimestre de gravidez sestá associada a aumento da incidência de aborto, natimortos e anomalias congênitas.

► ***Após a realização do exame***

- Orientar as mulheres em idade fértil com testes negativos a se vacinarem antes de engravidarem
- A vacinação é contraindicada durante a gravidez
- Explicar às clientes com resultado positivo que elas estão imunes a outra infecção.

Pesquisa de anticorpos IgG contra Helicobacter pylori

Sangue, ar expirado, fezes

O método tradicional de detecção de *H. pylori* é a cultura de amostras da mucosa gástrica obtidas por endoscopia. Esses exames de sangue podem ser úteis como métodos menos invasivos de rastreamento da infecção por *H. pylori*, com uso do teste no ar expirado para medir a infecção ativa. A pesquisa do antígeno de *H. pylori* nas fezes (HpSA; do inglês, *H. pylori stool antigen*) é usada para monitorar a resposta durante o tratamento e para verificar se houve cura após o tratamento.

Indicações

- Rastreamento de infecção atual ou prévia por *H. pylori* em pessoas com ou sem sinais/sintomas GI
- Diagnóstico de clientes com úlcera péptica usuários de AINE
- O teste no ar expirado detecta a urease gástrica.

Valores de referência

Normais

Sangue e fezes

- Negativo: ausência de anticorpos IgG detectáveis.

Ar expirado

- Negativo para *H. pylori*: < 50 desintegrações por minuto (DPM); 50 a 199 DPM é indeterminado; > 200 DPM é positivo.

Implicações clínicas

- O resultado positivo indica que o cliente tem anticorpos para *H. pylori*. Nem sempre indica que os sinais/sintomas existentes sejam causados por infecção ou colonização por *H. pylori*. Não diferencia entre infecção ativa e passada
- O resultado negativo indica que o cliente não tem níveis detectáveis de anticorpos contra *H. pylori*. Caso a amostra seja retirada em uma fase muito inicial da colonização por *H. pylori*, pode não haver anticorpos IgG.

Procedimento

- Uma amostra de soro (5 mℓ) é coletada por punção venosa em tubo de tampa vermelha
- Esse exame só deve ser realizado em clientes com manifestações gastrintestinais por causa da alta porcentagem de indivíduos colonizados por *H. pylori* na população idosa
- Uma amostra de ar expirado é obtida com auxílio de um *kit* especial. Ver Capítulo 2
- Coleta-se uma amostra aleatória de fezes. Ver Capítulo 2.

Intervenções de enfermagem

► ***Antes da realização do exame***

- Informar o cliente sobre a utilidade do exame como método não invasivo de rastreamento de infecção por *H. pylori*.

► ***Após a realização do exame***

- Avaliar os resultados à luz da história do cliente e outros achados clínicos e laboratoriais. Aconselhar o cliente adequadamente em relação ao tratamento (anticorpos e redutores da secreção de ácido) e outros exames (p. ex., endoscopia).

Pesquisa de doença sexualmente transmitida (DST) | Considerações gerais

Tecido, sangue, líquido vaginal, swabs retais, aspirados

Doenças sexualmente transmitidas são causadas por vários agentes como *Neisseria gonorrhoeae* (gonorreia), HSV (dos tipos 1 e 2; herpes genital), HBV, *Haemophilus*, cancroide/*Calymmatobacterium* (granuloma inguinal), *Chlamydia trachomatis* (sorotipos L1, L2 e L3), *Chlamydia trachomatis* (sorotipos D-K), vírus do molusco contagioso, *Candida albicans*, *Phthirus pubis* (pediculose pubiana), *Sarcoptes scabiei* (escabiose), *Treponema pallidum* (sífilis), *Trichomonas vaginalis* (tricomoníase), *Gardnerella vaginalis*, *Mobiluncus curtisii*, *M. muliebris* (vaginite), *Ureaplasma urealyticum*, HPV (vírus de DNA) (verrugas venéreas), HIV (AIDS) e microrganismos intestinais (*Giardia lamblia, Entamoeba histolytica, Cryptosporidium, Shigella, Campylobacter fetus* e *Strongyloides*/helmintos; infecções gastrintestinais).

O diagnóstico de DST é feito por isolamento do microrganismo causador em amostras de urina, sêmen, de *swabs* uretrais, vaginais, cervicais ou orais, de secreções prostáticas, de biopsia tecidual e de sangue ou fezes.

Alerta clínico

- Pode ser necessário consentimento para diagnóstico de DST
- O rastreamento dos parceiros sexuais é uma parte muito importante do diagnóstico e do tratamento
- Os portadores assintomáticos são mais comuns do que geralmente se acredita
- Embora se faça o diagnóstico de uma DST, podem-se encontrar outros tipos de patógenos sexualmente transmitidos no mesmo cliente
- A doença pode recorrer se o cliente for reinfectado por um parceiro sexual não tratado
- O diagnóstico preciso e o tratamento vigoroso das DST são importantes sobretudo na gravidez para evitar a transmissão da doença para o recém-nascido.

Pielografia intravenosa (PIV) | Urografia excretora (UE), urografia intravenosa (UIV), radiografia simples do abdome (AP em decúbito dorsal)

Radiografia do abdome (sem contraste), sistema GU e função renal com contraste

Essas radiografias são usadas para avaliação da anatomia dos rins, dos ureteres e da bexiga por radiografia simples (sem contraste) e para demonstração indireta da função renal após injeção intravenosa de meio de contraste.

Indicações

- UE – diagnóstico de doença renal e ureteral e de comprometimento da função renal
- Radiografia simples do abdome (AP em decúbito dorsal) – exclusão de ascite, coleção de líquido, aumento de órgão, ruptura, cálculos, tumores, corpos estranhos e obstrução intestinal
- Avaliação de dor abdominal
- Obtenção de imagem preliminar antes de exames com contraste e de cirurgia.

Valores de referência

Normais

- Tamanho, formato e posição normais dos rins, dos ureteres e da bexiga
- Função renal normal
- Ausência de urina residual nas radiografias pós-miccionais.

Implicações clínicas

- Evidências de deformidades congênitas (p. ex., duplicação da pelve ou do ureter, um rim ou mais de dois); cálculos renais ou ureterais, hidronefrose e massas (p. ex., cistos, tumores, hematomas, abscessos); alterações do tamanho renal; doença do sistema urinário; e grau de lesão renal por traumatismo, doença renal policística ou obstrução
- Rim na vigência de insuficiência (rins de tamanho normal sugerem doença aguda, não crônica), fibrose irregular dos contornos renais na pielonefrite crônica e aumento da próstata (homens)
- O tempo prolongado de visualização do meio de contraste indica disfunção renal. A não visualização do contraste indicaria diminuição acentuada ou ausência de função renal
- Evidências de ascite.

Fatores interferentes

- A retenção de fezes ou de gases intestinais pode prejudicar a observação do sistema urinário
- O bário retido prejudica a perfeita visualização dos rins. Por esse motivo, os exames com bário devem ser realizados após a UE, e as radiografias simples do abdome devem ser realizadas antes de qualquer exame com bário.

Procedimento

- Para a radiografia simples do abdome, o cliente é colocado em decúbito dorsal. Outras radiografias podem ser feitas com o cliente em posição ortostática ou em decúbito lateral
- Uma radiografia preliminar do abdome é feita com o cliente em decúbito dorsal para verificar se o intestino está vazio e se é possível ver a localização do rim. Um meio de contraste iodado radiopaco é injetado por via intravenosa, geralmente nas veias da fossa antecubital. *Faz-se uma série* de três radiografias a intervalos predeterminados
- Depois dessas três radiografias das estruturas renais, o cliente é orientado a urinar, para determinar a capacidade de esvaziamento vesical, e obtém-se uma imagem pós-miccional
- A duração do exame é de 45 a 60 minutos, mas pode ser maior se houver um atraso fisiológico que impeça a rápida eliminação renal do contraste
- A TC ou a tomografia linear podem ser realizadas em conjunto com a UE para melhor visualização das lesões renais. Isso aumenta o tempo de exame. Caso a TC renal ou as nefrotomografias sejam solicitadas separadamente, o procedimento e o preparo são iguais aos da UE.

Intervenções de enfermagem

► *Antes da realização do exame*

- Avaliar as contraindicações ao exame, que incluem gravidez, alergia ou sensibilidade aos meios de contraste com iodo, disfunção renal ou hepática grave, oligúria ou anúria, mieloma múltiplo, tuberculose pulmonar avançada, ICC, feocromocitoma e anemia falciforme
- As contraindicações incluem medicamentos administrados para tratamento de bronquite crônica, enfisema ou asma; altos níveis de ureia e creatinina e alimentos ou bebidas consumidos 90 minutos antes da administração de contraste.

Alerta clínico

- Se o cliente for diabético e estiver usando medicamentos orais, podem ser necessárias precauções especiais antes e depois do procedimento
- Observar as precauções para exame com contraste iodado. Avaliar todas as alergias e verificar se o cliente já teve alguma reação alérgica aos meios de contraste
- Como é necessário um estado de desidratação relativa para que o meio de contraste se concentre nas vias urinárias, instruir o cliente a não ingerir alimentos, líquidos nem medicamentos durante 12 horas antes do exame.

► ***Durante a realização do exame***

- Incentivar o cliente a seguir as instruções de respiração e posição. Instruí-lo a respirar lenta e profundamente durante a administração de contraste. Manter uma cuba para vômito e lenços de papel à mão
- Observar com atenção se há sinais de reação alérgica (p. ex., urticária, angústia respiratória, palpitações, dormência, diaforese, alterações da PA, crises convulsivas). Preparar-se para responder com fármacos, equipamento e suprimentos de emergência
- Ajudar o cliente, se necessário, durante a micção para a aquisição de imagens pós-miccionais.

► ***Após a realização do exame***

- Dizer ao cliente que pode retomar a dieta prescrita e as atividades depois do exame
- Oferecer líquido suficiente para repor as perdas ocorridas antes do exame. Incentivar o repouso após o exame, quando necessário
- Observar se o cliente apresenta sinais ou sintomas de reação leve, como náuseas, erupção cutânea, urticária e aumento de volume das glândulas parótidas (iodônio). Os anti-histamínicos orais podem aliviar sinais/sintomas mais graves. Registrar essas reações e informar ao médico
- Avaliar os resultados e explicar a necessidade de outros exames e possível tratamento (p. ex., medicamentos para tuberculose, cirurgia nas massas renais).

Pielografia retrógrada

Exame de imagem invasivo radiológico e endoscópico das vias urinárias com contraste

Esse exame radiológico invasivo das vias urinárias superiores mostra a anatomia do ureter proximal e do rim.

Indicações

- Avaliação de tecido renal com função insatisfatória, vias urinárias em caso de cálculos ou obstrução e tecido renal com má perfusão
- Realizado quando a UE não mostra os rins

Valores de referência

Normais

- Contorno e tamanho normais dos rins, ureteres pérvios.

Implicações clínicas

- Achados anormais: obstrução das vias urinárias, tumores, cálculos, anormalidades congênitas e refluxo.

Fatores interferentes

- A presença de fezes retidas, bário ou gases intestinais prejudica a visualização das vias urinárias
- Objetos metálicos sobre a área de interesse prejudicam a observação do órgão
- A obesidade mórbida afeta a qualidade da imagem.

Procedimento

- É necessário administrar sedação e anestesia local
- Um cateter é introduzido no ureter, através de um cistoscópio, até a altura da pelve renal
- O meio de contraste é injetado e são feitas radiografias
- Em geral, a duração total do exame é < 1 hora.

Intervenções de enfermagem

▶ ***Antes da realização do exame***

- Avaliar se existem contraindicações, por exemplo, gravidez ou história de alergia ao iodo
- Explicar o objetivo e o procedimento do exame. O cliente deve manter dieta zero por cerca de 8 horas antes do exame. Alguns laboratórios têm restrição de líquidos para clientes submetidos a pielografia retrógrada
- Instruir o cliente a retirar joias e objetos metálicos da região abdominal
- Pode ser necessário preparo intestinal, com enemas de limpeza e/ou laxantes. Conferir o protocolo do laboratório.

▶ ***Durante a realização do exame***

- Incentivar o cliente a seguir as instruções respiratórias e posturais.

▶ ***Após a realização do exame***

- Verificar os sinais vitais durante no mínimo 24 horas. Monitorar sinais de alergia ao iodo
- Providenciar líquidos em abundância, alimentos e repouso após o exame
- Registrar o débito urinário e a aparência durante no mínimo 24 horas. A hematúria e a disúria são comuns por vários dias após o exame
- Administrar analgésicos, se necessário
- Avaliar os resultados para o cliente; oferecer apoio e orientação.

Porfirinas, porfobilinogênios (PBG) e ácido delta-aminolevulínico (Δ-ALA)

Amostra de urina aleatória e em tempo determinado

Esse exame mede os compostos cíclicos formados a partir do Δ-ALA, importantes para a produção de Hb e outras hemoproteínas que atuam como transportadores de oxigênio no sangue e nos tecidos.

Indicações

- Diagnóstico de PIA
- Avaliação de porfiria em pessoas com manifestações neurológicas inexplicadas, dor abdominal inexplicada, bolhas cutâneas, fotossensibilidade e história familiar pertinente
- Investigação diagnóstica de intoxicação por chumbo e pelagra
- Investigação diagnóstica de urina escura e vermelha em recém-nascidos.

Valores de referência

Normais

- PBG (urina): < 3,4 mg/24 h ou < 15 μmol/dia; aleatória: < 2,0 mg/ℓ ou < 8,8 mmol/ℓ

	μg/24 h	Unidades SI (nmol/dia)
Homem		
Uroporfirina	8 a 44	9,6 a 53
Coproporfirina	10 a 109	15 a 166
Heptacarboxiporfirina	0 a 12	0 a 15
Pentacarboxiporfirina	0 a 4	0 a 6
Hexacarboxiporfirina	0 a 5	0 a 7
Porfirinas totais	8 a 149	9,6 a 179
Mulher		
Uroporfirina	4 a 22	4,8 a 26
Coproporfirina	3 a 56	4,6 a 85
Heptacarboxiporfirina	0 a 9	0 a 11
Pentacarboxiporfirina	0 a 3	0 a 4
Hexacarboxiporfirina	0 a 5	0 a 7
Porfirinas totais	3 a 78	3,6 a 94

Δ-ALA: 0 a 7,5 mg/24 h (57,2 μmol/dia); aleatória: < 4,5 mg/ℓ ou < 34 μmol/ℓ

Implicações clínicas

- *Elevação de PBG* na porfiria; durante a crise na PIA, porfiria variegata e coproporfiria hereditária
- *Elevação des porfirinas* (fracionadas) na PIA, porfiria eritropoetica congênita, coproporfiria hereditária, porfiria variegata e porfiria química; causada por intoxicação por metais pesados, tetracloreto de carbono e chumbo; outras condições com aumento das porfirinas: hepatite viral, cirrose e recém-nascido de mãe com porfiria
- O PBG não está elevado na intoxicação por chumbo. O PBG é característico de uma crise aguda de porfiria, encontrado em amostra aleatória de urina; o exame de 24 horas é usado para confirmação
- *Elevação de Δ-ALA* na PIA, na porfiria variegata aguda, na coproporfiria hereditária, na intoxicação por chumbo (continua elevado meses após o tratamento) e na acidose diabética
- A *diminuição de Δ-ALA* é observada na hepatopatia alcoólica.

Fatores interferentes

- Os anovulatórios orais e o diazepam podem causar crises de porfiria aguda em clientes suscetíveis
- O cliente não deve ingerir álcool etílico durante o exame
- Alguns fármacos interferem no exame, sobretudo as fenotiazinas, a procaína, o sulfametoxazol e as tetraciclinas.

Procedimento

- Coletar urina em recipiente limpo e escuro; em geral é necessário manter a amostra refrigerada. A amostra é protegida da exposição à luz e deve ser coberta. Ver as orientações de coleta e manuseio de amostra no Capítulo 2. Consultar o laboratório
- Em geral, acrescentam-se 5 g de bicarbonato de sódio ao recipiente antes coleta
- No caso de exames de amostras aleatórias de urina, o horário de 14 às 16 horas é o melhor, pois há maior excreção de porfirinas.

Intervenções de enfermagem

▸ ***Antes da realização do exame***

- Avaliar a cooperação do cliente
- Avaliar os conhecimentos do cliente antes de explicar o objetivo e o procedimento do exame
- Se possível, interromper o uso de todos os fármacos por 2 a 4 semanas antes do exame para obter resultados exatos.

Alerta clínico

- Esse exame não deve ser solicitado no caso de clientes em tratamento com beladona, fenobarbital ou outros barbitúricos. Se houver suspeita de porfiria intermitente, o cliente deve tomar esses medicamentos de acordo com os protocolos prescritos, pois eles podem provocar uma crise de porfiria. Comunicar ao médico a ocorrência de sinais e sintomas e registrá-los.

▸ ***Durante a realização do exame***

- Permitir o consumo de alimentos e líquidos; deve-se evitar o consumo de álcool e a ingestão excessiva de líquidos durante a coleta
- A exatidão dos resultados depende da coleta, conservação e identificação apropriadas. Anotar os horários de início e término do exame
- Observar e registrar a cor da urina. Se houver porfirinas, a cor da urina pode ser âmbar, vermelha ou vinho. Pode variar de rosa-claro a quase preto. Alguns clientes excretam urina de cor normal que escurece após exposição à luz.

▸ ***Após a realização do exame***

- O cliente pode reiniciar as atividades e as preparações normais
- Interpretar os resultados do exame e orientar apropriadamente.

Pré-albumina (PAB) (transtirretina)

Sangue, proteínas

A dosagem de PAB oferece a especificidade e a precisão para detectar variações diárias do estado nutricional proteico do cliente causada por suporte nutricional ou distúrbios metabólicos. É o melhor índice de NPT por causa de sua meia-vida curta (1 a 2 dias).

Indicações

- Avaliação do estado nutricional; monitoramento da resposta ao suporte nutricional de clientes com doenças agudas e de clientes sob risco de desnutrição proteico-calórica
- Monitoramento de neonatos de baixo peso ao nascimento e com algumas anormalidades congênitas
- Rastreamento de internações hospitalares e de clientes pré-cirúrgicos, com traumatismo, sepse e GI.

Valores de referência

Normais

- O intervalo normal para adultos é de 10 a 40 mg/dℓ ou 100 a 400 mg/ℓ por nefelometria.

Nota: os níveis diminuem na gravidez, após os 60 anos (até 20% aproximadamente) e antes da menopausa.

Implicações clínicas

- O nível de PAB de 0 a 5 mg/dℓ ou de 0 a 50 mg/ℓ indica depleção de proteínas grave; 5 a 10 mg/dℓ ou 50 a 100 mg/ℓ, depleção de proteínas moderada; e 10 a 15 mg/dℓ ou 100 a 150 mg/dℓ, depleção leve de proteínas
- Há diminuição dos níveis na desnutrição, em processos inflamatórios agudos, na doença hepática e na síndrome nefrótica.

Fatores interferentes

- Muitos fármacos afetam os resultados. Os androgênios e os anovulatórios orais causam *elevação*. A amiodarona e os estrogênios causam *diminuição*.

Procedimento

- Coleta-se uma amostra de soro (5 mℓ) por punção venosa em tubo de tampa vermelha. É recomendável coletar a amostra em jejum. Colocar em embalagem para transporte de amostras biológicas
- Caso seja solicitado o exame de uma criança, uma amostra de 2 a 3 mℓ de sangue venoso deve ser suficiente para nefelometria.

Intervenções de enfermagem

► ***Antes da realização do exame***

- Explicar a utilidade da PAB na investigação do estado nutricional.

► ***Após a realização do exame***

- Avaliar os resultados para o cliente e orientar apropriadamente em relação ao estado nutricional
- Preparar o cliente para a possibilidade de repetição do exame com a finalidade de monitorar a resposta ao suporte nutricional.

Pregnanediol

Urina em tempo determinado, hormônio

Esse exame avalia as funções ovariana e placentária, especificamente o principal metabólito do hormônio progesterona.

Indicações

- Investigação diagnóstica de puberdade precoce em meninas
- Investigação diagnóstica de amenorreia e outros distúrbios menstruais
- Diagnóstico de insuficiência placentária e morte fetal.

Valores de referência

Normais

- É difícil padronizar esse exame; os níveis variam com a idade, o sexo e as semanas de gravidez
  - Homens (urina): < 1,9 mg/24 horas ou < 5,9 μmol/dia
  - Mulheres (urina):
    - Fase folicular: < 2,6 mg/24 horas ou < 8,1 μmol/dia
    - Terceiro trimestre de gravidez: 70 a 100 mg/24 horas ou 218 a 312 μmol/dia
    - Após a menopausa: < 1,4 mg/24 horas ou < 4,2 μmol/dia
  - Crianças: < 1,1 mg/24 horas ou < 3 μmol/dia.

Implicações clínicas

- A *elevação dos níveis de pregnanediol* está associada a cistos ovarianos lúteos, arrenoblastoma do ovário, hiperadrenocorticismo, gravidez, neoplasia maligna de trofoblasto
- A *diminuição dos níveis de pregnanediol* está associada a amenorreia, ameaça de aborto (se < 50 mg/24 horas ou 156 μmol/dia, o aborto é iminente), morte fetal, toxemia, neoplasia do ovário, tumor ovariano e mola hidatiforme.

Fatores interferentes

- A coleta imprópria da amostra afeta o resultado
- Os *níveis são diminuídos* por tratamento com estrogênio, progesterona e anovulatórios orais.

Procedimento

- Coletar urina em recipiente limpo para refrigeração durante 24 horas; pode ser necessário usar conservante. Proteção conta a luz. Ver as orientações de coleta com tempo determinado no Capítulo 2
- Registrar a DUM.

Intervenções de enfermagem

► *Antes da realização do exame*

- Avaliar a cooperação do cliente. Obter a história menstrual com exatidão
- Avaliar os conhecimentos do cliente antes de explicar o objetivo e o procedimento do exame.

► *Durante a realização do exame*

- A exatidão dos resultados depende de coleta, conservação e identificação apropriadas. Anotar os horários de início e término do exame.

► *Após a realização do exame*

- Avaliar os resultados para o cliente. Quando apropriado, oferecer orientação e apoio relativos a distúrbios menstruais e resultados para gravidez.

Príons

Sangue

Pesquisas recentes sugerem que os príons ("partículas infecciosas proteináceas") são partículas semelhantes a bactérias que não contêm DNA nem RNA e que ocorrem tanto em doenças hereditárias quanto em doenças infecciosas. Não foi detectada resposta imune aos príons.

Indicações

- Diagnóstico de doença cerebral por príons, como a doença de Creutzfeldt-Jacob e a encefalite espongiforme ("doença da vaca louca").

Valores de referência

Normais

- A forma estrutural, denominada PrPc (proteína priônica celular), é encontrada em linfócitos e em neurônios do SNC.

Implicações clínicas

- O achado anormal de PrPc (forma causadora de doença) é patogênico, o que afeta o córtex cerebral e o cerebelo
- A síndrome de Gerstmann-Sträussler-Scheinker (GSS), causa de demência hereditária, é desencadeada por mutação no gene do príon
- A doença infecciosa por príons pode estar relacionada à transfusão.

Procedimento

- Amostras de tecido encefálico obtidas por biopsia são examinadas para pesquisa do príon infeccioso ou do gene que sofreu mutação no cromossomo 20.

Intervenções de enfermagem

► ***Antes da realização do exame***

- Explicar o objetivo e o procedimento do exame com sensibilidade, os clientes costumam estar muito enfermos e a doença infecciosa geralmente é fatal
- Obter do cliente ou da família qualquer história de encefalopatia ou demência (hereditária) e sinais/sintomas relacionados. As alterações de comportamento incluem ataxia, alterações sensitivas periféricas e demência.

► ***Após a realização do exame***

- Interpretar os resultados do exame e explicar os cuidados de apoio e o possível tratamento
- Monitorar a ocorrência de encefalite ou demência
- Proporcionar conforto, apoio e orientação especial acerca do avanço da doença. A morte ocorre cerca de 12 meses após o surgimento dos primeiros sinais.

Proctoscopia | Anoscopia, retossigmoidoscopia, proctossigmoidoscopia

Endoscopia GI

Esses exames são usados para a observação, o diagnóstico e o tratamento de distúrbios do revestimento do canal anal, do reto e do colo sigmoide com proctossigmoidoscópios (rígidos ou flexíveis), anoscópios ou proctoscópios.

Indicações

- Rotina (a cada 3 a 5 anos) para rastreamento de câncer em indivíduos com mais de 50 anos
- Avaliação de condições anais e perineais como hemorroidas, abscessos e fístulas, estruturas e estenoses, prolapso retal, fissuras e contraturas
- Investigação diagnóstica de prurido anal, eliminação de sangue ou muco nas fezes, alterações do padrão de evacuações, dor nos quadrantes inferiores do abdome ou perineal e anemia inexplicada
- Confirmação ou exclusão de DII, pólipos, câncer e tumores benignos.

Valores de referência

Normais

- As mucosas do canal anal, do reto e do colo sigmoide têm aspecto normal.

Implicações clínicas

- Alterações da mucosa ou do padrão vascular, como edema, vermelhidão ou desnudamento da mucosa, granularidade, friabilidade, úlceras, áreas espessadas, pseudomembranas ou sangramento espontâneo

- Processos intestinais inflamatórios como colite ulcerativa crônica, doença de Crohn, proctite aguda ou crônica, colite pseudomembranosa ou colite associada a antibióticos
- Cistos, pólipos, úlceras (adenomatosos, familiares ou diminutos), fístulas, estreitamentos, infecções, abscessos, hemorroidas e estenoses
- Carcinomas ou tumores benignos como adenocarcinoma, carcinoides e lipomas.

Procedimento

- O exame digital do ânus e do reto é realizado antes do procedimento
- O cliente deve adotar a posição genupeitoral na proctoscopia rígida. Se for utilizado um proctoscópio flexível, o cliente tem de ser colocado em decúbito lateral esquerdo, com a nádega sobre a borda da mesa. O proctoscópio ou o sigmoidoscópio é cuidadosamente introduzido no reto
- Durante o procedimento podem ser obtidas amostras e pólipos podem ser excisados. Pode ser necessária anestesia geral para biopsia do canal anal
- Também pode haver forte urgência para defecar e sensação de distensão ou cólica. Essas sensações são normais
- De modo geral, o exame propriamente dito leva menos de 10 minutos.

Intervenções de enfermagem

► *Antes da realização do exame*

- Explicar o objetivo e o procedimento do exame a que o cliente será submetido. É necessário ter sensibilidade especial a questões culturais, sociais, sexuais e de pudor
- Não é necessário jejum. Entretanto, pode ser prescrita uma dieta restrita, como dieta líquida sem resíduos, na noite anterior ao exame
- Podem ser administrados laxantes e enemas na noite anterior ao exame. Podem ser administrados enemas ou um supositório de laxante retal pela manhã no dia do procedimento.

► *Durante a realização do exame*

- Posicionar o cliente corretamente e cobrir com campos cirúrgicos para minimizar a exposição
- Explicar que o cliente pode sentir dor causada por gases, cólica e urgência para defecar durante o avanço do aparelho; a respiração lenta e profunda e o relaxamento da musculatura abdominal podem diminuir essas sensações. (Às vezes são administrados sedativos, ansiolíticos ou analgésicos antes do exame)
- Orientar o cliente a respirar lenta e profundamente e a relaxar a musculatura abdominal
- Colocar as amostras em conservante apropriado, identificar corretamente e enviar ao laboratório em tempo hábil.

► *Após a realização do exame*

- Interpretar os resultados do exame e orientar apropriadamente
- Esperar um pouco de sangue nas fezes se for realizada biopsia ou polipectomia. Instruir o cliente a observar se ocorrem sinais de perfuração intestinal e a procurar o médico imediatamente se houver suspeita de perfuração (ver "Alerta clínico", adiante).

Alerta clínico

- Os clientes com sinais/sintomas agudos, sobretudo aqueles com suspeita de colite ulcerativa ou granulomatosa, devem ser examinados sem nenhum preparo (sem enemas, laxantes nem supositórios)
- A perfuração da parede intestinal é uma complicação rara desses exames
- Os sinais/sintomas de perfuração intestinal (evento raro) incluem enterorragia ou hemorragia, distensão abdominal e dor, febre e mal-estar
- Comunicar ao médico imediatamente qualquer caso de diminuição da PA, diaforese ou bradicardia.

Progesterona

Sangue, hormônio

A progesterona é um hormônio sexual feminino que participa do preparo do útero para a gravidez. A dosagem é realizada para confirmar a ovulação, avaliar a função do corpo lúteo e avaliar o risco de aborto espontâneo precoce.

Indicações

- Investigação de infertilidade
- Avaliação da produção ovariana de progesterona. É o melhor exame isolado para confirmar se houve ovulação
- Monitoramento do curso da reprodução assistida.

Valores de referência

Normais

	ng/mℓ	Unidades SI (nmol/ℓ)
Sexo masculino (M)	< 1,0	< 3,2
Sexo feminino (F)		
Fase folicular	0,1 a 0,7	0,5 a 2,3
Fase lútea (*aumenta* com a idade gestacional)	2 a 25	6,4 a 79,5
Primeiro trimestre	10 a 44	32,6 a 140
Segundo trimestre	19,5 a 82,5	62,0 a 262
Terceiro trimestre	65 a 290	206 a 728

Implicações clínicas

- *Elevação* na hiperplasia suprarrenal congênita, no tumor ovariano lipídico, na gravidez molar (mola hidatiforme) e no corioepitelioma do ovário
- *Diminuição* na ameaça de aborto, na síndrome de galactorreia-amenorreia, no hipogonadismo, na toxemia, no aborto espontâneo e na morte fetal.

Fatores interferentes

- As *diminuições* estão associadas ao exercício físico, ao período pós-prandial e a alguns fármacos.

Procedimento

- Coleta-se uma amostra de soro (5 mℓ) por punção venosa em tubo de tampa vermelha.

Intervenções de enfermagem

▶ ***Antes da realização do exame***
- Explicar o objetivo e o procedimento.

▶ ***Após a realização do exame***
- Avaliar os resultados para a cliente e, em conjunto com o médico, orientar a cliente apropriadamente sobre fertilidade, gravidez e condição fetal.

Prolactina (hPRL)

Sangue, hormônio hipofisário

O exame faz a dosagem desse hormônio hipofisário (essencial para iniciar e manter a lactação) em casos de amenorreia, galactorreia (saída de leite das mamas), infertilidade e em homens com impotência.

Indicações

- Diagnóstico e manejo de tumores hipofisários secretores de hPRL
- Avaliação de galactorreia e amenorreia
- Monitoramento da efetividade de cirurgia, quimioterapia e radioterapia de tumores secretores de hPRL.

Valores de referência

Normais

- Mulheres não grávidas: 0 a 23 ng/mℓ ou 0 a 23 μg/ℓ
- Gestantes: 34 a 386 ng/mℓ ou 34 a 386 μg/ℓ no terceiro trimestre
- Homens: 0 a 20 ng/mℓ ou 0 a 20 μg/ℓ
- ***Valor crítico***: em mulheres não lactantes, o valor de 200 ng/mℓ ou 200 μg/ℓ indica tumor secretor de hPRL.

Implicações clínicas

- *Elevada* em casos de galactorreia, amenorreia, síndrome do ovário policístico, tumores hipofisários (prolactinomas), precocidade sexual de crianças, hipotireoidismo primário, insuficiência renal, anorexia nervosa, insuficiência hepática e hipoglicemia induzida por insulina. Pode estar elevada em qualquer grande tumor hipofisário ou na compressão do pedículo hipofisário
- *Diminuída* em casos de convulsão, hipopituitarismo, apoplexia hipofisária (p. ex., síndrome de Sheehan), hipogonadismo hipogonadotrópico idiopático, desnutrição e ovários policísticos.

Fatores interferentes

- Muitos fármacos podem elevar (estrogênios, antidepressivos, antipsicóticos, anti-hipertensivos) ou diminuir (fármacos dopaminérgicos) os níveis
- Níveis aumentados em recém-nascidos, na gravidez, no período pós-parto, no estresse, com o exercício físico, por fármacos, por estimulação do mamilo e na lactação.

Alerta clínico

- Os níveis normais de hPRL não descartam tumor hipofisário.

Procedimento

- Coleta-se uma amostra de soro (5 mℓ), após jejum de 12 horas, por punção venosa em tubo de tampa vermelha. Coletar amostra de sangue entre 8 e 10 horas (3 a 4 horas após o cliente acordar). No recém-nascido, pode-se usar sangue do cordão ou capilar
- Evitar estresse, excitação ou estimulação.

Intervenções de enfermagem

▶ ***Antes da realização do exame***

- Explicar o objetivo, o procedimento e o jejum.

▶ ***Após a realização do exame***

- Avaliar os resultados para o cliente e, em conjunto com o médico, orientar o cliente apropriadamente sobre o significado da elevação
- Explicar a necessidade de outro exame para avaliação do aumento do nível de hPRL.

Proteína C reativa (PCR) e proteína C reativa de alta sensibilidade (PCR-as)

Sangue

A PCR é uma proteína plasmática da fase aguda produzida no fígado em resposta a infecção ou lesão; praticamente não é encontrada no sangue de pessoas saudáveis. A PCR foi associada a aterotrombose e foi usada como preditor de eventos cardiovasculares (p. ex., infarto do miocárdio e AVC) e hipertensão arterial.

Indicações

- Monitoramento de inflamação aguda, infecção bacteriana e destruição tecidual aguda
- Avaliação do progresso de febre reumática em tratamento e da recuperação pós-operatória
- Previsão do risco de doença cardiovascular
- Monitoramento do processo de cicatrização em casos de queimaduras e transplante de órgãos
- Identificação de clientes que correm maior risco de estenose antes de intervenção coronariana percutânea (ICP), como *stent* coronariano.

Valores de referência

Normais

- PCR: < 0,8 mg/dℓ ou < 8 mg/ℓ por nefelometria
- PCR-as: < 0,1 mg/dℓ ou < 1 mg/ℓ por ensaio imunoturbidimétrico.

Implicações clínicas

- A reação positiva indica a existência de um processo inflamatório ativo: febre reumática, artrite reumatoide, infarto do miocárdio ou neoplasia maligna disseminada ativa
- A ausência de diminuição da PCR durante o período pós-operatório sugere infecção pós-operatória ou necrose tecidual.

Fatores interferentes

- Anovulatórios orais e estrogênios podem afetar os níveis de PCR
- Tabagismo e exercício físico elevam os níveis de PCR.

Procedimento

- Coletar uma amostra de 7 mℓ de soro por punção venosa em tubo de tampa vermelha
- Observar as precauções-padrão e transportar a amostra para o laboratório em embalagem para transporte de amostras biológicas.

Intervenções de enfermagem

► ***Antes da realização do exame***

- Avaliar o conhecimento do cliente sobre o exame e os sinais/sintomas de infecção sistêmica
- Explicar o objetivo e o procedimento do exame. É preferível coletar a amostra em jejum
- Verificar se a cliente está usando anovulatórios orais.

► ***Após a realização do exame***

- Avaliar o resultado e monitorar a ocorrência de processos inflamatórios
- Explicar ao cliente que é comum a repetição do exame no período pós-operatório ou durante o tratamento da doença autoimune
- Um resultado positivo indica inflamação ativa, mas não sua causa.

Proteínas

Sangue e urina (amostra em tempo determinado e aleatória)

Proteínas totais, eletroforese de proteínas do soro (EPS), albumina, alfa-1-globulina, alfa-2-globulina, betaglobulina, gamaglobulina, EIF, dosagem de proteínas na urina (proteinúria)

Esses exames são usados para determinar os níveis de proteínas totais, albumina, e globulinas alfa-1, alfa-2, beta e gama no sangue ou na urina.

Indicações

- Investigação e monitoramento de distúrbios inflamatórios e linfoproliferativos crônicos (macroglobulinemia de Waldenström, mieloma múltiplo), bem como de clientes com infecções recorrentes e suspeita de doença por imunodeficiência
- Identificação de disproteinemia, hipogamaglobulinemia, distúrbios inflamatórios agudos e crônicos, síndrome nefrótica, hepatopatia, perda gastrintestinal e gamopatias policlonais e monoclonais
- Uso como índice de nutrição e pressão osmótica em clientes com edema e desnutrição
- Avaliação da função imune
- Investigação de hepatopatia e diagnóstico de síndrome nefrótica
- Dosagem de proteínas urinárias para avaliar a gravidade de doença renal e para o diagnóstico diferencial de síndrome nefrótica.

Valores de referência

Normais

- Em um campo elétrico, as proteínas séricas são separadas de acordo com o tamanho, o formato e a carga elétrica em pH 8,6
- Proteínas totais: 6,0 a 8,0 g/dℓ ou 60 a 80 g/ℓ
- Albumina: 3,5 a 5,0 g/dℓ ou 35 a 50 g/ℓ
- Alfa-1-globulina 0,1 a 0,3 g/dℓ ou 1 a 3 g/ℓ
- Alfa-2-globulina: 0,6 a 1,0 g/dℓ ou 6 a 10 g/ℓ
- Betaglobulina: 0,7 a 1,1 g/dℓ ou 7 a 11 g/ℓ
- Gamaglobulina: 0,8 a 1,6 g/dℓ ou 8 a 16 g/ℓ
- Urina de 24 horas: 10 a 140 mg/24 horas ou 10 a 140 mg/dia.

Implicações clínicas

- O *nível de proteínas totais aumenta* (hiperproteinemia/soma de proteínas séricas circulantes) por hemoconcentração, decorrente da desidratação com perda de líquidos corporais (vômitos, diarreia e função renal insatisfatória), e também em casos de hepatopatia, mieloma múltiplo, macroglobulinemia de Waldenström, doenças tropicais, sarcoidose, distúrbios do colágeno, infecções crônicas e estados inflamatórios
- O *nível de proteínas totais diminui* (hipoproteinemia) em casos de ingestão nutricional insuficiente (inanição, má absorção), hepatopatia grave, etilismo, imobilização prolongada (traumatismo, cirurgia ortopédica), hipotireoidismo e outras doenças crônicas (doença de Crohn, colite)
- O *nível de albumina aumenta* com infusões intravenosas, desidratação; geralmente não é encontrado
- O *nível de albumina diminui* em estados de má nutrição (ingestão insuficiente de ferro), aumento da perda de albumina (p. ex., síndrome nefrótica, queimaduras de terceiro grau), estados de diminuição da síntese como hepatopatias, etilismo, síndromes de má absorção, doença de Crohn, imobilização prolongada e neoplasia maligna
- O *nível de alfa-1-globulina aumenta* nas infecções agudas e crônicas, nas reações febris e na gravidez
- A *diminuição do nível de alfa-1-globulina* é comum quando há deficiência de alfa-2-antitripsina e nefrose
- O *nível de alfa-2-globulina aumenta* em casos de cirrose biliar, icterícia obstrutiva, mieloma múltiplo e colite ulcerativa
- O *nível de alfa-2-globulina diminui* na anemia hemolítica aguda
- O *nível de betaglobulina aumenta* em alguns distúrbios hepáticos e renais; gamopatias monoclonais (p. ex., mieloma múltiplo)
- O *nível de betaglobulina* diminui na nefrose e na deficiência de imunoglobulina A
- O *nível de gamaglobulina aumenta* em casos de macroglobulinemia de Waldenström (IgM), mieloma múltiplo (IgG, IgA), distúrbios autoimunes e do colágeno (policlonais), hepatopatias e algumas leucemias
- O *nível de gamaglobulina diminui* em casos de hipogamaglobulinemia, síndrome nefrótica, tratamento com fármacos imunossupressores, agamaglobulinemia e idade avançada
- As anormalidades mais frequentes na EIF são:
  - O achado de proteína monoclonal no soro ou na urina sugere um processo neoplásico; um aumento policlonal das imunoglobulinas é observado em casos de hepatopatia crônica, doença do tecido conjuntivo e infecções
  - No mieloma múltiplo, cerca de 99% dos clientes têm uma proteína monoclonal no soro ou na urina. A macroglobulinemia de Waldenström é sempre caracterizada pelo achado de uma proteína IgM monoclonal sérica
  - Uma cadeia leve monoclonal (kappa ou lambda) na urina é denominada proteína de Bence-Jones e é encontrada na urina de aproximadamente 75% dos clientes com mieloma múltiplo e 80% dos clientes com macroglobulinúria de Waldeström.

Implicações clínicas | Proteínas urinárias

- Os níveis de proteínas urinárias *aumentam* nas doenças renais com lesão glomerular (nefrite, glomerulonefrite, nefrose, trombose da veia renal, hipertensão maligna, LES)
- A proteinúria é causada por diminuição da reabsorção tubular (acidose tubular renal, pielonefrite, doença de Wilson, síndrome de Fanconi)
- A proteinúria é decorrente de aumento dos níveis séricos de proteínas, do mieloma múltiplo e da macroglobulinemia de Waldenström; também encontrada na ICC e na toxemia
- Pode haver *elevação* nas doenças não renais e em condições como febre, infecções agudas, traumatismos, leucemia, toxemia da gravidez, diabetes melito, doença vascular (hipertensão arterial) e intoxicação por terebintina, fósforo, mercúrio, ácido sulfossalicílico, chumbo, fenol ou opiáceos.

Fatores interferentes | Testes séricos

- A hemólise macroscópica e o armazenamento prolongado da amostra podem diminuir as frações de albumina e aumentar as proteínas totais
- A banda de albumina pode estar dividida em clientes tratados com penicilina
- Os meios de contraste radiológicos produzem um padrão não interpretável
- Se for coletado plasma em vez de soro, o fibrinogênio (presente no plasma) pode migrar entre as frações beta e gama, produzindo um efeito do tipo "ponte". O plasma pode ser tratado com trombina para remover a interferência do fibrinogênio, e o teste é repetido na mesma amostra
- O repouso prolongado no leito e a gravidez diminuem os níveis de proteínas totais.

Fatores interferentes | Exame de urina

- A proteinúria ortostática é decorrente de posição ortostática ou de exercícios físicos prolongados e não está relacionada com a lesão renal
- *Aumenta* com exercício físico intenso, estresse emocional grave, banhos frios e alimentação com alto teor de gorduras
- Fármacos podem causar resultados falso-negativos e falso-positivos (cefalosporinas, sulfonamidas, penicilina, gentamicina, tolbutamida, acetazolamida e meios de contraste)
- A urina alcalina pode produzir resultados falso-positivos com reagente
- A urina muito diluída pode causar falsa diminuição dos níveis de proteínas
- Pode haver proteinúria falsa ou acidental devido a uma mistura de pus e hemácias nas infecções urinárias ou decorrente da menstruação
- Há aumento das proteínas na gravidez, em recém-nascidos, em mulheres no período pré-menstrual e após o consumo de grandes quantidades de proteínas e álcool etílico
- Há *diminuição* das proteínas urinárias na dieta rica em fibras.

Procedimento

- Coleta-se uma amostra de soro (5 mℓ) por punção venosa em tubo de tampa vermelha
- Se for possível a coleta de urina de 24 horas, tomar as providências cabíveis, pois é preferível a uma amostra aleatória de urina. Devem-se enviar cerca de 25 mℓ de urina da amostra de 24 horas para a realização de eletroforese de proteínas
- Coletar urina em um recipiente limpo e fazer o exame o mais cedo possível. Ver as orientações de coleta de amostra no Capítulo 2
- É preciso enviar simultaneamente amostras de soro e de urina para avaliar melhor uma suspeita de gamopatia monoclonal. A eletroforese de proteínas urinárias é necessária para diagnóstico de proteínas de Bence Jones
- Pode-se realizar uma EIF de confirmação nas amostras enviadas para EPS ou eletroforese urinária
- Enviar 25 mℓ de uma amostra da urina de 24 horas, caso vá ser realizada uma eletroforese da urina simultânea.

Intervenções de enfermagem

► *Antes da realização do exame*

- Explicar o objetivo do exame e o procedimento de coleta da amostra
- Caso vá ser coletada uma amostra de urina de 24 horas, dar instruções específicas ao cliente e um recipiente para coleta durante 24 horas (ver Capítulo 2).

► *Após a realização do exame*

- Avaliar os resultados para o cliente. Oferecer orientação e apoio para doença renal conforme apropriado e em conjunto com o médico.

Alerta clínico

Proteinúria:

- Urina: > 3.000 mg/24 horas ou > 3.000 mg/dia indica síndrome nefrótica.

Prova cruzada (prova de compatibilidade principal), tipagem e prova cruzada

Provas antes da transfusão sanguínea

Antes da transfusão

O principal objetivo da prova cruzada, ou prova de compatibilidade, é evitar uma possível reação transfusional. Para isso, faz-se o teste do soro do receptor diretamente contra as hemácias do doador. A prova cruzada maior detecta anticorpos clinicamente importantes no soro do receptor que podem lesar ou destruir as células do sangue do doador proposto. A tipagem e a pesquisa de anticorpos identificam os tipos AB0 e Rh (D) (na lista alfabética), bem como a presença ou ausência de anticorpos inesperados do receptor.

Indicações

- Prevenção de reação transfusional quando pode haver necessidade de transfusão.

Valores de referência

Normais

- *Compatibilidade principal* entre o soro do receptor e as hemácias do doador, ausência de aglomeração celular e hemólise, ausência de aglutinação quando o soro e as células são apropriadamente misturados e incubados. A prova cruzada maior demonstra a compatibilidade entre o soro do receptor e as células sanguíneas do doador; a prova cruzada menor demonstra a compatibilidade entre as células do receptor e o soro do doador
- *Tipagem e prova cruzada*: tipagem e compatibilidade AB0 e Rh (D) do receptor, conforme descrito na lista alfabética.

Implicações clínicas

- A *incompatibilidade* indica que o receptor não pode receber a unidade de sangue incompatível porque há anticorpos.

Alerta clínico

- Os clientes que recebem uma série de transfusões podem produzir anticorpos eritrocitários
- Os prováveis benefícios de cada transfusão sanguínea devem ser avaliados em relação aos riscos; estes incluem reações transfusionais hemolíticas causadas pela infusão de sangue incompatível (podem ser fatais), reações febris ou alérgicas, transmissão de doença infecciosa (p. ex., hepatite) e estimulação da produção de anticorpos, que poderiam complicar transfusões ou gestações posteriores
- A causa mais comum de reação transfusional hemolítica (RTH) é a administração de sangue incompatível ao receptor por causa do erro da prova cruzada no laboratório, identificação imprópria do cliente ou identificação errada do sangue do doador.

Procedimento

- Coletar uma amostra de 10 mℓ de sangue venoso em tubo de tampa vermelha ou amostra de sangue venoso em tubo de tampa roxa.

Intervenções de enfermagem

▶ *Antes da realização do exame*

- Explicar o objetivo e o procedimento da prova cruzada (para evitar uma reação transfusional).

▶ *Após a realização do exame*

- Interpretar o resultado e aconselhar o cliente em relação a reações transfusionais reais ou possíveis
- Ver os tipos de reações transfusionais no Quadro 3.6
- Registrar os sinais e sintomas de reação transfusional, comunicar a ocorrência de reação transfusional ao banco de sangue e realizar intervenções de acompanhamento.

Quadro 3.6 Tipos de reações transfusionais.

RTH aguda

- A RTH é desencadeada por uma reação antígeno-anticorpo (Ag-Ac) e ativa os sistemas do complemento e da coagulação. De modo geral, essas reações são causadas por incompatibilidade AB0 por erro de identificação, com administração de sangue incompatível ao cliente. Elas também podem ser causadas por aloanticorpos indetectáveis. Os sinais/sintomas incluem febre, calafrios, dorsalgia, desconforto vago e urina vermelha. As RTH podem ser fatais

Contaminação bacteriana

- Bactérias podem entrar no sangue durante a flebotomia. A multiplicação desses microrganismos é mais rápida nos componentes armazenados em temperatura ambiente que nos componentes refrigerados. Embora raras, as bactérias no sangue ou em seus componentes podem causar reação transfusional séptica. Os sinais/sintomas incluem febre alta, choque, hemoglobinúria, CID e insuficiência renal. Essas reações podem ser fatais

Reações de hipersensibilidade cutânea

- As reações urticariais são comuns; perdem em frequência apenas para reações febris não hemolíticas (FNH) e geralmente são caracterizadas por eritema, urticária e prurido. Suspeita-se de que haja alergia a alguma substância solúvel no plasma do doador

Reações pulmonares não cardiogênicas (RPNC)

- A hipótese de lesão pulmonar aguda relacionada à transfusão (TRALI; do inglês, *transfusion-related acute lung injury*) deve ser considerada sempre que um receptor de transfusão apresenta insuficiência respiratória ou achados radiológicos compatíveis com edema pulmonar sem sinais de insuficiência cardíaca. Essas possivelmente são reações entre os anticorpos antileucócitos do doador e os leucócitos do receptor. A TRALI pode ocorrer quando agregados de leucócitos são aprisionados na microcirculação pulmonar. Os achados nas radiografias do tórax são típicos de edema pulmonar agudo. Se forem necessárias transfusões subsequentes, os concentrados de hemácias leucorreduzidos podem evitar RPNC

Reação FNH

- As reações FNH são definidas como aumento da temperatura de 1°C ou maior. Raramente são perigosas e podem ser causadas por uma reação Ag-Ac

Quadro 3.6 Tipos de reações transfusionais. (*continuação*)

Reações anafiláticas

- As reações anafiláticas ocorrem após infusão de apenas alguns mililitros de sangue ou plasma e podem ser fatais
- A anafilaxia é caracterizada por tosse, broncospasmo, angústia respiratória, instabilidade vascular, náuseas, cólicas abdominais, vômito, diarreia, choque e perda da consciência
- Algumas reações ocorrem em clientes com deficiência de IgA que desenvolveram anticorpos anti-IgA após imunização por transfusão ou gravidez prévia
- É possível evitar essas reações pela administração de hemocomponentes deficientes em IgA

Sobrecarga circulatória

- Rápidos aumentos do volume sanguíneo não são bem-tolerados por clientes com comprometimento da função cardíaca ou pulmonar. Os sinais/sintomas de sobrecarga circulatória incluem tosse, cianose, ortopneia, dificuldade respiratória e um rápido aumento da PA sistólica

Prova de esforço, prova de tolerância do exercício gradual, esforço submáximo

Exame cardiorrespiratório especial

A prova de esforço é usada para avaliar a resposta cardiorespiratória ao exercício graduado. Pode ser usada para distinguir a limitação cardíaca da limitação respiratória ao exercício e para o manejo subsequente do cliente.

Indicações

- Diagnóstico de cardiopatia isquêmica e investigação de angina, arritmias, elevação excessiva da PA, competência valvar e função do marca-passo
- Medida da capacidade funcional de trabalho, esportes ou participação em programas de reabilitação; previsão de possível resposta ao tratamento clínico ou cirúrgico; estabelecimento de limites para um programa de exercício
- Avaliação dos limites superiores de marca-passos de resposta fisiológica.

Valores de referência

Normais

- Negativo: ausência de sinais/sintomas significativos, arritmias ou outras alterações do ECG em 85% dos casos (esse é considerado um nível submáximo) da FC máxima prevista
- Resposta normal ao exercício graduado: aumento da PA sistólica (os níveis diastólicos continuam quase normais) e da FC; diminuição menor que 4% (absoluta) dos níveis de saturação de oxigênio.

Fatores interferentes

- Resultados falso-positivos podem refletir hipertrofia do ventrículo esquerdo, intoxicação digitálica, anormalidade do segmento ST em repouso, hipertensão arterial, valvopatia cardíaca, bloqueio de ramo esquerdo, anemia, hipoxia, astenia vasorreguladora, síndrome de Lown-Ganong-Levine (*i. e.*, pré-excitação ventricular), crise de pânico ou ansiedade e síndrome de Wolff-Parkinson-White.

Procedimento

- Os sítios para os eletrodos são preparados, os eletrodos são fixados e um traçado de ECG inicial é registrado. Além disso, registram-se a FC, a PA e a saturação de oxigenação inicial (via oximetria de pulso)
- O cliente caminha em uma esteira motorizada ou pedala um ergômetro e, à medida que a taxa de trabalho aumenta, há monitoramento contínuo do ECG, da FC, da PA e da saturação de oxigênio
- O exame é interrompido se houver anormalidades do ECG, fadiga, fraqueza, alterações anormais da PA ou outros sinais/sintomas intoleráveis durante o exame
- De modo geral, as avaliações no estágio de recuperação são registradas na área de exame até que a condição do cliente seja estável.

Intervenções de enfermagem

► *Antes da realização do exame*

- Explicar o objetivo e o procedimento do exame e demonstrar o equipamento
- Orientar o cliente a evitar exercício estressante ou teste com estresse nas 12 horas que antecedem o exame. Não é permitido consumir alimentos e café nem fumar no decorrer de 2 horas após o exame. É permitida a ingestão de água
- Alguns medicamentos (bloqueadores beta-adrenérgicos) são suspensos ou têm a dose reduzida, diminuída gradualmente ou interrompida antes do exame
- Instruir o cliente a comunicar sinais/sintomas e sensações
- As vestimentas sugeridas são sapatos para caminhar, tênis, *shorts*, calças confortáveis, sutiã e camisa com botões frontais.

► *Durante a realização do exame*

- Estar alerta a sinais de ansiedade, dor, hipotensão, fadiga ou arritmias e outras manifestações clínicas que possam indicar a necessidade de interromper o exame
- Oferecer *feedback* e tranquilização.

► *Após a realização do exame*

- O cliente deve permanecer no local do exame até a estabilidade. Não é permitido o excesso de exercício durante o restante do dia. Comunicar sinais ou sintomas importantes (p. ex., arritmia, angina) imediatamente.

Alerta clínico

- Clientes com angina instável, ICC ou disfunção miocárdica grave correm maior risco durante o teste ergométrico.

Provas de coagulação, coagulograma

Sangue, sangramento e tempos de coagulação

Tempo de protrombina (TP), razão normalizada internacional (RNI), tempo de tromboplastina parcial ativada (TTPA ou TTPa), tempo de trombina (TT) ou tempo de coagulação de trombina (TCT), teste de avaliação da função plaquetária e tempo de coagulação ativada (TCA)

Essas séries de testes avaliam os mecanismos de coagulação do corpo e identificam o tipo e a magnitude de possíveis distúrbios da coagulação.

O modelo de tempo de sangramento (tempo de sangramento de Ivy) foi substituído na maioria dos hospitais pelo teste de avaliação da função plaquetária com o analisador PFA-100®. A avaliação da função plaquetária é um novo teste de rastreamento laboratorial da função plaquetária que mede a aderência e a agregação plaquetárias (hemostasia primária). O analisador PFA-100® usa dois cartuchos: o cartucho primário é o teste de colágeno/epinefrina (COL/EPI) para detectar disfunção plaquetária induzida por defeitos plaquetários intrínsecos, doença de von Willebrand ou exposição a agentes inibidores plaquetários, enquanto o cartucho do teste de colágeno/ADP (COL/ADP) é usado para indicar se um resultado anormal do COL/EPI foi causado pelo AAS ou por outros medicamentos que contenham AAS.

Indicações

- Determinação do TP para pesquisar deficiência de protrombina, avaliar a função da via de coagulação extrínseca, avaliar os efeitos da varfarina, insuficiência hepática e deficiência de vitamina K
- O TTPA (ou TTPa) avalia a função da via de coagulação intrínseca e é usado para monitorar os efeitos terapêuticos da heparina
- Investigação de sinais/sintomas de fragilidade capilar, petéquias, hemorragia digestiva, sangramento nasal e fluxo menstrual intenso
- Avaliação de CID
- Ajuste da posologia de anticoagulantes e monitoramento do tratamento com estreptoquinase (ativadores do plasminogênio)
- Avaliação da função plaquetária para auxiliar a detecção de disfunção plaquetária (adquirida, hereditária ou induzida)
- Realização de TCA para ajuste de infusão de heparina, reversão com protamina e durante diálise, cirurgia de revascularização miocárdica, arteriografias e arteriografia coronariana
- Uso do TT para detectar a diminuição de níveis de fibrinogênio e a presença de fibrina e de produtos da degradação da fibrina (PDF).

Valores de referência

Normais

- TP: 11 a 13 segundos (pode variar de acordo com o laboratório; atualmente usa-se apenas a RNI). Os valores são iguais em unidades convencionais e no sistema SI
- A RNI foi criada para padronizar os resultados do TP por causa das diferenças entre lotes e fabricantes distintos de fator tecidual. A RNI é a razão entre o TP de um cliente e o TP de uma amostra normal (controle), elevada ao valor do índice de sensibilidade internacional (ISI) para a amostra de controle usada. Cada fabricante fornece um ISI para os fatores teciduais que produz. O valor do ISI compara o lote específico de fator tecidual a uma amostra-padrão internacional; em geral, varia de 1,0 a 1,4
- RNI normal: 0,8 a 1,2
- Intervalo terapêutico de RNI para monitorar clientes em tratamento com varfarina: 2,0 a 3,0
- Intervalo terapêutico de RNI em clientes com valvas cardíacas mecânicas: 3,0 a 4,0
  TT/TCT: 17 a 23 segundos, porém varia muito de acordo com o reagente/instrumento usado
- Teste de avaliação da função plaquetária:
  - Cartucho COL/EPI: tempo de fechamento ≤ 185 segundos
  - Cartucho COL/ADP: tempo de fechamento ≤ 120 segundos
- TTPA (TTPa): 21,0 a 35,0 segundos; o intervalo terapêutico para heparina corresponde a 2,0 a 2,5 vezes o limite normal (56 a 86 segundos)
- TCA: 90 a 120 segundos; o intervalo terapêutico para heparina corresponde a 2 vezes o limite normal (180 a 240 segundos).

Valores críticos

- TTPA: nenhum ou > 78 segundos
- RNI: > 5
- TP: > 30 segundos.

Implicações clínicas

- As condições que causam *aumento do TP* incluem:
    - Deficiência dos fatores II (protrombina), V, VII ou X
    - Deficiência de vitamina K; recém-nascidos de mãe com deficiência de vitamina K
    - Doença hemorrágica do recém-nascido
    - Hepatopatia (p. ex., hepatite alcoólica) e lesão hepática
    - Tratamento anticoagulante atual com varfarina
    - Obstrução biliar
    - Má absorção de gorduras (p. ex., espru, doença celíaca, diarreia crônica)
    - Tratamento anticoagulante atual com heparina
    - CID
    - Síndrome de Zollinger-Ellison
    - Hipofibrinogenemia (deficiência de fator I) e disfibrinogenemia
    - (Anticoagulantes circulantes), anticoagulante lúpico
    - Recém-nascidos prematuros
- As condições que *não afetam* o TP incluem:
    - Policitemia vera
    - Doença de Tannin
    - Doença de Christmas (deficiência de fator IX)
    - Hemofilia A (deficiência de fator VIII)
    - Doença de von Willebrand
    - Distúrbios plaquetários (PTI).

Alerta clínico

- TP > 30 s ou RNI > 6,0 estão associados a sangramento espontâneo.

Fatores interferentes | TP

- Muitos fármacos aumentam ou diminuem o TP:
    - *Aumenta com* corticosteroides, EDTA, anovulatórios orais, anticoagulantes, asparaginase, bis-hidroxicumarina, clofibrato, eritromicina, heparina, etanol e tetraciclina
    - *Diminui com* vitamina K, desidratação e elevação do Ht
- A punção venosa tem de ser meticulosa; caso contrário, o TP pode ser encurtado por causa de traumatismo, contaminação por líquido tecidual, hemólise ou enchimento impróprio do tubo.

Implicações clínicas | Teste de avaliação da função plaquetária

- O tempo de fechamento normal por COL/EPI indica que não há disfunção plaquetária evidente
- O tempo de fechamento prolongado com COL/EPI e tempo de fechamento normal com COL/ADP indica disfunção plaquetária induzida por fármaco, comum após a ingestão de AAS
- Os tempos de fechamento prolongados com COL/EPI e COL/ADP indicam disfunção plaquetária ou baixo número de plaquetas. A disfunção plaquetária é mais comum em clientes com doença de von Willebrand ou defeitos plaquetários congênitos.

Fatores interferentes | Teste de avaliação da função plaquetária

- O tempo de fechamento pode ser prolongado por Ht < 35% ou contagem de plaquetas < 150.000/mℓ.

Implicações clínicas | TTPA

- O TTPA está *prolongado* nas hemofilias A e B; deficiência congênita de fator de Fitzgerald; fator de Fletcher (precalicreína); tratamento com heparina, estreptoquinase e uroquinase e varfarina; deficiência de vitamina K, hipofibrinogenemia; hepatopatia; CID (crônica ou aguda); e PDF
- O TTPA está *diminuído ou encurtado* no câncer extenso, exceto quando há acometimento do fígado, na CID incipiente e imediatamente após hemorragia aguda.

Alerta clínico

- TTPA acima de 78 segundos indica sangramento espontâneo.

Procedimento

Procedimentos para TP, TCT, TTP e TTPA

- Coletar 7 mℓ de sangue venoso em tubo Vacutainer® de tampa azul-clara (citrato de sódio como anticoagulante) e misturar com delicadeza
- Não coletar amostras de sangue de uma conexão com heparina nem de cateter heparinizado
- Enviar imediatamente o tubo ao laboratório.

Procedimento para o teste de avaliação da função plaquetária

- Coletar sangue em três tubos Vacutainer® de tampa azul-clara (citrato de sódio como anticoagulante) e misturar com delicadeza
- *Não* refrigerar os tubos
- *Não* centrifugar os tubos
- *Não* transportar os tubos em sistema pneumático.

Procedimento para TCA

- Uma amostra de 0,4 mℓ de sangue total (sem anticoagulante) é coletada e colocada em tubos de ensaio especiais com celite
- É difícil padronizar o teste de TCA. Não há controles disponíveis; portanto, esse teste é usado com cuidado, principalmente em cirurgia cardíaca.

Intervenções de enfermagem

► ***Antes da realização do exame***

- Coletar histórias medicamentosa e familiar criteriosas de sangramento e trombose nas pessoas examinadas por coagulograma
- Explicar o objetivo e o procedimento do teste. O cliente não deve usar AAS nem outro fármaco que contenha AAS durante no mínimo 7 dias antes da verificação do tempo de sangramento
- No caso de TTPA e tratamento com heparina, explicar que o teste é realizado para monitorar a posologia do anticoagulante heparina antes do início do tratamento, 1 hora antes da dose e quando houver sinais de sangramento durante o tratamento
- No caso do TP e do tratamento com varfarina, explicar que o teste é realizado para monitorar a posologia do anticoagulante varfarina
- Aconselhar o cliente em relação à automedicação. Muitos medicamentos prescritos e de venda livre aumentam ou diminuem o efeito dos anticoagulantes e afetam os resultados do teste.

► ***Durante a realização do exame***

- Observar e registrar o aspecto de petéquias após aplicação de torniquete para punção venosa; isso indica propensão do cliente ao sangramento.

► ***Após a realização do exame***

- Avaliar os resultados e aconselhar o cliente apropriadamente sobre o tratamento (ajuste da posologia)
- Avaliar se há sangramento em caso de prolongamento ou aumento dos tempos
- Examinar a pele e observar se há equimoses nos membros e em partes do corpo que o cliente tenha dificuldade para ver. Registrar a ocorrência de sangramento em locais de punção venosa e injeção, nasal ou inguinal.

Provas de função da tireoide

Sangue, endócrino

O termo "provas de função tireoidiana" abrange os exames usados para avaliar a função da tireoide. Estão incluídos o TSH (tireotropina), T4 (tiroxina) livre, T4 total, T3 (tri-iodotironina) livre e total. O TSH é produzido pela hipófise e estimula a tireoide a produzir os hormônios tireoidianos, T3 e T4. As dosagens de T4 livre e T3 livre determinam as concentrações de hormônio tireoidiano bioativo e não ligado na circulação. As dosagens de T4 total e T3 total medem as quantidades de hormônio tireoidiano livre e ligado. Graças aos aperfeiçoamentos dos ensaios de hormônio tireoidiano livre, as dosagens de hormônio tireoidiano total são menos frequentes.

O TSH é o exame inicial para rastreamento da disfunção tireoidiana. Deve ser interpretado em conjunto com T4 livre e T3 livre. Isso é é realizado sobretudo em casos de suspeita de doença hipofisária, rastreamento de hipotireoidismo no decorrer de 12 meses de tratamento para tireotoxicose ou avaliação de resistência ao hormônio tireoidiano. Não é aconselhável usar apenas a elevação de T3 ou T4 como teste de rastreamento.

Indicações

- Avaliação da função tireoidiana e exclusão de hipotireoidismo e hipertireoidismo
- Avaliação da terapia de reposição tireoidiana.

Valores de referência

Normais

- TSH:
  - Adultos: 0,4 a 5,0 mU/ℓ
  - Crianças:
    - 1 a 4 dias: 3,2 a 35,0 mU/ℓ
    - 5 a 6 dias: não estabelecido
    - 1 a 4 semanas: 1,7 a 9,1 mU/ℓ
    - 1 a 12 meses: 0,80 a 8,20 mU/ℓ
    - 1 a 19 anos: 0,5 a 4,30 mU/ℓ
- T4 total:
  - Adultos: 4,8 a 10,4 μg/dℓ
  - Crianças:
    - 1 a 8 anos: 5,9 a 11,5 μg/dℓ
    - 9 a 13 anos: 4,7 a 10,4 μg/dℓ
    - 14 a 17 anos: 5,0 a 9,8 μg/dℓ

- T4 livre:
  - Crianças: 3 a 20 anos: 1,0 a 2,4 ng/dℓ
  - Adultos: 21 a 87 anos: 0,8 a 2,7 ng/dℓ
- T3 total:
  - Crianças:
    - < 1 ano: não estabelecido
    - 1 a 9 anos: 127 a 221 ng/dℓ
    - 10 a 13 anos: 123 a 211 ng/dℓ
    - 14 a 18 anos: 97 a 186 ng/dℓ
  - Adultos: 60 a 181 ng/dℓ
- T3 livre:
  - Crianças:
    - < 1 ano: não estabelecido
    - 1 a 9 anos: 337 a 506 pg/dℓ
    - 10 a 13 anos: 335 a 480 pg/dℓ
    - 14 a 18 anos: 287 a 455 pg/dℓ
  - Adultos: 230 a 420 pg/dℓ.

Implicações clínicas | TSH

- A *diminuição dos níveis de TSH* está associada a casos de hipertireoidismo primário (doença de Graves, bócio multinodular, nódulo tóxico), hipertireoidismo subclínico, ingestão de tiroxina, doença não tireoidiana, tratamento recente do hipertireoidismo e tireoide transitória (linfocítica/de Hashimoto, pós-viral, puerperal). Entre as causas mais raras estão o hipotireoidismo secundário (doença hipofisária), a deficiência congênita de hormônio liberador de tireotropina, o tecido tireoidiano ectópico ou *struma ovarii*, a tireotoxicose gestacional, a mola hidatiforme, o hipertireoidismo gestacional familiar e as mutações germinativas ativadoras do receptor de TSH
- A *elevação dos níveis de TSH* é comum no hipotireoidismo primário, no hipotireoidismo autoimune subclínico e na fase hipotireóidea da tireoide transitória. Entre as causas mais raras estão a interferência de anticorpos heterófilos, a recuperação após doença não tireoidiana, a hipertiroxinemia disalbuminêmica familiar, as primeiras 1 a 3 semanas de uma doença psiquiátrica aguda, o tumor hipofisário secretor de THS e a resistência ao hormônio tireoidiano
- O tratamento com amiodarona e iodo pode causar aumento ou diminuição de TSH.

Fatores interferentes | TSH

- *Diminuição* durante o tratamento com corticosteroides, infusão de dopamina ou dobutamina e heparina bem como durante o primeiro trimestre de gravidez
- *Aumento* durante o tratamento com lítio, iodeto de potássio, injeção de TSH, interferonas, IL-2, sertralina e colestiramina
- Em recém-nascidos, os níveis de TSH podem estar elevados e cair nas primeiras semanas de vida.

Implicações clínicas | T4 e T3 totais e livres

- O *aumento dos níveis de T4 e T3* está associado a hipertireoidismo primário, tireoidite transitória e ingestão de tiroxina. Entre outras causas raras estão o tumor hipofisário secretor de TSH, o tecido tireoidiano ectópico ou *struma ovarii*, a mola hidatiforme, o hipertireoidismo gestacional familiar, as mutações germinativas ativadoras do receptor de TSH, a resistência ao hormônio tireoidiano e doenças psiquiátricas agudas (durante as 3 primeiras semanas)
- A *diminuição dos níveis de T3 e T4* está associada a hipotireoidismo primário, fase hipotireóidea da tireoidite transitória, doença não tireoidiana, tratamento recente de hipertireoidismo, hipotireoidismo secundário (hipofisário) e deficiência congênita de TSH ou do hormônio liberador de tireotropina

- O *aumento dos níveis de T3* com níveis normais de T4 é observado na ingestão de tri-iodotironina, na tireotoxicose por T3 e na interferência por anticorpos contra T3
- O *aumento dos níveis de T4* com níveis normais de T3 é observado em casos de hipertiroxinemia disalbuminêmica familiar, anticorpos contra T4 e tratamento com amiodarona
- A *diminuição dos níveis de T4 com níveis normais ou elevados de T3* é observada no hipotireoidismo tratado com tri-iodotironina
- O tratamento com amiodarona e iodo pode causar aumento ou diminuição de T3 ou T4.

Fatores interferentes / T3 e T4

- Fármacos como a heparina podem elevar T3 e T4
- Fármacos como lítio, interferonas e IL-2 podem diminuir os níveis de T3 e T4
- O aumento de T4 total com níveis normais de T4 livre é observado em condições com aumento da globulina de ligação à tiroxina (TBG) (p. ex., gravidez, hepatopatia aguda, estrogenioterapia, anovulatórios orais, tamoxifeno, raloxifeno, clofibrato, 5-fluoruracila, perfenazina e metadona)
- A diminuição de T4 total com níveis normais de T4 livre é observada em condições com diminuição da TBG (p. ex., doença grave ou uso de corticosteroides)
- Os níveis de T4 são maiores em neonatos por causa do elevado nível de TBG. Há elevação abrupta dos valores nas primeiras horas após o nascimento e eles diminuem gradualmente até os 5 anos de idade.

Alerta clínico

- Ao avaliar se o tratamento do hipotireoidismo secundário (causa hipofisária) com tiroxina é satisfatório, espera-se encontrar baixos níveis de TSH. O ajuste do tratamento é baseado nos níveis de T4, e não de TSH.

Procedimentos para dosagem de T4 livre, T4 total, captação de T3, T3 total e THS

- Coleta-se uma amostra de sangue (10 mℓ) por punção venosa em tubo de tampa vermelha.

Provas de função hepática

Sangue e urina em tempo determinado, fígado, osso

Transaminase glutâmico-oxalacética sérica (TGO) ou aspartato aminotransferase (AST), transaminase glutâmico-pirúvica sérica (TGP) ou alanina aminotransferase (ALT), gamaglutamiltransferase (GGT), amônia, bilirrubina, fosfatase alcalina (ALP), urobilinogênio

Essas dosagens são realizadas principalmente para avaliar a função hepática e o metabolismo da bilirrubina e para diagnosticar doenças hepáticas e ósseas.

Indicações

- Avaliação de disfunção hepática e detecção de hepatopatia induzida por álcool etílico, anemias hemolíticas e hiperbilirrubinemia em recém-nascidos
- Avaliação do progresso de doenças hepáticas e pancreáticas e da resposta ao tratamento
- Dosagem da GGT no diagnóstico diferencial de doença hepática em crianças e gestantes e detecção de hepatopatia induzida por álcool
- Avaliação de clientes com icterícia

- Monitoramento de clientes em terapia de hiperalimentação por dosagem de amônia
- Rastreamento em regiões geográficas com alta prevalência de hepatite viral crônica e de pessoas com hepatite viral crônica (alguns homossexuais, usuários de drogas intravenosas e etilistas).

Valores de referência

Normais

Há uma grande variação dos valores descritos por causa dos métodos laboratoriais usados.

ALT (TGP)	AST (TGO)	GGT
Adultos: 10 a 60 U/ℓ ou 0,17 a 1,02 µkat/ℓ Crianças: 5 a 30 U/ℓ ou 0,08 a 0,51 µkat/ℓ Recém-nascidos: 13 a 45 U/ℓ ou 0,22 a 0,76 µkat/ℓ	Adultos: 8 a 20 U/ℓ ou 0,14 a 0,34 µkat/ℓ Crianças: 10 a 50 U/ℓ ou 0,17 a 0,85 µkat/ℓ Recém-nascidos: 25 a 75 U/ℓ ou 0,43 a 1,28 µkat/ℓ	Mulheres: 7 a 33 U/ℓ ou 0,12 a 0,55 µkat/ℓ Homens: 11 a 51 U/ℓ ou 0,18 a 0,85 µkat/ℓ

Bilirrubina	Amônia
Total: adultos, 0,2 a 1,3 mg/dℓ ou 3,4 a 22,2 µmol/ℓ Conjugada direta: 0 a 0,2 mg/dℓ ou 0 a 3,4 µmol/ℓ Total: recém-nascidos, 1,0 a 10,0 mg/dℓ ou 17 a 170 µmol/ℓ Conjugada direta: 0,0 a 0,8 mg/dℓ ou 0 a 13,6 µmol/ℓ	Adultos: 15 a 56 µg/dℓ ou 9 a 33 µmol/ℓ Crianças: 36 a 85 µg/dℓ ou 21 a 50 µmol/ℓ Recém-nascidos: 109 a 182 µg/dℓ ou 64 a 107 µmol/ℓ

ALP

- 30 a 90 U/ℓ ou 0,50 a 1,50 µkat/ℓ

Urobilinogênio urinário

- Amostra de 2 horas: 0,1 a 1,0 unidade Ehrlich/2 horas (as unidades SI são iguais); amostra de 24 horas: 0,5 a 4,0 unidades Ehrlich/24 horas (as unidades do SI são iguais)
- Amostra aleatória: 0,1 a 1,0 unidade Ehrlich (as unidades do SI são iguais).

Implicações clínicas | AST (TGO)

- O nível de AST (TGO) *aumenta* em casos de doença hepatocelular, hepatite, etilismo, MI e síndrome de Reye e carcinoma
- O nível de AST também *aumenta* em casos de infarto do miocárdio, pancreatite, dermatomicose, polimiosite, TCE recente, lesões por esmagamento, distrofia muscular de Duchenne, EP, gangrena, hipertensão maligna, anemia hemolítica e ICC
- Os níveis de AST estão diminuídos na azotemia e na disfunção renal crônica.

Fatores interferentes | AST

- Muitos fármacos causam aumento ou diminuição dos níveis de AST
- Os níveis estão falsamente diminuídos na cetoacidose diabética, no beribéri, na hepatopatia grave e na uremia
- A AST diminui na gravidez.

Implicações clínicas | ALT

- Os *níveis de ALT (TGP) aumentam* em casos de doença hepatocelular e hepatite, cirrose, tumor hepático metastático, icterícia obstrutiva e obstrução biliar, pancreatite, infarto do miocárdio, MI, queimaduras, *delirium tremens* e traumatismo muscular
- Os *níveis de ALT diminuem* nas infecções urinárias e na desnutrição.

Fatores interferentes | ALT

- Muitos fármacos causam falsa elevação dos níveis de AST (níveis altos ou baixos de salicilatos).

Alerta clínico

- As pessoas com níveis elevados de ALT não devem doar sangue, pois há correlação entre o nível sérico elevado de ALT e os anticorpos anormais contra o antígeno do cerne do HBV.

Implicações clínicas | GGT

- *O nível de GGT aumenta em casos de hepatopatia, pancreatite, câncer pancreático e hepático, colestase, etilismo crônico*, hipertireoidismo, mononucleose e carcinomas da próstata, da mama e do pulmão
- *O nível de GGT diminui* no hipotireoidismo.

Implicações clínicas | Amônia

- *O nível de amônia aumenta* em casos de hepatopatia, coma hepático, elevação transitória em recém-nascidos (pode ser fatal), hemorragia digestiva, doença renal, choque, alguns erros congênitos do metabolismo e síndrome de Reye
- *O nível de amônia diminui* na hiperornitinemia.

Fatores interferentes | Amônia

- Os níveis variam com a ingestão de proteínas
- Muitos fármacos, a prática de exercícios físicos ou a aplicação de um torniquete apertado podem aumentar os níveis de amônia.

Implicações clínicas | Bilirrubina no adulto

- *O aumento do nível de bilirrubina* acompanhado de icterícia é causado por distúrbios hepáticos, obstrutivos ou hemolíticos como hepatite viral, cirrose e MI, reações transfusionais, anemia falciforme e anemia perniciosa
- *O nível de bilirrubina indireta (não conjugada) aumenta* nas anemias hemolíticas, nos hematomas grandes, na hemorragia e nos infartos pulmonares
- *O nível de bilirrubina direta (conjugada) aumenta* no câncer da cabeça do pâncreas, na coledocolitíase e na síndrome de Dubin-Johnson
- *O nível de bilirrubina direta e indireta aumenta* (com maior elevação da direta) na colestase secundária a fármacos, cirrose, hepatite e câncer da cabeça do pâncreas.

Implicações clínicas | Bilirrubina neonatal

- *A elevação do nível de bilirrubina total* (neonatal) ocorre na eritroblastose fetal e na incompatibilidade sanguínea entre a mãe e o feto, anticorpos Rho (D) e outros fatores Rh, anticorpos AB0 e outros grupos sanguíneos, inclusive KIDD, KELL e DUFFY. Além disso, há *elevação* em casos de galactosemia; sepse; doenças infecciosas (p. ex., sífilis, toxoplasmose, CMV); e anormalidades das enzimas nas hemácias: G6-PD, deficiência de piruvatoquinase (PK), esferocitose, hematoma subdural e hemangiomas
- A *elevação do nível de bilirrubina não conjugada* (indireta) neonatal ocorre em casos de eritroblastose fetal, hipotireoidismo, síndrome de Crigler-Najjar, icterícia obstrutiva e lactentes de mães diabéticas
- A *elevação do nível de bilirrubina conjugada* (direta) ocorre em casos de obstrução biliar, hepatite neonatal e sepse.

Alerta clínico

- Valor crítico no adulto > 12 mg/dℓ ou > 205 μmol/ℓ e valor crítico em recém-nascidos > 15 mg/dℓ ou > 256 μmol/ℓ; iniciar exsanguinotransfusão imediatamente para evitar retardo mental.

Fatores interferentes | Bilirrubina

- As *diminuições* são causadas por luz solar, meio de contraste administrado 24 horas antes do exame, refeição com alto teor de gordura e fármacos
- *Níveis aumentados* são observados durante jejum prolongado.

Implicações clínicas | ALP

- *O nível de ALP aumenta* em casos de icterícia obstrutiva, câncer, abscessos do fígado e cirrose biliar e hepatocelular; há aumento moderado na hepatite, na MI, na colestase, no diabetes melito e na doença óssea (depósitos ósseos de cálcio aumentados); aumentos acentuados na doença de Paget e no tumor ósseo metastático; e aumentos moderados em casos de osteomalacia, raquitismo, fraturas em processo de consolidação, sarcoma osteogênico, hiperparatireoidismo, infartos pulmonar e do miocárdio, linfoma de Hodgkin, câncer de pulmão ou pâncreas, colite, sarcoidose, amiloidose e insuficiência renal crônica
- *O nível de ALP diminui* em casos de desnutrição, escorbuto, hipotireoidismo, hipofosfatasia, deficiência de magnésio, espru, síndrome leite-álcali e anemias graves.

Fatores interferentes | ALP

- Aumenta em associação ao uso de muitos fármacos/drogas, com a idade (crianças pequenas em crescimento, gestantes, após a menopausa e idosos) e após administração por via intravenosa de albumina por vários dias.

Implicações clínicas | Urobilinogênio

- *O urobilinogênio urinário aumenta* em qualquer condição que aumente a produção de bilirrubina e em qualquer doença que impeça o fígado de remover normalmente o urobilinogênio reabsorvido da circulação porta sempre que há destruição excessiva de hemácias, como nas anemias hemolíticas, na anemia perniciosa e na malária e também em casos de hepatite infecciosa e tóxica, infarto pulmonar, doença biliar, colangite, cirrose ou exposições virais e químicas (clorofórmio, tetracloreto de carbono) e ICC
- *O urobilinogênio urinário diminui* ou está ausente quando não são excretadas quantidades normais de bilirrubina para os intestinos. Isso geralmente indica obstrução parcial ou completa dos ductos biliares, como pode ocorrer em casos de colelitíase, doença inflamatória grave, câncer da cabeça do pâncreas e durante antibioticoterapia; a supressão da flora intestinal normal pode impedir a decomposição de bilirrubina em urobilinogênio, o que acarreta sua ausência na urina.

Fatores interferentes | Urobilinogênio

- A excreção máxima ocorre no período das 12 às 16 horas. A quantidade de urobilinogênio sofre variação diurna
- A urina muito alcalina contém mais urobilinogênio e a urina muito ácida contém menos urobilinogênio. A ingestão de alguns alimentos, como banana, pode afetar o resultado
- Resultados falso-negativos podem estar associados a altos níveis de nitratos no vinho
- Os fármacos causadores de resultados falso-negativos incluem ácido ascórbico, cloreto de amônio e antibióticos. Os fármacos causadores de resultados falso-positivos incluem bicarbonato de sódio, cáscara, sulfonamidas, fenotiazinas, fenazopiridina e mandelato de metenamina.

Procedimento

- AST, ALP, ALT e GGT: coletar uma amostra de soro (5 mℓ) por punção venosa em tubo de tampa vermelha
- Bilirrubina: coletar uma amostra de soro (5 mℓ) por punção venosa em jejum. Proteger a amostra contra a luz. Não permitir a formação de bolhas de ar nem agitar a amostra. Usar tubo Vacutainer® de tampa vermelha; armazenar no refrigerador ou em local escuro. Em recém-nascidos/lactentes, o sangue pode ser coletado por punção do calcanhar ou do cordão umbilical

- Amônia: coleta-se uma amostra de plasma (3 mℓ) em jejum por punção venosa em tubo de tampa verde ou seringa heparinizada. A amostra é colocada em recipiente gelado e examinada em 20 minutos
- Urobilinogênio: seguem-se as instruções gerais de uma amostra de 24 ou 2 horas, dependendo da solicitação. Ver as orientações de coleta da amostra no Capítulo 2. O melhor horário para realização da coleta em 2 horas é das 13 às 15 horas ou das 14 às 16 horas. Não usar conservantes. Anotar o volume total de urina eliminado. Proteger a amostra da luz. Testar imediatamente.

Intervenções de enfermagem

► *Antes da realização do exame*

- Explicar o objetivo e o procedimento das várias provas de função hepática.

► *Durante a realização do exame*

- A exatidão dos resultados depende de coleta, conservação e identificação apropriadas. Anotar os horários de início e término do exame.

► *Após a realização do exame*

- Avaliar os resultados, monitorar e orientar apropriadamente. Explicar a necessidade de exames de acompanhamento
- Monitorar os níveis de bilirrubina neonatal para determinar a indicação de exsanguineotransfusão.

Provas de função pancreática

Enzimas no sangue e na urina, pâncreas, glândulas salivares

Esses exames são solicitados para detectar inflamação do pâncreas ou das glândulas salivares e para reconhecer crises recorrentes de pancreatite aguda em pessoas com dor abdominal intensa.

Indicações

- Avaliação da função e da disfunção do pâncreas e das glândulas salivares
- Distinção de pancreatite aguda e úlcera péptica e outros distúrbios em que há aumento da amilase
- Monitoramento do tratamento da pancreatite
- Avaliação de dor abdominal, náuseas e vômitos.

Valores de referência

Normais

Amilase

- Adultos: 25 a 130 U/ℓ ou 0,42 a 2,17 µkat/ℓ (sangue); idosos: 21 a 160 U/ℓ ou 0,35 a 2,67 µkat/ℓ; recém-nascidos: 6 a 65 U/ℓ ou 0,10 a 1,08 µkat/ℓ.

Amilase em amostra aleatória de urina

- Consultar o laboratório; os valores dependem do método usado.

Amilase em amostra de urina de 2 horas

- Adultos: 2 a 34 U/h ou 16 a 284 nkat/h.

Razão de depuração de amilase/depuração creatinina no soro

- Adultos: 1 a 4% ou 0,01 a 0,04 (razão de amilase/creatinina na urina e no soro)

Amilase em amostra de urina de 24 horas

- 24 a 408 U/24 horas ou 400 a 6.800 nkat/dia

Lipase

- 10 a 140 U/ℓ ou 0,17 a 2,33 μkat/ℓ; idosos: 18 a 180 U/ℓ ou 0,30 a 3,00 μkat/ℓ
- ***Valor crítico***: lipase > 600 U/ℓ ou > 10,0 μkat/ℓ.

Implicações clínicas | Razão amilase/creatinina

- *A amilase urinária aumenta* em casos de pancreatite aguda, parotidite, peritonite, doença das vias biliares, obstrução intestinal e insuficiência renal
- *A depuração de amilase/creatinina aumenta* em casos de pancreatite, cetoacidose diabética, queimaduras e insuficiência renal
- *A razão amilase/creatinina diminui* (< 1%) na microamilasemia (condição relativamente benigna)
- *A amilase sanguínea aumenta* em casos de pancreatite aguda e outros distúrbios pancreáticos, colecistite, úlcera péptica perfurada, traumatismo cerebral, doença das glândulas salivares (parotidite), ruptura de gestação tubária, ruptura de aneurisma aórtico, intoxicação alcoólica e macroamilasia
- *A amilase sanguínea diminui* em casos de destruição acentuada do pâncreas (pancreatectomia), hepatopatia grave, traumatismos na gravidez e fibrose cística avançada
- *A lipase aumenta* em casos de pancreatite, obstruções do ducto pancreático e intestinal alta, câncer do pâncreas, colecistite aguda, peritonite e complicações do transplante de órgãos
- A elevação da lipase ocorre 24 a 36 horas após o início da doença e persiste por cerca de 14 dias. A lipase ainda pode estar elevada quando a amilase volta ao normal
- A lipase geralmente é normal com aumento da amilase na úlcera péptica, na caxumba, na DII e nas obstruções intestinais e macroamilasemia.

Fatores interferentes | Amilase

- O sangue anticoagulado produz resultados menores
- O soro lipêmico interfere no exame
- Níveis aumentados são encontrados em casos de etilismo, gravidez e cetoacidose diabética
- Muitos fármacos, inclusive a morfina, interferem nos resultados do exame
- Nos recém-nascidos a amilase está ausente ou presente em baixos níveis. Ao fim do primeiro ano de vida, os níveis de amilase tornam-se iguais aos niveis encontrados em adultos.

Procedimento

- Coletar uma amostra de sangue venoso (5,0 mℓ) em tubo de tampa vermelha ao mesmo tempo que uma amostra de urina aleatória
- Solicitar uma amostra de urina programada em 2 ou 24 horas. Geralmente coleta-se uma amostra de 2 horas. Coletar urina em recipiente limpo; manter refrigerada. Ver as orientações de coleta de amostra no Capítulo 2.

Intervenções de enfermagem

▶ ***Antes da realização do exame***

- Avaliar a adesão e os conhecimentos do cliente antes de explicar o objetivo e o procedimento do exame.

▶ *Durante a realização do exame*

- Incentivar a ingestão de líquido durante o exame se não houver restrição por outras razões clínicas
- A exatidão dos resultados depende de coleta, conservação e identificação apropriadas. Incluir os horários de início e término do exame.

▶ *Após a realização do exame*

- Avaliar os resultados para o cliente. Oferecer orientação e apoio quando apropriado.

Alerta clínico

- A excreção de amilase em 2 horas na urina é um exame mais sensível que a dosagem de amilase ou lipase no soro. Com frequência, a urina de clientes com pancreatite aguda apresenta uma elevação prolongada da amilase em comparação com o breve pico no sangue.

Provas de função pulmonar (PFP), espirometria, volumes pulmonares, capacidade de difusão

Exame pulmonar especial

As PFP são usadas para avaliar a natureza e a extensão de doenças pulmonares e para identificar o comprometimento ventilatório subjacente.

Indicações

- Avaliação da condição ventilatória de clientes com queixa de tosse crônica, dispneia ou dor torácica (exclusão de acometimento cardíaco)
- Avaliação pré-operatória do sistema respiratório em clientes com história de tabagismo, exposição ocupacional, infecções respiratórias ou história de doenças pulmonares, submetidos a cirurgia abdominal ou torácica
- Monitoramento do tratamento com broncodilatadores, esteroides inalatórios ou orais ou efeitos colaterais pulmonares de antiarrítmicos (p. ex., amiodarona) e antineoplásicos (p. ex., bleomicina)
- Monitoramento dos efeitos da exposição ocupacional a material particulado.

Valores de referência

Normais

- Vazão nas vias respiratórias, volumes pulmonares e troca gasosa normais.

Implicações clínicas

Espirometria

- A *diminuição da vazão nas vias respiratórias* é compatível com o comprometimento ventilatório obstrutivo, tipicamente observado em clientes com asma, bronquite crônica, enfisema e fibrose cística
- A *diminuição do volume de ar expirado* é compatível com o comprometimento ventilatório obstrutivo avançado e o comprometimento ventilatório restritivo observados na fibrose pulmonar intersticial, na obesidade, na sarcoidose e nas deformidades da caixa torácica.

Volumes pulmonares

- *Aumentos da capacidade residual funcional, do volume residual e da capacidade pulmonar total* são compatíveis com aprisionamento de ar ou hiperdistensão e comuns em clientes com comprometimentos ventilatórios obstrutivos, como asma, enfisema e fibrose cística
- As *diminuições desses volumes* são compatíveis com comprometimentos ventilatórios restritivos, como fibrose intersticial pulmonar, ressecção pulmonar, obesidade e asbestose.

Capacidade de difusão

- A *diminuição* da capacidade de difusão é compatível com distúrbios da troca gasosa, observados no enfisema, na anemia e nas lesões expansivas.

Fatores interferentes

- Broncodilatadores inalatórios, consumo de cafeína e tabagismo podem afetar os resultados
- Os clientes < 5 anos geralmente não obtêm resultados reprodutíveis na espirometria
- Como a espirometria depende do esforço do cliente, qualquer doença aguda, náuseas, distúrbios GI, enxaqueca, dor abdominal ou torácica e infecção respiratória recente podem afetar os resultados. Outros fatores que interferem são incapacidade de interromper a respiração ou qualquer coisa que não permita a vedação hermética, como tubos nasogástricos, estoma traqueal e perfuração do tímpano ou ainda a terapia contínua com oxigênio sem possibilidade de interrupção por alguns minutos
- Níveis elevados de carboxi-hemoglobina, observados em tabagistas, podem diminuir a capacidade de difusão por causa da "pressão retrógrada" do monóxido de carbono.

Procedimento

- Os dados demográficos do cliente (p. ex., idade, altura, peso, sexo e raça) são registrados e os valores previstos são determinados por equações de regressão.

Procedimento de espirometria

- O cliente, sentado ou de pé, é instruído a fazer uma inspiração máxima e, em seguida, uma expiração forçada, rápida e completa em espirômetro através de um bocal especial
- São realizadas no mínimo três manobras expiratórias forçadas, com um período de repouso apropriado entre cada esforço
- A duração total do exame é de 15 a 20 minutos.

Volume pulmonar

- Esse exame é dividido em duas partes:
  - Parte I – na posição sentada, com clipes nasais, o cliente começa com respiração normal, inspiração máxima e expiração lenta completa. A partir do traçado, determinam-se vários volumes e capacidades pulmonares
  - Parte II – na posição sentada, o cliente respira hélio (cerca de 10%) ou oxigênio (100%), dependendo do método usado, por vários minutos via analisador da função pulmonar
- Após o término do exame, determinam-se vários volumes ou capacidades pulmonares (p. ex., capacidade residual funcional, volume residual e capacidade pulmonar total)
- A duração do exame é de aproximadamente 30 minutos.

Capacidade de difusão

- Na posição sentada, com clipes nasais, o cliente é instruído a fazer uma expiração máxima e, em seguida, uma inspiração máxima de uma mistura de gás de difusão através de uma combinação de bocal e filtro acoplados ao analisador da função pulmonar. Depois de interromper a respiração por 10 a 15 segundos, o cliente é instruído a expirar e coleta-se uma amostra de gás alveolar para análise
- A duração do exame é de cerca de 15 a 20 minutos.

Intervenções de enfermagem

► *Antes da realização do exame*

- Avaliar fatores interferentes e contraindicações ao exame ou outros sinais/sintomas que poderiam impedir um esforço máximo durante o procedimento. As contraindicações incluem infarto do miocárdio recente, EP e aneurisma aórtico ascendente. Contraindicações menos arriscadas, mas ainda graves, são recuperação de cirurgia de grande porte torácica, abdominal ou da cabeça. Além disso, é preciso interromper o uso de broncodilatadores por 4 a 6 horas
- Explicar o objetivo e o procedimento, enfatizando que esse exame não é invasivo e requer cooperação e esforço. Os exames combinados levam cerca de 60 a 90 minutos. O cliente deve ser incentivado a não fumar.

► *Durante a realização do exame*

- O cliente pode apresentar atordoamento, dispneia ou desconforto torácico leve. Esses sinais/sintomas são transitórios e geralmente um período de repouso no leito entre as manobras é suficiente para obter alívio. Por vezes, o teste pode estar induzir broncospasmo. Nesse caso, é indicada a administração de um broncodilatador de ação curta.

► *Após a realização do exame*

- Avaliar queixas de fadiga ou desconforto torácico leve relacionado com o uso dos músculos respiratórios durante inspirações profundas, seguidas por expirações forçadas. Esse é um resultado esperado. Propiciar repouso quando necessário
- Avaliar outros resultados para o cliente e orientar apropriadamente
- Reiniciar os medicamentos usados antes do exame, segundo a prescrição, que foram suspensos para o procedimento.

Provas de função renal

Sangue, urina

Nível sanguíneo de ureia, ácido úrico, osmolalidade, cistatina C

Esses exames são usados para medida da função renal, diagnóstico de insuficiência renal e doença renal e auxílio do manejo da diálise renal.

Indicações

- Dosagem da ureia como indicador da função renal, da produção e excreção de ureia e do nível de creatinina. Determinação do nível de ureia em clientes que apresentam confusão, desorientação ou convulsões
- Determinação dos níveis de ácido úrico para avaliação de gota, insuficiência renal e tratamento da leucemia
- Determinação da osmolalidade urinária para avaliação de sua concentração, da hidratação, da SIHAD e do diabetes insípido
- Avaliação da osmolalidade sérica na intoxicação por álcool e avaliação do coma
- Dosagem de cistatina C sérica (inibidor da proteinase de baixo peso molecular) para avaliar a filtração glomerular em idosos
- Observar que a depuração de creatinina geralmente é determinada com outros exames da função renal.

Valores de referência

Normal

Ureia

- Adultos: 7 a 18 mg/dℓ ou 2,5 a 6,4 mmol/ℓ
- > 60 anos: 8 a 20 mg/dℓ ou 2,9 a 7,5 mmol/ℓ

- Valor crítico para adultos: ureia < 2 mg/dℓ or > 80 mg/dℓ (< 0,71 ou > 28,6 mmol/ℓ)
- Crianças: 5 a 18 mg/dℓ ou 1,8 a 6,4 mmol/ℓ
- Razão ureia/creatinina: 10:1 a 20:1.

Ácido úrico sanguíneo

- Homens: 3,4 a 7,0 mg/dℓ ou 202 a 416 μmol/ℓ
- Mulheres: 2,4 a 6,0 mg/dℓ ou 143 a 357 μmol/ℓ
- Crianças: 2,0 a 5,5 mg/dℓ ou 119 a 327 μmol/ℓ.

Urina

- Dieta normal: 250 a 750 mg/24 horas ou 1,48 a 4.43 mmol/dia
- Dieta sem purinas: < 400 mg/24 horas ou < 2,48 mmol/dia
- Dieta com alto teor de purinas: < 1.000 mg/24 horas ou < 5,90 mmol/dia.

Osmolalidade sérica

- Adultos: 275 a 295 mOsm/kg
- Valor crítico para adultos: < 250 ou > 325 mOsm/kg
- Recém-nascidos: apenas 266 mOsm/kg.

Osmolalidade urinária

- Aleatória: 50 a 1.200 mOsm/kg de H_2O
- Amostra de 24 horas: 300 a 900 mOsm/kg de H_2O
- Após restrição hídrica de 12 horas: > 850 mOsm/ℓ
- Razão de osmolalidade sérica/urinária: 1:1 a 3:1
- Razão sérica/urinária: > 3:1 com desidratação noturna.

Intervalo (hiato) de osmolalidade

- Soro: 5 a 10 mOsm/kg de H_2O
- Urina: 80 a 100 mOsm/kg de H_2O.

Cistatina C sérica

- Normal:
  - Adultos jovens: < 0,70 mg/mℓ ou < 2,9 μmol/mℓ
  - Adultos idosos: < 0,85 mg/mℓ ou < 3,5 μmol/mℓ.

Implicações clínicas | Ureia

- *O nível de ureia aumenta* (*i. e.*, azotemia) em casos de comprometimento da função renal, doença renal aguda, choque, desidratação, diabetes melito, cetoacidose, infarto do miocárdio, ICC, obstrução das vias urinárias e ingestão excessiva de proteínas ou catabolismo proteico, como ocorre nas queimaduras ou no câncer
- *O nível de ureia diminui* em casos de insuficiência e doença hepática, desnutrição, acromegalia, uso de esteroides anabólicos, doença celíaca e síndrome de SIHAD.

Fatores interferentes | Ureia

- *O nível de ureia diminui* com a dieta hipoproteica e com alto teor de carboidratos, em pessoas com menor massa muscular, no início da gravidez, com muitos fármacos e com hiperidratação
- *O nível de ureia aumenta* na gravidez avançada, em idosos e com muitos fármacos.

Implicações clínicas | Ácido úrico

- *Os níveis de ácido úrico estão elevados* (*i. e.*, hiperuricemia) em casos de insuficiência renal, gota, leucemia, linfoma, anemia hemolítica, eclâmpsia grave, etilismo, psoríase, acidose metabólica, intoxicação por chumbo, síndrome de Down, hipotireoidismo e hiperlipidemia

- *Os níveis de ácido úrico estão diminuídos* (*i. e.*, hipouricemia) após tratamento com agentes uricosúricos (*i. e.*, alopurinol, probenecida e sulfimpirazona) e em casos de síndrome de Fanconi, doença de Hodgkin, alguns carcinomas, doença de Wilson, xantinúria e SIHAD.

Fatores interferentes | Ácido úrico

- Estresse, jejum e exercícios vigorosos aumentam os níveis de ácido úrico
- Muitos fármacos (p. ex., uso prolongado de diuréticos) e alimentos podem afetar os níveis.

Implicações clínicas | Osmolalidade

- *Os aumentos da osmolalidade urinária* (*i. e.*, hiperosmolalidade) estão associados a desidratação, ingestão de álcool (p. ex., etanol, metanol e etilenoglicol), tratamento com manitol, azotemia, consumo insuficiente de água, doença renal crônica, amiloidose e doença de Addison
- *As diminuições da osmolalidade urinária* (*i. e.*, hipo-osmolalidade) estão associadas a perda de sódio com diuréticos e dieta hipossódica (*i. e.*, hiponatremia), hipopotassemia, hipernatremia, SIHAD (p. ex., traumatismo, câncer de pulmão), reposição excessiva de água (p. ex., hiperidratação), pan-hipopituitarismo, consumo compulsivo de água, diabetes insípido e hipercalcemia.

Implicações clínicas | Intervalo (hiato) de osmolalidade

- Valores anormais (> 10 mOsm/kg) ocorrem com a ingestão de metanol, etanol, álcool isopropílico e manitol e nos clientes em estado grave, sobretudo aqueles em choque, com acidose láctica e insuficiência renal
- Etilenoglicol, acetona e paraldeído têm intervalos (hiatos) de osmolalidade relativamente pequenos, mesmo em níveis letais.

Fatores interferentes | Intervalo (hiato) de osmolalidade

- As *diminuições* estão associadas à altitude, à variação diurna e à retenção hídrica noturna e alguns fármacos
- Alguns fármacos aumentam esses valores
- A hipertrigliceridemia e a hiperproteinemia elevam o intervalo (hiato) de osmolalidade.

Implicações clínicas | Cistatina C

- Os níveis de cistatina C aumentam no comprometimento da função renal.

Procedimento

- Coleta-se uma amostra de 24 horas ou uma amostra de urina matinal aleatória para determinar a osmolalidade após o consumo de dieta hiperproteica durante 3 dias. Seguir as diretrizes do Capítulo 2 para coleta de amostras de sangue e urina
- Coleta-se uma amostra de soro (7 mℓ) por punção venosa em tubo de tampa vermelha
- Não é necessário jejum.

Intervenções de enfermagem

► ***Antes da realização do exame***

- Explicar o objetivo e o procedimento do exame
- O cliente deve evitar o estresse e o exercício físico vigoroso.

► ***Após a realização do exame***

- Avaliar o resultado e monitorar o cliente apropriadamente
- Tomar providências para outros exames que podem ser necessários para investigar o comprometimento da excreção de água, como um teste de supressão de HAD por administração de água.

Provas funcionais da suprarrenal

Sangue, saliva e urina de 24 horas para exame endócrino

Cortisol, teste de supressão de cortisol ou teste de supressão do cortisol com dexametasona (TSD), teste de estimulação de cortisol ou teste de estimulação com tetracosactida (cosintropina) e teste de estimulação com hormônio liberador de ACTH (CRH; do inglês, *corticotropin-releasing hormone*)

Esses exames avaliam a função, a insuficiência e a hiperfunção hipofisária e/ou suprarrenal; a insuficiência é mais comum que a doença de Cushing. O córtex suprarrenal produz esteroides (glicocorticoides [p. ex., cortisol]), mineralocorticoides (p. ex., aldosterona) e androgênios suprarrenais (p. ex., DHEA); a medula suprarrenal produz catecolaminas (epinefrina). Esses hormônios e/ou seus metabólitos também são encontrados na urina.

Indicações

- Avaliação de doenças hipofisárias e suprarrenais: hipopituitarismo, hiperplasia, carcinoma suprarrenal, insuficiência suprarrenal (p. ex., doença de Addison), síndrome de Cushing, feocromocitoma, amenorreia e hipertensão arterial
- Uma vez confirmada a insuficiência suprarrenal pelo teste de estimulação com ACTH (tetracosactida), a dosagem do ACTH plasmático geralmente diferencia a insuficiência suprarrenal primária da secundária
- Como é difícil interpretar dosagens isoladas do cortisol plasmático ou urinário, os testes supressores TSD, com agentes que afetam o eixo hipotálamo-hipófise-suprarrenal, identificam a origem do problema
- Os testes de estimulação localizam a origem da disfunção e avaliam causas primárias (suprarrenais) e secundárias (hipofisárias) de insuficiência suprarrenal
- O DHEA-S identifica as fontes suprarrenais de androgênios e as causas de hirsutismo, virilização e doença do ovário policístico.

Valores de referência

Normais

Cortisol sérico

- Adulto:
  - 8 horas: 8 a 25 µg/dℓ ou 221 a 690 nmol/ℓ
  - 16 horas: 3 a 16 µg/dℓ ou 83 a 441 nmol/ℓ
  - Meia-noite: < 7,5 µg/dℓ ou < 207 nmol/ℓ
- *Recém-nascido*: 2,0 a 11 µg/dℓ ou 55 a 304 nmol/ℓ. (Após a primeira semana de vida, os níveis de cortisol alcançam valores iguais aos de adultos)
- *Mãe* (por ocasião do parto): 51,2 a 57,4 µg/dℓ ou 1,413 a 1,584 nmol/ℓ.

Cortisol salivar

- 23 horas a meia-noite: < 0,15 µg/dℓ ou < 4,2 mmol/ℓ.

TSD

- De manhã, após administração de dexametasona: < 1,8 µg/dℓ ou < 50 nmol/ℓ.

Cortisol sérico estimulado com tetracosactida (cosintropina)

- Inicial às 8 horas: 8 a 25 µg/dℓ ou 221 a 690 nmol/ℓ
- 30 minutos após tetracosactida intravenosa: > 18 µg/dℓ ou > 499 nmol/ℓ.

Alerta clínico

Os níveis iniciais de cortisol podem agravar doenças agudas (p. ex., inflamação grave).

Implicações clínicas

- Os *níveis de cortisol aumentam* em casos de câncer avenocelular, hipertireoidismo, adenoma suprarrenal e síndrome de Cushing (adenoma suprarrenal, doença de Cushing e produção excessiva de ACTH)
- Os *níveis de cortisol diminuem* em casos de hepatopatia, insuficiência suprarrenal (doença de Addison, hipossecreção e destruição da adeno-hipófise), hipotireoidismo e tratamento com esteroides
- O nível matinal de cortisol após TSD noturno é anormal acima de 1,8 μg/dℓ (50 nmol/ℓ); não há supressão em estados de estresse nem na insuficiência renal
- *A supressão insatisfatória do cortisol* (TSD) e/ou o aumento do cortisol salivar no fim da noite são observados na síndrome de Cushing ou na depressão clínica
- *A ausência de estimulação do cortisol ou uma resposta diminuída* ocorrem na insuficiência suprarrenal (primária) e no hipopituitarismo ou no tratamento prolongado com esteroides (insuficiência suprarrenal secundária).

Fatores interferentes

- A elevação dos níveis séricos de cortisol ocorre durante a gravidez, em recém-nascidos e com o uso de alguns fármacos (p. ex., espironolactona, anovulatórios orais)
- Há falsa diminuição do cortisol sérico na doença renal e em clientes com baixo nível de proteínas plasmáticas (p. ex., albumina)
- Na maioria das circunstâncias, a dosagem de cortisol salivar evita a confusão das dosagens de cortisol decorrente de alterações na proteína de ligação plasmática (PLP), como na gravidez e na hipoproteinemia
- O resultado falso-positivo da supressão de cortisol ocorre se o cliente não tomar a dexametasona; com o uso de muitos fármacos (p. ex., fenitoína, estrogênio); em recém-nascidos; e em casos de anorexia, estresse, trauma, desidratação, febre e diabetes não controlado.

Procedimento

- *Cortisol*: amostras de soro (5 mℓ) são obtidas por punção venosa às 8 e às 16 horas, em tubo de tampa vermelha marmorizada. Pode-se usar heparina como anticoagulante se for desejado o plasma; no entanto, muitos ensaios de cortisol de rotina não são validados para plasma. A amostra de saliva para dosagem de cortisol é coletada entre 23 horas e meia-noite pelo cliente com auxílio de um dispositivo Salivette®. Coletar uma amostra de urina de 24 horas
- *TSD*: amostras de soro venoso (5 mℓ) são coletadas às 8 horas, após administração oral de 1,0 mg de dexametasona às 23 horas
- *Estimulação do cortisol*: amostra de soro (5 mℓ) em jejum é coletada por punção venosa em tubo de tampa vermelha. Coletar outras amostras de 4 mℓ 30 minutos após a administração intravenosa de 250 μg de tetracosactida. Algumas solicitações podem determinar a coleta de amostras 30 e 60 minutos após a tetracosactida. O nível sérico de aldosterona pode ser medido antes e depois da tetracosactida para avaliar a função da zona glomerulosa suprarrenal. A tetracosactida também pode ser administrada por injeção intramuscular.

Intervenções de enfermagem

▸ *Antes da realização do exame*

- Explicar o objetivo e o procedimento do exame; avaliar o conhecimento do cliente sobre o exame e os sinais/sintomas. Lembrar ao cliente sobre o jejum no caso de testes de estimulação e supressão. Pesar o cliente

- Conferir com o médico e suspender o uso de fármacos, sobretudo glicocorticoides, fludrocortisonas (mineralocorticoides), estrogênios, anovulatórios, tetraciclina e anticonvulsivantes, durante o tempo determinado pelo médico antes do exame.

► *Após a realização do exame*

- Avaliar os resultados e aconselhar o cliente apropriadamente em relação aos efeitos da disfunção hormonal
- A disfunção ocorre em casos de insuficiência suprarrenal, síndrome de Cushing e doenças agudas e suas manifestações são acidose metabólica e hiperglicemia.

Radiografia de tórax

A radiografia de tórax é um exame comumente usado que mostra o aspecto dos pulmões, do mediastino, da caixa torácica, do diafragma, da parede torácica, da silhueta cardíaca e da tireoide.

Indicações

- Avaliação da suspeita de doença pulmonar ou cardíaca e traumatismo do tórax
- Verificação da posição de drenos torácicos, tubos de alimentação ou cateteres na veia subclávia
- Acompanhamento do avanço de doenças, como a tuberculose
- Pesquisa de pneumotórax após broncoscopia e biopsia.

Valores de referência

Normais

- Tórax, costelas, esterno, clavículas, escápulas, tecidos moles, mediastino, pulmões, pleura, coração e arco aórtico com aspecto e posição normais.

Fatores interferentes

- As radiografias de tórax exigem que o cliente esteja em posição ortostática para mostrar os níveis de líquido. A incapacidade de prender a respiração e inspirar profundamente influencia a qualidade da imagem
- Obesidade, dor, ICC e fibrose dos tecidos pulmonares influenciam a respiração e devem ser levadas em conta na avaliação das radiografias.

Procedimento

- O cliente é despido da cintura para cima. Os raios X conseguem atravessar um robe hospitalar que não tenha botões, alfinetes, botões de pressão ou joias
- De modo geral, são feitas duas incidências do tórax com o cliente em posição ortostática. É necessário fazer uma inspiração profunda e prender a respiração durante a radiografia. O procedimento leva apenas alguns minutos.

Intervenções de enfermagem

► *Antes da realização do exame*

- Explicar o objetivo e o procedimento da radiografia de tórax e garantir ao cliente que o exame é indolor
- Não é necessário preparo, mas é preciso retirar joias e objetos metálicos da região torácica
- Verificar se a cliente está grávida e, em caso positivo, comunicar ao serviço de radiologia.

► ***Após a realização do exame***

- Avaliar os resultados, monitorar distúrbios pulmonares e torácicos e apoiar e aconselhar o cliente
- Explicar a necessidade de repetir a radiografia do tórax (se pertinente) e de exames de acompanhamento (p. ex., broncoscopia).

Radiografia gástrica, exame gastrintestinal alto (seriografia GI alta [GIA]), radiografia contrastada do estômago, radiografia do esôfago, esofagografia

Trato GIA, radiografia contrastada

A radiografia gástrica usa técnicas de fluoroscopia ou radiografia convencional para visualizar o formato, a posição, as pregas mucosas, a atividade peristáltica e a motilidade do trato gastrintestinal superior bem como o esôfago, o estômago, o duodeno e a primeira parte do jejuno. De modo geral, o exame do intestino delgado é solicitado como uma continuação do exame GIA para acompanhar e registrar o enchimento do intestino delgado.

Indicações

- Exclusão de úlceras gástricas, obstruções, estenose pilórica, câncer, tumores, hérnias, diverticulite gástrica, presença de alimentos não digeridos, gastrite, anomalias congênitas e pólipos gástricos
- Avaliação de dor gástrica e dificuldades à deglutição
- Detecção de doença de Crohn
- A videoesofagografia costuma ser realizada para avaliar distúrbios da deglutição, sobretudo após AVC e após cirurgia da cabeça e do pescoço com cirurgia plástica reparadora.

Valores de referência

Normais

- Posição, tamanho, contorno, motilidade e padrões peristálticos normais do esôfago, do estômago e do duodeno
- Posição, contorno e enchimento normais do intestino delgado.

Implicações clínicas

- Evidências de anormalidades congênitas, úlceras gástricas, carcinoma do estômago, tumorações, corpos estranhos, pólipos gástricos, divertículos, gastrite e refluxo, hérnia de hiato, vólvulo gástrico e doença de Crohn.

Fatores interferentes

- Alimentos ou líquidos retidos prejudicam a nitidez da imagem
- Os exames gastrintestinais ideais dependem da capacidade do cliente de ingerir o meio de contraste. A incapacidade de fazer isso compromete a qualidade do exame
- A obesidade grave afeta adversamente a qualidade da imagem
- Se o cliente estiver debilitado, pode ser difícil realizar exame apropriado; pode ser impossível visualizar o estômago adequadamente.

Procedimento

- Depois de jejum durante cerca de 8 horas antes do exame, o cliente ingere um meio de contraste oral, geralmente bário, para delimitar o conteúdo gastrintestinal e é posicionado na frente do aparelho de fluoroscopia. As radiografias de acompanhamento são obtidas depois da fluoroscopia. Muitos laboratórios usam uma técnica de contraste "duplo" ou com "ar". O cliente é instruído a ingerir grânulos efervescentes além do bário. Esse produto libera gás, o que melhora a visualização do sistema digestório. A duração do exame é de 20 a 45 minutos

- No exame do intestino delgado, o procedimento é igual ao descrito antes, mas o tempo de exame é muito maior. Como o padrão peristáltico, a atividade geral e a existência de doença influenciam a velocidade de deslocamento do meio de contraste no intestino, a duração do exame varia de minutos a várias horas.

Intervenções de enfermagem

► *Antes da realização do exame*

- Avaliar se há contraindicações ao exame, como gravidez ou alergias
- Explicar o objetivo e o procedimento do exame gástrico
- É necessário dar assistência especial aos clientes diabéticos. Por causa do jejum antes do exame, pode ser contraindicada a administração de insulina ou hipoglicemiantes orais
- A alergia ao bário (embora rara) deve ser comunicada ao serviço de radiologia, de modo que se possa usar outro meio de contraste.

► *Durante a realização do exame*

- Incentivar o cliente a seguir as instruções de respiração e posição.

► *Após a realização do exame*

- Providenciar líquidos em grandes quantidade, alimentos e repouso após o exame Administrar laxantes e alimentos ricos em fibras, se prescritos
- Observar e registrar a cor e a consistência das fezes para verificar se o bário foi totalmente eliminado
- Avaliar os resultados, oferecer apoio e explicar que podem ser necessários procedimentos de acompanhamento.

Radiografia ortopédica | Ossos, articulações e estruturas de sustentação

Radiografia – ossos e articulações

As radiografias podem ser realizadas em determinado osso ou parte óssea, como os membros (p. ex., mão, punho, ombro, pé, joelho, quadril), grupo de ossos (p. ex., tórax, costelas, esterno, clavícula, coluna vertebral), cabeça, crânio e todas as articulações.

Indicações

- Exclusão de fratura (traumatismo)
- Detecção de massas, corpos estranhos, artrite ou outras doenças ósseas ou articulares (p. ex., tumores).

Valores de referência

Normais

- Estruturas ósseas e de tecidos moles normais.

Implicações clínicas

- Alterações traumáticas (fraturas, luxações), alterações degenerativas (artrite, gota, osteoporose, necrose asséptica), tumores ósseos (benignos, malignos, metastáticos), osteomielite, abscesso, infartos e osteocondrose (p. ex., doença de Osgood-Schlatter, doença de Legg-Calvé-Perthes)
- Anormalidade dos tecidos moles, como edema ou calcificação.

Fatores interferentes

- Joias, objetos metálicos, botões e outros corpos estranhos que possam estar sobre a área examinada interferem na visualização das partes ósseas. O exame radiográfico da parte inferior do abdome e da região pélvica pode ser prejudicado pelo bário retido.

Procedimento

- O cliente pode ser orientado a ficar sentado, deitado sobre a mesa de exame ou de pé, dependendo da parte do corpo a ser examinada. É necessário manipular a parte do corpo para obter no mínimo duas incidências radiográficas. Por vezes é preciso retirar imobilizações ou outros acessários de estabilização, o que demanda a assistência da enfermeira.

Intervenções de enfermagem

► ***Antes da realização do exame***

- Explicar o objetivo e o procedimento do exame
- Avaliar as contraindicações ao exame: gravidez. Caso haja necessidade de examinar uma gestante, o uso de proteção de chumbo pode minimizar a exposição do feto à radiação.

► ***Durante a realização do exame***

- Incentivar o cliente a seguir as instruções posturais.

► ***Após a realização do exame***

- Avaliar o resultado para o cliente; oferecer apoio e orientação sobre doenças e fraturas ósseas e articulares. Orientar sobre a necessidade de radiografias no futuro para monitorar a resposta ao tratamento.

Alerta clínico

- Embora a radiografia ortopédica possa ser usada com facilidade para diagnóstico de doença óssea, a radiogafia é insatisfatória para avaliar a condição das cartilagens, dos tendões ou dos ligamentos
- Podem-se levar aparelhos de radiografia portáteis à enfermaria se não for possível transportar o cliente até o serviço de radiologia.

Receptor de estrogênio ou estradiol (RE), receptor de progesterona (RP), ploidia de DNA (aneuploidia tumoral)

Tecido e células epiteliais

Os receptores de estrogênio e progesterona nas células de tecidos de câncer de mama e do endométrio são medidos para determinar se é provável que o câncer responda ao tratamento. A ploidia de DNA mede a renovação celular (*i. e.*, replicação) em amostras identificadas como câncer e prevê o progresso, a sobrevida menor e a recidiva em alguns clientes com câncer de bexiga, mama, cólon, endométrio, próstata, rim ou tireoide. O valor preditivo é maior nos cânceres de mama, próstata e cólon.

Indicações

- Exames laboratoriais realizados em tecidos cancerosos.

Valores de referência

Normais

- RE: negativo, ≤ 3 fmol/mg (≤ 3,0 nmol/kg) de proteínas
- RP: negativo, ≤ 5 fmol/mg (≤ 5,0 nmol/kg) de proteínas
- Índice de DNA (ID): 0,9 a 1,0 u/ℓ (15 a 17 nkat/ℓ) é normal
- Para ploidia (teor) de DNA ou o estado diploide, um histograma de interpretação por citometria de fluxo (CF) classifica o ácido nucleico corado como DNA diploide, DNA tetraploide, DNA não interpretável ou DNA aneuploide anormal.

Implicações clínicas

- Um ensaio de RE é considerado positivo em níveis > 10 fmol/mg (> 10 mmol/kg) e a ligação ao RP é considerada positiva em níveis ≥ 10 fmol/mg (≥ 10 nmol/kg). A resposta à terapia antiestrogênica é observada em aproximadamente 50% dos clientes com tumores RE-*positivos* e em 60 a 70% dos clientes com tumores RE e RP-positivos
- Os tumores RE-*negativos* raramente respondem à terapia antiestrogênica
- O achado de positividade do RP aumenta o valor preditivo da seleção de clientes para terapia hormonal. Há algumas evidências sugestivas de que a síntese do RP é estrogênio-dependente
- A presença de picos aneuploides na atividade replicativa das células neoplásicas pode ter significado prognóstico, qualquer que seja o grau e o estádio do tumor
- Quanto maior é a quantidade de células na fase S (*i. e.*, síntese de DNA) do ciclo celular, mais agressivo é o tumor
- A aneuploidia positiva indica prognóstico favorável em algumas condições, como o linfoma linfoblástico agudo, o neuroblastoma e o talvez câncer de células de transição da bexiga.

Procedimento

- Coleta de amostra fresca por biopsia e envio ao laboratório de histologia
- Exame da ligação aos receptores em uma amostra de 1 g de tumor rapidamente congelado e representação em gráfico de Scatchard. É preciso colocar a amostra em formol. Alguns laboratórios fazem exames da razão entre RE e RP em tecido incluído em parafina. Consultar o laboratório para obter instruções específicas
- Exame e classificação das amostras quanto à ploidia de DNA com base na porcentagem de células epiteliais com conteúdo de DNA diploide (2N) e DNA não diploide (aneuploide). O conteúdo de DNA é calculado como o índice de DNA.

Intervenções de enfermagem

▶ ***Antes da realização do exame***

- Explicar o objetivo e o método laboratorial de teste
- Obter história clínica apropriada e fornecer essas informações com a amostra.

▶ ***Após a realização do exame***

- Em conjunto com o médico, interpretar os resultados do exame e aconselhar o cliente apropriadamente sobre outros exames e possíveis tratamentos (p. ex., terapia antiestrogênica).

Renina (angiotensina); atividade da renina plasmática (ARP) | Renina direta (concentração plasmática de renina)

Sangue

A renina, uma enzima produzida no rim, converte o angiotensinogênio (produzido no fígado) em angiotensina I, que é convertida em angiotensina II (em endotélios de todo o corpo), um potente vasoconstritor. O sistema renina-angiotensina-aldosterona ajuda a manter um equilíbrio dos níveis sanguíneos de sódio e potássio.

Indicações

- Avaliação da causa de hipertensão
- Distinção de aldosteronismo primário e secundário
- Investigação de tumores renais produtores de renina.

Valores de referência

Normais

- ARP – dieta normossódica:
  - Decúbito dorsal: 0,2 a 1,6 ng de angiotensina I (AI)/mℓ/h ou 0,2 a 1,6 μg AI/h/ℓ
  - Posição ortostática: 0,7 a 3,3 ng AI/mℓ/h ou 0,7 a 3,3 μg AI/h/ℓ
- ARP – dieta hipossódica:
  - Decúbito dorsal: os níveis de renina aumentam 2 vezes acima do normal
  - Posição ortostática: os níveis de renina aumentam 6 vezes acima do normal
- Renina direta:
  - Decúbito dorsal: 12 a 79 mU/ℓ ou 12 a 79 mU/ℓ
  - Posição ortostática: 13 a 114 mU/ℓ ou 13 a 114 mU/ℓ.

Procedimento

- Coletar uma amostra de 5 mℓ de sangue venoso em tubo de tampa roxa
- Registrar a posição e o estado alimentar do cliente no momento da coleta de sangue
- Deve ser realizada dosagem concomitante de sódio em urina de 24 h para auxiliar o diagnóstico.

Implicações clínicas

- A *elevação dos níveis de renina* ocorre em casos de aldosteronismo secundário com hipertensão maligna, hipertensão renovascular, diminuição do VP em decorrência de dieta hipossódica, diuréticos, doença de Addison, hemorragia, insuficiência renal crônica, perda de sal por doença GI, tumores renais produtores de renina, síndrome de Bartter e feocromocitoma
- A *diminuição dos níveis de renina* ocorre em casos de aldosteronismo primário, estenose unilateral da artéria renal, administração de esteroides com retenção de sal, hiperplasia suprarrenal congênita com deficiência de 17-hidroxilase e síndrome de Liddle.

Fatores interferentes

- Os níveis variam em pessoas saudáveis e aumentam sob a influência de fatores que tendem a diminuir o volume de líquido intravascular
- Pode ser difícil interpretar amostras aleatórias, exceto se o consumo alimentar e de sal do cliente for controlado

- Os valores são maiores quando o cliente está em posição ortostática, quando o exame é realizado no início do dia, quando o cliente consome dieta hipossódica, durante a gravidez e com fármacos como diuréticos e anti-hipertensivos e alimentos como alcaçuz
- A administração recente de radioisótopos interfere nos resultados do exame
- A indometacina e os salicilatos reduzem os níveis de renina.

Intervenções de enfermagem

▶ ***Antes da realização do exame***

- Explicar o objetivo e o procedimento do exame
- Deve ser mantida dieta regular com 180 mEq/ℓ (180 mmol/ℓ) de sódio e 100 mEq/ℓ (100 mmol/ℓ) de potássio por 3 dias antes da coleta da amostra. Também deve ser realizada dosagem de sódio e potássio na urina de 24 horas para avaliar seu balanço. O exame de sangue deve realizado ao fim da coleta de urina de 24 horas
- Informar ao cliente que é necessário permanecer em decúbito dorsal durante no mínimo 2 horas antes de coletar a amostra. A amostra é coletada com o cliente em decúbito dorsal
- Cuidar para que o uso de anti-hipertensivos, progestógenos cíclicos, estrogênios, diuréticos e alcaçuz seja interrompido no mínimo 2 semanas, e de preferência 4 semanas, antes da dosagem de renina-aldosterona
- Se for solicitada coleta de uma amostra em posição ortostática, o cliente deve permanecer de pé durante 2 horas antes do exame, e o sangue deve ser coletado com o cliente sentado
- Não permitir a ingestão de cafeína na manhã antes do exame ou durante o exame.

▶ ***Após a realização do exame***

- Interpretar os resultados do exame e orientar apropriadamente em relação à hipertensão, a outros exames e ao possível tratamento.

Renografia; cintigrafia renal (com furosemida ou captopril)

Exame de medicina nuclear, cintigrafia GU

O procedimento é realizado em adultos e crianças para avaliar a função renal e para detectar doença parenquimatosa ou vascular renal ou defeitos da excreção.

Indicações

- Uso de renografia com furosemida para diferenciar entre sistemas coletores renais dilatados e obstruções
- Uso de renografia com captopril para avaliar estenose da artéria renal em clientes hipertensos
- Avaliação de doença renal
- Avaliação de obstrução das vias urinárias superiores
- Avaliação da eficácia do transplante renal
- Avaliação de hidronefrose, obstrução, traumatismo renal, infecções urinárias em crianças e redução da função renal em recém-nascidos prematuros.

Valores de referência

Normais

- Imagens normais: fluxo sanguíneo igual nos rins direito e esquerdo. Em 10 minutos, devem ser excretados 50% ou 0,50 do radiofármaco.

Implicações clínicas

- O padrão anormal de distribuição pode indicar hipertensão arterial, obstrução por cálculos ou tumores, insuficiência renal, diminuição da função renal, diminuição do suprimento sanguíneo, transplante renal inefetivo
- Em crianças, achados de infecção urinária em recém-nascidos do sexo masculino; depois de 3 meses de idade as meninas passam a ser mais acometidas.

Fatores interferentes

- Diuréticos, inibidores da enzima conversora da angiotensina (ECA) e betabloqueadores são medicamentos que podem interferir com os resultados da renografia.

Procedimento

Renografia de rotina

- É instituído um acesso intravenoso para facilitar a hidratação e a administração de radiofármacos
- O cliente é posicionado, com a câmera localizada posteriormente
- Administra-se o radiofármaco mertiatida (MAG-3) marcada com ^{99m}Tc e inicia-se a aquisição das imagens, que dura 30 minutos
- O radiologista verifica se é necessário continuar o exame com furosemida ou captopril
- A renografia de rotina leva cerca de 75 minutos.

Renografia com furosemida

- A furosemida é injetada no cateter intravenoso e a aquisição de imagem continua por 20 a 30 minutos
- O procedimento dura cerca de 90 minutos.

Renografia com captopril

- Mede-se a PA
- Administra-se captopril ao cliente
- Mede-se a PA a cada 15 minutos durante um total de 60 minutos
- Administra-se solução salina para hidratação
- A renografia é repetida
- A renografia com captopril dura cerca de 160 minutos.

Alerta clínico

- A renografia pode ser realizada em gestantes quando é essencial avaliar a função renal.

Intervenções de enfermagem

► ***Antes da realização do exame***

- Explicar o objetivo, o procedimento e os riscos e benefícios do exame
- Cuidar para que o cliente seja bem hidratado com dois a três copos de água (exceto se contraindicado) nas 2 horas antes do exame (10 mℓ de água/kg).

► ***Durante a realização do exame***

- Caso o cliente não esteja bem hidratado, administram-se líquidos por via intravenosa
- Monitorar efeitos colaterais dos medicamentos, inclusive com verificação da PA a intervalos de 15 minutos. A hipotensão é o efeito colateral mais provável com captopril.

► ***Após a realização do exame***

- Incentivar o consumo de líquidos e a micção frequente para promover a excreção da radioatividade
- Monitorar a ocorrência de extravasamento ou infiltração do radiofármaco no local da injeção
- Observar e tratar reações leves (conforme a prescrição): prurido, erupções cutâneas e rubor 2 a 24 horas após a injeção; às vezes ocorrem náuseas e vômitos
- Interpretar o resultado do exame e monitorar apropriadamente.

Alerta clínico

- O exame deve ser realizado antes da pielografia intravenosa
- O comprometimento grave da função renal ou a grande dilatação do sistema coletor renal podem comprometer a drenagem mesmo sem obstrução verdadeira.

Ressonância magnética (RM), RM funcional (RMf)

Exame por imagem especial (aberto e fechado) com meio de contraste intravenoso/de RM

Essa modalidade de diagnóstico oferece informações fisiológicas e imagens anatômicas detalhadas dos tecidos.

Indicações

- Distinção de tecido doente e tecido saudável e avaliação do fluxo sanguíneo
- Avaliação de esclerose múltipla, doença de Alzheimer, anormalidades vertebrais e medulares, neoplasias em todo o corpo, doenças articulares, função cardíaca e doenças vasculares.

Valores de referência

Normais

- Estruturas normais de tecidos moles, encéfalo, medula espinal, espaços subaracnóideos (membros, articulações, gordura, músculos, tendões, ligamentos, nervos, vasos sanguíneos e medula óssea), coração, abdome e pelve (sobretudo fígado, pâncreas, baço, glândulas suprarrenais, rins e órgãos do sistema genital)
- Vasos sanguíneos: tamanho, anatomia e hemodinâmica normais.

Implicações clínicas

- A *RM do encéfalo* mostra doença da substância branca (esclerose múltipla, infecções, AIDS), neoplasias, isquemia, AVC ou AVE, aneurismas e hemorragia; é o exame de escolha para avaliação de lesões ósseas e fraturas
- A *RM da coluna vertebral* mostra hérnia de disco, degeneração, neoplasias (primária e metastática), doença inflamatória e anormalidades congênitas. Não é necessário administrar contraste vertebral
- A *RM dos membros e das articulações* mostra neoplasias, lesão de ligamentos ou tendões, osteonecrose, distúrbios da medula óssea e alterações do fluxo sanguíneo
- A *RM do coração* (RM cardíaca) mostra anormalidades do tamanho das câmaras e da espessura do miocárdio, valvas e artérias coronárias, tumores, distúrbios cardíacos congênitos, pericardite, perviedade do enxerto, distúrbios trombóticos, dissecção aórtica e isquemias cardíacas

- A *RM do abdome e da pelve* mostra neoplasias, o estádio de tumores de órgãos abdominais, fígado, pâncreas, suprarrenais, baço, rins, vasos sanguíneos e as anormalidades de transplantes renais
- A *angiografia por RM* (angiografia não invasiva) mostra aneurismas, estenose, oclusões, perviedade do enxerto e malformações vasculares
- A *RMf* avalia a função encefálica durante uma atividade do cliente (p. ex., tamborilar os dedos) ou um estímulo auditivo (p. ex., música) e pode mostrar anormalidades relacionadas com demência, convulsões, tumores ou AVC.

Procedimento

- No exame por imagem em sistema fechado, o cliente é posicionado (decúbito dorsal) antes da entrada da mesa no túnel (*gantry*). Deve-se assegurar ao cliente que há ar suficiente para respirar e que ele será monitorado durante todo o procedimento
- Alguns centros podem usar sistemas abertos de RM (menos fechados)
- Em alguns casos, injeta-se um meio de contraste venoso não iodado para melhor avaliação da anatomia. Os meios de contraste mais usados são gadolínio 50-DTPA, gadolínio-manganês ou ferro, que tem toxicidade muito baixa e muito menos efeitos colaterais que os agentes de contraste iodados. De modo geral, o gadolínio é usado para exame do SNC (encéfalo, vasos sanguíneos e coluna vertebral)
- Para obter imagens abdominais ou pélvicas, pode-se administrar glucagon para reduzir a peristalse intestinal
- O tempo de exame varia de 60 a 90 minutos.

Alerta clínico

- As preocupações com a segurança do cliente e da equipe durante procedimentos de RM baseiam-se na interação de fortes campos magnéticos com os tecidos corporais e objetos metálicos. Esses possíveis riscos são devidos principalmente a *projéteis* (objetos metálicos podem ser deslocados e se tornar projéteis potencialmente perigosos); *torção de objetos metálicos* (clipes cirúrgicos implantados e outras estruturas ou implantes metálicos podem ser torcidos ou girados no corpo quando expostos a fortes campos magnéticos); *aquecimento local* (a exposição a pulsos de radiofrequência pode causar aquecimento dos tecidos ou de objetos metálicos no corpo do cliente; por esse motivo, gestantes não são examinadas rotineiramente, pois o aumento da temperatura do líquido amniótico ou do feto pode ser prejudicial); *interferência com implantes eletromecânicos* (há risco de danos a implantes eletrônicos tanto pelos campos magnéticos quanto pelos pulsos de radiofrequência; desse modo, os clientes com marca-passos cardíacos, bombas de infusão de medicamentos implantadas, implantes cocleares e dispositivos semelhantes não devem ser submetidos a procedimentos de RM).

Intervenções de enfermagem

► *Antes da realização do exame*

- Explicar o objetivo, o procedimento, os benefícios e os riscos da RM
- Administrar sedação se o cliente tiver claustrofobia ou for incapaz de se manter deitado imóvel durante o exame
- Informar ao cliente que um sistema de comunicação bidirecional entre o cliente e o operador permite o monitoramento contínuo e a comunicação por voz
- Explicar que pode ser necessário jejum ou consumo apenas de dieta líquida sem resíduos para alguns exames de RM; além disso, o cliente não deve consumir álcool etílico, nicotina, cafeína nem suplementos de ferro antes do exame.

► *Durante a realização do exame*

- Proporcionar tranquilização durante o exame.

Alerta clínico

- No caso de parada respiratória ou cardíaca, o cliente precisa ser retirado da sala de exame antes da reanimação. Não é permitida a entrada da maior parte do equipamento hospitalar geral (p. ex., balas de oxigênio, bombas de infusão intravenosas, monitores) na sala de RM.

Após a realização do exame

- Avaliar os resultados para o cliente e orientar apropriadamente
- Monitorar reações de sensibilidade e reações adversas aos meios de contraste
- Verificar se existem sinais de inflamação, equimose, irritação ou infecção, além de extravasamento de contraste no local da injeção de meio de contraste.

Síndrome respiratória aguda grave (SARS)

Sangue, escarro, fezes

Esse exame é usado para diagnóstico de SARS, que foi associado a um coronavírus (SARS-CoV). A SARS é transmitida de uma pessoa para outra ou por contato direto com material infeccioso.

Indicações

- Avaliação de vírus
- Avaliação de sinais/sintomas compatíveis com exposição.

Valores de referência

Normais

- Negativo para anticorpos contra SARS-CoV.

Implicações clínicas

- A detecção do anticorpo contra SARS-CoV no soro da fase convalescente obtido mais de 28 dias após o início dos sinais/sintomas é indicativo da doença.

Procedimento

- Coletar uma amostra de secreção respiratória, sangue ou fezes
- As amostras respiratórias podem ser coletadas de aspirados ou *swabs* da nasofaringe ou de *swabs* da orofaringe. Os aspirados nasofaríngeos são coletados por instilação de 1,0 a 1,5 mℓ de solução salina não bacteriostática em uma narina seguida por aspiração, através de um cateter plástico, para um recipiente estéril. As amostras nasofaríngeas ou orofaríngeas podem ser coletadas inserindo-se um *swab* na narina ou na parte posterior da faringe, respectivamente. (Não usar *swabs* com espátulas de madeira nem alginato de cálcio, pois podem conter substâncias que interferem na análise.) Os *swabs* devem ser colocados em recipientes estéreis com 2,0 mℓ de meios virais. Caso seja necessário transportar a amostra, deve-se acondicioná-la em bolsas geladas (4°C) para viagens domésticas ou em gelo seco para viagens internacionais
- Coletar 5,0 a 10,0 mℓ de sangue total em tubo com gel separador ou com EDTA. Se coletado em tubo com gel separador, o sangue coagula e depois é centrifugado
- Coletar 10 a 50 mℓ de fezes, colocar em recipiente apropriado e fechar bem. Colocar as amostras em embalagem para transporte de amostras biológicas.

Intervenções de enfermagem

▶ *Antes da realização do exame*

- Explicar o objetivo e o procedimento do exame
- O contato íntimo (p. ex., residir ou cuidar de uma pessoa com SARS ou compartilhar talheres, pratos ou copos) ou a conversa de perto (< 90 cm) podem transmitir a doença.

▶ *Após a realização do exame*

- Orientar, monitorar e tratar o cliente apropriadamente
- Comunicar evidências de SARS aos órgãos de saúde locais, estaduais e federais, conforme apropriado.

Swabs ou lavados de cultura de material dos olhos, dos ouvidos, da orofaringe e dos seios paranasais

Exsudato, drenagem

A faringite aguda é a infecção mais comum das vias respiratórias superiores na qual se solicita cultura da orofaringe. As culturas de material dos olhos, dos ouvidos e dos seios paranasais são obtidas para isolar microrganismos patogênicos causadores de infecção (p. ex., conjuntivite bacteriana, otite média).

Indicações

- Identificação da causa de conjuntivite; os sinais/sintomas são drenagem ocular (*i. e.*, purulenta, mucopurulenta ou serossanguínea), dor ocular e vermelhidão
- Identificação da causa de infecção da orofaringe; os sinais/sintomas podem incluir dificuldade à deglutição, cefaleia ou febre
- Identificação da causa de infecções do ouvido; os sinais/sintomas podem incluir dor de ouvido e prurido, dor à palpação dos tecidos ao redor do ouvido ou drenagem de pus
- Identificação da causa de sinusite aguda, a infecção de um ou mais dos seios paranasais após um resfriado comum ou outras infecções virais das vias respiratórias superiores.

Valores de referência

Normais

- Negativo para microrganismos patogênicos ou ausência de crescimento de microrganismos.

Implicações clínicas

- As causas comuns de infecções da orofaringe são *Streptococcus* hemolíticos dos grupos A e B, *Corynebacterium diphtheriae*, *Neisseria gonorrhoeae*, *Bordetella pertussis*, adenovírus, herpes-vírus, *Mycoplasma* e *Chlamydia*
- As causas comuns de infecções dos ouvidos e dos olhos são *Streptococcus pneumoniae*, *Staphylococcus* sp., *Haemophilus* sp. e *Pseudomonas aeruginosa* (*i. e.*, otite do nadador). A sinusite é causada pelos mesmos microrganismos e por vírus.

Procedimento

- Para cultura de orofaringe, usar um *kit* de cultura estéril que contenha *swab* estéril com ponta de poliéster e meio de transporte. Com a cabeça do cliente levemente inclinada para trás, solicita-se que ele diga "ah" e se estende o *swab* entre os pilares da tonsila e a região posterior à úvula. Um abaixador de língua ajuda a não encostar na língua. Deve-se esfregar o *swab* com delicadeza sobre qualquer exsudato purulento na faringe posterior. Recolocar o *swab* no recipiente para transporte e expô-lo ao meio de transporte

- As culturas do líquido de drenagem da orelha não indicam a causa bacteriana de otite média, exceto em caso de ruptura recente da membrana timpânica. Deve-se limpar o canal e obter o pus fresco que drena da membrana timpânica
- A sinusite bacteriana aguda só pode ser diagnosticada por cultura de exsudato ou lavagem do seio por punção direta e aspiração. A cultura do pus nasal não é confiável. A punção do seio só deve ser realizada em casos de infecção intracraniana ou imunossupressão grave
- O material supurativo da conjuntiva de um olho infectado deve ser coletado em *swab* estéril que depois é colocado no meio de transporte.

Intervenções de enfermagem

► *Antes da realização do exame*

- Explicar o objetivo e o procedimento ao cliente ou aos pais.

► *Durante a realização do exame*

- Identificar a amostra com o nome do cliente, data e hora da coleta e origem específica da amostra
- Levar a amostra ao laboratório.

► *Após a realização do exame*

- Orientar o cliente em relação a resultados positivos, tipo de tratamento (p. ex., antibióticos) e possível necessidade de outros exames para avaliar a efetividade do tratamento.

Tempo de sobrevida e sequestro das hemácias*

Amostras de sangue e fezes

Cintigrafia dos órgãos

Esse exame de sangue tem sua maior utilidade para avaliação do diagnóstico confirmado ou da suspeita de anemia hemolítica. Com frequência, a cintigrafia do coração, do fígado e do baço é realizada como parte do exame de sequestro das hemácias. O exame de tempo de sobrevida das hemácias costuma ser solicitado em conjunto com a determinação do volume sanguíneo, a captação de ferro marcado com radionuclídeos e as provas de depuração. Quando são coletadas amostras de fezes durante 3 dias, o exame costuma ser denominado de cintigrafia para pesquisa de hemorragia digestiva.

Indicações

- Determinação do tempo de permanência das hemácias em circulação
- Avaliação de uma causa obscura de anemia
- Identificação de baços acessórios
- Determinação de produção ou destruição anormal de hemácias
- Monitoramento da efetividade do tratamento da anemia hemolítica.

*A editora original da obra decidiu incluir este exame para fins de exaustividade, embora atualmente seu uso seja raro em muitas partes dos EUA.

Valores de referência

Normais

- Meia-vida normal das hemácias marcadas com ^{51}Cr: cerca de 25 a 35 dias
- Cromo-51 (^{51}Cr) nas fezes: < 3 mℓ/24 horas
- A razão baço-fígado é de 1:1
- A razão baço-pericárdio é de 2:1.

Implicações clínicas

- A redução da sobrevida das hemácias pode ser consequência de perda de sangue, hemólise ou remoção de hemácias pelo baço, como em casos de:
  - Anemia granulocítica crônica
  - Anemia perniciosa
  - Anemia megaloblástica da gravidez
  - Anemia hemolítica
  - Doença da hemoglobina C
  - Anemia falciforme
  - Esferocitose hereditária
  - Uremia
- O prolongamento do tempo de sobrevida das hemácias pode ser consequência de uma anormalidade na produção de hemácias, como na talassemia *minor*
- Se for diagnosticada anemia hemolítica, são necessários outros exames para verificar se as hemácias têm anormalidades intrínsecas ou se a anemia é consequência de efeitos imunológicos do plasma do cliente
- Os resultados serão normais em casos de:
  - Traço de hemoglobina C
  - Traço falciforme.

Procedimento

- Primeiro é coletada uma amostra de 20 mℓ de sangue venoso
- Depois de 10 a 30 minutos, o sangue é reinjetado após marcação com um radionuclídeo (^{51}Cr)
- As amostras de sangue geralmente são coletadas no primeiro dia, novamente após 24, 48, 72 e 96 horas, e depois a intervalos semanais durante 2 a 3 semanas. O tempo pode ser reduzido dependendo do resultado do exame
- Como parte desse procedimento, pode ser usado um detector de radioatividade sobre o baço, o esterno e o fígado para avaliar as concentrações relativas de radioatividade nessas áreas. Essa contagem externa ajuda a determinar se o baço está tomando parte no sequestro excessivo de hemácias como fator causador da anemia
- Pode ser solicitada uma coleta de fezes durante 72 horas para detecção de hemorragia digestiva.

Intervenções de enfermagem

▶ *Antes da realização do exame*

- Explicar o objetivo e o procedimento do exame para determinar o tempo de sobrevida das hemácias. Enfatizar que esse exame requer no mínimo 2 semanas do tempo do cliente, com idas à unidade de diagnóstico para realizar punções venosas
- Se for necessário coletar fezes, alertar o cliente sobre a importância de guardar todas as fezes, que não podem ser contaminadas por urina. Consultar os procedimentos de coleta de amostras no Capítulo 2.

Alerta clínico

- De modo geral, o exame é contraindicado em clientes com sangramento ativo
- Registrar e relatar sinais de sangramento ativo
- Não se devem administrar transfusões durante a realização do exame.

► ***Durante a realização do exame***

- Assegurar ao cliente que o exame está prosseguindo normalmente e não há problemas relacionados à transmissão de doenças hematogênicas
- Cuidar para que o cliente volte ao laboratório no horário especificado para coleta de sangue.

► ***Após a realização do exame***

- Monitorar a ocorrência de extravasamento ou infiltração do radiofármaco no local da injeção
- Observar e tratar reações leves: prurido, erupções cutâneas e rubor 2 a 24 horas após a injeção; às vezes ocorrem náuseas e vômitos
- Interpretar os resultados do exame e monitorar anemia apropriadamente.

Nota: atualmente, o fabricante não está fornecendo ferro radioativo. Não há data estipulada para que volte a ser fornecido.

Teste da roseta, hemácias fetais (sangue fetomaterno)

Sangue materno, por ocasião do parto

Esse exame qualitativo detecta células fetais Rh-positivas na circulação materna Rh-negativa.

Indicações

- Detecção de células fetais Rh-positivas na circulação materna Rh-negativa.

Valores de referência

Normais

- Negativo para perda de sangue fetal; não Rh-positivo; sem detecção de hemácias fetais em roseta no sangue materno.

Implicações clínicas

- Quando a amostra de teste contém poucas ou nenhuma célula fetal Rh-D-positiva, não há formação de rosetas nem aglutinação, e o sangramento fetomaterno (perda de sangue fetal) é < 30 mℓ, a administração parenteral de uma dose de RhIG à mãe evita imunização
- Se a perda de sangue fetal para a circulação materna for maior do que 30 mℓ, deve ser realizado um teste quantitativo ou semiquantitativo (*i. e.*, Klehauer-Betke ou CF) para calcular a dose de imunoglobulina Rh a ser administrada.

Procedimento

- É coletada uma amostra de 7 mℓ de sangue venoso com EDTA da mãe logo após o parto
- O teste é realizado e são pesquisadas rosetas ou aglutinados de campo misto. Seguindo as diretrizes do fabricante, a presença de rosetas acima de um número predeterminado indica sangramento fetal maior que 30 mℓ de sangue total.

Intervenções de enfermagem

▶ *Antes da realização do exame*

- Explicar o objetivo, o procedimento e o momento do exame (imediatamente após parto)
- Consultar as orientações do Capítulo 1 sobre cuidados seguros, efetivos e informados antes do exame.

▶ *Durante a realização do exame*

- Consultar os procedimentos de coleta de amostras de sangue venoso no Capítulo 2.

▶ *Após a realização do exame*

- Interpretar o resultado do exame. Orientar a cliente acerca da administração de imunoglobulina Rh e exames de acompanhamento materno
- Seguir as orientações do Capítulo 1 sobre cuidados seguros, efetivos e informados após o exame.

Teste de antiglobulina de Coombs (direto e indireto), anti-hemoglobulina (AHG), teste direto de anticorpo (DAT), teste direto de IgG

Sangue

O teste de Coombs mostra a presença de complexos Ag-Ac. O *teste de Coombs direto* detecta complexos Ag-Ac na membrana celular das hemácias e a sensibilização das hemácias. O *teste de Coombs indireto* detecta anticorpos séricos, revela anticorpos anti-Rh maternos durante a gravidez e pode detectar incompatibilidades não encontradas por outros métodos.

Indicações

- Diagnóstico de doença hemolítica do feto e do recém-nascido quando há sensibilização das hemácias
- Diagnóstico de anemia hemolítica adquirida em adultos (*i. e.*, autossensibilização *in vivo*)
- Investigação de reação transfusional quando há possibilidade de que o cliente tenha recebido sangue incompatível, com sensibilização de suas próprias hemácias
- Detecção de anemia hemolítica induzida por fármacos.

Valores de referência

Normais

- *Teste de Coombs direto*: ausência de aglutinação
- *Teste de Coombs indireto*: ausência de aglutinação.

Implicações clínicas

- O teste de Coombs direto é positivo (1+ a 4+) em casos de reações transfusionais; anemia hemolítica autoimune (maioria dos casos); tratamento com cefalotina (75% dos casos); uso de fármacos como alfametildopa, penicilina e insulinoterapia; doença hemolítica do feto e do recém-nascido; hemoglobinúria paroxística noturna (HPN); e síndrome de crioaglutinina
- O teste de Coombs direto é negativo nas anemias hemolíticas não autoimunes
- O teste de Coombs indireto é positivo (1+ a 4+) na presença de anticorpos específicos, geralmente provenientes de uma transfusão ou gravidez anterior, e anticorpos inespecíficos, como as crioaglutininas.

Alerta clínico

- A identificação de anticorpos é realizada quando a pesquisa de anticorpos e os testes de antiglobulina diretos são positivos e quando é preciso classificar anticorpos inesperados contra o grupo sanguíneo
- Os testes de identificação de anticorpos são parte importante do exame pré-transfusão, de modo que se possa transfundir o sangue antígeno-negativo apropriado.

Procedimento

- Exame de uma amostra de 7 mℓ de sangue venoso com EDTA e outra de 20 mℓ de sangue coagulado
- Comunicar ao laboratório o diagnóstico, história de transfusões recentes e passadas, gravidez e qualquer farmacoterapia.

Intervenções de enfermagem

► ***Antes da realização do exame***

- Explicar o objetivo e o procedimento do teste.

► ***Após a realização do exame***

- Interpretar os resultados e aconselhar o cliente apropriadamente. A doença hemolítica do feto e do recém-nascido ocorre quando a mãe é Rh-negativa, o feto é Rh-positivo e houve produção de um anticorpo anti-D. O diagnóstico é obtido com as seguintes informações: a mãe é Rh-negativa, o recém-nascido é Rh-positivo e o teste de Coombs direto é positivo (+). A incompatibilidade Rh causa icterícia do recém-nascido. Na maioria das vezes, a icterícia é causada por incompatibilidade AB0.

Teste de captação de iodo radioativo (RAI) (captação tireoidiana)

Exame de medicina nuclear, imagem endócrina

Esse exame mede a capacidade da tireoide de concentrar, reter ou receber iodo radioativo e é mais útil no diagnóstico do hipertireoidismo que do hipotireoidismo.

Indicações

- Avaliação de hipertireoidismo e hipotireoidismo e auxílio no estadiamento da tireoidite
- Verificação da resposta da tireoide a medicamentos para disfunção hipofisária ou hipotalâmica e da efetividade do tratamento com iodo radioativo
- Inclusão como parte de uma avaliação completa da tireoide para clientes sintomáticos (p. ex., edema do pescoço, dor no pescoço, agitação, lentidão, ultrassensibilidade ao frio, bócio).

Valores de referência

Normais

- 1 a 13% ou 0,01 a 0,13 absorvidos pela tireoide após 2 horas
- 5 a 20% ou 0,05 a 0,20 absorvidos pela tireoide após 6 horas
- 15 a 40% ou 0,15 a 0,40 absorvidos pela tireoide após 24 horas.

Implicações clínicas

- O *aumento da captação* (p. ex., 20% ou 0,20 em 1 hora, 25% ou 0,25 em 6 horas, 45% ou 0,45 em 24 horas) sugere hipertireoidismo, mas não é diagnóstico

- A *diminuição da captação* (p. ex., 0% ou 0,0 em 2 horas, 3% ou 0,03 em 6 horas, 10% ou 0,10 em 24 horas) pode ser causada por hipotireoidismo, mas não é diagnóstica
- A *diminuição da captação* é observada em clientes com diurese rápida, insuficiência renal ou má absorção, embora a atividade da glândula seja normal
- O *aumento da captação* é observado na insuficiência renal, embora a atividade da glândula seja normal.

Fatores interferentes

- Muitas substâncias químicas, medicamentos e alimentos podem interferir com o exame por diminuição da captação:
    - Alimentos e medicamentos que contêm iodo, como solução de Lugol, expectorantes, antitussígenos, soluções saturadas de iodeto de potássio, SSK e preparações de vitamina com minerais (duração de 1 a 3 semanas para obter o efeito dessas substâncias no corpo)
    - Meios de contraste radiológicos como iodopiraceto, diatrizoato de sódio, diatrizoato de meglumina e diatrizoato de sódio, óleo etiodizado, iofendilato e ácido iopanoico; 1 semana ou 1 ano ou mais de duração. Consultar o serviço de radiologia para saber os tempos específicos
    - Medicamentos antitireoidianos como propiltiouracila e substâncias relacionadas (duração, 2 a 10 dias)
    - Medicamentos tireoidianos como liotironina sódica, tireoide dessecada, levotiroxina (1 a 2 semanas de duração)
    - Fármacos diversos – tiocianato, perclorato, nitratos, sulfonamidas, tolbutamida, corticosteroides, ácido para-aminossalicílico (PAS), INH, fenilbutazona, tiopental, anti-histamínicos, ACTH, ácido aminossalicílico, anfenona, cobalto, anticoagulantes cumarínicos. Consultar serviço de diagnóstico sobre a duração, que pode variar
- Muitos compostos e condições interferem por aumento da captação:
    - Estrogênio
    - Barbitúricos
    - TSH
    - Carbonato de lítio
    - Lítio
    - Fenotiazinas (1 semana)
    - Gravidez
    - Insuficiência renal
    - Cirrose
    - Dietas com deficiência de iodo.

Alerta clínico

- Esse exame é contraindicado em mulheres grávidas ou lactantes, em crianças, em lactentes e em pessoas com alergia ao iodo
- Sempre que possível, o exame deve ser realizado antes de outros procedimentos de medicina nuclear, antes da administração de medicamentos com iodo e antes de radiografias que usem contraste iodado.

Procedimento

- O exame geralmente é realizado em conjunto com a cintigrafia da tireoide e a avaliação dos níveis sanguíneos de hormônio tireoidiano. É preferível que o cliente esteja em jejum. A anamnese completa e a relação de todos os medicamentos usados pelo cliente são obrigatórios para a realização desse exame. A anamnese deve incluir medicamentos de venda livre, vitaminas, minerais, fitoterápicos e os hábitos alimentares do cliente

- Uma cápsula insípida de iodo radioativo é administrada por via oral. (Pode ser administrado por via intravenosa se for desejado um exame rápido.) De modo geral, o cliente é instruído a não comer durante 1 hora após a administração de iodo radioativo
- A radioatividade na tireoide é contada e medida depois de 2, 6 e 24 horas. O exame não causa dor nem desconforto
- O cliente deve voltar ao laboratório no horário marcado; a medida no horário exato é crucial para determinar a captação.

Intervenções de enfermagem

► *Antes da realização do exame*

- Explicar o objetivo, o procedimento, o jejum e os tempos de imagem da captação na tireoide. Tranquilizar o cliente acerca da segurança do radiofármaco
- Informar sobre a restrição do consumo de iodo durante no mínimo 1 semana antes do exame, o que inclui alimentos como frutos do mar, algas *kelp* e comprimidos de algas *kelp*, óleos de fígado de peixe, algumas hortaliças e sal iodado e medicamentos como hormônios tireoidianos, solução de Lugol, esteroides, antitussígenos, preparações de vitaminas e minerais, suplementos nutricionais e SSKI. Enfatizar a necessidade de cooperação durante as várias etapas do procedimento
- Avaliar se o cliente tem alergia ao iodo e consultar o médico acerca dessas informações.

► *Durante a realização do exame*

- Enfatizar que é necessário seguir a dieta restrita. Oferecer apoio.

► *Após a realização do exame*

- Instruir o cliente a reiniciar os medicamentos e a alimentação normal
- Avaliar os resultados para o cliente e orientar apropriadamente sobre outros exames e possíveis tratamentos
- Registrar todos os problemas ocorridos com o cliente durante o procedimento.

Teste de Kleihauer-Betke, coloração para Hb fetal

Sangue no momento do parto

O teste de Kleihauer-Betk determina a quantidade de hemorragia fetomaterna em uma mãe Rh-D-negativa e a dose de RhIG necessária para impedir a produção de anticorpos.

Indicações

- Identificação de hemorragia fetomaterna na mãe
- Diagnóstico de alguns tipos de anemia (HbF) em adultos
- Determinação do aumento inexplicável do nível de AFP materna
- Diagnóstico de morte intrauterina
- Identificação da causa de anemia inexplicada do recém-nascido
- Rastreamento de todas as mulheres Rh-negativas submetidas a cesariana motivada por hemorragia fetomaterna e rastreamento após aminiocentese e traumatismo.

Valores de referência

Normais

- Negativo: ausência de células fetais na circulação materna; ausência de HbF no sangue de adultos.

Implicações clínicas

- Os resultados anormais indicam hemorragia fetomaterna moderada a grave (50 a 90% das hemácias fetais contêm HbF).

Procedimento

- Uma amostra de 7 mℓ de sangue total venoso materno (tubo com EDTA) é coletada durante a gravidez, imediatamente após o parto ou após procedimentos invasivos (p. ex., amniocentese), aborto espontâneo ou traumatismo
- A amostra deve ser examinada de imediato (< 6 horas) ou refrigerada
- Também se deve coletar uma amostra de sangue do cordão umbilical e examiná-la para usar como controle positivo.

Intervenções de enfermagem

► ***Antes da realização do exame***

- Explicar o objetivo e o procedimento do exame à mãe ou aos pais.

► ***Após a realização do exame***

- Interpretar os resultados do exame e aconselhar os pais apropriadamente em relação ao sangramento fetomaterno e à RhIG para suprimir a imunização por hemácias ou sangue total fetais. (É melhor "tratar demais do que de menos".)

Teste de leucoaglutininas (reação transfusional)

Sangue, transfusão

As leucoaglutininas são anticorpos que reagem com *leucócitos* e, algumas vezes, causam *reações transfusionais não hemolíticas febris*. Os clientes que apresentam esse tipo de reação transfusional devem receber sangue leucorreduzido em todas as transfusões subsequentes.

Indicações

- Clientes com reações transfusionais
- Antes da administração de outras transfusões.

Valores de referência

Normais

- Negativo para leucoaglutininas.

Implicações clínicas

- Anticorpos aglutinantes podem aparecer no plasma do doador
- Quando o anticorpo aglutinante aparece no plasma do receptor, é comum haver reações febris; entretanto, não ocorrem manifestações pulmonares
- As reações febris são mais comuns em gestantes e em indivíduos politransfundidos.

Procedimento

- Coletar amostra de 10 mℓ de sangue venoso do doador e do receptor. Observar precauções-padrão e universais.

Alerta clínico

- As reações febris podem ser evitadas pela separação dos leucócitos do sangue do doador antes da transfusão (leucorredução). Os clientes cujo sangue contém leucoaglutininas devem ser informados de que a transfusão geralmente deve empregar sangue leucorreduzido para minimizar essas reações no futuro.

Intervenções de enfermagem

▸ *Antes da realização do exame*

- Avaliar o conhecimento do cliente sobre o exame e os sinais/sintomas de reação transfusional
- Explicar o objetivo e o procedimento do exame para reação transfusional.

▸ *Após a realização do exame*

- Interpretar o resultado do exame e orientar o cliente sobre precauções em futuras transfusões.

Teste de Schilling, vitamina B_{12}*

Cintigrafia com coleta de urina em tempo determinado

O exame da urina coletada em tempo determinado avalia a capacidade do corpo de absorver vitamina B_{12} no trato gastrintestinal e baseia-se na excreção urinária prevista de vitamina B_{12} radioativa. É um exame indireto da deficiência de fator intrínseco.

Indicações

- Identificação da *causa* de deficiência de vitamina B_{12}
- Diagnóstico de anemia perniciosa e síndromes de má absorção.

Valores de referência

Normais

- Excreção de 10% ou mais da dose de vitamina B_{12} marcada com cobalto na urina em 24 horas
- A excreção menor que 5% é anormal e indica deficiência da absorção de vitamina B_{12}.

Implicações clínicas

- Um valor baixo anormal (p. ex., < 7%) ou limítrofe (7 a 10%) é compatível com ausência de fator intrínseco ou deficiência da absorção de vitamina B_{12} no íleo
- Quando a absorção de vitamina B_{12} radioativa é baixa, o teste deve ser repetido com fator intrínseco para descartar má absorção intestinal (teste de Schilling de confirmação). O aumento da excreção urinária até níveis normais indica ausência de fator intrínseco, sugerindo o diagnóstico de anemia perniciosa. Se a excreção urinária não aumentar, a má absorção é considerada a causa da anemia do cliente.

---

*A editora original da obra decidiu incluir este exame para fins de exaustividade, embora atualmente seu uso seja raro em muitas partes dos EUA.

Procedimento

- O cliente deve jejuar por 12 horas antes do teste e por 2 horas depois. (O jejum é mantido por 3 horas depois da administração das doses de vitamina B_{12})
- Uma pequena cápsula de vitamina B_{12} radioativa marcada com ^{57}Co é administrada por via oral
- Duas horas mais tarde, administra-se uma injeção intramuscular de vitamina B_{12} não radioativa
- Coleta-se toda a urina durante 24 a 48 horas a partir do momento da injeção de vitamina B_{12}.

Fatores interferentes

- A causa mais comum de erro na realização do teste é a coleta incompleta de urina. Alguns laboratórios podem exigir uma coleta durante 48 horas para reduzir a margem de erro
- A excreção urinária de vitamina B_{12} está reduzida em clientes idosos, diabéticos, com hipotireoidismo e com enterite
- A insuficiência renal e a hipertrofia prostática benigna podem diminuir a excreção de vitamina B_{12} radioativa; é aconselhável a coleta de urina durante 48 a 72 horas, visto que, por fim, todo o material absorvido será excretado. Verificam-se a densidade específica (DE) e o volume de urina
- A contaminação fecal da amostra pode invalidar o exame.

Alerta clínico

- Não devem ser usados laxantes durante o exame
- A aspiração da medula óssea deve ser realizada antes do teste de Schilling, porque a vitamina B_{12} administrada no teste destrói as características diagnósticas da medula óssea.

Intervenções de enfermagem

► *Antes da realização do exame*

- Explicar o objetivo, o procedimento e a coleta da amostra de urina de 24 horas. Registrar o peso com exatidão
- Em geral, coleta-se uma amostra aleatória de urina antes das doses de vitamina B_{12}
- O cliente deve jejuar a partir da meia-noite. É permitido o consumo de água durante o período de jejum
- Cuidar para que o cliente receba a vitamina B_{12} não radioativa. Se não for administrada a dose intramuscular de vitamina B_{12}, a vitamina B_{12} radioativa será encontrada no fígado, e não na urina.

► *Durante a realização do exame*

- Cuidar para que o cliente mantenha jejum durante 3 horas após a administração oral de vitamina B_{12}
- Permitir o consumo de alimentos e líquidos após a administração da vitamina B_{12}. Incentivar o cliente a beber a máximo de líquido tolerado durante todo o exame
- Avaliar a adesão aos protocolos de coleta de urina em 24 horas. Não desprezar nenhuma parte da urina. Pode-se verificar a excreção de creatinina na urina na amostra para confirmar que a coleta foi satisfatória.

► *Após a realização do exame*

- Avaliar os resultados para o cliente; monitorar e orientar apropriadamente. Explicar que se os resultados forem normais, será necessário outro exame de sangue mais específico.

Teste e análise do perfil (impressão digital) de DNA

Tecido, sangue, líquidos corporais (urina, líquido amniótico, líquido seminal), pelos, tecido sob as unhas, impressões digitais de objetos manuseados

O teste de DNA é usado durante investigações criminais e o rastreamento da paternidade por técnicas laboratoriais conhecidas como *polimorfismo de comprimento de fragmento de restrição* (RFLP; do inglês, *restriction fragment length polymorphism*) e reação da cadeia de polimerase. A tipagem e a análise do perfil de DNA fornecem o código para características genéticas individuais por uma sequência ou um "modelo" exclusivo de cada pessoa.

Alerta clínico

- O teste de DNA tradicional oferece uma probabilidade de exclusão de 99,99%
- Os ossos e os dentes são as fontes mais estáveis de DNA *post mortem.*

Indicações

- Identificação (*i. e.*, acidentes militares e desastres) por avaliação de amostras de DNA de várias fontes (pelos e unhas contêm DNA mitocondrial) para determinar padrões de pareamento (semelhante à comparação de códigos)
- Determinação de paternidade (p. ex., sequestro de recém-nascidos/lactentes, possível troca de recém-nascidos/lactentes)
- Parte de investigação criminal (p. ex., assassinato, abuso sexual, estupro)
- Uso após condenação com a finalidade de comprovar a inocência de uma pessoa
- Confirmação de que uma amostra de urina para rastreamento de drogas é realmente da pessoa que entregou.

Valores de referência

Normais

- Cada pessoa tem um perfil de DNA único.

Implicações clínicas

- Anormal, não há pareamento de padrões
- Na investigação de paternidade, a identidade é confirmada quando há padrões equivalentes em algumas áreas das autorradiografias
- Em casos de crime, a equivalência de características do DNA associadas a amostras de tecido retiradas da vítima e do suspeito podem confirmar a presença na cena do crime.

Fatores interferentes

- Quantidades insuficientes de DNA (< 0,1 g), deterioração da amostra e ausência de base de dados substancial para comparação efetiva da amostra

Procedimento

- O DNA pode ser extraído de sangue total seco ou de qualquer tecido com alta densidade celular que contenha células nucleadas (p. ex., pele, saliva, fios de cabelo, urina e sêmen)
- As amostras de DNA são coletadas e armazenadas com grande cuidado com equipamento novo para evitar contaminação e preservar a amostra, o que pode ter implicações jurídicas cruciais

- Coletar amostras de sangue venoso em tubo de tampa amarela (contendo ácido cítrico, citrato de sódio e dextrose, ACD) ou de tampa roxa (EDTA). O sangue preparado é armazenado e enviado a 4°C. *Não* congelar o sangue
- Coletar 0,1 a 1,0 g de tecido, que é colocado em bolsa plástica para congelamento. Congelar a amostra de tecido a –70°C. Mantê-la congelada até que seja enviada ao laboratório. Armazenar o tecido a –70°C ou em gelo seco
- As amostras de DNA podem ser armazenadas por um período indefinido
- As amostras de DNA são processadas até que os fragmentos de DNA possam ser representados visualmente em radiografia. Essas imagens são conhecidas como autorradiografias; os fragmentos assemelham-se um pouco a códigos de barras
- As autorradiografias são comparadas para verificar se há ou não equivalência de características entre várias amostras. Se for encontrada equivalência entre duas ou mais autorradiografias diferentes, há grande probabilidade de que as amostras diferentes sejam da mesma fonte ou pessoa.

Intervenções de enfermagem

► *Antes da realização do exame*

- Explicar o objetivo do exame de DNA e do procedimento ao indivíduo interessado e aos familiares, respeitando a privacidade e o sigilo
- Verificar se houve transfusões no período de 90 dias antes do teste de DNA.

Alerta clínico

- Informar os resultados em sigilo
- A coleta, a identificação, o acondicionamento e o armazenamento da amostra de DNA são importantíssimos. Em exames forenses, surge a questão da cadeia de custódia.

► *Após a realização do exame*

- Orientar as pessoas apropriadas sobre o significado dos resultados (p. ex., ausência de equivalência, baixa probabilidade de que as amostras sejam da mesma pessoa que a fonte de DNA).

Teste para diabetes

Sangue total, soro ou plasma

Critérios para o diagnóstico de diabetes melito dos tipos 1 e 2, pré-diabetes, teste de tolerância à glicose (TTG), diabetes melito gestacional (DMG), controle prolongado da glicose, testes relacionados que influenciam o metabolismo da glicose (hormônios e anticorpos que não são parte dos critérios).

Glicemia de jejum

Os critérios da American Association of Clinical Endocrinologists (AACE) para diagnóstico de diabetes melito são: (1) sinais/sintomas de diabetes melito (poliúria, polidipsia, emagrecimento inexplicado) mais medida aleatória da concentração plasmática de glicose > 200 mg/dℓ (> 11,1 mmol/ℓ), (2) concentração plasmática de glicose em jejum ≥ 126 mg/dℓ (≥ 7 mmol/ℓ) ou (3) concentração de glicose 2 horas após estimulação ≥ 200 mg/dℓ (≥ 11,1 mmol/ℓ) durante teste oral de tolerância com administração de 75 g de glicose. Um desses três critérios citados é suficiente para estabelecer o diagnóstico de diabetes melito depois de ser confirmado por repetição do exame em 1 dia subsequente na ausência de hiperglicemia inquestionável. (*Nota*: os critérios de diagnóstico e classificação de diabetes melito de 2007 da American Diabetes Association são iguais aos critérios da AACE. Adaptado da American Diabetes Association. (2008). Diagnosis and classification of diabetes mellitus. *Diabetes Care, 31*, S55-S60.)

Glicose plasmática de jejum (GPJ) ou aleatória

Glicose plasmática de jejum (GPJ), glicose plasmática casual ou aleatória (GP)

A GPJ (ausência de ingestão calórica durante um período mínimo de 8 horas) é um componente vital do manejo do diabetes. O termo "aleatório/casual" é definido como qualquer hora do dia sem relação com a última refeição.

Indicações

- Diagnóstico de pré-diabetes, também conhecido como intolerância à glicose ou glicemia de jejum alterada
- Diagnóstico de diabetes melito.

Valores de referência

Normais

GP ou GPJ

- Adultos/crianças em jejum: 65 a 99 mg/dℓ ou 3,6 a 5,5 mmol/ℓ
- Glicemia de jejum alterada/pré-diabetes melito: 100 a 125 mg/dℓ ou 5,6 a 6,9 mmol/ℓ
- Diabetes melito: ≥ 126 mg/dℓ ou ≥ 7,0 mmol/ℓ
- Neonatos em jejum: 30 a 60 mg/dℓ ou 1,7 a 3,3 mmol/ℓ.

Implicações clínicas

- Níveis sanguíneos elevados de glicose (hiperglicemia) ocorrem no diabetes melito (um nível de glicose de jejum > 126 mg/dℓ [> 7,0 mmol/ℓ]) ou uma GP pós-prandial (75 g) em 2 horas > 200 mg/dℓ (> 11,1 mmol/ℓ) durante um TTG oral
- Outras condições que elevam os níveis plasmáticos de glicose são doença de Cushing; situações de estresse agudo emocional ou físico; feocromocitoma, acromegalia e gigantismo; adenoma hipofisário; hemocromatose; pancreatite, neoplasias do pâncreas; glucagonoma; doença hepática avançada; doença renal crônica; deficiência de vitamina B; encefalopatia de Wernicke; e gravidez (pode indicar possibilidade de início de diabetes mais tarde)
- A diminuição dos níveis plasmáticos de glicose (hipoglicemia) ocorre no carcinoma de células das ilhotas pancreáticas (insulinomas); tumores gástricos extrapancreáticos (carcinoma); doença de Addison; carcinoma da glândula suprarrenal; hipopituitarismo, hipotireoidismo e deficiência de ACTH; inanição e má absorção; lesão hepática; lactente prematuro ou de mãe diabética; doença por deficiência de enzimas (p. ex., galactosemia, DUXB hereditária, doença de von Gierke); superdosagem de insulina; hipoglicemia reativa, inclusive hiperinsulinismo alimentar, pré-diabetes e deficiência endócrina; e hipoglicemia pós-prandial após cirurgia GI. Essa hipoglicemia é descrita com a intolerância hereditária à frutose, galactosemia e sensibilidade à leucina.

Fatores interferentes

- Elevam a glicose: esteroides, diuréticos e outros fármacos; gravidez (normalmente há uma pequena elevação da glicose sanguínea); procedimentos cirúrgicos e anestesia; obesidade ou estilo de vida sedentário; administração parenteral de glicose (p. ex., por NPT); glicose intravenosa (recente ou atual); e tabagismo inveterado
- Diminuem a glicose: Ht > 55%; contato prolongado com hemácias; exercício intenso; doses tóxicas de AAS, salicilatos e paracetamol; e outros fármacos, inclusive etanol, quinina e haloperidol.

Procedimento

- Coletar soro (1,0 mℓ) por punção venosa em tubo com separador de soro ou de tampa vermelha. Um tubo de tampa cinza, com fluoreto de sódio, é aceitável por 24 horas sem separação
- Colocar em embalagem para transporte de amostras biológicas e enviar ao laboratório de análises clínicas.

Intervenções de enfermagem

► *Antes da realização do exame*

- Explicar o objetivo do exame e o procedimento de coleta de sangue
- Dizer ao cliente que o exame requer no mínimo jejum noturno (8 a 10 horas); é permitido o consumo de água. Instruir o cliente a adiar a dose de insulina ou hipoglicemiantes orais até a coleta de sangue, exceto se especificamente instruído a fazer o contrário.

► *Após a realização do exame*

- Dizer ao cliente que pode comer e beber após a coleta de sangue
- Interpretar os resultados do exame e monitorar a ocorrência de hiperglicemia e hipoglicemia. Aconselhar o cliente em relação às modificações do estilo de vida necessárias (p. ex., dieta, exercício físico, monitoramento da glicose, medicamentos)
- Orientar o cliente a pedir que o médico examine seus pés sempre que se consultar
- Informar o cliente sobre os benefícios da conduta em equipe para ajudá-lo a tomar decisões sobre seu tratamento. A equipe pode incluir um médico, uma enfermeira responsável pela orientação sobre diabetes, um farmacêutico e a família do cliente
- Orientar o cliente sobre outros profissionais de saúde que podem ajudar no tratamento, inclusive um especialista em saúde ocular (oftalmologista ou optometrista), um fisiologista do exercício, um podólogo e um psicólogo
- Aconselhar o cliente a manter o estilo de vida mais saudável possível
- Colocar as pessoas com níveis de glicose > 200 mg/dℓ (> 11,1 mmol/ℓ) em um programa rigoroso de ganhos e perdas.

Alerta clínico

- Se uma pessoa com suspeita ou diagnóstico de diabetes apresentar cefaleia, irritabilidade, tontura, fraqueza, síncope ou comprometimento da cognição, deve-se realizar dosagem da glicose sanguínea ou teste por punção digital antes de administrar insulina. Se não for possível determinar o nível sanguíneo de glicose e houver dúvida sobre a situação, pode-se administrar glicose na forma de suco de laranja, refrigerante que contenha açúcar ou bala (p. ex., pastilha ou bala de goma). Verificar se a pessoa está consciente e consegue comer ou deglutir. Na situação de cuidados agudos, pode-se administrar glicose intravenosa em caso de hipoglicemia acentuada. Também existe à venda um gel de glicose que pode ser esfregado na parte interna da boca por outra pessoa se a pessoa com diabetes for incapaz de engolir ou de responder apropriadamente. Instruir pessoas propensas à hipoglicemia a carregar consigo alimentos com açúcar e a usar um colar ou pulseira que a identifique como diabética
- Quando os níveis sanguíneos de glicose são > 300 mg/dℓ (> 16,6 mmol/ℓ), o débito urinário aumenta, assim como o risco de desidratação
- Os valores de alarme/críticos para glicemia de jejum, < 40 mg/dℓ (< 2,22 mmol/ℓ), podem causar lesão encefálica; níveis > 450 mg/dℓ (> 25 mmol/ℓ) podem causar coma

Alerta clínico *(continuação)*

- O diabetes é uma "doença do momento". As pessoas que vivem com diabetes são continuamente afetadas por oscilações dos níveis sanguíneos de glicose e devem aprender a controlar e adaptar seu estilo de vida a essa situação. Para alguns, a adaptação é relativamente fácil; para outros, sobretudo aqueles identificados como "frágeis", as alterações do estilo de vida e o manejo são mais complicados, e esses clientes exigem vigilância, atenção, incentivo e apoio constantes. Toda pessoa com diabetes pode apresentar alguns sinais/sintomas de maneira única e em padrão peculiar
- Lactentes com tremores, convulsões ou angústia respiratória devem ser submetidos à dosagem de glicose imediatamente, sobretudo em caso de diabetes materno ou na doença hemolítica do recém-nascido
- Recém-nascidos muito pequenos ou muito grandes para a idade gestacional devem ser submetidos à dosagem de glicose no primeiro dia de vida
- As doenças relacionadas à hipoglicemia neonatal incluem doenças de depósito de glicogênio, galactosemia, intolerância hereditária à frutose, hipoglicemia cetogênica do lactente e deficiência de carnitina (síndrome de Reye).

Glicemia de jejum

Uso de hormônios e anticorpos

Esses exames só são realizados quando especificamente solicitados e em situações de pesquisa e diagnóstico complexo.

Indicações de insulina

- Avaliação de hipoglicemia de jejum
- Avaliação da atividade das células beta pancreáticas
- Investigação de resistência à insulina.

Valores de referência

- Normais: adulto em jejum, < 29 μUI/mℓ ou < 202 pmol/ℓ
- Anormais: aumento no insulinoma e na obesidade.

Indicações de dosagem de peptídio C

- Avaliação da atividade das células beta pancreáticas, neoplasias secretoras de insulina *versus* hipoglicemia factícia
- Monitoramento após pancreatectomia e transplante de células das ilhotas
- Realização de teste em conjunto com GPJ, glicose sanguínea de jejum ou TTG.

Valores de referência

- Normais: jejum, 0,9 a 4,3 ng/mℓ ou 297 a 1.419 pmol/ℓ
- Anormais: a insulina está aumentada em neoplasias secretoras de insulina; a diminuição reflete perda pancreática.

Indicações de dosagem de glucagon

- Diagnóstico de tumores das células alfa-2 pancreáticas

Valores de referência

- Normais: adultos, 40 a 130 pg/mℓ ou ng/ℓ
- Anormais: aumentado nos glucagonomas (tumores das células alfa-2 pancreáticas), > 900 pg/mℓ ou ng/ℓ.

Indicações de dosagem de anticorpos anti-insulina

- Avaliação de diabetes do tipo 1, caracterizado por autoanticorpos circulantes contra vários antígenos das células das ilhotas, entre os quais figuram a descarboxilase do ácido glutâmico (GAD), a tirosina fosfatase (IA2) e a insulina
- Acredita-se que a destruição autoimune das células beta pancreáticas produtoras de insulina seja a principal causa de diabetes do tipo 1
- A presença desses autoanticorpos oferece evidências precoces de atividade da doença autoimune, e sua dosagem pode ajudar o médico na previsão, no diagnóstico e no manejo de clientes com diabetes
- Identificação do estado de resistência à insulina e determinação do tratamento mais apropriado de alguns clientes diabéticos.

Valores de referência

- Normais: negativo, ligação < 3% de insulina humana, bovina ou suína marcada pelo soro do cliente
- Anormal: aumento na resistência à insulina e nas alergias à insulina.

Sangue com tempo determinado

Teste de tolerância à glicose (TTG); teste oral de tolerância à glicose (TOTG)

Esse é um teste de tolerância à glicose com tempo determinado. Em um indivíduo saudável, a resposta da insulina a uma grande dose de glicose oral é quase imediata. Alcança um pico em 30 a 60 minutos e volta a níveis normais em 3 horas quando há insulina suficiente para metabolizar a glicose ingerida no início do teste. O teste deve ser realizado de acordo com as diretrizes da Organização Mundial da Saúde (OMS), com uso de uma carga de glicose que contém o equivalente a 75 g de glicose anidra dissolvida em água ou outra solução.

Indicações

- Se os níveis de glicose em jejum e após sobrecarga forem limítrofes para diabetes, o TTG pode confirmar ou descartar o diagnóstico de diabetes melito
- O TTG/TOTG deve ser solicitado quando há glicose na urina ou quando há elevação significativa do nível sanguíneo de glicose em jejum
- O TTG/TTGO *não* deve ser usado como exame de rastreamento em crianças ou mulheres não grávidas.

Valores de referência

Normais

(Todos os níveis sanguíneos devem estar dentro dos limites normais para que o resultado seja considerado normal.)

- *GPJ*:
  - Adultos: normal, 65 a 99 mg/dℓ ou 3,6 a 5,5 mmol/ℓ

- *GP 120 minutos (2 horas) após administração de 75 g de glicose*:
  - Adultos: normal: < 140 mg/dℓ ou < 7,8 mmol/ℓ
- Tolerância diminuída à glicose (TDG)/pré-diabetes melito: 140 a 199 mg/dℓ ou 7,8 a 11,0 mmol/ℓ
- Diabetes melito: > 200 mg/dℓ ou > 11,1 mmol/ℓ.

Fatores interferentes

- O tabagismo aumenta os níveis de glicose
- A redução de peso antes do teste pode reduzir a tolerância aos carboidratos e sugerir "falso diabetes"
- Os níveis de glicose normalmente tendem a aumentar com o envelhecimento
- O uso prolongado de anovulatórios orais causa níveis bem maiores de glicose em amostras de sangue coletadas na segunda hora ou posteriormente
- Doenças infecciosas, enfermidades e procedimentos cirúrgicos afetam a tolerância à glicose. Deve-se respeitar um intervalo de 2 semanas de recuperação antes do teste
- Alguns fármacos comprometem os níveis de tolerância à glicose, entre os quais figuram: insulina, hipoglicemiantes orais, altas doses de salicilatos ou anti-inflamatórios, diuréticos tiazídicos, anovulatórios orais, corticosteroides, estrogênios, heparina, ácido nicotínico, fenotiazinas, lítio e metirapona. Se possível, esses fármacos devem ser suspensos durante no mínimo 3 dias antes do teste. Consultar o médico a respeito de ordens específicas. O repouso prolongado no leito influencia os resultados do TTG. Se possível, o cliente deve caminhar. A utilidade do TTG é limitada em clientes hospitalizados.

Procedimento

Esse é um teste TTG com tempo determinado. A GP é verificada depois da administração de glicose (75 g). Há um pico em 30 a 60 minutos e um retorno ao normal em 3 horas.

- O cliente deve consumir uma dieta com mais de 150 g de carboidratos durante 3 dias antes do teste
- Se prescrito, suspender os seguintes fármacos 3 dias antes do teste, porque podem influenciar os resultados: hormônios, anovulatórios orais e esteroides, salicilatos, anti-inflamatórios, diuréticos, hipoglicemiantes, anti-hipertensivos e anticonvulsivantes
- A insulina e os hipoglicemiantes orais devem ser suspensos até a conclusão do teste
- É preciso registrar o peso do cliente. A dose de glicose para crianças é calculada de acordo com o peso corporal, 1,75 g/kg, até o máximo de 75 g
- As mulheres grávidas recebem 75 ou 100 g de glicose (critérios AACE baseados em TOTG com 75 g)
- Adultos, com exceção de gestantes, recebem 75 g de glicose
- Coleta-se uma amostra de 5 mℓ de sangue venoso em jejum (12 a 16 horas). Os tubos usados são de tampa cinza. Após a coleta do sangue, o cliente bebe em 5 minutos toda a solução de glicose preparada
- Amostras de sangue são coletadas em 1 e 2 horas após a administração de 75 g de glicose e em 1, 2 e 3 horas após a ingestão de 100 g de glicose. Amostras coletadas 4 horas após a ingestão podem ser importantes para detecção de hipoglicemia
- Também podem ser realizados testes de tolerância para pentose, lactose, galactose e D-xilose
- O TTG não é indicado nas seguintes situações: hiperglicemia de jejum persistente > 126 mg/dℓ ou > 7,0 mmol/ℓ, GPJ normal persistente, diabetes melito franco e GP em 2 horas > 200 mg/dℓ ou > 11,1 mmol/ℓ persistente.

Implicações clínicas

- A presença de valores anormais no TTG (diminuição da tolerância à glicose) baseia-se na Classificação Internacional do Diabetes Melito e nas seguintes categorias de intolerância à glicose: a validação do diagnóstico de diabetes melito requer no mínimo

dois valores anormais do TTG; em casos de diabetes franco, não há secreção de insulina e a elevação anormal dos níveis de glicose persiste durante todo o teste, e os níveis de glicose acima do normal, mas abaixo dos critérios para diagnóstico de diabetes ou TDG devem ser considerados não diagnósticos
- Ver a interpretação dos níveis de tolerância à glicose oral na Tabela 3.6.

Tabela 3.6 Níveis do TOTG.

TOTG em 2 h (75 g)	**Diagnóstico**
< 140 mg/dℓ (7,8 mmol/ℓ)	Normal
140 a 199 mg/dℓ (7,8 a 11 mmol/ℓ)	Pré-diabetes (TDG)
≥ 200 mg/dℓ (≥ 11,1 mmol/ℓ)	Diabetes
Critérios para o diagnóstico de DMG	
TOTG em 2 h (75 g)	
Estado de dosagem da GP	**Concentração plasmática de glicose***
Jejum	> 95 mg/dℓ (> 5,3 mmol/ℓ)
1 h após a administração de glicose	> 180 mg/dℓ (> 10 mmol/ℓ)
2 h após a administração de glicose	> 155 mg/dℓ (> 8,6 mmol/ℓ)
TOTG em 3 h (100 g)	
Estado de dosagem da GP	**Concentração plasmática de glicose***
Jejum	> 95 mg/dℓ (> 5,3 mmol/ℓ)
1 h após a administração de glicose	> 180 mg/dℓ (> 10 mmol/ℓ)
2 h após a administração de glicose	> 155 mg/dℓ (> 8,6 mmol/ℓ)
3 h após a administração de glicose	> 140 mg/dℓ (> 7,8 mmol/ℓ)

*É preciso alcançar ou ultrapassar dois ou mais desses critérios para que o diagnóstico seja positivo.

- Há diminuição da tolerância à glicose, com altos níveis de glicose, nas seguintes condições: diabetes melito; pós-gastrectomia; hipertireoidismo; ingestão excessiva de glicose; hiperlipidemia dos tipos 2, 4 e 5; hemocromatose; doença de Cushing (efeito esteroide); lesões do SNC; e feocromocitoma
- Pode-se encontrar diminuição da tolerância à glicose com hipoglicemia em pessoas com doença de von Gierke, hepatopatia grave ou aumento dos níveis de epinefrina
- Há aumento da tolerância à glicose com curva plana (*i. e.*, o nível de glicose não aumenta, mas pode cair a níveis hipoglicêmicos) nas seguintes condições: hiperplasia ou tumor das células das ilhotas pancreáticas; má absorção intestinal causada por doenças como espru, doença celíaca ou doença de Whipple; hipoparatireoidismo; doença de Addison; hepatopatia; hipopituitarismo e hipotireoidismo.

Intervenções de enfermagem

► *Antes da realização do exame*

- Explicar o objetivo e o procedimento do exame. Um lembrete escrito pode ser útil
- Instruir o cliente a manter alimentação rica em carboidratos (150 g) durante 3 dias antes do teste e a não ingerir bebidas alcoólicas
- Instruir o cliente a jejuar durante no mínimo 12 horas e no máximo 16 horas antes do teste. Pode-se ingerir apenas água durante o período de jejum e do teste

- Incentivar os clientes a repousar ou caminhar calmamente durante o período de teste. Eles podem se sentir fracos, tontos ou nauseados durante o teste. O exercício vigoroso altera os níveis de glicose e deve ser evitado durante o teste
- Coletar amostras de sangue nos momentos prescritos e registrar os horários exatos de coleta. Não é mais recomendada a dosagem de glicose urinária.

▸ *Após a realização do exame*

- O cliente deve reiniciar a alimentação e as atividades normais após o término do teste. Incentivar o consumo de carboidratos complexos e proteínas, se permitido
- Administrar insulina ou hipoglicemiantes orais prescritos após a realização do teste. Providenciar para que o cliente coma dentro de um curto período (30 minutos) após a administração desses medicamentos
- Interpretar os resultados do exame e aconselhar o cliente apropriadamente.

Sangue

Diabetes melito gestacional (DMG); teste de O'Sullivan (teste de detecção de DMG em 1 hora)

A intolerância à glicose *durante* a gravidez (DMG) está associada a aumento da morbidade e da mortalidade perinatal, sobretudo em mulheres com mais de 25 anos, com sobrepeso ou hipertensas. Além disso, mais da metade de todas as gestantes com TTG anormal não tem nenhum dos mesmos fatores de risco. Portanto, recomenda-se que todas as gestantes sejam submetidas a rastreamento de DMG.

Indicações

- O teste de O'Sullivan, baseado em um TTGO, é realizado para detectar DMG e rastrear gestantes assintomáticas. Durante a gravidez, o metabolismo anormal de carboidratos é avaliado por rastreamento de todas as gestantes na primeira consulta pré-natal e, depois, novamente com 24 a 28 semanas
- As mulheres com história familiar de diabetes ou DMG prévio devem ser submetidas ao teste de O'Sullivan com 15 a 19 semanas de gestação e novamente com 24 a 28 semanas de gestação
- O ACOG recomenda o rastreamento de gestantes na primeira consulta pré-natal se houver suspeita de diabetes do tipo 2 não diagnosticado.

Valores de referência

Teste de O'Sullivan (rastreamento de DMG):

- 1 hora após administração de 50 g de glicose:
  - Normal: $<$ 135 a 140 mg/dℓ ($<$ 7,8 mmol/ℓ)
  - Anormal: $\geq$ 135 a 140 mg/dℓ ($\geq$ 7,8 mmol/ℓ).

Nota: o teste de O'Sullivan anormal (rastreamento de DMG) deve ser seguido por um TOTG em 3 horas (dose de 100 g) ou um TOTG em 2 horas (dose de 75 g, diretrizes de AACE).

Consultar os critérios para o diagnóstico de DMG na Tabela 3.6.

Implicações clínicas

- O resultado anormal do teste de DMG após administração de 75 g de glicose e de 100 g de glicose revela intolerância à glicose
- Um resultado positivo em uma gestante significa que ela corre risco muito maior (7 vezes) de DMG

- O DMG é definido como qualquer grau de intolerância à glicose com início durante a gravidez ou diagnosticado pela primeira vez durante a gravidez
- Um diagnóstico de DMG baseia-se nos resultados da glicose sanguínea (mais de dois testes devem alcançar e ultrapassar): jejum, > 95 mg/dℓ (> 5,3 mmol/ℓ); 1 hora, > 180 mg/dℓ (> 10,0 mmol/ℓ); 2 horas, > 155 mg/dℓ (> 8,6 mmol/ℓ); e 3 horas, > 140 mg/dℓ (> 7,8 mmol/ℓ)
- Todas as gestantes devem ser submetidas a teste para DMG com uma dose de 50 g de glicose entre 24 e 28 semanas de gestação. As gestantes com TTG anormal estão sob risco de pre-eclâmpsia, eclâmpsia e nascimento de um lactente grande
- As gestantes com glicose de jejum > 126 mg/dℓ podem ter diabetes do tipo 2 ou diabetes do tipo 1 não diagnosticado. Devido ao aumento da prevalência de obesidade e do rastreamento limitado de diabetes melito nas mulheres em idade fértil, é importante reconhecer a possibilidade de doença preexistente
- Se os resultados forem anormais durante a gravidez, repetir o TTG na primeira consulta pós-parto
- Durante o trabalho de parto, manter os níveis maternos de glicose em 80 a 100 mg/dℓ (4,4 a 5,5 mmol/ℓ); é preciso estar ciente do aumento acentuado da sensibilidade à insulina no período pós-parto imediato.

Procedimento

- Coletar uma amostra de 5 mℓ de sangue venoso (fluoreto de sódio [NaF]) após jejum de 8 a 14 horas, no mínimo 3 dias de dieta e atividade sem restrições, e novamente após administração de glicose
- Administrar uma dose de glicose oral e medir os níveis sanguíneos de glicose 1 hora depois
- Medir o nível plasmático ou sérico de glicose 2 e 3 horas após TTG (estímulo com glicose).

Intervenções de enfermagem

► *Antes da realização do exame*

- Explicar o objetivo (avaliar o metabolismo anormal de carboidratos e prever a ocorrência posterior de diabetes) e o procedimento do teste. Pode ser necessário jejum. Obter história pertinente de diabetes e anotar quaisquer sinais ou sintomas de diabetes
- Instruir a mulher sobre a coleta de uma amostra de urina para dosagem de glicose antes de ingerir a glicose. Caso o teste de glicose urinária seja positivo, deve-se consultar o médico antes de administrar a glicose. As mulheres com glicosúria > 250 mg/dℓ (> 13,8 mmol/ℓ) devem ser submetidas a dosagem da glicose sanguínea antes do teste de O'Sullivan ou de DMG
- Dar à cliente bebida com 75 a 100 g de glicose (150 mℓ dissolvidos em água ou Trutol® ou Orange DEX®)
- Explicar à cliente que não é permitido comer, beber, fumar nem mascar chiclete durante o teste. A cliente não deve sair do consultório. Ela pode urinar se necessário
- Após 1 hora, coletar 5 mℓ de sangue venoso em tubo com NaFl, pela técnica-padrão de punção venosa. Se forem administrados 75 g de glicose, deve-se coletar uma amostra em 2 horas. Se forem administrados 100 g de glicose, devem-se coletar amostras em 2 e 3 horas.

► *Após a realização do exame*

- A cliente pode retomar normalmente as atividades e a ingestão de alimentos e líquidos
- Os resultados do exame são interpretados
- Seis semanas após o parto, a cliente deve ser submetida a novo teste e reclassificada. Na maioria dos casos, há normalização dos níveis de glicose.

Sangue

Hemoglobina glicada (HbA_{1c}); glico-hemoglobina (G-Hb); hemoglobina glicosilada (HbG); índice de controle de diabetes; proteína sérica glicosilada (PSG); frutosamina

A G-Hb é a glicose sanguínea ligada à Hb. Na presença de hiperglicemia, o aumento da G-Hb causa aumento da HbA_{1c}. Se a concentração de glicose aumentar por deficiência de insulina, a glicosilação é irreversível. Os níveis de HbA_{1c} refletem os níveis sanguíneos médios de glicose no período de 2 a 3 meses antes do teste. A $HbA_{1c} \geq 6{,}5\%$ é considerada diagnóstica de diabetes melito.

Valores de referência

Normais

- G-Hb: 4,0 a 7% da Hb total ou 0,04 a 0,07
- HbA_{1c}: < 5,7% de Hb total; o intervalo pré-diabético é de 5,7 a 6,4%
- A HbA_1 sempre é 2,0 a 4,0% maior que a HbA_{1c} ou 0,02 a 0,04.

Os valores variam um pouco de acordo com o método e o laboratório. É preciso se certificar do teste específico usado.

Nota: a equação a seguir pode ser usada para calcular o nível médio de glicose estimado (eAG) para determinado nível de HbA_{1c}:

$$eAG = 28{,}7 \times HbA_{1c} - 46{,}7$$

Valores críticos

- G-Hb: > 8,6% ou > 0,086
- HbA_{1c}: > 8,1% ou > 0,081 (corresponde a glicose > 200 mg/dℓ ou > 11,1 mmol/ℓ).

Implicações clínicas

- Os valores costumam estar aumentados em pessoas com diabetes mal controlado ou recém-diagnosticado
- Quando há controle ótimo, a HbA_{1c} tende a se normalizar.

Procedimento

- Coletar uma amostra de 5 mℓ de sangue venoso com anticoagulante EDTA em tubo de tampa roxa. Não pode ser usado soro. Pode-se coletar uma amostra de sangue a qualquer momento.

Intervenções de enfermagem

► ***Antes da realização do exame***

- Explicar o objetivo e o procedimento
- Não é necessário jejum.

► ***Após a realização do exame***

- Interpretar o resultado do teste, destacando a meta de HbA_{1c} < 7%
- Aconselhar o cliente quando necessário.

Teste para doença Rh, título de anticorpos anti-Rh, antígeno D_0

Sangue de gestantes Rh-negativas

Esse exame é realizado para determinar o nível de anticorpos anti-Rh em mulheres Rh-negativas ou grávidas com parceiros Rh-positivos.

Indicações

- Verificação da presença antes e depois do parto em mulheres Rh-negativas
- Detecção de sangramento fetomaterno
- Previsão de necessidade de amniocentese
- Prevenção de doença hemolítica do recém-nascido
- Monitoramento da produção de anticorpos anti-Rh ou de outro tipo em casos de possível incompatibilidade sanguínea materno-fetal.

Valores de referência

Normais

- O valor negativo é zero, ou seja, ausência de anticorpos contra o antígeno D_0; razão baixa, 1:16
- Ausência de incompatibilidade AB0 entre a mãe e o feto
- Ausência de imunização anti-Rh.

Implicações clínicas

- Algumas instituições determinaram um título crítico para anti-D, abaixo do qual a doença hemolítica do recém-nascido é considerada improvável. Não são realizadas outras investigações, exceto se for alcançado o título crítico.

Procedimento

- Coletar uma amostra de 10 mℓ de sangue venoso da mãe, usando um tubo de tampa amarela (ACD) e para sangue coagulado.

Intervenções de enfermagem

► ***Antes da realização do exame***

- Explicar o objetivo e o procedimento do exame
- Seguir as orientações do Capítulo 1 sobre cuidados seguros, efetivos e informados antes do exame.

► ***Após a realização do exame***

- Interpretar o resultado do exame e orientar apropriadamente
- Seguir as orientações do Capítulo 1 sobre cuidados seguros, efetivos e informados após o exame.

Testes cutâneos

Exame cutâneo especial

Alergia, alergia à penicilina, tuberculose, blastomicose, coccidioidomicose, histoplasmose, toxoplasmose, anergia a *Trichophyton* (*Candida* e caxumba)

Os testes cutâneos auxiliam o diagnóstico de infecções prévias e indicam o estado do sistema imune quando se injetam antígenos por via intradérmica e se interpreta com base nas reações cutânea tardias (24, 48 e 72 horas) (hipersensibilidade cutânea tardia [HCT]).

Indicações

- Rastreamento de grupos de alto risco
- Confirmação de sensibilidade a alergênios e identificação de pessoas em risco de alergia a penicilina – reações imediatas ou aceleradas, achado de anticorpos IgE e ausência de valor preditivo

- Avaliação da função imune
- Determinação de suscetibilidade ou resistência a infecções específicas
- Controle de contatos de tuberculose em estágio transmissível
- Realização de teste cutâneo para tuberculose em duas fases em novos empregados e novos residentes (de hospitais, asilos, abrigos, estabelecimentos correcionais e centros de tratamento para etilistas e usuários de drogas ilícitas), pessoas nascidas em países com alta prevalência da doença e clientes com idade a partir de 55 anos. O teste é realizado para diminuir a probabilidade de que uma reação "intensificada" seja interpretada como infecção recente; não é um exame de rotina para investigação de contatos.

Valores de referência

Normais

- Reação negativa ou insignificante para hipersensibilidade cutânea a alergênios, tuberculose, blastomicose, coccidioidomicose, histoplasmose e toxoplasmose, candidíase, caxumba e penicilina.

Implicações clínicas

- Reação *positiva* ou significativa para *alergênios*: *resposta exagerada a extratos de alergênios como poeira doméstica e pólen*
- Reação *positiva* ou significativa para *tuberculose*: *zona de induração com 10 mm de diâmetro ou mais*
- Reação *positiva* ou significativa ao *Trichophyton* em 24 a 72 horas; zona de eritema e induração de 5 mm ou maior
- Reação *positiva* ou significativa para *blastomicose*: *zona de eritema e induração com 5 mm de diâmetro ou mais*
- Reação *positiva* ou significativa, leitura em 24 a 72 horas para *coccidioidomicose*: *zona de eritema e induração com 5 mm de diâmetro ou mais*
- Reação *positiva* ou significativa, leitura em 24 a 72 horas para *histoplasmose: zona de eritema e induração com 5 mm de diâmetro ou mais*
- Reação *positiva* ou significativa, leitura em 24 a 72 horas para *toxoplasmose*: *zona de eritema com mais de 10 mm de diâmetro*
- Reação *positiva* ou significativa, leitura em 24 a 72 horas para candidíase ou caxumba: *zona de induração com 5 mm ou mais*
- A anergia (alteração da imunidade celular associada a comprometimento ou ausência de resposta aos antígenos injetados) foi corelacionada com desnutrição, terapia imunossupressora e aumento do risco de infecção, doença e morte. (Ver Quadro 3.7.)

Fatores interferentes causadores de reações falso-negativas

- Administração e interpretação impróprias ou uso de antígeno com data de validade vencida
- O teste é realizado muito cedo após exposição ao antígeno (o surgimento de HCT leva de 2 a 20 semanas)
- Anti-histamínicos e medicamentos com propriedades anti-histamínicas, como os ATC, podem suprimir a resposta à histamina
- Doenças virais concomitantes (p. ex., sarampo, gripe, caxumba e provavelmente outras) ou administração recente de vacinas com vírus vivos atenuados (p. ex., sarampo)
- A anergia pode estar associada a doenças crônicas imunossupressoras; diabetes melito, uremia, sarcoidose, carcinomas metastáticos, doença de Hodgkin, leucemia linfocítica aguda, hipotireoidismo, hepatite crônica e cirrose; alguns agentes antineoplásicos, radioterapia tratamento e corticosteroides (se possível, interromper a administração de esteroides no mínimo 48 horas antes do teste cutâneo para HCT); imunodeficiências

Quadro 3.7 Testes cutâneos.

Teste cutâneo	*Tempo de leitura*	*Reação positiva*
PPD	48 a 72 h	**≥ 5 mm é considerado positivo para:** Contactantes próximos com uma pessoa infectada Pessoas com radiografia de tórax anormal indicativa de tuberculose antiga cicatrizada Pessoas com diagnóstico confirmado ou suspeita de infecção pelo HIV **≥ 10 mm é considerado positivo para:** Outros fatores de risco Estrangeiro nascido em áreas de alta prevalência[4] Populações de baixa renda, com baixo acesso a serviços médicos, etilistas e usuários de drogas ilícitas intravenosas, residentes em unidades de tratamento prolongado (que incluem unidades correcionais e casas de repouso), funcionários de estabelecimentos onde a doença representaria um risco para grande número de pessoas suscetíveis **≥ 15 mm é considerado positivo para:** Pessoas sem fatores de risco para tuberculose

[4]N.R.T. Recomenda-se a leitura da publicação *Técnicas de Aplicação e Leitura da Prova Tuberculínica*, de 2014, disponível no *site* http://bvsms.saude.gov.br/bvs/publicacoes/tecnicas_aplicacao_leitura_prova_tuberculinica.pdf.

congênitas, desnutrição, choque, queimaduras graves, traumatismo e infecções disseminadas graves; tuberculose miliar ou cavitária, granuloma por cocos e outras micoses disseminadas, septicemia por bacilos gram-negativos e leucocitose (> 15.000 células/mm^3).

Fatores interferentes causadores de reações falso-positivas

- Erro de interpretação: sensibilidade do cliente a ingredientes secundários nas soluções de antígenos, como os conservantes fenol ou timerosal, e reações cruzadas entre antígenos semelhantes

Procedimento

- Testes cutâneos para hipersensibilidade imediata devem ser realizados por via percutânea (perfuração/puntura) antes de considerar os testes intradérmicos. O teste intradérmico não é realizado para alergênios dos alimentos, pois pode causar reações alérgicas graves
- Realizar todos os testes cutâneos intradérmicos na superfície flexora do braço
- Usar uma seringa estéril de tuberculina diferente para cada antígeno. Imediatamente após a aspiração do antígeno, administrar injeção intradérmica na superfície flexora do antebraço
- Se a injeção for feita na profundidade correta, forma-se uma pequena vesícula, com diâmetro de 6 a 10 mm. Caso não haja formação da vesícula ou se houver extravasamento da solução de antígeno do local, repetir a injeção
- Ao fazer mais de um teste cutâneo, a distância mínima entre as injeções deve ser de 5 cm
- Realizar eventuais exames de sangue sorológicos antes do teste ou aguardar 48 a 96 horas
- No procedimento em duas etapas, administrar teste intradérmico de monitoramento da tuberculose (0,1 mℓ, 5 unidades de tuberculina) em todas as pessoas com indicação. A leitura dos resultados é feita em 48 a 72 horas. Se *positivo*, não realizar uma segunda prova tuberculínica e encaminhar para acompanhamento. Se houver induração, mas

o resultado não for considerado positivo, repetir o teste *imediatamente* no outro braço do cliente e ler os resultados em 48 a 72 horas. Se *negativo*, administrar segundo PPD 1 a 2 semanas depois do primeiro, com a mesma concentração e no mesmo braço do primeiro PPD. Verificar os resultados em 48 a 72 horas. Se a reação ao segundo teste for negativa (0 mm), não realizar outro teste agora. Programar a realização anual do teste tuberculínico em uma etapa, ou a cada 3 a 6 meses se o risco for alto.

Interpretação das reações

- Verificar o resultado de todos os testes em 24, 48 e 72 horas. Reações ocorridas antes de 24 horas indicam hipersensibilidade imediata em vez de tardia
- Com uma régua, medir o diâmetro da induração em dois sentidos (perpendiculares) e anotar cada diâmetro em milímetros
- Registrar os resultados do teste no prontuário e incluir os milímetros de induração e uma imagem do braço que mostre a localização dos testes.

Alerta clínico

- Em clientes muito sensíveis, ou quando se usam doses maiores que as recomendadas, podem ocorrer reações locais exageradas, que incluem eritema, dor, vesículas, necrose e tecido cicatricial. Embora as reações sistêmicas sejam raras, houve relato de alguns casos de aumento de linfonodos, febre, mal-etar e fadiga
- Para evitar reações locais graves, nunca usar as concentrações do segundo teste como o agente inicial. Usar as primeiras concentrações diluídas em clientes com diagnóstico confirmado ou suspeita de hipersensibilidade ao antígeno
- Ter à mão epinefrina e anti-histamínicos para tratar eventuais reações alérgicas graves
- Os profissionais de saúde em contato com casos suspeitos ou confirmados de tuberculose devem usar máscara à prova de poeira e névoa, de alta eficiência e bem-ajustada.

Intervenções de enfermagem

► *Antes da realização do exame*

- Explicar o objetivo e o procedimento do teste cutâneo. Verificar se o cliente é alérgico a *Candida* ou toxoide tetânico e ovos (antígeno da caxumba) ao injetar outros dois antígenos cutâneos junto com o PPD (realizado para detecção de resultados falso-negativos para tuberculose).

► *Durante a realização do exame*

- No caso de injeção intradérmica, limpar a pele com *swab* de álcool (ou a face interna do antebraço) e esperar secar. Tensionar a pele. Injetar a substância sob a pele de modo a se formar uma elevação cutânea pálida e bem-definida – uma pápula com 6 a 10 mm de diâmetro
- Anotar o local do teste para acompanhamento dos resultados.

► *Após a realização do exame*

- Avaliar os resultados para o cliente e orientar em relação aos resultados, à necessidade de exames de acompanhamento e tratamento, e às radiografias de tórax e culturas de escarro em pessoas com testes tuberculínicos cutâneos positivos
- Analisar os tratamentos inicial e de manutenção e instituir controle da infecção e de casos, conforme a necessidade
- Verificar os resultados segundo os protocolos do teste intradérmico específico. Examinar sob boa iluminação. Basear a interpretação na induração, não no eritema. Passar o dedo levemente sobre a área de pele normal até a zona endurecida. Medir o diâmetro da induração no antebraço (perpendicular ao eixo longitudinal) e registrar em milímetros.

Alerta clínico para intradermorreação para tuberculose

- As pessoas que atenderem qualquer um dos seguintes critérios de alto risco devem receber tratamento preventivo em qualquer idade: induração de *5 mm ou mais* (> 5 mm) e infecção pelo HIV ou risco de HIV com situação sorológica em relação ao HIV desconhecida; contato próximo com cliente com diagnóstico recente de tuberculose; radiografia de tórax anormal que mostra lesões fibróticas que provavelmente representam tuberculose antiga cicatrizada; induração de *10 mm ou mais* (> 10 mm) e conversão recente no período de 2 anos e idade abaixo de 35 anos; ou usuário de drogas intravenosas positivo para HIV; ou naqueles com condições médicas associadas a aumento do risco de tuberculose (esclerose, gastrectomia, derivação intestinal, peso corporal 10% ou mais abaixo do ideal), insuficiência renal crônica, diabetes melito, imunossupressão, neoplasias malignas e alguns distúrbios hematológicos; e *15 mm ou mais* (> 15 mm) e conversão recente em um período de 2 anos e idade de 35 anos ou mais.

Testes de alergia ao látex (IgE látex-específica)

Sangue, testes cutâneos

O teste para identificar reações graves ao látex é realizado com maior frequência porque a alergia ao látex é mais reconhecida e os relatos de anafilaxia causados por produtos que contêm látex são mais generalizados. Esse teste determina a sensibilidade ao látex mediada por IgE.

Indicações

- Avaliação de grupos de alto risco para alergia ao látex. Profissionais de saúde que usam luvas de látex, clientes submetidos a múltiplas intervenções cirúrgicas, crianças com espinha bífida ou anormalidades congênitas, clientes em assistência respiratória (*i. e.*, ventilação mecânica, traqueostomia, equipamento de aspiração) e trabalhadores com exposição ocupacional ao látex
- Avaliação de clientes que correm risco de alergia ao látex, sobretudo antes de procedimentos que os exporiam ao látex.

Valores de referência

Normais

- Negativo: < 0,35 UI/mℓ por imunoensaio enzimático (EIA).

Implicações clínicas

- Os resultados positivos estão fortemente associados à alergia ao látex
- Em estudos que comparam resultados de IgE látex-específica com a história clínica, os sinais/sintomas e outros testes de confirmação, a sensibilidade foi > 90% e a especificidade > 80%.

Procedimento

- Coletar uma amostra de 7 mℓ de soro em tubo de tampa vermelha.

Intervenções de enfermagem

▸ *Antes da realização do exame*

- Avaliar o conhecimento do cliente sobre o teste. Explicar o objetivo e o procedimento

- Fazer anamnese específica e registrar os fatos, inclusive edema ou prurido por exposição ao látex, eczema das mãos, anafilaxia previamente inexplicada, prurido oral por alimentos que apresentam reação cruzada (p. ex., banana, kiwi, abacate, castanha) e múltiplos procedimentos cirúrgicos.

► *Após a realização do exame*

- Avaliar os resultados do teste. Explicar ao cliente o significado de resultados positivos e aconselhá-lo apropriadamente. Ensinar ao cliente o que deve evitar
- Se os resultados desse teste forem negativos, mas houver sinais/sintomas, ou se os resultados forem positivos, encaminhar o cliente para um alergologista
- Revisar os exames de acompanhamento e o tratamento. Em alguns casos de resultados questionáveis do exame de sangue, o médico solicita um teste cutâneo
- Usar produtos sem látex nos procedimentos sempre que os clientes tiverem história pregressa positiva de sensibilidade ao látex
- Documentar todos os registros de resultados positivos, inclusive com alerta clínico, ou seja, identificação com etiqueta de "alergia a látex".

Testes de detecção de anticorpos antitoxoplasmose

Sangue, parasitoses

Esse exame é usado para diagnóstico de toxoplasmose por detecção de anticorpos contra o protozoário *Toxoplasma gondii.* A toxoplasmose pode ser adquirida pela ingestão de carne malcozida, e a toxoplasmose congênita pode causar morte fetal.

Indicações

- Avaliação de infecção por *Toxoplasma* em clientes com aumento dos linfonodos e outras manifestações semelhantes à da MI
- Avaliação de gestantes que possam ter infecção assintomática
- Diagnóstico de toxoplasmose congênita
- Avaliação de clientes imunocomprometidos nos quais a doença pode se tornar muito grave ou fatal.

Valores de referência

Normais

- Negativo para anticorpos contra *Toxoplasma gondii.*

Implicações clínicas

- Qualquer título em recém-nascidos é anormal
- Títulos de 1:16 a 1:64 indicam exposição prévia. O título de 1:256 indica exposição recente ou infecção atual. O título de 1:1.024 indica exposição significativa e pode refletir doença ativa, e o título igual ou inferior a 1:16 ocorre na toxoplasmose ocular; títulos crescentes são os mais significativos.

Fatores interferentes

- Resultados falso-positivos em clientes com altos níveis de fator reumatoide
- Resultados falso-negativos em clientes imunocomprometidos causados pela diminuição da capacidade de produzir anticorpos
- Recém-nascidos podem ter recebido anticorpos maternos e devem ser submetidos a novo teste.

Procedimento

- A amostra de soro (5 mℓ em adultos) é obtida por punção venosa segundo as orientações de coleta da amostra no Capítulo 2. Usar um tubo de tampa vermelha. Colocar em embalagem para transporte de amostras biológicas.

Intervenções de enfermagem

► *Antes da realização do exame*

- Explicar o objetivo e o procedimento do exame de sangue
- Informar às gestantes que o parasita pode ser transmitido para o feto, causando distúrbios neurológicos e oftálmicos, e pode acarretar morte fetal.

► *Após a realização do exame*

- Explicar ao cliente, se os resultados não forem significativos, que o exame pode ser repetido para verificar se há elevação do título
- O diagnóstico de toxoplasmose congênita pode exigir outros exames, como a demonstração do parasito no LCS e a detecção de anticorpos não maternos no soro.

Testes de detecção de anticorpos contra o vírus da imunodeficiência humana (HIV-1/2), síndrome da imunodeficiência adquirida (AIDS), HIV Grupo O, vírus da imunodeficiência humana (HIV-1/2)

Teste no sangue, na saliva, na urina

Esse teste é realizado para pesquisa de anticorpos contra os vírus da imunodeficiência humana dos tipos 1 e 2 (HIV-1, HIV-2), os agentes etiológicos da AIDS. A infecção pelo HIV é uma sequência de estágios que incluem a síndrome aguda e transitória, semelhante à mononucleose, associada à soroconversão; a infecção assintomática pelo HIV; a infecção sintomática pelo HIV; e a AIDS. A AIDS é o *estágio terminal* da infecção pelo HIV.

Indicações

- Avaliação de suspeita de infecção pelo HIV e avaliação inicial de clientes com história de exposição sexual ou parenteral a pessoas infectadas pelo HIV
- Rastreamento de doadores de sangue, derivados do plasma, tecidos e órgãos para transfusão e transplante
- Teste de gestantes e recém-nascidos de mulheres infectadas
- Teste de parceiros sexuais de pessoas infectadas pelo HIV
- Teste após acidente com agulha ou mordida por pessoa infectada.

Valores de referência

Normais

- Negativo: não reativo para anticorpos contra HIV-1 e HIV-2 por ELISA, *Western blot* (WB) e métodos de imunofixação
- RNA proviral do HIV: não reativo ou negativo por reação da cadeia de polimerase
- DNA proviral do HIV: não reativo ou negativo
- Antígeno P24 do núcleo do HIV: não reativo ou negativo
- Teste de ácidos nucleicos (NAT): baixa carga viral.

Implicações clínicas

- Quando o resultado é positivo, o teste deve ser repetido e confirmado por outros exames
- Usa-se um ELISA como procedimento de rastreamento e, se positivo, deve-se realizar um WB para confirmar a existência de anticorpos contra o HIV
- Pessoas não infectadas podem ter um resultado positivo devido a fatores desconhecidos
- Um resultado negativo tende a excluir AIDS em clientes de alto risco que não tenham uma infecção oportunista ou um tumor característico
- Resultados falso-negativos ocorrem em 6 a 20% dos testes.

Fatores interferentes

- Resultados não reativos do teste de HIV ocorrem durante o estágio agudo da infecção, quando o vírus está presente, mas o desenvolvimento de anticorpos não é suficiente para detecção. O vírus pode existir no indivíduo por até 6 meses antes que seja possível detectar anticorpos. Durante essa fase, o teste para o antígeno do HIV pode confirmar a infecção
- Podem ocorrer reações inespecíficas com gravidez prévia, transfusões sanguíneas ou uso de *kits* de teste para HIV extremamente sensíveis.

Procedimento

- Coletar uma amostra (7 mℓ) de soro (tubo de tampa vermelha) ou plasma (tubo de tampa roxa) por punção venosa. Colocar a amostra em embalagem para transporte de amostras biológicas
- As pessoas que fazem testes de HIV em casa devem usar uma lanceta para coletar uma amostra de sangue por punção do dedo; a amostra é colocada sobre um cartão de teste e enviada a um laboratório certificado
- É possível obter amostras de saliva ou orais com um *kit* de teste comercial especial. Os componentes do *kit* geralmente consistem em uma compressa de algodão especialmente tratado em bastão de náilon e um recipiente com solução conservante. Colocar a compressa entre a parte inferior da bochecha e a gengiva, esfregar para frente e para trás até que esteja umedecida e manter no local por 2 minutos. Retirar a compressa e colocá-la no recipiente de solução conservante antimicrobiana especial. Colocar o recipiente com a amostra em embalagem para transporte de amostras biológicas e enviar ao laboratório
- Também se pode usar uma amostra de urina para o teste.

Intervenções de enfermagem

▶ ***Antes da realização do exame***

- Avaliar o conhecimento do cliente sobre o teste de HIV, os resultados falso-positivos, a acurácia e o procedimento do teste
- Avaliar a frequência e a intensidade dos sinais/sintomas: aumento da temperatura, diarreia, neuropatia, náuseas, depressão e fadiga
- Providenciar orientação antes da realização do exame, que é essencial
- Dar apoio e ser sensível ao medo e à ansiedade do cliente.

Alerta clínico

- Todas as pessoas submetidas a teste para HIV/AIDS devem assinar um termo de consentimento informado, o qual deve acompanhar a amostra até o laboratório ou, caso a amostra seja coletada no laboratório, precisa ser levado até ele assinado pelo cliente
- Deve-se manter o sigilo sobre o teste de HIV, que não deve ser realizado sem o conhecimento da pessoa
- O médico que solicita o exame deve assinar uma declaração legal de que o cliente foi informado sobre os riscos do teste.

▶ ***Após a realização do exame***

- Avaliar os resultados com a contagem de linfócitos $CD4^+$ e explicar a importância e a acurácia dos resultados ao cliente. Descrever modificações comportamentais (p. ex., contatos sexuais, compartilhamento de agulhas, transfusões sanguíneas)
- Presume-se que uma pessoa que tem anticorpos contra o HIV esteja infectada pelo vírus e devem-se oferecer orientação e avaliação médica apropriadas (tratamento com potentes agentes antivirais e inibidores da protease).

Testes de gravidez | Subunidade beta da gonadotropina coriônica humana (beta-hCG)

Sangue e urina

O objetivo de todos os testes de gravidez é detectar hCG. A dosagem da subunidade beta da hCG é o exame mais sensível e específico para determinação de gravidez inicial, da idade gestacional, de gravidez ectópica ou de ameaça de aborto; também é usada no manejo de tumores testiculares.

Indicações

- Confirmação de gravidez e estimativa da idade gestacional por dosagem seriada
- Detecção de tumores trofoblásticos e testiculares em homens
- Avaliação de gravidez ectópica e aborto
- Monitoramento do tratamento do corioendocarcinoma.

Valores de referência

Normais

Sangue e urina (qualitativo)

- Mulheres *não grávidas* e homens: negativo
- Existem *kits* de venda livre para diagnóstico de gravidez. De modo geral, o teste pode ser realizado após 5 a 7 dias de atraso menstrual.

Soro (quantitativo)

- Mulheres não grávidas e homens: < 5 mUI/mℓ ou < 5 UI/ℓ
- Gestantes: 1 a 12 semanas: 50 a 220.000 mUI/mℓ ou 50 a 220.000 UI/ℓ.

Implicações clínicas

- Os *níveis elevados ou positivos na urina* geralmente indicam gravidez, mas também são encontrados em casos de coriocarcinoma, mola hidatiforme, tumores testiculares, corioepitelioma, mola hidatiforme invasiva, algumas gestações ectópicas, gestações múltiplas e algumas neoplasias de pulmão, estômago, intestino grosso e fígado
- Os *níveis diminuídos ou negativos na urina* indicam morte fetal, aborto incompleto ou ameaça de aborto
- A inflamação aguda causa queda acentuada do nível de PAB
- Os *níveis séricos elevados de hCG* são observados em casos de neoplasias trofoblásticas, toxemia, tumores de células germinativas e câncer de mama
- Os *níveis séricos diminuídos de hCG* são observados na gravidez ectópica e no aborto espontâneo.

Fatores interferentes

- Resultados falso-negativos e níveis falsamente baixos de hCG podem ser causados por urina diluída (baixa DE) ou pelo uso de uma amostra obtida em uma fase muito inicial da gravidez

- Os resultados falso-positivos dos exames de urina estão associados a proteinúria, hematúria, infecção urinária, excesso de gonadotropinas hipofisárias e determinados fármacos como glicocorticosteroides, antiparkinsonismo, anticonvulsivantes, hipnóticos, fenotiazinas e metadona
- O teste pode ser positivo 1 a 2 semanas após o aborto completo.

Procedimento

- Coletar uma amostra de soro (5 mℓ) por punção venosa em tubo de tampa vermelha
- Coletar uma amostra de urina no início da manhã em recipiente limpo para teste de gravidez. De modo geral, essa amostra contém a maior concentração de hCG. No entanto, podem-se usar amostras coletadas a qualquer momento, mas a DE mínima deve ser de 1,005. Ver as orientações de coleta de amostra no Capítulo 2
- Coletar uma amostra de urina de 24 horas para dosagens de hCG. Ver as orientações de coleta de amostra no Capítulo 2
- Amostras de urina com sangue macroscópico não são aceitáveis; nesse caso, deve-se coletar uma amostra cateterizada ou solicitar um teste de gravidez no soro.

Intervenções de enfermagem

▶ *Antes da realização do exame*

- Avaliar os conhecimentos do cliente antes de explicar o objetivo e o procedimento do exame
- Perguntar a DUM.

▶ *Durante a realização do exame*

- A exatidão dos resultados depende da coleta, conservação e identificação apropriadas. Anotar os horários de início e término da coleta da amostra.

▶ *Após a realização do exame*

- Avaliar os resultados para o cliente. Oferecer orientação e apoio quando apropriado para resultados positivos ou negativos.

Testes genéticos

Sangue, medula óssea, tecido, pele, placenta, saliva

A genética está relacionada aos componentes e à função da herança biológica. Os testes genéticos determinam a presença, a ausência ou a atividade dos genes nas células. Com esses testes, os geneticistas tentam prever a evolução do estado de saúde de uma pessoa, sobretudo se houver a possibilidade de desvio do normal, problemas do desenvolvimento e anomalias congênitas. A tecnologia genética básica conta os cromossomos nas células de uma pessoa ou mede a quantidade de proteínas codificadas por genes específicos no sangue. É possível fazer a análise do DNA celular com sondas moleculares para identificar uma sequência genética específica entre os bilhões de pares de bases de genes que formam o DNA humano. Muitas doenças refletem os componentes hereditários, embora os exames clínicos gerais geralmente se concentrem no distúrbio propriamente dito, e não em seus componentes genéticos. Os estudos cromossômicos, os estudos de ligação gênica e a detecção direta de genes anormais (oncogenes ou câncer) são testes comuns nesse grupo. Os testes moleculares e bioquímicos estão sendo realizados com frequência cada vez maior, basicamente por detecção de acúmulo anormal de proteínas, células anormais, analitos e outras substâncias nos líquidos e tecidos corporais.

Indicações

- *Aconselhamento genético*: realizado para abordar o prognóstico e o diagnóstico, bem como as causas e os riscos de recorrência no contexto familiar e individual
- *Diagnóstico decisivo*: estudos de diferenciação e pré-sintomáticos podem ser realizados para diagnóstico de algumas doenças por estudos dos cromossomos ou do DNA em não nascidos, recém-nascidos, crianças ou adultos. A detecção de oncogenes faz parte do diagnóstico de câncer
- Rastreamento de recém-nascidos para detectar doenças evitáveis, comuns ou tratáveis
- Investigação de morte fetal, natimorto ou aborto espontâneo
- Determinação do sexo quando existe genitália ambígua.

Alerta clínico

- Muitas doenças genéticas não são raras
- Os exames não são realizados apenas para obter informações, mas são solicitados para diagnóstico de condições que têm tratamento. O melhor que um teste genético preditivo oferece é o grau de risco de adquirir o defeito
- Todos os exames devem ser associados ao aconselhamento genético, de modo que os clientes compreendam os resultados e suas implicações
- O cliente deve ser capaz de usar os resultados do exame para tomar decisões livres e esclarecidas sobre questões como criação dos filhos e tratamento médico
- Todas as pessoas têm algum grau de defeito genético. A maioria dos defeitos, porém, não compromete a capacidade de funcionamento normal
- A história familiar é importante para a identificação de distúrbios genéticos e para reconhecimento e documentação de características dismórficas, problemas do crescimento, atraso do desenvolvimento e retardo mental no adulto.

Análise cromossômica

Valores de referência

Normais

- 46 cromossomos
- Mulheres: 44 autossomos mais 2 cromossomos X; cariótipo 46, XX
- Homens: 44 autossomos mais 1 cromossomo X e um cromossomo Y; cariótipo 46, XY.

Implicações clínicas

Muitas anormalidades cromossômicas pertencem a uma de duas classes principais.

Anormalidades de número

Exemplo: autossomos

- Trissomia do 21 (síndrome de Down)
- Trissomia do 18 (síndrome de Edward)
- Trissomia do 13 (síndrome de Patau).

Exemplo: cromossomos sexuais

- Síndrome de Turner (X único)
- Síndrome de Klinefelter (XXY)
- XYY
- XXX.

Anormalidades de estrutura

Exemplo | Deleções

- Fibrose cística: deleção F508.

Exemplo | Duplicações

- Trissomia do 3q2 (semelhança com a síndrome de Cornelia de Lange).

Translocações

- Translocação de cromossomos 11 e 22: t(11;22)
- Isocromossomos: cromossomo único com duplicação do braço longo do cromossomo X; i(Xq) (ou seja, variante da síndrome de Turner).

Cromossomos anulares

- Cromossomo 13 com as extremidades dos braços longo e curto unidas, como em um anel: r(13).

Mosaicismo

- Duas linhagens celulares, uma feminina normal e a outra para síndrome de Turner: 46, X, 45, X.

Indicações

- Cultura de células da superfície fetal da placenta para identificar a causa de aborto espontâneo
- Avaliação de atraso do crescimento, retardo mental, abortos recorrentes (sobretudo quando associado a malformações), infertilidade e início tardio da puberdade
- Determinação do sexo em casos de genitália ambígua
- Avaliação de algumas formas de câncer e leucemias.

Procedimento

As amostras para análises cromossômicas geralmente são obtidas da seguinte maneira:

- Leucócitos de amostras de sangue periférico são usados com maior frequência, porque são obtidos com maior facilidade. O preparo laboratorial das células leva pelo menos 3 dias
- Com frequência, é realizada análise da medula óssea para diagnóstico de algumas classes de leucemias. Às vezes é possível concluir as biopsias de medula óssea dentro de 24 horas
- Os fibroblastos da pele ou de outras amostras cirúrgicas podem ser cultivados e preservados em meios de cultura a longo prazo para estudos futuros. Em geral, o crescimento de uma quantidade suficiente da amostra para estudos requer pelo menos 1 semana
- O líquido amniótico obtido por amniocentese requer no mínimo 1 semana para produzir uma amostra suficiente para análise
- A BVC pode ser realizada mais cedo na gravidez (cerca de 9 semanas) que a amniocentese. Alguns estudos iniciais de BVC podem ser realizados quase imediatamente após a concepção
- O esfregaço bucal, para detecção de cromossomos sexuais, é retirado da face interna da bochecha.

Intervenções de enfermagem

▶ *Antes da realização do exame*

- Alguns estados exigem a assinatura do termo de consentimento livre e esclarecido diante de testemunha para testes genéticos

- Explicar o objetivo c o procedimento do teste genético, bem como os riscos conhecidos
- Fornecer informações e encaminhamentos para aconselhamento genético apropriado, se necessário.

► ***Após a realização do exame***

- Se for obtida uma amostra de líquido amniótico para análise, seguir as precauções citadas na lista alfabética
- Fornecer informações oportunas, apoio humanitário e orientação aos pais, às crianças e a outras pessoas importantes.

Exames cromossômicos especiais

A síndrome do X frágil é uma das causas genéticas mais comuns de retardo mental. É um traço ligado ao X, mais comum em homens. As mulheres podem ser portadoras do gene sem apresentar nenhuma de suas características; entretanto, também podem ser afetadas tão intensamente quanto os homens. Em mulheres portadoras desse traço, torna-se mais difícil detectar a síndrome à medida que envelhecem. É possível detectar com acurácia a síndrome do X frágil com o auxílio de métodos moleculares.

Condições raras como a quebra cromossômica excessiva (anemia de Fanconi) ou centrômeros anormais (síndrome de Roberts) merecem processos e procedimentos especiais de análise.

Detecção direta de genes anormais por teste de DNA

No passado, os genes anormais eram detectados indiretamente por seus efeitos. Manifestações bioquímicas ou físicas constituiam a apresentação típica desses efeitos. Agora é possível detectar diretamente a sequência específica de DNA causadora de uma anormalidade.

Às vezes, a detecção de genes anormais depende da presença de sítios de restrição. Nesse caso, o DNA pode ser "cortado" em pedaços pela introdução de enzimas que atacam sequências específicas. É possível obter mapas genéticos dos traços genéticos relativos a várias anormalidades estruturais e funcionais. Os genes contêm várias diferentes anormalidades do DNA.

Procedimento

- Obter amostras de líquidos ou tecidos corporais.

Valores de referência

Normais

- Genes normais nos cromossomos 1 a 22, X e Y.

Implicações clínicas

- Genes relacionados a estrutura e função anormais foram localizados em todos os cromossomos, e novos genes desse tipo estão sendo continuamente descobertos. O número conhecido de defeitos genéticos relacionados a anormalidades estruturais e funcionais de cada cromossomo está crescendo, e muitos outros estão em investigação. Isso levou a melhores diagnósticos de vários tipos de câncer (p. ex., câncer hereditário de intestino grosso, do tipo não polipoide, câncer de mama hereditário, leucemia, cromossomo Philadelphia, linfomas, câncer de tireoide hereditário e retinoblastoma)

- É possível realizar testes de DNA precisos para fibrose cística, anemia falciforme, fenilcetonúria, distrofia muscular de Duchenne-Becker, hemofilia, talassemia, rins policísticos, deficiência de AAT, exames de paternidade, exames forenses e identificação de microrganismos em doenças infecciosas (ou seja, *Chlamydia*, CMV, enterovírus, HBV e HVC, HSV, HIV, doença de Lyme, bactérias *Borrelia burgdorferi* e *Neisseria gonorrhoeae*).

Procedimento

- Coletar amostras de sangue venoso de indivíduos a serem avaliados.

Implicações clínicas

- Na melhor das hipóteses, podem-se usar técnicas relacionadas (p. ex., testes de detecção com base em ácidos nucleicos, reação da cadeia de polimerase) para detectar alguns distúrbios genéticos (p. ex., anemia falciforme). Esses estudos são mais específicos que os estudos de ligação e podem ser realizados em um indivíduo, se apropriado.

Testes para detecção de anticorpos antifúngicos

Sangue, infecções

Histoplasmose, blastomicose, coccidioidomicose (febre do deserto, reumatismo do deserto, febre do Vale de São Joaquim ou febre do Vale), infecção criptocócica

O objetivo desses exames é o diagnóstico de micoses, com acometimento dos tecidos profundos e órgãos internos, causadas por *Histoplasma capsulatum*, *Blastomyces*, *Coccidioides immitis* e *Cryptococcus*.

Indicações

- Avaliação de micose com infecção das vias respiratórias em pessoas com sinais (p. ex., linfadenopatia), sinais/sintomas (p. ex., tosse e dispneia) e possível história de inalação de esporos de fontes como poeira, terra e fezes de aves contaminados
- Avaliação de clientes com sinais/sintomas de infecção pulmonar ou meníngea
- Avaliação de infecção criptocócica em clientes com condições predisponentes, como linfoma, sarcoidose, tratamento com esteroides ou AIDS.

Valores de referência

Normais

- Negativo para anticorpos fúngicos e título de fixação do complemento < 1:8
- Negativo para anticorpos ou antígenos desses fungos de acordo com provas de imunodifusão
- Anticorpos ou antígenos de *Cryptococcus*: o título de 1:4 sugere infecção criptocócica; o título de 1:8 ou maior indica infecção ativa.

Implicações clínicas

- Os anticorpos contra coccidioidomicose, blastomicose e histoplasmose surgem no início da doença (da primeira à quarta semanas) e depois desaparecem.

Fatores interferentes

- Os anticorpos contra fungos podem ser encontrados no sangue de pessoas aparentemente normais que vivem em uma área onde o fungo é endêmico
- Nos testes para blastomicose, pode haver reações cruzadas com histoplasmose
- Resultados falso-positivos para *Cryptococcus* ocorrem em clientes com altos níveis de fator reumatoide.

Procedimento

- Coleta-se uma amostra de soro (7 mℓ) por punção venosa em tubo de tampa vermelha ou com separador de soro
- Os anticorpos contra fungos são detectados por provas de fixação do complemento ou imunodifusão.

Intervenções de enfermagem

► ***Antes da realização do exame***

- Avaliar o conhecimento do cliente sobre o exame e o histórico de viagem para áreas endêmicas
- Avaliar se houve exposição a esporos encontrados na poeira e no solo
- Explicar o objetivo e o procedimento do exame. Não é necessário jejum.

► ***Após a realização do exame***

- Avaliar o resultado e aconselhar a cliente apropriadamente. Informar ao cliente sobre a possível necessidade de outros procedimentos como testes cutâneos, culturas e punção lombar para coleta de LCS com a finalidade de identificar o fungo específico.

Testes para detecção de anticorpos antiplaquetários (PLAI) (ALTP) (PAIgG)

Sangue, distúrbios plaquetários

Esse exame é realizado para detectar anticorpos antiplaquetários.

Indicações

- Diagnóstico de púrpura pós-transfusão, púrpura trombocitopênica neonatal aloimune, PTI, hemoglobinúria paroxística e trombocitopenia imune induzida por fármacos
- Diagnóstico de púrpura trombocitopênica neonatal
- Avaliação de trombocitopenia imune induzida por fármacos
- Avaliação de púrpura pós-transfusão.

Valores de referência

Normais

- IgG associada às plaquetas (PLAI): hiperlisibilidade plaquetária negativa: negativo
- Anticorpo antiplaquetário (ALTP): anticorpos antiplaquetários fármaco-dependentes negativos: negativo
- IgG ligada a plaquetas (PAIgG): negativo.

Implicações clínicas

- Presença de anticorpos contra antígenos plaquetários. Existem dois tipos: autoanticorpos, que se desenvolvem em resposta às plaquetas do próprio indivíduo (como na PTI), e aloanticorpos, que surgem em resposta à exposição a plaquetas estranhas após uma transfusão
- Anticorpos antiplaquetários, que geralmente têm especificidade anti-PLAI, são encontrados na púrpura pós-transfusão
- A persistência ou a elevação do título de anticorpos durante a gravidez está associada à trombocitopenia neonatal
- A incompatibilidade de PLAI entre mãe e feto parece ser responsável por mais de 60% dos casos de púrpura trombocitopênica neonatal aloimune. Um achado de mãe PLAI-negativa e pai PLAI-positivo são indicações presuntivas do diagnóstico
- O anticorpo IgG associado a plaquetas (PAIgG) está presente em 95% dos casos agudos e crônicos de PTI (autoimune). Os clientes que respondem à corticoterapia ou sofrem remissão espontânea exibem tempos circulatórios aumentados, que estão correlacionados com níveis diminuídos de PAIgG
- O ensaio de hiperlisibilidade das plaquetas mede a sensibilidade das plaquetas à lise. Esse teste é específico para a hemoglobinúria paroxística, na qual é positivo
- Na trombocitopenia imune induzida por fármacos, podem ser detectados anticorpos que reagem apenas na presença do fármaco incitante. Quinidina, quinina, clordiazepóxido, sulfa e difenil-hidantoína são as causas mais frequentes desse tipo de trombocitopenia. Anticorpos dependentes de ouro e anticorpos IgG antiplaquetários dependentes de heparina são detectados por ensaio direto. (Cerca de 1% das pessoas tratadas com ouro desenvolvem trombocitopenia como efeito colateral.) A trombocitopenia também é um efeito colateral bem-conhecido da heparina.

Fatores interferentes

- Aloanticorpos produzidos em resposta a transfusões sanguíneas prévias durante gestações podem produzir reações positivas. Esses anticorpos geralmente são específicos para HLA encontrados nas plaquetas e em outras células. Sempre que possível, coletar amostras para pesquisa de anticorpos antiplaquetários antes da transfusão.

Procedimento

- É necessária uma amostra de 10 a 30 mℓ de sangue venoso; esses procedimentos não são bem-padronizados. Os tubos necessários dependem do método usado
- Exigências de amostras de sangue: 30 mℓ de sangue venoso quando a contagem de plaquetas for de 50.000 a 100.000/mm^3 ou (50 a 100) × 10^9/ℓ; 20 mℓ de sangue venoso quando a contagem de plaquetas for de 100.000 a 150.000/mm^3 ou (100 a 150) × 10^9/ℓ; e 10 mℓ de sangue venoso quando a contagem de plaquetas for > 150.000/mm^3 ou > 150 × 10^9/ℓ.

Intervenções de enfermagem

► *Antes da realização do exame*

- Explicar o objetivo e o procedimento do exame. O grande volume de sangue necessário para isolamento de plaquetas pode tornar o exame inviável em crianças ou em adultos anêmicos.

► *Após a realização do exame*

- Interpretar os resultados do exame, orientar e monitorar apropriadamente as tendências hemorrágicas. Avaliar os medicamentos prescritos como causa de púrpura.

Testes para detecção de sífilis

Sangue, infecção bacteriana

Teste laboratorial de pesquisa de doença venérea (VDRL), reagina plasmática rápida (RPR), teste de anticorpo treponêmico fluorescente (FTA-ABS; do inglês, *fluorescent treponema antibody test*), aglutinação de partículas de *Treponema pallidum* (TP-PA; do inglês, *treponema pallidum particle agglutination*)

Esses exames são realizados para diagnóstico de sífilis, uma doença venérea causada por *Treponema pallidum*. O VDRL e a RPR são testes não treponêmicos (inespecíficos) que determinam a existência de reagina; o FTA-ABS e a TP-PA são testes treponêmicos (específicos) que determinam a existência de anticorpos contra *Treponema pallidum*. VDRL e RPR, um TRA (teste de reagina automatizado), são usados como testes de rastreamento. O FTA-ABS e a TP-PA, testes mais complexos, são usados para confirmar o diagnóstico de sífilis e não são usados para fins de rastreamento.

Indicações

- Avaliação de infecção pela bactéria *Treponema pallidum*
- Rastreamento e confirmação do diagnóstico de sífilis
- Monitoramento do tratamento.

Valores de referência

Normais

- Não reativo: negativo para sífilis.

Implicações clínicas

- Positivo para infecção por *Treponema pallidum* quando os testes de rastreamento e confirmação são reativos.

Fatores interferentes

- Reações falso-positivas: reações biológicas falso-positivas (BFP) podem ocorrer em testes não treponêmicos em clientes que abusam de fármacos e drogas; têm doenças como lúpus eritematoso, mononucleose, malária, hanseníase ou pneumonia viral ou que foram imunizados recentemente ou, raras vezes, durante a gravidez
- Reações falso-negativas: os testes não treponêmicos podem ter resultados negativos no início da doença, durante estágios inativos ou avançados ou ainda quando o cliente tem uma distúrbio do mecanismo imune.

Procedimento

- Coleta-se uma amostra de soro (5 mℓ) por punção venosa em tubo de tampa vermelha. Colocar em embalagem para transporte de amostras biológicas
- Em geral, não é necessário jejum.

Intervenções de enfermagem

► ***Antes da realização do exame***

- Avaliar o conhecimento do cliente sobre o exame e a história clínica. Avaliar se há fatores interferentes
- Explicar o objetivo e o procedimento do exame de sangue. Orientar o cliente a evitar a ingestão de álcool etílico durante no mínimo 24 horas antes da coleta de sangue, porque o etanol diminui a intensidade da reação em testes que detectam reagina.

► *Após a realização do exame*

- Avaliar os resultados para o cliente e orientar apropriadamente
- Se o resultado for falso-positivo biológico, avaliar a compreensão do cliente de que não tem sífilis.

Alerta clínico

- Os parceiros sexuais de clientes com formas primária, secundária ou latente inicial de sífilis devem ser avaliados em relação a sinais e sintomas de sífilis e submetidos a exame de sangue para sífilis
- Depois do tratamento, os clientes com sífilis em estágio inicial devem ser submetidos a testes a intervalos de 3 meses, durante 1 ano.

Testes para doença falciforme

Sangue, genético

Hemoglobina S (Hb S), Sickledex®, eletroforese da Hb, anemia falciforme

Esses exames de sangue são usados como rotina para rastreamento de anemia ou traço falciforme e para confirmar esses distúrbios. Esse exame detecta a Hb S, determinada por um gene hereditário recessivo.

Indicações

- Pesquisa de doença ou traço falciforme
- Incluir como parte da avaliação após a detecção de hemácias falciformes no esfregaço de sangue periférico
- Confirmação de traço falciforme e diagnóstico de anemia falciforme
- Avaliação de anemias hemolíticas.

Valores de referência

Normais

- Adultos: negativo e ausência de Hb S.

Implicações clínicas

- Um teste positivo significa existência de Hb S e que numerosos eritrócitos adotaram o formato de foice (crescente) típico
- *Traço falciforme*: a confirmação definitiva do traço falciforme por eletroforese da Hb mostra o seguinte padrão heterozigoto (A/S): Hb S, 20 a 40%; HbA_1, 60 a 80%; Hb F, pequena quantidade. Isso significa que o cliente herdou um gene de Hb normal de um dos pais e um gene de Hb S do outro (padrão heterozigoto). Esse cliente não tem manifestações clínicas da doença, mas alguns de seus filhos podem herdar a doença se o cônjuge também tiver o padrão gênico recessivo
- *Anemia falciforme*: a confirmação definitiva de anemia falciforme por eletroforese da Hb mostra o seguinte padrão homozigótico (S/S): Hb S, 80 a 100%; Hb F, maior parte do restante, HbA_1, 0% ou pequena quantidade. Isso significa que foi herdado um gene Hb S anormal de cada um dos pais (padrão homozigótico). Esse padrão tem todas as manifestações clínicas da doença.

Fatores interferentes

- Resultados falso-positivos são causados por outras Hb anormais (D e G)

- Resultados falso-negativos em clientes com anemia perniciosa e policitemia
- Lactentes com menos de 3 meses têm resultados falso-negativos devido à abundância de HbF.

Procedimento

- Coletar uma amostra de 5 a 7 mℓ de sangue venoso em tubo de tampa roxa
- Registrar transfusões sanguíneas realizadas 3 a 4 meses antes na requisição laboratorial ou no sistema do computador
- A eletroforese da Hb é mais específica e deve ser realizada em todos os testes Sickledex® positivos.

Intervenções de enfermagem

► *Antes da realização do exame*

- Explicar o objetivo e o procedimento dos testes para células falciformes. Se for necessário realizar teste genético, obter assinatura do termo de consentimento livre e esclarecido diante diante de testemunha
- Providenciar orientação genética e aconselhamento psicológico.

► *Após a realização do exame*

- Avaliar os resultados para o cliente e orientar e monitorá-lo apropriadamente
- Providenciar orientação genética se os resultados mostrarem traço ou anemia falciforme
- O exame pré-natal pode ser realizado para determinar se o recém-nascido terá doença falciforme, terá traço falciforme ou não será afetado. Em 75% dos casos, se pai e mãe tiverem o gene, o exame pré-natal mostrará que o feto não tem doença falciforme.

Testes transdérmicos

Pele

A iontoforese transdérmica é um método não invasivo para extração de algumas substâncias (p. ex., suor) com adesivos ou dispositivos de coleta na pele intacta.

Indicações

- Diagnóstico de fibrose cística como alternativa à coleta de sangue
- Previsão e comparação das concentrações sanguíneas com os resultados transdérmicos
- Monitoramento da farmacoterapia (p. ex., lítio) para doença bipolar
- Uso para detecção de concentrações anormalmente altas de eletrólitos (p. ex., sódio) e glicose.

Valores de referência

Normais

- Sódio no suor: < 70 mEq/ℓ ou < 70 mmol/ℓ
- Cloreto no suor: < 40 mEq/ℓ ou < 40 mmol/ℓ
  - Limítrofe: 40 a 60 mEq/ℓ ou 40 a 60 mmol/ℓ
  - > 60 mEq/ℓ ou > 60 mmol/ℓ é compatível com fibrose cística
- Eletrólitos (sódio, potássio, cálcio, magnésio) e glicose dentro dos valores esperados
- Fármacos e drogas (p. ex., cocaína e cafeína) dentro dos valores esperados.

Implicações clínicas

- Elevação anormal dos níveis na fibrose cística
- Metabolismo anormal da glicose
- Intervalo terapêutico de medicamentos prescritos (p. ex., níveis de lítio).

Fatores interferentes

- A desidratação e o edema, sobretudo em locais de coleta, podem interferir nos resultados.

Procedimento

- As técnicas indutoras de suor são realizadas com a aplicação de eletrodos e dispositivos de coleta (p. ex., adesivos, compressas de gaze ou outros meios)
- Administra-se uma corrente leve
- O conteúdo do suor coletado eletricamente é analisado
- Os eletrodos são removidos e limpos
- A duração do exame varia.

Intervenções de enfermagem

► ***Antes da realização do exame***

- Explicar o objetivo e o procedimento do exame. Em geral, o cliente tem uma leve sensação de ferroada
- Explicar que não é necessário jejum.

► ***Após a realização do exame***

- Após retirar os adesivos de coleta, lavar e secar cuidadosamente a pele para evitar irritação causada por dispositivos de coleta
- Informar ao cliente que ele pode retomar as atividades normais
- Interpretar os resultados, orientar e monitorar apropriadamente. Oferecer orientação genético quando o teste do suor positivo indicar fibrose cística.

Alerta clínico

- A transmissão da fibrose cística é por herança autossômica recessiva. A taxa de portadores caucasianos é de 1 em 20, enquanto a taxa de portadores afro-americanos é de 1 em 60 a 1 em 100.

Testosterona | Total e livre

Sangue, hormônio

Esses exames medem a produção do hormônio testosterona em homens (secretado pelos testículos e pelas suprarrenais) e mulheres (secretado pelos ovários e pelas suprarrenais).

Indicações

- Avaliação de hipogonadismo em homens e de masculinização em mulheres
- Investigação de puberdade precoce masculina
- Avaliação da função testicular, função das gonadotropinas hipofisárias e impotência
- Diagnóstico de hipopituitarismo
- Detecção de tumores ovarianos e suprarrenais em mulheres com sinais/sintomas de hirsutismo, anovulação, amenorreia e ovários policísticos
- Uso como parte da investigação de fertilidade.

Valores de referência

Normais

Testosterona | Total

- Homens: 270 a 1.070 ng/dℓ ou 9 a 38 nmol/ℓ
- Mulheres: 15 a 70 ng/dℓ ou 0,5 a 2,4 nmol/ℓ (varia com a idade e o estado menopáusico)
- Crianças:

Idade	Mulher	Homem
Prematuro (26 a 28 semanas)	5 a 16 ng/dℓ	59 a 125 ng/dℓ
Prematuro (31 a 35 semanas)	5 a 22 ng/dℓ	37 a 198 ng/dℓ
Recém-nascido	20 a 64 ng/dℓ	75 a 400 ng/dℓ
1 a 5 meses	< 20 ng/dℓ	14 a 363 ng/dℓ
6 a 24 meses	< 9 ng/dℓ	< 37 ng/dℓ
2 a 3 anos	< 20 ng/dℓ	< 15 ng/dℓ
4 a 5 anos	< 30 ng/dℓ	< 19 ng/dℓ
6 a 7 anos	< 7 ng/dℓ	< 13 ng/dℓ
8 a 9 anos	1 a 11 ng/dℓ	2 a 8 ng/dℓ
10 a 11 anos	3 a 32 ng/dℓ	2 a 165 ng/dℓ
12 a 13 anos	6 a 50 ng/dℓ	3 a 619 ng/dℓ
14 a 15 anos	6 a 52 ng/dℓ	31 a 733 ng/dℓ
16 a 17 anos	9 a 58 ng/dℓ	158 a 826 ng/dℓ
Estágio I de Tanner	2 a 17 ng/dℓ	2 a 15 ng/dℓ
Estágio II de Tanner	5 a 40 ng/dℓ	3 a 303 ng/dℓ
Estágio III de Tanner	10 a 63 ng/dℓ	10 a 851 ng/dℓ
Estágios IV e V de Tanner	11 a 62 ng/dℓ	162 a 847 ng/dℓ

Testosterona | Livre

- Homens: 50 a 210 pg/mℓ ou 174 a 729 pmol/ℓ (diminuído em homens idosos normais)
- Mulheres: 1,0 a 8,5 pg/mℓ ou 3,5 a 29,5 pmol/ℓ.

Implicações clínicas

- *Diminuição do nível total de testosterona em homens* com hipogonadismo (insuficiência hipofisária), síndrome de Klinefelter, hipopituitarismo, orquidectomia, cirrose hepática e atraso da puberdade
- *Aumento do nível total de testosterona em homens* com hipertireoidismo, síndrome de resistência a androgênios, tumores suprarrenais e puberdade precoce e hiperplasia suprarrenal em meninos
- *Aumento do nível total de testosterona em mulheres* com neoplasias suprarrenais, tumores ovarianos (virilizantes), doença trofoblástica da gravidez, hirsutismo e tumor de células hilares
- *Diminuição do nível de testosterona livre em homens* com hipogonadismo e aumento da globulina ligadora de hormônios sexuais, sobretudo em homens idosos
- *Aumento do nível de testosterona livre em mulheres* com hirsutismo, ovários policísticos e masculinização.

Fatores interferentes

- Os níveis são afetados pela administração de radiofármaco cerca de 24 horas antes do exame
- Os níveis são altos de manhã e caem para 50% em homens e 30% em mulheres no meio da tarde

- O etilismo em homens diminui os níveis
- A estrogenioterapia em homens aumenta os níveis
- Muitos fármacos, inclusive opioides, androgênios e esteroides, reduzem os níveis.

Procedimento

- Coletar uma amostra de 5 mℓ de soro por punção venosa em tubo de tampa vermelha. O sangue deve ser coletado entre 7 e 9 horas para obter níveis máximos.

Intervenções de enfermagem

▸ *Antes da realização do exame*

- Explicar o objetivo e o procedimento do teste
- Não administrar radiofármacos durante 1 semana antes do teste.

▸ *Após a realização do exame*

- Avaliar os resultados, monitorar e orientar apropriadamente.

Tipagem de antígeno leucocitário humano (HLA)

Sangue

Os principais antígenos de histocompatibilidade humanos pertencentes ao sistema HLA são encontrados em todas as células nucleadas, mas a detecção é mais fácil em linfócitos. Esse teste identifica o tipo de antígenos leucocitários presentes nas superfícies das células humanas.

Indicações

- Prevenção de reações transfusionais
- Avaliação de histocompatibilidade antes do transplante de órgãos para evitar a rejeição de transplante
- Determinação de paternidade e identidade.

Valores de referência

Normais

- O HLA requer correlação clínica com as regiões gênicas de classe I, classe II e classe III
- Compatibilidade entre doador e receptor de transplantes.

Implicações clínicas

- As associações entre determinados HLA e doenças incluem espondilite anquilosante anterior aguda (HLA-B27), esclerose múltipla (HLA-B27 + Dw2 + A3 + B8), miastenia *gravis* (HLA-B8), psoríase (HLA-A13 + B17), síndrome de Reiter (B27), diabetes melito juvenil insulinodependente (Bw15 + B8), uveíte anterior aguda (B27), doença de Graves (B27), artrite reumatoide juvenil (B27), doença celíaca (B8), dermatite herpetiforme (B*) e hepatite crônica ativa autoimune (B8)
- Quatro grupos de antígenos da superfície celular (HLA-A, HLA-B, HLA-C e HLA-D) são as maiores barreiras ao transplante de tecido
- Na determinação de paternidade, se um suposto pai tiver um fenótipo sem haplótipo ou par de antígenos idêntico a um dos haplótipos da criança, ele é excluído como suposto pai. Se um dos haplótipos do suposto pai for igual a um dos haplótipos da criança, ele *pode* ser o pai. As chances da identificação acurada como pai são diretamente proporcionais à raridade do haplótipo na população em geral.

Procedimento

- Coleta-se uma amostra de 10 a 24 mℓ de sangue venoso em tubo heparinizado (de tampa verde)
- O tipo de HLA do cliente é determinado por comparação dos linfócitos do cliente a um painel de antissoros HLA definidos contra os antígenos HLA reconhecidos. Os HLA são identificados por letras e números. Quando linfócitos humanos viáveis são incubados com um anticorpo citotóxico contra HLA conhecido, forma-se um complexo Ag-Ac na superfície celular. A adição de soro com complemento destrói as células, que são então reconhecidas como dotadas de um HLA definido.

Intervenções de enfermagem

► *Antes da realização do exame*

- Explicar o objetivo e o procedimento do exame.

► *Após a realização do exame*

- Interpretar os resultados e aconselhar o cliente apropriadamente. O teste de HLA é mais bem-empregado como auxiliar do diagnóstico e não deve ser considerado diagnóstico por si só. Explicar a necessidade de outros possíveis exames.

Título de anticorpos antinucleares (ANA), anticorpos anti-DNA bifilamentar (anti-dsDNA) (imunoglobulina G [IgG])

Sangue para doença reumática sistêmica (DRS)

ANA são os exames de rastreamento mais frequentemente solicitados quando existe a suspeita de DRS.

Esses exames determinam e diferenciam autoanticorpos associados a determinadas doenças autoimunes e doenças do tecido conjuntivo relacionadas.

Indicações

- Rastreamento de DRS, LES, síndrome de Sjögren, esclerose sistêmica (esclerodermia) e doença imune mista
- Monitoramento da atividade da doença e do tratamento.

Valores de referência

Normais

- Negativo pelos métodos ELISA e IFA; se positivo, faz-se a descrição do padrão e a titulação no soro
- Anticorpo IgG anti-dsDNA: negativo, < 25 UI por método ELISA; limítrofe, 25 a 30 UI; positivo, 31 a 200 UI; fortemente positivo, > 200 UI.

Implicações clínicas

- Os resultados positivos indicam vários distúrbios clínicos, mostrados na Tabela 3.7.

Fatores interferentes

- Idade, tabagismo, sexo feminino e vários fármacos causam títulos positivos de ANA. Clientes tratados com anticonvulsivantes, anovulatórios orais, procainamida ou hidralazina, por exemplo, podem apresentar títulos aumentados de ANA, embora sem manifestações clínicas de LES.

Tabela 3.7 Correlação entre resultados positivos e distúrbios clínicos.

Doença clínica	Sinais e sintomas	Proporções de pessoas com teste positivo (sensibilidade)
LES	Doença autoimune sistêmica caracterizada por erupções cutâneas, artrite, artralgias, acometimento renal, alterações neurológicas, serosite, anormalidades hematológicas e outros achados	> 95%
Síndrome de Sjögren	Doença autoimune, olhos e boca secos, artrite, artralgia	50 a 60%
Esclerose sistêmica difusa	Fibrose difusa de múltiplos órgãos, muitas vezes com acometimento de pele, coração, pulmão, rim e esôfago	90%
Esclerose sistêmica, acometimento cutâneo limitado (síndrome CREST)	Forma limitada de esclerose sistêmica caracterizada por depósitos de cálcio subcutâneos, fenômeno de Raynaud, dismotilidade esofágica, esclerodactilia (fibrose tecidual dos dedos das mãos) e telangiectasia (dilatação de grupos de pequenos vasos sanguíneos que constiutem um achado cutâneo característico).	90%
Doença mista do tecido conjuntivo (DMTC)	Características de LES, esclerose sistêmica e polimiosite combinadas ao fenômeno de Raynaud e/ou edema das mãos	> 95%
Dermatomiosite ou polimiosite	Fraqueza e fadiga muscular estão associadas à inflamação crônica dos músculos esqueléticos e à elevação crônica do nível sérico de creatinoquinase. A dermatomiosite também causa erupções cutâneas características.	20%
Artrite reumatoide	Doença por imunocomplexos sistêmica com manifestações primárias nas articulações e caracterizada por inflamação articular difusa, alterações erosivas da cartilagem e do osso e, por fim, destruição articular.	25 a 30%

Adaptada de Astin, M. J., Waner, M. H., & Hutchinson, K. (2000). Auto-antibody testing. *Clinical Laboratory News,* 8, 32.

Procedimento

- Coleta-se uma amostra de soro (7 mℓ) por punção venosa em tubo de tampa vermelha. A amostra é colocada em embalagem para transporte de amostras biológicas.

Intervenções de enfermagem

▶ *Antes da realização do exame*

- Avaliar o conhecimento do cliente sobre o exame e o uso de medicamentos de ação cardíaca, como procainamida e hidralazina, que causam manifestações semelhantes ao do LES
- Explicar que o objetivo do exame de sangue é identificar a presença de distúrbios do tecido conjuntivo. Não é necessário jejum.

▶ *Após a realização do exame*

- Avaliar os resultados e monitorar e aconselhar o cliente apropriadamente acerca do possível tratamento (p. ex., uso de AINE, prednisona)

- Preparar o cliente para a possibilidade de repetição de exames (*i. e.*, aumento ou diminuição dos níveis de antidsDNA de acordo com a atividade da doença e a resposta ao tratamento). Outros exames são ensaios para anticorpos anti-RNP, anti-Sm, anti-SSA (anti-Ro), anti-SSB (anti-La), antiesclerodermia (Scl-70) e CREST
- Observar se há sinais de infecção no local da punção venosa. Clientes com doença autoimune têm comprometimento do sistema imune
- A orientação do cliente é importante na prevenção de infecções. A infecção causada por tratamento com agentes imunossupressores é a principal causa de morte em clientes com LES (Quadros 3.8 e 3.9).

Quadro 3.8 Autoanticorpos usados no diagnóstico de distúrbios clínicos.

Doenças	***Autoanticorpos****
LES	dsDNA, histonas, Sm, RNP, SSA/Ro, SS/B/La, proteína P ribossômica
Síndrome de Sjögren	SSA/Ro, SS-B/La, antígeno A ou B da síndrome de Sjögren
Artrite reumatoide	Porção CF da IgG
DMTC	RNP
Esclerose sistêmica, acometimento cutâneo difuso	Scl-70 (DNA topoisomerase)
Esclerose sistêmica, acometimento cutâneo limitado (síndrome CREST)	Proteínas do centrômero
Dermatomiosite/polimiosite	Jo-1 (histidina-RNA transportador sintetase)
Vasculite	
Granulomatose de Wegener	Proteinase-3, mieloperoxidase[†]
Poliangiite microscópica	Mieloperoxidase
Doenças autoimunes que acometem órgãos específicos	
Tireoide: tireoidite de Hashimoto	
Peroxidase tireoidiana (anticorpos microssomais tireoidianos contra a doença de Graves),[‡] tireoglobulina	
Fígado: hepatite autoimune do tipo 1	Antígenos do músculo liso[§]
Fígado: hepatite autoimune do tipo 2	Microssomos hepáticos e renais (LKM; do inglês, *liver kidney microsomes*)
Fígado: CBP	Antígenos mitocondriais
Doença celíaca	Transglutaminase tecidual?[‖] (anticorpos antiendomísio); gliadina
Síndrome de Goodpasture	Antígenos da membrana basal glomerular
Anemia perniciosa	H^+/K^+-ATPase (bomba de prótons) gástrica,[¶] fator intrínseco

CREST = Calcinose, fenômeno de Raynaud, dismotilidade esofágica, esclerodactilia e telangiectasia; dsDNA = DNA bifilamentar; Sm = Smith; SSA = Antígeno A da síndrome de Sjögren; SSB = Antígeno B da síndrome de Sjögren; DMTC = Doença mista do tecido conjuntivo; RNP = Ribonucleoproteína.
*Os autoanticorpos são listados por seus antígenos-alvo.
[†]Autoanticorpos contra mieloperoxidase, proteinase 3 e vários outros antígenos são conhecidos como anticorpos contra citoplasma de neutrófilos (ANCA; do inglês, *antineutrophil cytoplasmic antibodies*), com base no método de detecção IFA que usa neutrófilos como substrato.
[‡]Os autoanticorpos contra a peroxidase tireoidiana também são conhecidos como anticorpos microssomais antitireoidianos.
[§]Os autoanticorpos contra a musculatura lisa são frequentemente dirigidos contra a actina.
[‖]Os autoanticorpos contra a transglutaminase tecidual também são conhecidos como anticorpos antiendomísio.
[¶]Os autoanticorpos contra a ATPase da bomba de prótons gástrica também são conhecidos como anticorpos anticélulas parietais.

Quadro 3.9 Autoanticorpos e testes diagnósticos comuns.

Condição clínica	*Teste de autoanticorpos*
DRS	ANA dsDNA Histonas Sm, RNP, SSA/Ro, SS-B/La, Scl-70, Jo-1 Proteínas do centrômero Proteína P ribossômica
Vasculite: granulomatose de Wegener, policitose microscópica	Proteinase 3, mieloperoxidase
Doenças autoimunes que acometem órgãos específicos:	
Tireoide: tireoidite de Hashimoto, doença de Graves	Peroxidase tireoidiana, tireoglobulina
Fígado: hepatite autoimune do tipo 2	LKM
Fígado: CBP	Antígenos mitocondriais
Doença celíaca	Transglutaminase tecidual, gliadina
Síndrome de Goodpasture	Antígenos da membrana basal glomerular
Anemia perniciosa	H^+/K^+-ATPase (bomba de prótons) gástrica

Tomografia axial computadorizada | TC, TC da cabeça, do corpo, do abdome, da pelve, da coluna vertebral e dos membros

Imagem radiológica contrastada da cabeça e do corpo

A TC é um procedimento especializado no qual um delgado feixe de raios X é dirigido a alguma parte estacionária do corpo e se move ao redor dela, com a produção de imagens manipuladas por computador que não são encobertas pela anatomia sobrejacente.

Indicações

- A TC é realizada para detectar a extensão das placas de cálcio nas artérias coronárias e a presença de massas pulmonares
- Avaliação de TCE e exclusão de lesões intracranianas, aneurismas e hidrocefalia
- Avaliação de cefaleia intensa e prolongada e alterações do estado mental
- Exclusão de patologias no abdome, na pelve, na coluna vertebral, no tórax e nos membros ou avaliação de sinusite crônica
- Estadiamento do câncer e planejamento do tratamento
- Orientação de biopsia.

Valores de referência

Normais

- Não há tumor nem patologia aparente
- Tamanho, localização e aspecto normais das estruturas e dos órgãos do corpo.

Implicações clínicas

- As anormalidades da TC da cabeça referem-se a aneurismas, cistos, tumores, abscessos, hemorragia intracraniana, hematomas, hidrocefalia, fraturas e processos degenerativos

- As anormalidades da TC do corpo referem-se a abscessos; neoplasias; metástases; cistos; linfonodos aumentados; ascite; aumento de órgão; aneurismas; alterações difusas como na cirrose ou esteatose hepática; cânceres de rim, baço, pâncreas, útero ou próstata; coleções de sangue, líquido ou gordura; linfadenopatia retroperitoneal ou linfonodos aumentados
- As anormalidades da TC óssea referem-se a metástases ósseas e fraturas.

Fatores interferentes

- O movimento do cliente torna as imagens insatisfatórias
- O bário retido pode encobrir órgãos nas partes superior e inferior do abdome.

Procedimento

TC da cabeça

- O cliente deita-se sobre uma mesa motorizada com a cabeça apoiada em posição apropriada. A mesa entra em um *gantry* circular que contém o aparelho de radiografia e detectores
- Em geral, o meio de contraste é administrado por injeção intravenosa
- Múltiplas imagens são feitas enquanto o cliente se mantém imóvel. Pode haver prescrição de sedação e analgésicos se for difícil manter o cliente imóvel. A duração total do exame é de 10 a 30 minutos.

TC do corpo ou do abdome

- O procedimento é igual ao da cabeça, com as seguintes exceções. Um meio de contraste oral é consumido antes do exame se for necessário examinar a parte superior do sistema digestório. Em geral, o meio de contraste iodado é administrado por injeção intravenosa para outros exames
- Na *TC da coluna vertebral*, o protocolo é semelhante, exceto pelo fato de que a TC realizada para descartar fraturas não exige administração de meios de contraste nem preparação. A TC da coluna vertebral para avaliação raquimedular e paravertebral geralmente exige administração intratecal de contraste e pode ser realizada em conjunto com uma *mielografia*
- Pode ser solicitada *TC dos membros*. Não é necessária a administração de contraste nem preparação para avaliar detalhes ósseos. A *TC dos membros* realizada para avaliação de anormalidades dos tecidos moles pode exigir a administração de contraste.

Intervenções de enfermagem

► ***Antes da realização do exame***

- Avaliar as contraindicações ao exame (gravidez, hipersensibilidade ao iodo), evidências de comprometimento renal grave (elevação da ureia e creatinina) e alimentos ou bebidas consumidas no período de 4 horas antes da administração de contraste
- Explicar o objetivo e o procedimento do exame. Em geral, há indicação de jejum antes de exames contrastados
- É necessário dar assistência especial aos clientes diabéticos. Por causa do jejum antes do exame, pode ser contraindicada a administração de insulina ou hipoglicemiantes orais. Consulte o serviço de radiologia.

Alerta clínico

- Clientes diabéticos em tratamento com metformina oral podem necessitar de modificações antes e depois do procedimento. Há risco de insuficiência renal com acidose láctica quando se administra contraste iodado em combinação com metformina. Consulte o serviço de radiologia para verificar se é preciso suspender os medicamentos no dia do exame e por alguns dias depois.

► ***Durante a realização do exame***

- Observar se há indicação de reações como náuseas, erupção cutânea e urticária. Administrar anti-histamínicos para aliviar os sinais/sintomas mais intensos. Registrar e informar ao médico.

► ***Após a realização do exame***

- Avaliar os resultados, apoiar e orientar o cliente e explicar possíveis exames complementares, como a biopsia.

Tomografia de coerência óptica

Esse exame avalia a integridade da estrutura da retina *in vivo* com o auxílio de interferometria com *laser*.

Indicações

- Avaliação de glaucoma e outras neuropatias ópticas
- Avaliação de degeneração macular, edema macular diabético e outras maculopatias.

Normais

- Observação da estrutura normal da retina.

Implicações clínicas

- O adelgaçamento ou espessamento anormal da retina pode indicar doença e orientar o tratamento.

Procedimento

- As imagens podem ser obtidas sem dilatação da pupila, mas geralmente a qualidade é melhor se a pupila for dilatada. O procedimento leva apenas alguns minutos.

Intervenções de enfermagem

► ***Antes da realização do exame***

- Explicar o objetivo e o procedimento do exame.

► ***Após a realização do exame***

- Informar o cliente de que podem ser necessários outros exames para confirmar o resultado.

Tomografia por emissão de pósitrons (PET)

Medicina nuclear, PET

A PET é o uso combinado de isótopos emissores de pósitrons (^{11}C, ^{13}N, ^{15}O e ^{18}F) administrados por via intravenosa e de tomografia axial computadorizada de emissão para adquirir imagens da função tecidual fisiológica: perfusão, metabolismo e atividade neuronal. Ao contrário da RM ou da TC, a PET fornece dados fisiológicos, anatômicos e bioquímicos.

Indicações

- Avaliação do fluxo sanguíneo e do metabolismo tecidual

- Investigação diagnóstica de epilepsia, demência, AVC, esquizofrenia e tumores encefálicos
- Determinação da viabilidade do tecido cardíaco, da perfusão miocárdica e da DAC
- Detecção e estadiamento de tumores iniciais; distinção entre tumor recorrente, tumor ativo e massas necróticas nos tecidos moles; monitorar o tratamento
- Diferenciação das doenças de Alzheimer, Huntington e Parkinson.

Valores de referência

Normais

- Padrões normais de metabolismo tecidual e metabolismo corporal baseados na utilização de oxigênio, glicose e ácidos graxos, bem como na síntese de proteínas
- Fluxo sanguíneo e perfusão tecidual normais.

Implicações clínicas

- Na *epilepsia*, observaram-se áreas focais com metabolismo aumentado durante o episódio comicial e diminuição do uso de oxigênio e do fluxo sanguíneo durante o estágio interictal
- No *AVC*, observa-se um quadro fisiopatológico extremamente complexo: glicólise anaeróbica, redução da utilização de oxigênio e diminuição do fluxo sanguíneo
- Na *demência*, a diminuição do consumo de glicose (atividade hipometabólica) é revelada por PET
- Na *esquizofrenia*, alguns estudos que usam glicose marcada indicam redução da atividade metabólica na região frontal
- Nos *tumores encefálicos*, coletaram-se dados a respeito das relações entre o uso de oxigênio e o fluxo sanguíneo nesses tumores
- Na *DAC*, observam-se áreas de diminuição do fluxo sanguíneo ou da perfusão, ou de ambos, indicativas de que o tecido miocárdico não é mais viável; é possível identificar a isquemia transitória (por imagem com estresse e em repouso)
- Quando existe a suspeita de recorrência do tumor após tratamento, a PET diferencia um tumor novo do tecido necrótico. (O metabolismo anormal da glicose determina o crescimento tumoral.) O estadiamento do tumor pode ser feito pela velocidade de aumento do metabolismo da glicose.

Procedimento

- Os procedimentos específicos variam de acordo com o equipamento de imagem e a preferência do médico. O radiofármaco emissor de pósitrons mais usado é a fluorodesoxiglicose F-18 (FDG) ou ^{18}F
- Depois de posicionar o cliente sobre a mesa, obtém-se uma imagem de transmissão para referência
- O fármaco radioativo é administrado por via intravenosa. O cliente aguarda de 30 a 45 minutos, em geral permanecendo sobre a mesa e, depois, adquirem-se as imagens da área de interesse
- A duração total do procedimento é de 1 a 2 horas.

Intervenções de enfermagem

► ***Antes da realização do exame***

- *Neurologia (PET do encéfalo)*: informar ao cliente que é necessário permanecer deitado, o mais imóvel possível, durante o exame. Entretanto, o cliente não pode dormir nem contar para passar o tempo
- Usar medidas, como técnicas de relaxamento progressivo e respiratórias, para reduzir a ansiedade e ajudar o cliente a controlar o estresse

- *Cardiologia*: é instituído acesso intravenoso. O tabagismo e alguns medicamentos são restringidos antes do exame. Consultar o médico responsável ou o serviço de medicina nuclear
- *Câncer de intestino grosso ou procedimentos renais*: pode ser necessário usar um cateter urinário.

► ***Durante a realização do exame***

- A PA é monitorada com frequência. Algumas vezes são coletadas amostras para dosagem da glicose sanguínea em jejum. Se a glicemia estiver muito alta, pode-se prescrever e administrar insulina, que inibe a captação tecidual de glicose. A insulina também inibe a captação tecidual de FDG, o que afeta a qualidade da imagem
- Nos exames neurológicos, é importante manter um ambiente silencioso
- Nos exames cardiológicos, pode ser necessário colocar eletrodos de ECG no cliente.

► ***Após a realização do exame***

- Avaliar os resultados da imagem e, em conjunto com o médico, orientar o cliente apropriadamente.

Topografia da córnea

O objetivo desse exame é mapear com exatidão a curvatura anterior e posterior da córnea.

Indicações

- Avaliação de algumas patologias da córnea (p. ex., ceratocone)
- Verificação de elegibilidade para cirurgia refrativa.

Valores de referência

Normais

- A curvatura da córnea deve ser simétrica, e a região mais profunda devem ser os 3 mm centrais.

Implicações clínicas

- Padrões anormais de curvatura podem descartar a possibilidade de cirugia refrativa e indicar doenças da córnea, com limitação da potencial visão.

Procedimento

- Instruir o cliente a fixar o olhar no alvo; o movimento ocular mínimo é importante para a confiabilidade da imagem.

Intervenções de enfermagem

► ***Antes da realização do exame***

- Explicar o objetivo do exame ao cliente.

► ***Após a realização do exame***

- Aconselhar o cliente de acordo com o resultado, inclusive sobre a possível necessidade de outros exames e tratamento.

Toracoscopia

Imagem endoscópica da cavidade torácica, procedimento intervencionista

A toracoscopia é o exame da cavidade torácica por meio de um endoscópio.

Indicações

- Avaliação e exame de crescimento tumoral, derrames, empiema, processos inflamatórios e pneumotórax
- Realização de procedimentos a *laser* e biopsias de pleura, linfonodos do mediastino e pulmões
- Visualização da pleura parietal e visceral, dos espaços pleurais, das paredes torácicas, do mediastino e do pericárdio
- Realização de procedimentos com *laser* e avaliação de crescimento tumoral, derrame pleural, empiema, processos inflamatórios e condições que predispõem ao pneumotórax.

Valores de referência

Normais

- Tecidos da cavidade torácica, pleura parietal e visceral, espaços pleurais, paredes torácicas, mediastino e pericárdio: normais e sem doença.

Implicações clínicas

- Os achados anormais incluem carcinoma (metastático ou primário), empiema, derrames, condições que predispõem a pneumotórax ou úlceras, processos inflamatórios e doenças como tuberculose, coccidioidomicose e histoplasmose.

Procedimento

- A toracoscopia é considerada um procedimento cirúrgico. O estado de saúde do cliente, o posicionamento específico necessário e o próprio procedimento determinam a necessidade de anestesia local ou geral. Os drenos torácicos geralmente são colocados e conectados à aspiração negativa e, às vezes, à drenagem gravitacional. A expansão pulmonar e a colocação do tubo são confirmadas por radiografia pós-operatória
- O pulmão é colapsado (pneumotórax intencional) para visualização da capacidade torácica
- O cliente deve jejuar durante no mínimo 8 horas antes do procedimento
- Instituir acesso intravenoso, se houver prescrição, e administrar medicamentos pré-operatórios
- Preparar a pele e posicionar o cliente corretamente na sala de cirurgia.

Intervenções de enfermagem

► ***Antes da realização do exame***

- Explicar o objetivo e o procedimento da toracoscopia e descrever o que o cliente sentirá.

► ***Após a realização do exame***

- Monitorar os sinais vitais, a respiração, a ausculta pulmonar e a gasometria arterial (se solicitada); comunicar anormalidades imediatamente. Verificar e registrar a perviedade do dreno torácico, a drenagem, a formação de bolhas e a oscilação do nível de líquido no tubo de drenagem. Comunicar anormalidades imediatamente

- Administrar analgésicos quando necessário; monitorar atentamente a condição respiratória. Ajudar o cliente a tossir e a respirar profundamente com frequência. Incentivar a deambulação e os exercícios da perna com frequência.

Alerta clínico

- Observar sinais de problemas respiratórios crescentes ou hemorragia. Comunicar imediatamente e tomar medidas apropriadas
- *Não clampear os drenos torácicos, exceto se houver instruções específicas.* O clampeamento dos drenos torácicos pode causar pneumotórax hipertensivo
- O início súbito de dor aguda, com dispneia, movimento desigual da parede torácica, taquicardia, ansiedade e cianose pode indicar pneumotórax – comunicar ao médico imediatamente e fazer o registro completo e cuidadoso.

TORCH

Sangue, diversas infecções

TORCH é o acrônimo de toxoplasmose, rubéola, infecção por CMV e HSV (pesquisa de anticorpos contra essas infecções) e identifica agentes frequentemente implicados em infecções congênitas do recém-nascido e confirmados pela demonstração de anticorpos específicos associados à IgM no sangue do lactente.

Indicações

- Avaliação e diferenciação de possível infecção congênita por um ou mais dos agentes TORCH
- Detecção de exposição da mãe e do recém-nascido.

Valores de referência

Normais

- Negativo para anticorpos contra toxoplasmose, rubéola, infecção por CMV e HSV.

Implicações clínicas

- A existência de anticorpos IgG sugere transferência de anticorpos da mãe para o recém-nascido
- A existência de anticorpos IgM sugere infecção congênita.

Fatores interferentes

- O teste de rastreamento TORCH nem sempre é útil, porque pode não haver produção de anticorpos em concentrações detectáveis na fase inicial da infecção
- A pesquisa de TORCH é mais útil na exclusão de uma possível infecção do que na comprovação da etiologia.

Procedimento

- Coletar uma amostra de 3 mℓ de sangue venoso ou do cordão umbilical segundo as orientações de coleta da amostra no Capítulo 2. Usar um tubo de tampa vermelha. Colocar a amostra em embalagem para transporte de amostras biológicas.

Intervenções de enfermagem

► ***Antes da realização do exame***

- Explicar o objetivo e o procedimento do exame.

► ***Após a realização do exame***

- Avaliar os resultados para o cliente; monitorar e orientar apropriadamente acerca das infecções intrauterinas e congênitas.

Ultrassonografia (US) duplex

Ultrassonografia vascular, Doppler, medida das pressões segmentares nos membros

Ultrassonografia vascular cerebral, de artérias carótidas e vertebrais, ultrassonografia periférica, ultrassonografia venosa dos membros inferiores (VMI), ultrassonografia arterial dos membros inferiores (AMI), índice tornozelo-braço (ITB), ultrassonografia venosa dos membros superiores (VMS), ultrassonografia arterial dos membros superiores (AMS)

Esses exames não invasivos por US Doppler fornecem informações anatômicas e hemodinâmicas sobre os principais vasos sanguíneos que suprem o encéfalo e os membros, com indicações de fluxo sanguíneo e tromboses. Como auxílio à US duplex, registram-se as pressões arteriais em toda a extensão dos membros. O ITB é calculado dividindo-se a pressão no tornozelo (mmHg) pela pressão braquial (mmHg).

Indicações

- *Artérias carótidas*: avaliação de sinais/sintomas de isquemia transitória, cefaleia, tontura, hemiparesia, parestesia e distúrbio da fala e da visão; rastreamento de cirurgia cardiovascular de grande porte e acompanhamento
- *Membros*: avaliação de edema crônico dos membros, pigmentação por estase e dor nos membros (as pressões confirmam uma causa vascular da dor em repouso isquêmica e da claudicação)
- *Veias*: "mapeamento" de veias a serem usadas para enxertos (p. ex., acesso de diálise).

Valores de referência

Normais

- A anatomia arterial da artéria carótida comum e das artérias carótidas interna e externa mostra ausência de indícios de estenose ou oclusão, padrões trifásicos de fluxo sanguíneo nessas grandes artérias, ausência de trombos ou doença oclusiva e ausência de placas
- Observa-se anatomia venosa normal, com fluxo sanguíneo espontâneo, fluxo fásico (ou seja, padrões de fluxo que respondem às variações respiratórias do cliente), aumento do fluxo (ou seja, aceleração do fluxo venoso superior à compressão da veia), competência das válvulas venosas e fluxo não pulsátil. A PA segmentar está dentro dos valores de referência
- O ITB maior que 1,0 é considerado normal quando há uma onda multifásica
- Não há diferença entre as pressões braquiais direita e esquerda
- A queda gradual de pressão, medida entre a parte superior da coxa ou do braço e o tornozelo ou punho, não deve ultrapassar 20 mmHg (2,7 kPa) entre dois segmentos quaisquer.

Implicações clínicas

- Indícios de placas, estenose, oclusão, dissecção, aneurisma, tumor do glomo carótico e arterite
- Trombose venosa, obstrução e incompetência valvular

- A assimetria das pressões braquiais acima de 10 mmHg (1,3 kPa) indica doença arterial
- O ITB < 1,0 indica doença. Quanto menor for o valor numérico desse índice, mais grave pode ser a doença (p. ex., ITB < 0,25 está associado a perda iminente do tecido)
- Uma diferença de 20 mmHg (> 2,7 kPa) ou maior entre segmentos sucessivos no mesmo membro e em lados opostos pode sugerir doença vascular obstrutiva ou oclusão.

Fatores interferentes

- Arritmias e doenças cardíacas podem causar alterações dos padrões hemodinâmicos
- A tortuosidade extrema dos vasos sanguíneos prejudica as informações hemodinâmicas
- A obesidade acentuada pode afetar adversamente os resultados; pode não ser possível verificar as pressões.

Procedimento

Exame da carótida

- Na maioria dos casos, o cliente é instruído a deitar sobre a mesa de exame com o pescoço em leve extensão e a cabeça girada para um lado. Aplica-se um meio condutor, geralmente gel, no pescoço. Um transdutor manual é movimentado delicadamente para cima e para baixo no pescoço enquanto são feitas imagens dos vasos sanguíneos apropriados
- Durante o exame com Doppler, ouve-se um sinal, que representa o fluxo sanguíneo. Examinam-se as artérias carótidas direita e esquerda
- A duração aproximada do exame é de 30 a 60 minutos.

Exame dos membros

- O cliente é instruído a deitar sobre a mesa de exame com a perna ou braço levemente voltado para fora e o joelho ou cotovelo em flexão parcial. Um transdutor manual é movimentado para cima e para baixo ao longo do membro, sobre os vasos sanguíneos desde o ombro (membro superior) ou a cintura pélvica (membro inferior) até a extremidade distal
- A breve compressão das veias é realizada a intervalos específicos para avaliar doença vascular
- Os dois membros são examinados para comparação
- A duração aproximada do exame é de 30 a 60 minutos.

Determinação do índice braço-tornozelo e das pressões

- O cliente é instruído a deitar sobre a mesa com o membro estendido
- Manguitos pneumáticos (geralmente quatro) são colocados espaçados ao longo do membro
- Um sensor de fluxo (com frequência, uma sonda Doppler de onda contínua) é colocado distal a um manguito. O manguito é inflado (com frequência, isso é automático) até níveis suprassistólicos e, depois, esvaziado lentamente até o reinício do fluxo. A pressão de reinício do fluxo é registrada
- Essa técnica é repetida, distal a cada manguito, até que todo o membro tenha sido avaliado. As pressões braquiais também são medidas
- Os dois membros são examinados. A duração do exame (apenas para determinar as pressões) geralmente é menor que 15 minutos.

Intervenções de enfermagem

► *Antes da realização do exame*

- Explicar o objetivo e o procedimento do exame
- Explicar que será aplicado um gel condutor sobre a pele. Embora o gel não manche, orientar o cliente a usar roupas laváveis
- Orientar o cliente a retirar cordões e brincos antes do exame para proteção
- Instruir o cliente a não fumar nem ingerir cafeína durante pelo menos 2 horas antes do exame.

▶ ***Após a realização do exame***

- Limpar ou orientar o cliente a limpar o gel residual da pele
- Avaliar os resultados; apoiar e aconselhar o cliente acerca de anormalidades do fluxo sanguíneo e possível tratamento (clínico ou cirúrgico).

Ultrassonografia abdominal | Ultrassonografia da aorta, ultrassonografia abdominal superior

Ultrassonografia: VB, fígado, baço, pâncreas, rim, vasos sanguíneos

Esse procedimento não invasivo permite a avaliação de todos os órgãos sólidos na parte superior do abdome, entre os quais estão o fígado, os ductos biliares, a VB, o apêndice, o pâncreas, os rins, as glândulas suprarrenais, o baço, a aorta abdominal e a veia cava. Alguns laboratórios realizam exames de órgãos específicos, como ultrassonografia renal ou hepatobiliar, junto com a ultrassonografia abdominal. Grandes vasos específicos (como as artérias renal e mesentérica superior e a veia porta) podem ser avaliados por Doppler.

Indicações

- Avaliação de doenças abdominais associadas a dor abdominal, aumento da circunferência abdominal, obstruções, acúmulo de líquido, infecções com febre, emagrecimento e doença generalizada
- Caracterização de tumores conhecidos ou suspeitos e identificação da causa de icterícia
- Pesquisa de aneurismas da aorta abdominal e estadiamento de carcinomas conhecidos
- Orientação durante biopsia, aspiração de cisto e outros procedimentos invasivos.

Valores de referência

Normais

- Posição e aspecto normais do fígado, da VB, dos ductos biliares, do pâncreas, dos rins, das glândulas suprarrenais e do baço, bem como da aorta abdominal, da veia cava inferior e de suas principais tributárias
- Tamanhos dos órgãos:
  - *VB*: comprimento, diâmetro e espessura da parede dentro dos limites normais
  - *Fígado*: diâmetro anteroposterior na linha medioclavicular (ou seja, transversal) e comprimento máximo do lobo direito (ou seja, sagital) dentro dos limites normais
  - *Baço*: largura e comprimento dentro dos limites normais
  - *Pâncreas*: diâmetro da cabeça e da cauda dentro dos limites normais
  - *Rim*: diferença máxima de 1,5 cm no tamanho dos dois rins ativos.

Implicações clínicas

- Existência de lesões expansivas: cistos, cistos pancreáticos, massas sólidas, hematomas, abscessos, ascite, aneurismas, obstruções, alterações arterioscleróticas dos vasos sanguíneos e padrões anormais de fluxo sanguíneo
- Tamanho, localização ou anormalidades estruturais do órgão
- Obstrução, dilatação e cálculos das vias biliares ou hidronefrose
- Um rim ou mais de dois rins.

Fatores interferentes

- O bário retido de radiografias anteriores pode prejudicar o exame
- O gás intestinal sobre a área de interesse interfere na imagem ultrassonográfica
- A obesidade prejudica a visualização dos tecidos.

Procedimento

- Aplica-se bastante gel condutor sobre a pele para que não reste ar entre a pele e o transdutor, o que promove a transmissão do som. O agente condutor também facilita o movimento do transdutor sobre a pele
- Na maioria dos laboratórios, um transdutor manual é movido lentamente sobre a pele na área a ser examinada
- Instrui-se o cliente a permanecer deitado imóvel sobre a mesa de exame e a controlar a respiração. As ultrassonografias geralmente são realizadas com o cliente em decúbito dorsal e outras posições
- Para algumas ultrassonografias é necessário que a bexiga esteja cheia
- O cliente pode ouvir um "assobio" durante o Doppler
- A duração total do exame é de aproximadamente 20 a 60 minutos.

Intervenções de enfermagem

▶ *Antes da realização do exame*

- Explicar o objetivo e o procedimento do exame. Assegurar ao cliente que não há uso de radiação e que o exame é indolor
- Instruir o cliente a manter dieta zero durante no mínimo 8 horas antes do exame para dilatar completamente a VB e melhorar a visualização de todas as estruturas
- É necessário dar assistência especial aos clientes diabéticos. Por causa do jejum antes do exame, pode ser contraindicada a administração de insulina ou hipoglicemiantes orais. Consultar o departamento de radiologia para obter instruções específicas. Agendar o exame no início do dia, se possível
- Administrar enemas se prescritos
- Administrar líquidos para encher a bexiga, se indicado
- Explicar que será aplicado um gel condutor sobre a pele, o que pode causar sensação de calor ou umidade. Embora o gel não manche, aconselhar o cliente a usar roupas laváveis.

▶ *Durante a realização do exame*

- Explicar ao cliente que é necessário controlar a respiração conforme as instruções
- Oferecer apoio e assegurar ao cliente que o exame está prosseguindo normalmente
- Explicar ao cliente que é necessário permanecer imóvel durante o exame, ainda que possa ser desconfortável.

▶ *Após a realização do exame*

- Limpar os resíduos de gel da pele
- O cliente pode voltar a ingerir alimentos e líquidos normalmente, exceto se contraindicado pelos resultados
- Avaliar os resultados e aconselhar o cliente apropriadamente em relação a outros exames ou possíveis tratamentos.

Alerta clínico

- Não é possível realizar ultrassonografias sobre feridas abertas ou através de curativos
- Esse exame deve ser realizado antes de estudos radiológicos com bário. Se não for possível essa programação, deve-se esperar pelo menos 24 horas entre o procedimento com bário e a ultrassonografia
- A ausência de jejum prejudica a imagem da VB
- Alguns laboratórios administram um contraste oral não iônico e sem iodo para ajudar a delimitar as estruturas abdominais superiores (sobretudo o pâncreas).

Ultrassonografia da mama, ecografia da mama

Ultrassonografia

Esse exame não invasivo ajuda a diferenciar a natureza de massas mamárias identificadas por palpação ou mamografia.

Indicações

- Diferenciação de lesões císticas e sólidas da mama
- Exame por imagem das mamas de homens, mulheres muito jovens e gestantes, bem como de mulheres com mamas densas e aumentadas, lactantes ou com implantes de silicone
- Orientação durante biopsia ou aspiração de cisto.

Valores de referência

Normais

- Padrão de eco simétrico nas duas mamas, inclusive nas camadas subcutânea, mamária e retromamária.

Implicações clínicas

- Existência de lesões expansivas: cistos, massas sólidas, hematomas, abscessos, dilatação ductal, calcificações, metástases linfáticas e musculares, linfonodos aumentados.

Procedimento

- Aplica-se um meio condutor, geralmente gel, à mama exposta para promover a transmissão do som
- Um transdutor manual é movido lentamente sobre a mama
- A duração total do exame é de aproximadamente 15 a 25 minutos.

Intervenções de enfermagem

► *Antes da realização do exame*

- Explicar o objetivo e o procedimento da ultrassonografia de mama. Como não usa radiação, a ultrassonografia da mama é usada efetivamente em clientes muito jovens ou grávidas
- Explicar que será aplicado um gel de acoplamento na pele. Embora o agente de acoplamento não manche, aconselhar o cliente a usar roupas que possam ser lavadas.

► *Após a realização do exame*

- Limpar ou orientar o cliente a limpar qualquer resíduo de gel ou cola da pele
- Avaliar os resultados; apoiar e aconselhar o cliente acerca de outros exames (p. ex., biopsia).

Ultrassonografia da próstata | Ultrassonografia transretal da próstata

Ultrassonografia, imagem GU

Esse procedimento não invasivo obtém imagens da próstata e dos tecidos adjacentes.

Indicações

- Avaliação de uma anormalidade detectada ao exame digital ou por desvios dos níveis séricos de PSA
- Auxílio no estadiamento de carcinoma da próstata comprovado por biopsia
- Avaliação de infertilidade relacionada a doença da próstata
- Orientação para biopsia ou outras intervenções.

Valores de referência

Normais

- Tamanho, volume, formato e consistência nomais da próstata.

Implicações clínicas

- Aumento da próstata (hipertrofia glandular), lesões expansivas: tumores, abscessos, cistos e prostatite.

Fatores interferentes

- A presença de material fecal no reto prejudica a visualização da próstata.

Procedimento

- De modo geral, o cliente precisa administrar um enema na noite anterior e na manhã do dia do procedimento
- O cliente é intruído a se colocar em decúbito lateral esquerdo sobre a mesa de exame, com os joelhos flexionados em direção ao tórax. Um transdutor retal protegido e lubrificado é introduzido no reto. Pode-se introduzir água no revestimento da cabeça do transdutor. O cliente pode sentir leve pressão. O cabo do transdutor é girado para produzir imagens em vários planos
- O procedimento leva cerca de 15 a 30 minutos.

Intervenções de enfermagem

▶ *Antes da realização do exame*

- Explicar o objetivo e o procedimento. Assegurar ao cliente que não há uso de radiação e que o exame pode ser desconfortável, mas esse desconforto será transitório.

▶ *Após a realização do exame*

- Avaliar o resultado para o cliente; oferecer apoio e orientação (em conjunto com o médico) sobre anormalidades da próstata.

Ultrassonografia da tireoide | Ecografia da tireoide, ultrassonografia do pescoço

Ultrassonografia de glândula endócrina e do pescoço

Esse procedimento não invasivo é usado para observação e determinação do tamanho da tireoide.

Indicações

- Identificação e caracterização de massas (cistos e sólidas) e processos infecciosos
- Estimativa do peso da glândula antes de administrar iodo radioativo no tratamento da doença de Graves com o objetivo de monitorar os resultados terapêuticos
- Orientação durante biopsia ou aspiração de cisto.

Valores de referência

Normais

- Tamanho e anatomia normais da tireoide e das estruturas adjacentes, inclusive de músculos e vasos sanguíneos
- Padrão homogêneo normal da tireoide.

Implicações clínicas

- É considerado anormal o padrão de eco *cístico, complexo* ou sólido
- Aumento glandular e achado de lesões expansivas: cistos, massas sólidas como adenomas ou nódulos, hematoma e abscessos. Além disso, pode mostrar lesões das glândulas paratireoides ou alterações dos linfonodos
- Algumas deformidades congênitas.

Fatores interferentes

- Lesões muito pequenas (1 cm) podem escapar da detecção. Lesões com diâmetro > 4 cm produzem um ecograma misto, difícil de correlacionar com uma doença específica
- A ultrassonografia não distingue lesões benignas e malignas
- Lesões das glândulas paratireoides ou outras massas extratireoidianas podem não ser diferenciadas de lesões intratireoidianas.

Procedimento

- O cliente é colocado em decúbito dorsal, com uma almofada sob os ombros para propiciar conforto
- Aplica-se um meio condutor, geralmente gel, no pescoço hiperestendido exposto para promover a transmissão do som. Um transdutor de ultrassom é movido lentamente sobre a pele
- A biopsia da tireoide pode ser guiada por ultrassonografia
- O exame dura cerca de 30 minutos.

Intervenções de enfermagem

► ***Antes da realização do exame***

- Explicar o objetivo e o procedimento do exame.

► ***Após a realização do exame***

- Avaliar os resultados para o cliente; oferecer apoio e orientação (em conjunto com o médico) sobre a doença da tireoide.

Ultrassonografia da vesícula biliar (VB), ultrassonografia hepatobiliar, ultrassonografia do fígado

Ultrassonografia GI

Esses exames ajudam a diferenciar doença hepática de obstrução biliar. Ao contrário do colecistograma oral, esse procedimento possibilita a visualização da VB e dos ductos biliares em clientes com disfunção hepática.

Indicações

- Exame inicial de pessoas com dor no quadrante superior direito
- Diferenciação entre doença da VB e cardiopatia, detecção de cálculos biliares ou colecistite crônica aguda e avaliação de VB inativa, que não é observada em radiografias
- Orientação de AAF para biopsia ou outras intervenções.

Valores de referência

Normais

- Tamanho, posição e configuração normais da VB e dos ductos biliares
- Sem evidências de cálculos
- Tecido hepático adjacente normal.

Implicações clínicas

- Padrões anormais, variações do tamanho renal e espessamento da parede indicativo de colecistite, adenomiomatose ou tumor e observado muitas vezes como manifestação de colecistopatia em clientes com AIDS ou outros processos inflamatórios ou neoplasias
- Existência de inflamação; cálculos biliares na VB e nos ductos biliares; dilatações, estreitamentos e obstruções da árvore biliar; e anormalidades congênitas (p. ex., cistos de cóledoco)
- Lesões benignas e malignas como pólipos
- Doenças hepáticas, como cirrose, cistos, lesões sólidas e tumores metastáticos
- Se associada à avaliação por Doppler, pode-se detectar hipertensão portal e fluxo sanguíneo hepatófugo (fluxo sanguíneo porta que sai do fígado).

Fatores interferentes

- O bário remanescente de exames radiológicos recentes, o excesso de gás intestinal e a obesidade afetam a imagem.

Procedimento

- Instruir o cliente a permanecer deitado imóvel sobre a mesa de exame em decúbito dorsal ou decúbito lateral esquerdo
- Cobrir a pele com uma camada de gel condutor, óleo ou loção
- Solicitar ao cliente que controle a respiração conforme as instruções
- A duração aproximada do exame é de 10 a 30 minutos.

Intervenções de enfermagem

► *Antes da realização do exame*

- Explicar o objetivo, os benefícios e o procedimento do exame
- Instruir o cliente a permanecer em dieta zero no mínimo 8 horas antes do exame para dilatar totalmente a VB e melhorar a visualização anatômica. Alguns laboratórios preferem que a última refeição antes do exame contenha pequena quantidade de gordura
- Assegurar ao cliente que o exame não é doloroso. Entretanto, ele pode considerar desconfortável permanecer deitado imóvel por um longo período
- Explicar que é preciso aplicar grande quantidade de agente condutor à pele de modo que não haja ar entre a pele e o transdutor e para facilitar o movimento do transdutor sobre a pele. Pode haver sensação de calor ou umidade. Embora o agente de acoplamento acústico não manche, aconselhar o cliente a usar roupas que sejam laváveis
- Explicar que o cliente será instruído a controlar a respiração durante a obtenção das imagens.

► *Após a realização do exame*

- O cliente pode reiniciar o consumo normal de alimentos e líquidos
- Limpar ou orientar o cliente a limpar o gel residual do abdome
- Avaliar o resultado e aconselhar apropriadamente acerca de outros procedimentos ou tratamentos.

Ultrassonografia do coração (ecocardiograma; ecocardiograma com Doppler)

Imagem do coração por ultrassonografia

Esse exame não invasivo do coração mostra as estruturas cardíacas e oferece informações sobre a função cardíaca.

Indicações

- Monitoramento de clientes com ICC que usam dispositivo de assistência ventricular esquerda (DAVE)
- Avaliação de disfunção e doença das próteses valvares e valvas biológicas; anormalidades do fluxo sanguíneo; e hipertensão sistêmica e arterial pulmonar
- Avaliação de doença miocárdica
- Monitoramento prolongado de clientes com cardiopatia.

Valores de referência

Normais

- Posição, tamanho e movimento normais das valvas cardíacas e das paredes das câmaras e velocidade normal do fluxo sanguíneo, observados em imagens bidimensionais, em modo M e ao Doppler colorido.

Implicações clínicas

- Resultados anormais indicam valvopatia: estenose, prolapso, disfunção, função de próteses valvares, derrame pericárdico, tamponamento, deformidades estruturais (congênita e adquirida) e aneurismas
- Disfunção ventricular esquerda miocárdica, distúrbios hemodinâmicos e lesões cardíacas (p. ex., tumores, trombos e endocardite)
- Cardiopatia congênita.

Fatores interferentes

- Arritmias e hiperinsuflação dos pulmões com ventilação mecânica prejudicam a imagem da anatomia cardíaca
- Obesidade acentuada, traumatismo torácico e curativos podem afetar adversamente os resultados.

Procedimento

- O cliente é colocado em posição de litotomia sobre a mesa de exame, levemente inclinado para o lado
- Um gel acústico é aplicado sobre a pele do tórax e um transdutor é deslocado sobre várias regiões do tórax e da parte superior do abdome para obter imagem apropriada do coração
- Podem ser fixadas derivações para realização simultânea de eletrocardiograma
- A duração do exame é de 30 a 45 minutos.

Intervenções de enfermagem

► ***Antes da realização do exame***

- Explicar o objetivo, o procedimento e os benefícios do exame
- Assegurar ao cliente que o exame não é doloroso, a posição deitada imóvel por longo período pode causar algum desconforto

- Explicar que o gel condutor é necessário para facilitar o movimento do transdutor e, portanto, pode haver uma sensação de calor ou umidade.

► *Após a realização do exame*

- Interpretar os resultados e aconselhar o cliente apropriadamente em relação a distúrbios cardíacos e possível necessidade de outros exames ou tratamentos (p. ex., clínico, fármacos ou cirúrgico).

Ultrassonografia do escroto, ultrassonografia dos testículos

Ultrassonografia dos testículos

Esse procedimento não invasivo mostra imagens dos testículos e das estruturas adjacentes.

Indicações

- Identificação e caracterização da massa testicular
- Avaliação da causa de dor ou possíveis alterações testiculares decorrentes de traumatismo testicular
- Avaliação de causas estruturais de infertilidade masculina e identificação do local de testículos não descidos.

Valores de referência

Normais

- Localização, tamanho e aparência normais dos tecidos escrotais e testiculares.

Implicações clínicas

- Existência de lesões expansivas: tumores, abscessos, hematomas, hidrocele, aumento glandular ou alterações do eco sugestivas de processo inflamatório, espermatocele, varicocele, infarto, testículos não descidos e torção, evidenciados por ausência de sinal Doppler.

Procedimento

- O pênis é retraído e o escroto é apoiado sobre uma toalha enrolada. Depois da aplicação de gel condutor para expor o escroto, um transdutor manual é delicadamente movimentado sobre a pele
- Pode-se realizar ultrassonografia Doppler ou Doppler com fluxo colorido para pesquisa de torção dos testículos
- A duração total do exame é de cerca de 10 a 30 minutos.

Intervenções de enfermagem

► *Antes da realização do exame*

- Explicar o objetivo e o procedimento do exame. Assegurar ao cliente que não há radiação e que o exame é indolor
- Não é necessário preparo.

► *Após a realização do exame*

- Limpar ou orientar a cliente a limpar o gel residual da pele
- Avaliar os resultados para o cliente; oferecer apoio e orientação.

Ultrassonografia ginecológica (GIN) | Ultrassonografia pélvica, diagnóstico de massa uterina pélvica, localização de DIU

Ultrassonografia ginecológica e vesical

Essa técnica não invasiva é usada para o exame visual das estruturas de tecidos moles localizadas na cavidade pélvica, entre as quais estão a bexiga, o útero e os grandes vasos sanguíneos da pelve. A ultrassonografia pélvica examina a área que vai do umbigo ao osso púbis em mulheres.

Indicações

- Determinação do tamanho e das características de massa pélvica palpável e localização de dispositivo anovulatório intrauterino
- Avaliação de sangramento após a menopausa
- Exclusão de gravidez ectópica
- Monitoramento do desenvolvimento folicular em mulheres submetidas a tratamento de infertilidade
- Programação do tratamento e acompanhamento de radioterapia no câncer ginecológico.

Valores de referência

Normais

- Padrão de imagem normal e tamanho normal da bexiga, da vagina, do útero, dos ovários e da tuba uterina
- Padrão de fluxo normal ao exame com Doppler dos grandes vasos sanguíneos pélvicos.

Implicações clínicas

As condições anormais incluem:

- Formatos irregulares, aumento (p. ex., edema), alteração da espessura das paredes
- Liomiomas, útero bicorno, cistos ovarianos e tumores ovarianos metastáticos
- Distorção vesical (suscita a possibilidade de tumor adjacente)
- Mobilidade ou imobilidade de massa pélvica.

Fatores interferentes

- A presença de gás ou bário no intestino sobre o conteúdo pélvico prejudica a imagem. Os resultados podem ser comprometidos se a cliente for obesa ou tiver o útero retrovertido
- O êxito da ultrassonografia transabdominal depende da manutenção da bexiga cheia durante o exame.

Procedimento

- O exame transabdominal requer distensão completa da bexiga
- Aplica-se um gel condutor na área de exame para promover a transmissão do som. A face ativa do transdutor é posta em contato com a pele da cliente e movimentada sobre a área examinada. A duração do exame é de aproximadamente 10 a 30 minutos
- O exame transvaginal (endovaginal) não requer o enchimento vesical
- Um pequeno transdutor vaginal, protegido por um preservativo ou bainha estéril, é lubrificado e introduzido na vagina até a profundidade máxima de 8 cm. Alguns laboratórios preferem que a própria cliente introduza o transdutor. As imagens são obtidas girando ligeiramente o cabo do transdutor. A duração do exame é de aproximadamente 10 a 30 minutos.

Intervenções de enfermagem

► ***Antes da realização do exame***

- Explicar o objetivo e o procedimento do exame. Não há uso de radiação e o exame geralmente é indolor. Na maioria das vezes, o preparo para o exame requer que a bexiga esteja cheia, o que torna necessário o consumo de cerca de 900 mℓ de água ou líquidos claros 1 a 2 horas antes do procedimento. Orientar a cliente a não urinar até o fim do exame. O desconforto associado à bexiga muito cheia é esperado
- Em algumas condições, é usada a via transvaginal (endovaginal), que não exige enchimento vesical. Verificar se a cliente é sensível ao látex e comunicar essas sernsibilidades ao laboratório.

Alerta clínico

- No caso de restrição da ingestão (dieta zero) ou em algumas situações de emergência, pode-se usar um cateter para encher a bexiga
- É necessário que a cliente concorde e assine um termo de consentimento cirúrgico antes de qualquer técnica intervencionista guiada por ultrassonografia, como a retirada de oócitos.

► ***Durante a realização do exame***

- Incentivar a cliente se ela tiver dificuldade para manter a bexiga distendida.

► ***Após a realização do exame***

- Limpar ou orientar a cliente a limpar o gel residual da pele
- Instruir a cliente a esvaziar a bexiga com frequência após o término de um exame vesical completo
- Avaliar o resultado e oferecer aconselhamento e apoio quando necessário.

Ultrassonografia obstétrica | Ultrassonografia OB, determinação da idade fetal, ecocardiograma fetal

Ultrassonografia da gravidez e do feto

As ultrassonografias, procedimentos não invasivos, da gestante são usadas para avaliar e documentar estruturas fetais, placentárias e maternas e para estimar a idade e o peso do feto, confirmar gestação múltipla, localizar a placenta e identificar a gravidez pós-matura (aumento do volume de líquido amniótico e do grau de calcificação placentária). A ultrassonografia tornou-se o método de escolha para avaliar o feto e a placenta, dispensando exames radiológicos potencialmente prejudiciais que eram usados antes.

Indicações

- Confirmação da existência e da posição de gestação intrauterina e exclusão de gravidez ectópica, esclarecimento de discrepância de tamanho ou idade (grande ou pequeno para a idade gestacional) e avaliação de doenças maternas (liomiomas do útero, cistos)
- Orientação para amniocentese, BVC e procedimentos invasivos.

Valores de referência

Normais

- Anatomias fetal, materna e placentária normais; viabilidade fetal e volume satisfatório de líquido amniótico.

Implicações clínicas

- Durante o *primeiro trimestre*, podem-se obter as seguintes informações:
  - Número, tamanho e localização dos sacos gestacionais
  - Existência ou não de atividade cardíaca fetal e movimentos corporais
  - Existência ou não de anormalidades uterinas (p. ex., útero bicorno, liomiomas) ou massas ovarianas (p. ex., cisto ovariano, gravidez ectópica)
  - Determinação da idade gestacional (p. ex., diâmetro biparietal, comprimento cabeça-nádega)
  - Existência e localização de um DIU
- Durante o *segundo* e o *terceiro trimestres*, a ultrassonografia pode ser realizada para obter as seguintes informações:
  - Viabilidade fetal, número, posição, idade gestacional, padrão de crescimento e anormalidades estruturais
  - Volume de líquido amniótico
  - Localização, maturidade e anormalidades da placenta
  - Liomiomas e anomalias uterinas
  - Massas anexiais
- O diagnóstico precoce de anormalidades estruturais fetais torna possíveis as seguintes opções:
  - Cirurgia intrauterina ou outros tratamentos pré-natais, se possível
  - Preparo da família para cuidar de uma criança com um distúrbio ou planejamento de outras opções
- *Viabilidade fetal*: na maioria dos casos, a atividade cardíaca fetal pode ser demonstrada com 5 semanas de gestação. Essa informação é útil para confirmar a idade da gestação e para tratamento do sangramento vaginal. É possível diferenciar gestações molares e abortos incompletos, completos e retidos
- *Idade gestacional*: as indicações para avaliação da idade gestacional incluem incerteza quanto à DUM, interrupção recente de supressão da ovulação com administração oral de hormônios, episódio de sangramento durante o primeiro trimestre, amenorreia com duração mínima de 3 meses, tamanho do útero incompatível com o tempo de gestação, cesariana prévia e outras condições de alto risco
- *Crescimento fetal*: as condições que servem como indicadores para avaliação ultrassonográfica do crescimento fetal incluem ganho ponderal ou padrão de ganho ponderal materno insatisfatório; RCIU prévio; infecção crônica; ingestão de medicamentos como anticonvulsivantes, drogas ilícitas ou heroína; diabetes materno; hipertensão gestacional ou de outro tipo; gravidez múltipla e outras complicações clínicas ou cirúrgicas
- *Anatomia fetal*: dependendo da idade gestacional, podem ser identificadas as seguintes estruturas: anatomia intracraniana, pescoço, coluna vertebral, coração, estômago, intestino delgado, fígado, rins, bexiga e membros. Podem-se identificar anomalias estruturais antes do parto. Entre as anomalias estruturais que podem ser diagnosticadas por ultrassonografia estão: hidrocefalia, anencefalia e mielomeningocele frequentemente estão associados a poli-hidrâmnio. A síndrome de Potter (agenesia renal) está associada ao oligo-hidrâmnio. Essas condições são diagnosticadas antes de 20 semanas de gestação, assim como os defeitos ósseos (nanismo, acondroplasia, osteogênese imperfeita) e hérnias diafragmáticas. Outras anomalias estruturais que podem ser diagnosticadas por ultrassonografia são derrame pleural (após 20 semanas), atresia ou obstrução intestinal (início da gravidez até o segundo trimestre), hidronefrose e obstrução da saída vesical (segundo trimestre até o termo com possibilidade de cirurgia fetal). Exames bidimensionais do coração, associados ao ecocardiograma, permitem o diagnóstico de lesões cardíacas congênitas e o tratamento pré-natal de arritmias cardíacas
- *Detecção de morte fetal*: a incapacidade de observar os batimentos cardíacos fetais (BCF) e a separação ou superposição de ossos na cabeça do feto são sinais de morte. Com imagem em tempo real, a ausência de movimento cardíaco por 3 minutos confirma a morte fetal

- *Posição e função da placenta*: pode-se descrever o local de implantação (p. ex., anterior, posterior, no fundo, no segmento inferior), assim como a localização da placenta no outro lado da linha mediana. O padrão de crescimento uterino e placentário e o enchimento vesical influenciam a localização aparente da placenta. Por exemplo, quando é realizada ultrassonografia no segundo trimestre, a placenta parece estar situada sobre o óstio em 15 a 20% das gestações. A termo, porém, a evidência de placenta prévia é de apenas 0,5%. Portanto, raramente pode-se confirmar o diagnóstico de placenta prévia até o terceiro trimestre. Também pode ser identificado o descolamento prematuro da placenta (separação prematura da placenta)
- *Bem-estar fetal*: as medidas fisiológicas a seguir podem ser obtidas por ultrassonografia: frequência e regularidade cardíacas, movimentos respiratórios fetais, produção de urina (após medidas seriadas do volume vesical), movimentos dos membros e da cabeça do feto, e análise das ondas vasculares da circulação fetal. Os movimentos respiratórios fetais estão diminuídos nos casos de tabagismo e etilismo por parte da mãe e aumentados na hiperglicemia. Os movimentos dos membros e da cabeça do feto são indicadores do desenvolvimento neurológico. A identificação de coleções de líquido amniótico também é usada para avaliar o estado fetal. Uma coleção de líquido amniótico de no mínimo 1 cm está associada à condição fetal normal. A presença de uma coleção < 1 cm ou a ausência de uma coleção é anormal; está associada a aumento do risco de morte perinatal
- *Avaliação de gestações múltiplas*: dois ou mais sacos gestacionais, cada um contendo um embrião, podem ser observados após 6 semanas. Não se pode confiar totalmente na ultrassonografia de rotina para excluir a possibilidade de três ou quatro fetos em vez de apenas dois
- Se a posição fetal e o volume de líquido amniótico forem favoráveis, pode-se determinar o sexo fetal por exame visual dos órgãos genitais. Entretanto, é preciso advertir que a determinação do sexo não é o objetivo da ultrassonografia OB
- As anormalidades detectadas durante o ecocardiograma fetal incluem arritmias cardíacas, tumores cardíacos, defeitos septais (inclusive tetralogia de Fallot), síndrome de hipoplasia cardíaca, anormalidades valvulares (inclusive anomalia de Ebstein) e anormalidades vasculares (p. ex., coarctação da aorta, transposição e tronco arterial).

Fatores interferentes

- O gás sobre estruturas pélvicas no início do primeiro trimestre pode comprometer a ultrassonografia. A obesidade prejudica a avaliação dos tecidos por ultrassonografia. Placentas em localização posterior podem ser encobertas pela anatomia fetal sobrejacente.

Procedimento

Ultrassonografia OB

- A cliente é colocada em decúbito dorsal com o abdome exposto durante o procedimento. De modo geral, os exames no primeiro e no segundo trimestres exigem que a bexiga esteja cheia durante o exame transabdominal. Na maioria dos casos, os exames realizados para avaliar a localização da placenta também exigem que a bexiga esteja cheia. No primeiro trimestre, o exame pode ser realizado por via transvaginal. Nesse procedimento, um transdutor fino e lubrificado é introduzido diretamente até o fórnix da vagina
- Aplica-se um meio condutor, geralmente gel, no abdome ou na pelve exposta para promover a transmissão do som. Um transdutor manual é movido lentamente sobre a pele durante o exame
- A duração total do exame é de cerca de 30 a 60 minutos
- Pode não ser necessário ou desejado encher a bexiga de clientes no fim da gravidez ou em trabalho de parto ativo. Entretanto, se for necessário encher a bexiga e a mulher não tiver sido instruída a chegar com a bexiga cheia, pode ser necessário esperar pelo menos uma hora antes de começar o exame

- No exame transvaginal (endovaginal) não é necessário que a bexiga esteja cheia
- Nos exames endovaginais costuma-se usar um preservativo de látex para proteger o transdutor antes de introduzi-lo no fórnix da vagina
- As determinações da idade fetal são mais exatas durante o estágio cabeça-nádega no primeiro trimestre. O próximo período de maior exatidão da estimativa da idade é o segundo trimestre. A margem de erro da determinação da idade por ultrassonografia no terceiro trimestre é grande (até ± 3 semanas).

Ecocardiograma fetal

- O ecocardiograma fetal é realizado do mesmo modo que uma ultrassonografia OB de rotina e também exige preparo semelhante da cliente – exceto se associado a uma ultrassonografia OB, não é necessário que a bexiga esteja cheia para fazer o ecocardiograma fetal
- A gestante coloca-se em decúbito dorsal com o abdome exposto. O gel transmissor é colocado sobre a pele, e o transdutor é movido sobre o abdome.

Intervenções de enfermagem

▶ ***Antes da realização do exame***

- Explicar o objetivo do exame e o procedimento; não há radiação e o exame é indolor. Enfatizar o preparo para o exame. Na maioria dos casos, é realizado um exame com a bexiga cheia que demanda o consumo de cerca de 950 mℓ de líquidos sem resíduos (de preferência água) 1 a 2 horas antes do procedimento. A cliente é instruída a não urinar até a conclusão do exame. Há expectativa de desconforto associado à bexiga muito cheia
- Explicar que deve ser aplicado muito agente condutor à pele a fim de que não haja ar entre a pele e o transdutor e de permitir fácil movimento do transdutor sobre a pele. Pode haver sensação de calor ou umidade. Embora o agente de acoplamento acústico não manche, orientar o cliente a não usar roupas de boa qualidade para o exame.

▶ ***Durante a realização do exame***

- Como pode ser bastante difícil manter a bexiga distendida, é necessário incentivar a cliente. Em caso de síndrome de hipotensão em decúbito dorsal, orientar a cliente a se colocar em decúbito lateral direito e a respirar lenta e profundamente.

▶ ***Após a realização do exame***

- Limpar ou orientar a cliente a limpar o gel residual da pele. Orientar a cliente a urinar com frequência ao término do exame com a bexiga cheia
- Avaliar o resultado para o cliente; oferecer apoio e orientação quando necessário.

Ultrassonografia oftálmica

Esse exame é realizado para medidas biométricas do olho (A-SCAN) ou quando o exame visual do fundo do olho está comprometido por opacidades do meio, como edema de córnea, catarata ou hemorragia vítrea (B-SCAN).

Indicações

- Leitura biométrica para cálculo da lente intraocular que será colocada durante cirurgia de catarata
- Detecção e classificação de lesões da órbita
- Avaliação do potencial da retina se o exame visual for restrito
- Exclusão de descolamentos da retina e da corioide
- Detecção de corpos estranhos intraoculares.

Normal

- A-SCAN: medidas repetíveis do comprimento axial no eixo visual
- B-SCAN: padrão típico de absorbância e reflexão do som nos tecidos oculares.

Implicações clínicas

- A-SCAN: medidas para implantação apropriada de lente intraocular. As leituras podem ser afetadas por cirurgias oculares prévias (*i. e.*, LASIK)
- B-SCAN: A refletância anormal do som na cavidade vítrea pode indicar descolamento da retina/corioide. Tumores na retina são anormais, podendo representar neoplasia ou inflamação.

Procedimento

- A-SCAN: a superfície da córnea é anestesiada com medicamento tópico, e as medidas são feitas por aplanação ou imersão em banho de água
- B-SCAN: a sonda é aplicada sobre a pálpebra fechada e, portanto, não há necessidade de anestesia. Deve-se registrar a direção do olhar para indicar o contexto das imagens.

Intervenções de enfermagem

► ***Antes da realização do exame***

- Explicar o objetivo e o procedimento do exame.

► ***Após a realização do exame***

- A aplanação da córnea pode causar leve borramento visual e irritação.

Ultrassonografia renal

Exame de imagem do sistema GU

Esse exame não invasivo é usado para visualizar o parênquima renal, os vasos sanguíneos renais e as estruturas associadas. Muitas vezes é realizado após UE (antes conhecida como pielografia intravenosa) para delimitar e caracterizar lesões expansivas ou a causa de um rim não visualizado.

Indicações

- Caracterização de massas renais (*i. e.*, císticas ou sólidas) e processos infecciosos, observação de grandes cálculos e detecção de rins ectópicos ou malformados
- Orientação durante biopsia, aspiração de cisto, implantação de *stent* e outros procedimentos invasivos
- Monitoramento da evolução de transplantes renais e do desenvolvimento renal em crianças com hidronefrose congênita.

Valores de referência

Normais

- Imagem de padrão normal, indicando tamanho e posição normais dos rins
- Fluxo sanguíneo apropriado nos vasos renais.

Implicações clínicas

- Existência de lesões expansivas, como cistos, massas sólidas, hidronefrose ou obstrução dos ureteres ou cálculos

- Alteração do fluxo sanguíneo que entra ou sai do rim
- Dimensões, local e estrutura interna de um rim inativo
- Disseminação de condições cancerosas do rim para a veia renal ou veia cava inferior.

Fatores interferentes

- O bário retido de exames radiográficos anteriores pode comprometer os resultados
- A obesidade afeta adversamente a visualização do tecido.

Procedimento

- Aplica-se um gel condutor na área exposta do abdome para promover a transmissão do som
- Um transdutor manual é movido lentamente sobre a pele durante o procedimento. O cliente é instruído a controlar o padrão respiratório durante a aquisição de imagens. Rotineiramente são visualizados os dois rins
- A duração do exame é de 15 a 30 minutos.

Intervenções de enfermagem

► ***Antes da realização do exame***

- Explicar o objetivo e o procedimento do exame
- É necessário preparo limitado. Alguns laboratórios exigem jejum de 8 a 12 horas antes do procedimento
- Explicar que será aplicado um gel condutor sobre a pele. Embora o agente de acoplamento não manche, aconselhar o cliente a usar roupas laváveis
- A avaliação por Doppler dos vasos sanguíneos renais produz um som de "assobio" que o cliente ouve.

► ***Após a realização do exame***

- Avaliar o resultado, apoiar e aconselhar o cliente acerca de outros exames (p. ex., TC, biopsia).

Urinálise de rotina (EAS) | Exames para diagnóstico de infecções vesicais e renais ou distúrbios metabólicos (diabetes)

Urina, infecção urinária, diabetes melito

Cor, aparência, densidade específica (DE), pH, odor, glicose, cetonas, sangue, proteínas, bilirrubina, urobilinogênio exame microscópico do sedimento (bactérias, cilindros, hemácias, leucócitos, cristais)

A urinálise identifica as várias propriedades da urina, bem como os constituintes anormais, por meio de métodos químicos e exame microscópico do sedimento.

Indicações

- Uso como método de rastreamento no exame clínico de rotina, antes da internação hospitalar e antes de procedimentos cirúrgicos
- Diagnóstico e acompanhamento do tratamento de infecções renais e das vias urinárias
- Diagnóstico e acompanhamento de doenças metabólicas (p. ex., diabetes melito, doenças da tireoide e do fígado) não relacionadas com o sistema urinário.

Valores de referência

Normais

ADULTOS

Características gerais e medidas	Determinações químicas	Exame microscópico do sedimento
Cor: Amarelo-pálido a âmbar: normal com baixa DE Âmbar: normais com alta DE	Glicose: negativo (o diabetes melito é a principal causa de glicosúria)	Bactérias: negativo; cilindros negtivos: raros cilindros hialinos (indicam lesão da membrana capilar glomerular)
Aspecto: límpida a discretamente turva. A série consiste em muco, pus e células epiteliais (escamosas).	Cetonas: negativo (sua presença está associado ao diabetes ou à alteração do metabolismo dos carboidratos)	Hemácias: Hb ou mioglobina; negativo ou ausente (indica traumatismo ou lesão de órgãos geniturinários ou de sistemas)
DE: 1,015 a 1,025 com aporte normal de líquidos (capacidade renal de concentração da urina)	Proteínas: negativo ou traços (indica doença renal)	Cristais: negativo (nenhum) em relação ao pH da urina
Osmolalidade: 300 a 900 mOsm/kg de H_2O Medida precisa da DE por 24 h	Bilirrubina: negativo (monitoramento de hepatite e lesão hepática)	Leucócitos: ausentes ou raros (0 a 4) Hemácias: ausentes
pH: 4,6 a 8,0 O pH em uma pessoa média é de aproximadamente 6,0 (ácido) Mantém o pH corporal constante	Urobilinogênio: 0,1 a 1,0 unidades/dℓ ou < 1 mg	Células epiteliais: poucas, cilindros hialinos: 0 a 1/campo de pequeno aumento
Odor: aromática (não repugnante)	Nitrato para bactérias: negativo (sua presença indica bactérias na urina)	
Volume: 600 a 2.500 mℓ em 24 h (balanço hídrico e função renal)	Esterase leucocitária: negativo (indica infecção das vias urinárias)	

Implicações clínicas | Aspecto

- A urina com turvação média pode indicar a existência de pus (leucócitos), hemácias ou bactérias em virtude de infecção das vias urinárias, ou fragmentos.

Fatores interferentes | Aspecto

- Alimentos, uratos, fosfatos ou contaminação vaginal e grau de hidratação ou desidratação podem afetar o aspecto da urina.

Implicações clínicas | Cor

- A cor anormal da urina pode ser causada por hemácias (turvação intensa), bilirrubina (amarelo-acastanhada e verde-amarelada), tumor melanótico ou doença de Addison (preta), alcaptonúria (preta) e porfiria (vinho do Porto).

Fatores interferentes | Cor

- A urina escurece durante o tempo de espera, alguns alimentos (vermelha/beterraba), medicamentos (todas as cores), fatores fisiológicos (estresse/límpida), exercícios físicos em excesso (vermelha), grande ingestão de líquidos e álcool etílico (amarelo-palha) e febre (âmbar escura).

Implicações clínicas | Odor

O odor anormal pode ser causado por alimentos (aspargos, alho), medicamentos (estrogênio), bactérias (pútrido) e cetonas (doce) e ocorrer na fenilcetonúria (mofo, rato), tirosinemia (repolho, pescado), DUXB (açúcar queimado) e síndrome de má absorção de metionina (odor de cervejaria).

Implicações clínicas | DE

- A *baixa DE* (1,000 a 1,010) pode ocorrer em clientes com diabetes insípido (diminuição ou ausência de HAD), glomerulonefrite com pielonefrite e lesão renal grave. (Ver Tabela 3.8.)

Tabela 3.8 Correlação entre achados dos exames químico, físico e microscópico da urina (EAS) e distúrbios renais.

Distúrbio e causa	Sinais/sintomas	Aspecto da urina
Glomerulonefrite aguda		
Anticorpos antimembrana basal associados à infecção por estreptococos, vários agentes infecciosos, toxinas, alergênios	Rápido surgimento de hematúria, proteinúria e cilindros. Hipertensão, insuficiência renal e edema. Mais comum em crianças e adultos jovens	Hematúria macroscópica, turbidez
Resultado do exame: proteínas < 1,0 g/dℓ, positivo para sangue Aumento das hemácias, leucócitos, cilindros epiteliais tubulares renais; hemácias, cilindros granulares, alguns leucócitos e células epiteliais renais		
Glomerulonefrite crônica		
Representa o estágio terminal da lesão glomerular persistente com perda contínua e irreversível da função renal. Avanço para DRET	Edema, hipertensão arterial, anemia, acidose metabólica, oligúria que evolui para anúria	Hematúria
Resultado do exame: proteínas > 2,5 g/dℓ Pequena quantidade de sangue Densidade baixa e fixa Aumento de hemácias, leucócitos, células epiteliais renais Cilindros: granulares, céreos, largos		
Síndrome nefrótica		
Glomérulos cuja membrana basal tornou-se extremamente permeável às proteínas plasmáticas de grande peso molecular e lipídios, permitindo sua entrada nos túbulos	Proteinúria maciça, edema, altos níveis de lipídios séricos e baixos níveis de albumina sérica	Turva
Resultado do exame: proteínas > 3,5 g/dℓ Pequena quantidade de sangue Aumento das hemácias, corpos de gordura ovais, gordura livre, células epiteliais renais Cilindros: graxos, céreos, renais		
Necrose tubular aguda		
Destruição das células epiteliais do túbulo renal. Geralmente é causada por um evento hipotensivo (choque), elemento tóxico ou fármacos, drogas e metais pesados	Oligúria e insuficiência renal completa	Discretamente turva

Tabela 3.8 Correlação entre achados dos exames químico, físico e microscópico da urina (EAS) e distúrbios renais. *(continuação)*

Distúrbio e causa	Sinais/sintomas	Aspecto da urina
Resultado do exame: proteínas < 1,0 g/dℓ, positivo para sangue. Densidade baixa Aumento de hemácias, leucócitos, células epiteliais renais Cilindros: renais, granulares, céreos, largos		
Cistite (vias urinárias inferiores), uretrite (uretra em homens)		
Infecção vesical causada com maior frequência por *Escherichia coli* (85%)	Micção frequente e dolorosa	Turva, fétida
Resultado do exame: proteínas < 0,5 g/dℓ Pequena quantidade de sangue Nitrito positivo (geralmente); esterase leucocitária positiva (geralmente) Aumento de leucócitos, bactérias, hemácias Células epiteliais de transição		
Pielonefrite aguda (vias urinárias superiores)		
Infecção do rim ou da pelve renal. Causada por organismo infeccioso que percorreu as vias urinárias e invadiu o tecido renal	Mais frequente em mulheres com infecções urinárias repetidas.	Turva, fétida
Resultado do exame: proteínas < 1,0 g/dℓ Positivo para sangue Esterase leucocitária positiva (geralmente) Aumento de leucócitos (aglomerados), bactérias, células epiteliais renais Cilindros: leucocitários, granulares, ocasionalmente céreos		
Pielonefrite crônica		
Fibrose permanente do tecido renal	A perda da função tubular causa poliúria e noctúria. Com o avanço da doença, há hipertensão arterial e alteração dos fluxos renal e glomerular	Turva
Resultado do exame: proteínas < 2,5 g/dℓ Nitrito positivo (geralmente) Esterase leucocitária positiva (geralmente) Densidade baixa Elevação de leucócitos Cilindros: granulares, céreos, largos		
Nefrite intersticial aguda		
Inflamação do interstício renal causada por intoxicação por fármacos ou reação alérgica	Febre, eosinofilia, erupção cutânea	Turva
Resultado do exame: proteínas < 1,0 g/dℓ, positivo para sangue Esterase leucocitária positiva (geralmente) Elevação da contagem de leucócitos, eosinófilos, hemácias, células epiteliais e cilindros granulares, renais e hialinos		

Adaptada de Finnegan, K. (1998). Routine urinalyses. In Lehman, C. A. (Ed.), *Saunders manual of clinical laboratory science.* Philadelphia: W. B. Saunders, pp. 773-805.
Ver "Proteínas" na lista alfabética para obter mais informações.

- A *elevação da DE* (acima de 1,025) ocorre em casos de diabetes melito, aumento da secreção de HAD, nefrose, ICC, toxemia da gravidez e perda excessiva de água (p. ex., desidratação, febre, vômitos, diarreia)
- A *DE fixa* de 1,010 que não varia de uma amostra para outra indica lesão renal grave.

Fatores interferentes | DE

- A baixa DE é causada por diuréticos, consumo excessivo de líquidos, café ou álcool etílico
- Elevação da DE é causada por meios de contraste radiopacos, minerais, dextrana, resíduos de detergente, amostra fria e proteinúria.

Implicações clínicas | pH

- A *urina ácida* (pH < 7,0) ocorre em casos de acidose metabólica (cetose diabética), diarreia, inanição, infecções das vias urinárias causadas por *E. coli* e acidose respiratória (retenção de dióxido de carbono)
- A *urina alcalina* (pH > 7,0) ocorre em casos de infecções das vias urinárias causadas por bactérias decompositoras de ureia, acidose tubular renal, insuficiência renal crônica e alcalose respiratória (em virtude da hiperventilação).

Fatores interferentes | pH

- Urina ácida: medicamentos que contêm mandelamina e cloreto de amônio, ácido ascórbico, alta ingestão de proteínas e algumas frutas como oxicoco (*cranberry*) e abacaxi
- Urina alcalina: espera prolongada da amostra (as bactérias decompõem a ureia e produzem amônia). Substâncias químicas como bicarbonato de sódio, citrato de potássio e acetazolamida. Alimentação rica em frutas, hortaliças e leguminosas frescas; além disso, resposta normal após a refeição.

Alerta clínico

- A medida acurada do pH urinário só pode ser feita em uma amostra recém-eliminada. Caso seja necessário armazenar a urina por qualquer período antes da análise, é obrigatório refrigerá-la
- Se o pH for igual a 9, coletar uma amostra de sangue.

Implicações clínicas | Glicose/açúcar

- *Concentrações elevadas* (glicosúria) em clientes com diabetes melito, tumores encefálicos, lesão encefálica, infarto do miocárdio, infecções, diminuição do limiar renal (*urina* positiva para glicose, níveis normais de glicose no *sangue*), hipertireoidismo, asfixia, gastrectomia, obesidade e doença por depósito de glicogênio.

Fatores interferentes | Glicose

- Gravidez, lactação, estresse, excitação, cetonúria, exames após uma refeição pesada, glicose intravenosa e alguns medicamentos (ácido ascórbico [vitamina C], cefalosporina) e uso de fitas reagentes deterioradas.

Alerta clínico

- Glicose urinária > 1.000 mg/dℓ ou > 55 mmol/ℓ (4+). Comunicar ao médico e iniciar tratamento apropriado.

Implicações clínicas | Cetonas

- *Concentrações elevadas (cetonúria)*: diabetes melito, glicosúria renal, doença por depósito de glicogênio, inanição, jejum, dietas hiperlipídicas ou hiperproteicas, baixa ingestão de carboidratos, vômitos prolongados, eclâmpsia, tireotoxicose e exercícios físicos vigorosos e estresse prolongados.

Fatores interferentes | Cetonas

- A cetonúria pode ser consequente ao aumento da ingestão de gorduras e proteínas, associado a diminuição de carboidratos, estresse e gravidez
- Muitos fármacos (insulina, fenazopiridina, fenotiazinas, L-DOPA e muitos outros) podem afetar os resultados do exame.

Implicações clínicas | Bilirrubina

- A bilirrubina é sempre anormal e demanda investigação adicional
- Há *elevação dos níveis* em casos de hepatite e hepatopatia (por infecções ou um agente tóxico), obstrução das vias biliares e lesão parenquimatosa
- A bilirrubina urinária produz resultados negativos na doença hemolítica.

Fatores interferentes | Bilirrubina

- A exposição da amostra à luz e muitos fármacos afetam os resultados.

Implicações clínicas | Urobilinogênio

- Ver em "Provas de função hepática", na lista em ordem alfabética.

Implicações clínicas | Proteínas

- Ver em "Proteínas", na lista em ordem alfabética.

Implicações clínicas | Sangue/Hb

- *Sangue/Hb* (hemoglobinúria) na urina ocorre em casos de queimaduras extensas e lesões por esmagamento, reação transfusional, intoxicação febril, agentes químicos, veneno de cobra, malária e outros parasitas, distúrbios hemolíticos (anemia falciforme), exercício físico extenuante (hemoglobinúria da marcha), hemoglobinúria paroxística, infarto renal, CID e sensibilidade à fava
- A *elevação da contagem de hemácias* (hematúria) ocorre em casos de infecções agudas das vias urinárias (cistite), hipertrofia prostática benigna, glomerulonefrite, LES, hematúria familiar benigna, câncer urológico, traumatismo renal, hipertensão maligna, pielonefrite e doença renal policística.

Fatores interferentes | Sangue

- Exercício físico extenuante, tabagismo, contaminação menstrual e uso de muitos fármacos (ácido ascórbico, antibióticos nefrotóxicos, anticoagulantes, salicilatos, brometos, cobre e iodo) podem afetar o resultado dos exames
- A mioglobulina produz um resultado falso-positivo para hemácias e Hb.

Alerta clínico

- O aparecimento de hematúria é um dos primeiros indícios de doença renal
- Qualquer caso de hematúria deve ser confirmado por uma amostra fresca.

Implicações clínicas | Métodos de fita para detecção de bactérias/nitrato ou esterose leucocitária

- Um teste de nitrito positivo é um indicador fidedigno de bacteriúria e uma indicação para realização de urinocultura
- A esterase leucocitária positiva indica piúria (leucócitos na urina).

Alerta clínico

- A existência de bactérias e leucócitos (piúria) indica a necessidade de urinocultura. Comunicar ao médico, registrar os resultados no prontuário e iniciar o tratamento segundo a prescrição ou o protocolo
- Um resultado negativo do teste de nitrato nunca deve ser interpretado como indicação de ausência de bactérias. Algumas bactérias não produzem nitratos.

Fatores interferentes | Bactérias/nitratos

- Corrimento vaginal, *Trichomonas*, parasitas e grande volume de muco podem causar resultados falso-positivos
- Metabólitos de corantes azo, DE elevada e ácido ascórbico (vitamina C) podem afetar os resultados.

Implicações clínicas | Exame microscópico do sedimento

- Aparecimento de *bactérias* nas infecções das vias urinárias e *células epiteliais renais* na doença tubular. *Leucócitos* e *eritrócitos* na maioria dos distúrbios renais, nas infecções das vias urinárias e no exercício físico extenuante. Os *cilindros hialinos* ocorrem em muitos tipos de doenças renais. Os *cilindros leucocitários* indicam a origem renal de leucócitos, mais frequentes em clientes com pielonefrite aguda, mas também encontrados em clientes com glomerulonefrite. Os *cilindros hemáticos* indicam origem renal de hematúria e sugerem glomerulonefrite, inclusive nefrite lúpica, mas também são encontrados na hipertensão maligna. Os *cilindros epiteliais* são mais sugestivos de glomerulonefrite, mas também são encontrados em outros distúrbios. Os *cilindros granulares* são encontrados em várias doenças renais. Os *cilindros céreos* são encontrados principalmente nas doenças renais crônicas, mas também são encontrados em clientes com nefropatia diabética, outros tipos de doença renal crônica e glomerulonefrite. (Ver Quadro 3.10 e Tabela 3.9.)

Quadro 3.10 Exame microscópico do sedimento urinário.

Componente do sedimento urinário	*Importância clínica*
Bactérias	Infecção das vias urinárias
Cilindros	Distúrbios tubulares ou glomerulares
Cilindros largos	A formação ocorre nos túbulos coletores; distúrbio renal grave
Cilindros epiteliais (renais)	Degeneração tubular
Cilindros graxos	Síndrome nefrótica
Cilindros granulares ou céreos	Doença do parênquima renal
Cilindros hialinos	Urina ácida, alto teor de sal
Cilindros hemáticos	Glomerulonefrite aguda
Cilindros leucocitários	Pielonefrite
Células epiteliais	Lesão de várias partes das vias urinárias
Células renais	Lesão tubular
Células escamosas	Normais ou contaminação
Eritrócitos	Maioria dos distúrbios renais, menstruação; exercício extenuante
Corpos de gordura (ovais)	Síndrome nefrótica
Leucócitos	Maioria dos distúrbios renais; infecção das vias urinárias; pielonefrite

Tabela 3.9 Cristais na urina.

Tipo de cristal	Cor	Formato	Implicações clínicas
Urina ácida			
Uratos amorfos	Cor-de-rosa a vermelho-tijolo	Grânulos	Normais
Ácido úrico	Amarelo-acastanhada	Polimórficos – em formato de pedra de amolar, roseta ou prisma, prisma romboédrico, lâmina hexagonal	Metabolismo das purinas normal ou aumentado, gota
Urato de sódio	Incolor a amarelo	Leque de prismas delgados	
Cistina (raro)	Incolor, altamente refrativo	Lâminas hexagonais planas com bordas bem-definidas, isoladas ou em grupos	Cistinúria – cálculos de cistina no rim, cristais também no baço e nos olhos
Colesterol (raro)	Incolor	"Vidraça quebrada" com cantos entalhados	Colesterol elevado, quilúria
Leucina (raro)	Amarelo ou castanho, altamente refrativo	Esferoides com estriações; forma hexagonal pura	Decomposição de proteínas, hepatopatia grave
Tirosina (raro)	Incolor ou amarelo	Agulhas finas, brilhantes em feixes ou rosetas	Decomposição de proteínas, hepatopatia grave
Bilirrubina	Castanho-avermelhado	Cubos, lâminas rômbicas, agulhas amorfas	Bilirrubina elevada
Urina ácida, neutra ou discretamente alcalina			
Oxalato de cálcio	Incolor	Octaédrico, semelhante a envelope, frequentemente pequeno e incolor. Observação ao exame microscópico com lente de grande aumento	Normais; grande quantidade na urina fresca pode indicar doença renal crônica grave
Ácido hipúrico (raro)	Incolor	Lâminas rômbicas, prismas de quatro faces	Não é importante
Urina alcalina, neutra ou discretamente ácida			
Fosfato triplo	Incolor	Prisma de 3 a 6 faces em "tampão de caixão"; às vezes, semelhante a folhas de samambaia	Estase urinária e infecção crônica
Urina alcalina			
Carbonato de cálcio	Incolor	Agulhas, esferas, halteres	Normais
Biurato de amônio	Amarelo, castanho opaco	Esferas com formato de "trombeteira", halteres, feixes de agulhas	Normais
Fosfato de cálcio	Incolor	Prismas, lâminas, agulhas	Normais; grandes quantidades na cistite crônica ou na hipertrofia prostática
Fosfatos amorfos	Branco	Grânulos	Normais

Alerta clínico

- Alguns fármacos podem causar elevação dos níveis de seus próprios cristais. Exceto se houver suspeita de efeitos tóxicos, as repercussões clínicas são pequenas.

Fatores interferentes | Exame microscópico

- Cateterismo traumático, urina alcalina, corrimento vaginal e coleta e armazenamento impróprios da amostra
- Volume < 2 mℓ.

Alerta clínico

- Deve-se realizar urinocultura se for encontrado número elevado de leucócitos na urina
- A pielonefrite pode ser totalmente assintomática, apesar da destruição progressiva do tecido renal. Portanto, é fundamental o exame cuidadoso (em pequeno aumento) do sedimento urinário para pesquisa de cilindros leucocitários.

Procedimento para urinálise

- Coletar amostra fresca aleatória do jato médio ou amostra de 24 horas segundo as orientações de coleta no Capítulo 2
- Inicialmente, são observadas e registradas as características físicas da urina. Em seguida, são realizados vários testes químicos. Pode-se usar uma tira reagente impregnada com substância química para a realização de muitos desses testes. É possível obter resultados-padrão com o uso de instrumentos automáticos especiais para análise da tira reagente molhada com urina. Por fim, o sedimento urinário é examinado ao microscópio
- Os elementos microscópicos devem ser correlacionados aos achados físicos e químicos. (Ver Tabela 3.10.)

Tabela 3.10 Correlações comuns na urinálise.

Elementos microscópicos	Exame físico	Medida com tira reagente*
Hemácias	Turvação; cor vermelha	Sangue
Leucócitos	Turvação	Proteínas Nitrato Leucócitos
Células epiteliais	Turvação	Proteínas
Bactérias	Turvação, odor	pH Nitrito Leucócitos
Cristais	Turvação, cor†	pH

*Resultado positivo.
†Ver Tabela 3.9.

Intervenções de enfermagem

► *Antes da realização do exame*

- Explicar o objetivo e o procedimento do exame bem como a necessidade de seguir a técnica correta para coleta da urina.

► *Durante a realização do exame*

- Proporcionar privacidade durante a coleta de urina.

► *Após a realização do exame*

- Avaliar a adesão do cliente em relação à coleta da amostra e os resultados, orientar o cliente apropriadamente.

Urinocultura

Infecções urinárias, vesicais e renais

A urinocultura é realizada para identificar os microrganismos específicos na suspeita de infecções renais, ureterais, vesicais e uretrais.

Indicações

- Isolamento de microrganismos causadores de infecção das vias urinárias
- Avaliação da efetividade de terapia medicamentosa da infecção urinária
- Avaliação de suspeita de tuberculose urinária: três amostras consecutivas do início da manhã.

Valores de referência

Normais

- Adultos: negativa (< 10.000 microrganismos/mℓ de urina). Qualquer bactéria encontrada é um contaminante da pele ou um patógeno invasor
- Crianças: iguais aos de adultos.

Implicações clínicas

- A contagem bacteriana igual ou maior que 100.000/mℓ de urina indica infecção. Quando a contagem de colônias varia entre 10.000 e 100.000 ou quando são identificados dois ou mais microrganismos, a decisão de identificá-los e realizar antibiograma é individualizada. A contagem de 30.000 colônias geralmente é considerada relevante em amostras obtidas por cateter ou punção suprapúbica
- Um título significativo dos seguintes microrganismos na urina é considerado patogênico: *E. coli, Enterococcus, Enterobacter, Klebsiella* sp., *Mycobacterium tuberculosis, Proteus* sp., *Pseudomonas aeruginosa, Staphylococcus saprophyticus, Trichomonas vaginalis, Candida albicans* e outras leveduras.

Fatores interferentes

- Diluição da urina com redução da contagem de colônias de bactérias em casos de ingestão forçada de líquidos
- Amostras não levadas imediatamente ao laboratório ou refrigeradas (cerca de 24 horas). A urina em temperatura ambiente possibilita o crescimento de muitos microrganismos
- Desrespeito ao procedimento correto de coleta
- A contaminação da urina durante a coleta pode causar resultados falsos. As origens da contaminação incluem pelos perineais; bactérias existentes sob o prepúcio em homens; bactérias da secreção vaginal, da vulva ou da uretra em mulheres; e bactérias das mãos, da pele ou das roupas. Muitas mulheres têm um pequeno número de leucócitos na urina.

Procedimento

- Coletar uma amostra limpa de jato médio de acordo com as orientações no Capítulo 2

- Devem ser coletadas duas amostras limpas sucessivas para ter 95% de certeza de que realmente existem bactérias e não são resultantes de contaminação da urina
- A amostra deve ser coletada de preferência de manhã cedo, quando é provável que a contagem de bactérias seja máxima (urina concentrada), e antes do início da antibioticoterapia
- Uma amostra de urina estéril pode ser coletada por cateterismo uretral, aspiração suprapúbica com cateter ou diretamente do cateter de longa permanência. Ver orientações para coleta desse tipo de amostra no Capítulo 2.

Intervenções de enfermagem

► *Antes da realização do exame*

- Avaliar o conhecimento do cliente sobre o exame, os sinais e sintomas e o uso de medicamentos. Explicar o objetivo e o procedimento para coleta de amostra de urina limpa do jato médio
- Entregar ao cliente o material necessário, inclusive recipiente estéril para a amostra e esponjas embebidas em solução antisséptica.

► *Durante a realização do exame*

- Em geral, o cliente coleta a amostra se tiver capacidade física e compreender as instruções. Caso contrário, a enfermeira coleta a amostra. Proporcionar privacidade durante a coleta. Se o cliente necessitar de ajuda, usar luvas
- Enviar a amostra imediatamente ao laboratório. Colocar em embalagem para transporte de amostras biológicas.

► *Após a realização do exame*

- Orientar o cliente em relação às alterações do estilo de vida necessárias para tratar e evitar outras infecções das vias urinárias, como limpar corretamente a região perineal depois de urinar e defecar, não usar roupas apertadas e restritivas (calças, meias-calças) e ingerir volume suficiente de líquido.

Velocidade de hemossedimentação (VHS); eritrossedimentação

Sangue, inflamação

- Esse exame determina a velocidade de sedimentação das hemácias e é usado como medida inespecífica de muitas doenças, sobretudo de condições inflamatórias.

Indicações

- Diagnóstico de doenças inflamatórias, febre reumática, artrite reumatoide, infecções respiratórias e arterite temporal
- Monitoramento do tratamento de doenças inflamatórias com esteroides.

Valores de referência

Normais

- Os valores são iguais em unidades convencionais e no sistema SI
- Homens:
  - < 50 anos: 0 a 14 mm/h
  - 50 a 85 anos: 0 a 19 mm/h
  - > 85 anos: 0 a 29 mm/h

- Mulheres:
  - < 50 anos: 0 a 19 mm/h
  - 50 a 85 anos: 0 a 29 mm/h
  - > 85 anos: 0 a 41 mm/h
- Crianças: 0 a 10 mm/h.

Implicações clínicas

- A *VHS está aumentada* em casos de inflamação, distúrbios do colágeno e autoimunes, infecções, endocardite bacteriana subaguda, câncer, toxemia, intoxicação por metal pesado, nefrite, anemia, gota, infarto do miocárdio, neoplasia maligna e mieloma múltiplo
- A *VHS é normal ou não está aumentada* em casos de policitemia, anemia falciforme, esferocitose, ICC, hipofibrinogenemia e deficiência de PK
- Podem-se observar desvios variáveis em casos de doenças agudas, convalescença, apendicite aguda sem ruptura, angina de peito, doenças virais e MI, insuficiência renal, alergia e úlcera péptica.

Fatores interferentes

- *Elevação* na gravidez (após 12 semanas), pós-parto, menstruação, fármacos (heparina e anovulatórios orais), globulinas de colesterol, fibrinogênio, proteína C reativa e anemia
- *Diminuição* com determinados fármacos (esteroides, AAS) e diminuição do nível de fibrinogênio em recém-nascidos, quando o teste é realizado mais de 24 horas depois da coleta, altos níveis de glicose, altos níveis de albumina, altos níveis de fosfolipídios e alto número de hemácias e leucócitos.

Procedimento

- Coleta-se uma amostra de 4,0 mℓ de sangue total por punção venosa em tubo de tampa roxa
- O exame deve ser feito menos de 24 horas após a coleta da amostra para que não haja falsa diminuição.

Intervenções de enfermagem

► *Antes da realização do exame*

- Explicar o objetivo e o procedimento. Obter história de uso de medicamentos. Não é necessário jejum, mas uma refeição gordurosa pode causar alterações plasmáticas.

► *Após a realização do exame*

- Avaliar os resultados para o cliente e orientar apropriadamente sobre inflamação, anemia, distúrbios do colágeno e autoimunes, entre outros
- Explicar a necessidade de repetir o exame para monitorar o progresso e avaliar o tratamento prescrito.

Vírus da varíola do macaco

Sangue, lesão, orofaríngea

Indivíduos expostos a animais de estimação exóticos (p. ex., o cão-de-pradaria e o rato-gigante-da-gâmbia) e com queixa de erupção cutânea e febre devem ser submetidos a teste para o vírus da varíola do macaco (Orthopoxvirus). A principal via de transmissão é por contato íntimo ou mordedura de um animal infectado.

Indicações

- Avaliação de infecção por vírus após a mordida de animal infectado
- Avaliação de contato próximo com indivíduo infectado.

Valores de referência

Normais

- Negativo para Orthopoxvirus.

Implicações clínicas

- A detecção do vírus após o início dos sinais/sintomas indica doença.

Procedimento

- Pode-se usar uma amostra orofaríngea, da crosta da lesão ou da amostra de sangue
- A amostra da orofaringe pode ser obtida com *swab* ou escovado do tecido tonsilar posterior. O *swab* então deve ser colocado em tubo de 2,0 mℓ com tampa de rosca
- Caso seja usada a crosta da lesão, limpar o local com álcool. Com o auxílio de um bisturi ou agulha estéril 26 G, retirar o topo da vesícula ou da pústula. Colocar a amostra em tubo de 2,0 mℓ estéril com tampa de rosca. Além disso, a base da vesícula ou pústula deve ser raspada com *swab* ou com a extremidade de madeira de um aplicador e esfregada em lâmina de vidro para exame microscópico. *Nota*: a lâmina para exame microscópico pode ser colocada diretamente sobre o líquido vesicular, usando a "técnica de aposição em lâmina"
- No caso de uma amostra de soro, coletar 7,0 a 10,0 mℓ de sangue venoso em tubo de tampa marmorizada ou de tampa amarela com gel separador de soro, centrifugar e coletar o soro
- No caso de amostra de sangue total, coletar 3,0 a 5,0 mℓ de sangue venoso em tubo de tampa roxa e misturar com o anticoagulante
- Colocar em embalagem para transporte de amostras biológicas.

Intervenções de enfermagem

► *Antes da realização do exame*

- Explicar a necessidade, o objetivo e o procedimento do teste
- Lembrar que é importante perguntar sobre o contato com mamíferos selvagens ou domésticos exóticos ou com pessoas com suspeita de doença.

► *Durante a realização do exame*

- Seguir as precauções-padrão, levando em conta que o vírus da varíola do macaco pode ser transmitido por contato direto com líquidos corporais ou objetos contaminados (p. ex., roupas, lençóis) de uma pessoa infectada.

► *Após a realização do exame*

- Orientar, monitorar e tratar apropriadamente
- Notificar casos de doença humana por vírus da varíola dos macacos aos serviços de saúde locais, estaduais e federais.[5]

Vírus do Nilo Ocidental, febre do Nilo Ocidental e encefalite do Nilo Ocidental

Sangue, LCS

Esse exame é usado para dosar anticorpos IgM e IgG produzidos na fase inicial da doença causada pelo vírus do Nilo Ocidental.

[5]N.R.T. No Brasil, a doença não consta na Lista Nacional de Notificação Compulsória.

Valores de referência

Normais

- Negativo para anticorpo IgM contra o vírus do Nilo Ocidental por ELISA
- Negativo para anticorpo IgG contra o vírus do Nilo Ocidental por ELISA.

Alerta clínico

- O exame de sangue pode ser negativo para vírus do Nilo Ocidental no início da infecção; entretanto, dentro de 8 dias após o início dos sinais/sintomas, 90% das pessoas infectadas são positivas. Nos EUA, os Centers for Disease Control and Prevention (CDC) podem realizar um teste de neutralização por redução de placas (PRNT; do inglês, *plague reduction neutralization test*) em uma amostra para confirmação.

Procedimento

- Coletar uma amostra de sangue ou LCS
- Nem todos os laboratórios estão equipados para dosar anticorpos, e pode ser necessário encaminhar a amostra a um laboratório comercial ou público.

Fatores interferentes

- A exposição ao vírus da encefalite de Saint Louis pode provocar resultado falso-positivo para o vírus do Nilo Ocidental.

Intervenções de enfermagem

▶ ***Antes da realização do exame***

- Explicar o objetivo e o procedimento do exame
- Seguir as orientações do Capítulo 1 sobre cuidados seguros, efetivos e informados *antes da realização do exame*.

▶ ***Após a realização do exame***

- Interpretar os resultados do exame, monitorar e orientar o cliente apropriadamente.

Alerta clínico

- O tratamento visa à prevenção de infecções secundárias (p. ex., pneumonia e infecção das vias urinárias), ao manejo das vias respiratórias e aos bons cuidados de enfermagem.

Volume total de plasma sanguíneo, volume eritrocitário*

Exame laboratorial com radionuclídeos, amostras de sangue venoso

O objetivo desses exames é determinar o volume sanguíneo circulante.

Indicações

- Avaliação de hemorragia digestiva e uterina
- Auxílio no diagnóstico de choque hipovolêmico
- Rastreamento de clientes com suspeita de policitemia vera (p. ex., volume eritrocitário elevado e VP normal)

*A editora original da obra decidiu incluir este exame para fins de exaustividade, embora atualmente seu uso seja raro em muitas partes dos EUA.

- Determinação do componente do sangue necessário para reposição, como nas pessoas submetidas a cirurgia
- Volume aumentado ou diminuído da massa eritrocitária
- O VP estabelece uma referência vascular para identificar alterações do VP antes e depois da cirurgia
- Avaliação da reposição de líquido e sangue na hemorragia digestiva, nas queimaduras e no traumatismo
- O estudo de determinação do volume eritrocitário com ^{51}Cr verifica a porcentagem do sangue circulante composta de hemácias
- Realizado em conjunto com os estudos de sobrevida das hemácias, exames da perda de sangue digestiva ou estudos ferrocinéticos.

Valores de referência

Normais

- Volume sanguíneo total: 55 a 80 mℓ/kg (0,055 a 0,080 ℓ/kg) em homens e mulheres
- Volume eritrocitário: 20 a 35 mℓ/kg (0,020 a 0,035 ℓ/kg) (maior em homens que em mulheres)
- VP: 30 a 45 mℓ/kg (0,030 a 0,045 ℓ/kg) em homens e mulheres.

Implicações clínicas

- Um volume sanguíneo total normal com diminuição do conteúdo de hemácias indica necessidade de transfusão de concentrado de hemácias
- A policitemia vera pode ser diferenciada da policitemia secundária
- O aumento do volume sanguíneo total por aumento da massa de hemácias sugere policitemia vera, volume eritrocitário elevado e VP normal
- O volume sanguíneo total normal ou diminuído em vista da diminuição do VP sugere policitemia secundária. Na maioria das vezes, o volume eritrocitário é normal.

Procedimento

- Coletar amostras de sangue venoso, uma de cada braço, em diferentes momentos. Registrar o horário e o braço usado para cada amostra. Uma amostra é misturada com um radionuclídeo
- Depois de 15 a 30 minutos, o sangue e o radiofármaco (p. ex., ^{131}I ou ^{125}I) são reinjetados
- Cerca de 15 minutos depois, outra amostra de sangue venoso é coletada para contagem e determinação da massa de hemácias no laboratório.

Alerta clínico

- Se o médico prescrever tratamento intravenoso com componentes do sangue para o mesmo dia, a determinação do volume sanguíneo deve ser realizada antes da instituição do acesso intravenoso
- O exame é contraindicado em caso de hemorragia ativa e edema
- A postura do cliente é importante quando se mede o VP, porque esse valor é 12 a 15% maior em pessoas que permanecem em decúbito dorsal por várias horas. Quando o cliente passa da posição de decúbito dorsal para a posição ortostática, há aumento dos valores de Hb, hemácias, Ht, cálcio, potássio, fósforo, AST, fosfatases, proteínas totais, albumina, colesterol e triglicerídios. Quando o cliente passa da posição ortostática para a posição de decúbito dorsal, há diminuição dos valores de Ht, cálcio, proteínas totais e colesterol. A mudança da posição ortostática para a posição sentada causa diminuição de 1% nas provas respiratórias e há hemoconcentração após um teste com estresse. A aplicação de um torniquete por mais de 1 minuto eleva os valores laboratoriais de proteínas (5%), ferro (6,7%), AST (9,3%) e colesterol (5%) e diminui os valores de potássio (6%) e creatinina (2,3%).

Intervenções de enfermagem

▶ ***Antes da realização do exame***

- Explicar o objetivo, o procedimento, os benefícios e os riscos dos exames para determinação de volume
- Medir e pesar o cliente; registrar as medidas imediatamente antes do exame, se possível.

▶ ***Durante a realização do exame***

- Explicar que o sangue injetado é do *próprio* cliente e que não há possibilidade de adquirir doenças transmitidas pelo sangue.

▶ ***Após a realização do exame***

- Monitorar a ocorrência de extravasamento e infiltração nos locais de coleta de sangue e de injeção do radiofármaco
- Observar e tratar reações leves: prurido, erupções cutâneas e rubor 2 a 24 horas após a injeção; às vezes ocorrem náuseas e vômitos
- Interpretar os resultados do exame, monitorar apropriadamente e orientar sobre os exames de acompanhamento e o tratamento apropriado.

Bibliografia

ACR–ASNR Practice Guideline for the Performance of Myelography and Cisternography. *ACR Guidelines*. American College of Radiology, n.d. Web. March 3, 2014. http://www.asnr.org/sites/default/files/guidelines/Myelography.pdf

American Academy of Pediatrics Clinical Practice Guideline (2004). Management of hyperbilirubinemia in newborn infant 35 or more weeks of gestation *Pediatrics 114*(1), 297–316.

American Association of Blood Banks (2011), *Technical manual* (17th ed.). Bethesda, MD.

American College of Obstetricians and Gynecologists. Screening and diagnosis of gestational diabetes mellitus. ACOG Committee Opinion No. 504, September 2011.

American College of Obstetricians and GynecologistsL Practice Bulletin #9: Antepartum Fetal Surveillance. October 1999, reaffirmed 2012.

American Diabetes Association, A1C and eAG; retrieved from http://www.diabetes.org/living-with-diabetes/treatment-and-care/blood-glucose-control/a1c/

American Society for Colposcopy and Cervical Pathology. Updated consensus guidelines for managing abnormal cervical cancer screening tests and cancer precursors. April 2013. www.asccp.org/guidelines.

Chernecky, C., and Berger, B. J. (2008). *Laboratory Tests and Diagnostic Procedures*. St. Louis, MO: Saunders Elsevier, 800–802.

Dietary Reference Intakes for Calcium and Vitamin D, Institute of Medicine of the National Academies, November 2010, retrieved from http://www.iom.edu/~/media/Files/Report%20Files/2010/Dietary-Reference-Intakesfor-Calcium-and-Vitamin-D/Vitamin%20D%20and%20Calcium%20 2010%20Report%20Brief.pdf

Follow-up actions based on confirmed blood lead levels children aged birth to less than eighteen years. http://www.health.ny.gov/environmental/lead/docs/2009-08_guidelines_lhu_children_elevated_blood_lead_lead.pdf

Kee, J. L. (1990). *Handbook of Laboratory and Diagnostic Tests with Nursing Implications*. (2nd ed.) Norwalk, CT: Appleton & Lange.

National Health and Nutrition Examination Survey (NHANES) of blood lead distribution in children 1-5 years of age.

National Institutes of Health, A1c, retrieved from http://www.nlm.nih.gov/medlineplus/ency/article/003640.htm

Testosterones in Females or Children. http://ltd.aruplab.com/Tests/Pub/0081058

Vitamin D Testing, Analytical & Clinical Conundrums, Mayo Clinic, Mayo Medical Laboratories, August 2014, retrieved from, http://www.mayomedicallaboratories.com/articles/hottopics/transcripts/2009/2009-1b-vitamind/1b-14.html

Wisconsin Association of Perinatal Care (2011). Laboratory testing during pregnancy. 4th ed.

Intervenções de enfermagem

Apêndice

Precauções-padrão

O termo "precauções-padrão" refere-se a um sistema planejado para reduzir o risco de transmissão de microrganismos por fontes de infecção conhecidas e desconhecidas. As precauções-padrão orientam a prática segura e destinam-se a proteger profissionais de saúde, clientes e outras pessoas contra a exposição a patógenos transmitidos pelo sangue ou por outros materiais potencialmente infecciosos derivados de qualquer líquido corporal ou tecido humano não fixado, proveniente de pessoas vivas ou mortas.

As diretrizes revisadas baseiam-se em novas informações sobre padrões e mecanismos de transmissão de doenças infecciosas, são idealizadas para facilitar o uso e contêm dois níveis de precauções. O primeiro nível, precauções-padrão, destina-se a controlar infecções hospitalares e a reduzir o risco de transmissão de infecções conhecidas e suspeitas. O segundo nível, com base na transmissão, é acrescentado às precauções-padrão e inclui precaução contra doenças transmitidas pelo ar, por gotículas e por contato, a fim de evitar a disseminação de patógenos virulentos conhecidos.

Prática segura

Ao manusear amostras e realizar ou auxiliar procedimentos diagnósticos, é importante que todos os profissionais de saúde se protejam e sempre cuidem primeiro de si próprios. Presuma que todos os clientes são portadores dos vírus da hepatite B (HBV), da imunodeficiência humana (HIV), da hepatite C (HCV) ou de outros possíveis patógenos, e siga sempre as precauções-padrão. Mantenha cuidado especial ao coletar, manusear, embalar, transportar, armazenar e receber amostras. As observações laboratoriais iniciais e o manuseio da amostra devem ser realizados sob câmara de fluxo laminar, com roupa de proteção, a qual inclui, entre outros itens, luvas, capote, máscara ou escudo facial e protetor ocular. Essas mesmas precauções devem ser usadas na realização de procedimentos diagnósticos invasivos.

Categorias comuns de substâncias, secreções e líquidos corporais*
(com ou sem sangue visível)

Sangue e hemoderivados	Derrame pleural	Vômito**
Urina**	Líquido cerebrospinal (LCS)	Drenagem de ferida ou úlcera
Secreções vaginais	Líquido gástrico	Ascite
Saliva	Secreções respiratórias**	Líquido amniótico
Líquido pericárdico	Sêmen	Suor
Líquido peritoneal	Líquido sinovial	

*As precauções-padrão também devem ser usadas ao manusear membros amputados e durante a retirada de partes do corpo (durante cirurgia, necropsia ou doação).
**Exceto se contiverem sangue visível.

Diretrizes e procedimentos de precauções-padrão

Equipamentos de proteção pessoal

- Usar precauções de barreira apropriadas quando é prevista a exposição da pele e das mucosas a sangue, gotículas de sangue ou outros líquidos corporais
- Usar equipamento para proteção dos olhos, da face, da cabeça, dos membros, das vias respiratórias e das roupas. Esse equipamento sempre deve ser usado durante procedimentos invasivos. Cuidar para que estejam bem-ajustados.

Luvas

- Usar luvas nos atos de coletar e manusear amostras; tocar sangue, urina, outros líquidos corporais, mucosas ou pele não intacta; realizar procedimentos de acesso vascular ou outros procedimentos invasivos
- Usar luvas ao manusear superfícies ou objetos sujos de sangue, urina ou líquidos corporais
- Exigir o uso de luvas nas seguintes circunstâncias: quando a pele do profissional de saúde apresentar ferida, escoriação ou rachaduras; durante exame de orofaringe, sistema digestório ou geniturinário, pele não intacta ou com escoriações, feridas com sangramento ativo; durante a limpeza de recipientes de amostra ou a realização de procedimentos de descontaminação
- Possíveis exceções ao uso de luvas:
  - Quando as luvas impedem a palpação das veias para punção venosa (p. ex., recém-nascidos, clientes com obesidade mórbida)
  - Em situações com risco à vida, nas quais o atraso poderia ser fatal (lavar as mãos e calçar luvas logo que possível)
- Luvas descartáveis devem ser trocadas nas seguintes situações:
  - Ao passar de um cliente para outro
  - Ao passar de um ponto contaminado para outro mais limpo, seja em um cliente ou em uma superfície ambiental
  - Quando as luvas se rasgarem ou forem perfuradas ou quando a função de barreira estiver comprometida (fazer isso logo que possível).

Alerta clínico

Luvas, capotes, aventais e máscaras são vestidos apenas no local de uso. O descarte é feito apropriadamente nesse mesmo local.

Capotes, máscaras e proteção ocular

- Sempre que houver possibilidade de respingos nas roupas é necessário o uso de capotes, aventais e/ou casacos impermeáveis a líquidos para cobrir toda a pele exposta
- Não pendurar nem reutilizar aventais ou capotes
- Usar máscaras posicionadas corretamente sobre o nariz e o queixo, amarradas no ápice da cabeça e na nuca. Não pendurar a máscara ao redor do pescoço. Trocar a máscara quando estiver úmida
- Usar máscara, escudos faciais e óculos de proteção (ou óculos de grau com protetores laterais) quando houver risco de contaminação dos olhos, do nariz ou da boca por líquidos
- Usar propés em áreas de possível contaminação (p. ex., no centro cirúrgico, na sala de parto ou no pronto-socorro). O descarte é feito no local de uso
- Fornecer máscaras, reanimadores manuais ou outros dispositivos de ventilação como parte do equipamento de reanimação de emergência mantido em locais estratégicos.

Descarte de resíduos hospitalares[1]

- Verter líquidos de pequena altura e lentamente para evitar respingos ou efeito de atomização ou aerossol
- Tomar precauções para evitar lesões causadas por agulhas, lancetas, bisturis e outros instrumentos e dispositivos cortantes durante e após procedimentos, bem como ao descartar agulhas usadas. Não recolocar a tampa nas agulhas em circunstâncias normais
- Descartar todos os instrumentos cortantes descartáveis em recipientes especiais, resistentes à perfuração. Não tampar, dobrar, quebrar com a mão ou retirar agulhas de seringas descartáveis. Usar pinça ou cortar o cateter intravenoso se necessário. Ter cuidado ao entregar objetos cortantes a outra pessoa. Usar pinça ou colocar o objeto cortante em um recipiente
- Colocar e transportar amostras em receptáculos estanques com tampas firmes e bem-ajustadas. Tampar as aberturas dos recipientes. Antes do transporte, as amostras têm de ser colocadas em uma bolsa vedada identificada com a etiqueta de "Risco biológico". Os símbolos de risco biológico são advertências e têm de ser evidentes na presença desses agentes ou locais biológicos perigosos
- Roupa de cama suja e objetos semelhantes são obrigatoriamente colocados em bolsas à prova de vazamento antes do transporte.

Colocação de etiquetas e sinais de advertência

- Colocar etiquetas de advertência apropriadas para evitar lesão acidental ou adoecimento de profissionais de saúde expostos a equipamentos ou procedimentos arriscados, inesperados ou incomuns
- Exigir que as etiquetas de advertência contenham uma palavra ou símbolo indicativo, como "Risco biológico" ou "Material bioquímico", juntamente com a mensagem principal, como "Contém amostra de banco de sangue". Todas as amostras são colocadas em embalagens para transporte de amostras biológicas.

Precauções ambientais gerais

- Usar sabões antimicrobianos aprovados entre os cuidados com cada cliente
- Lavar as mãos imediatamente após retirar as luvas
- Lavar as mãos e outras superfícies cutâneas imediatamente e por completo se forem contaminadas por sangue ou outros líquidos corporais
- Considerar a saliva potencialmente infecciosa quando contiver sangue visível, embora ela não tenha sido implicada na transmissão do HIV
- Pode haver transmissão da síndrome de imunodeficiência adquirida (AIDS) por amostras fecais, sobretudo se houver possibilidade de existência de sangue nas fezes
- Os profissionais de saúde com lesões abertas ou outras condições cutâneas não devem participar dos cuidados diretos até sua resolução ou até que as lesões não representem risco para o cliente
- O desenvolvimento de uma infecção pelo HIV durante a gravidez faz o feto correr risco de infecção.

Em caso de exposição ao HIV ou ao HBV[2]

- Identificar, obter consentimento e testar a fonte de exposição imediatamente para pesquisa de HIV, HBV e HCV. Se o cliente recusar consentimento, deve ser assinado um termo de negação de consentimento. Caso se faça o teste sem consentimento na fonte, o membro da equipe exposto também deve ser submetido a teste

---

[1]N.R.T. Para informações sobre o caso brasileiro, consultar http://portal.anvisa.gov.br/.

[2]N.R.T. Sugere-se a leitura dos manuais *Recomendações para atendimento e acompanhamento de exposição ocupacional a material biológico: HIV e hepatites B e C*, constante no *site* http://bvsms.saude.gov.br/bvs/publicacoes/04manual_acidentes.pdf, e *Exposição a materiais biológicos*, disponível em http://bvsms.saude.gov.br/bvs/publicacoes/protocolo_expos_mat_biologicos.pdf.

- Orientar o profissional HIV-negativo a procurar avaliação médica após exposição. Pode-se oferecer a ele profilaxia pós-exposição. O profissional de saúde deve ser submetido a novo teste para HIV 6 semanas e 6 meses após a exposição
- A vacina é oferecida gratuitamente aos profissionais de saúde para prevenir a infecção por HBV. Não há vacina contra HIV/AIDS nem contra HCV.

Protocolos de lavagem das mãos

- Exceto se a situação for uma emergência verdadeira, é obrigatória a lavagem das mãos nas seguintes circunstâncias:
  - Antes e depois de cuidados com contato direto
  - Antes e depois da retirada das luvas em intervenções cirúrgicas ou obstétricas
  - Antes e depois de endoscopia
  - Antes e depois de procedimentos invasivos
  - Antes e depois de contato direto com um cliente
  - Após contato com líquidos ou tecidos corporais ou com equipamento, suprimentos ou superfícies sujas
  - Após contato direto com clientes em unidades de isolamento.

Bibliografia

Centers for Disease Control and Prevention. (2001). Updated U.S. Public Health Service guidelines for the management of occupational exposures to HBV, HCV, and HIV and recommendations for postexposure prophylaxis. *Morbidity and Mortality Weekly Report, 50*(RR-11), 1–42.

Centers for Disease Control and Prevention. (2002). Guideline for hand hygiene in healthcare settings: Recommendations of the Healthcare Infection Control Practices Advisory Committee. *Morbidity and Mortality Weekly Report, 51*(RR-16), 1–44.

Centers for Disease Control and Prevention. (2003). Guidelines for environmental infection control in health-care facilities: Recommendations of CDC and the Healthcare Infection Control Advisory Committee. *Morbidity and Mortality Weekly Report, 52*(RR-10), 1–42.

Centers for Disease Control and Prevention. (2005). Updated U.S. Public Health Service guidelines for the management of occupational exposures to HIV and recommendations for postexposure prophylaxis. *Morbidity and Mortality Weekly Report, 54*(RR-09), 1–17.

Centers for Disease Control and Prevention. (2007). *Guideline for isolation precautions: Preventing transmission of infectious agents in healthcare settings.* (Online.) Available: www.cdc.gov/ncidod/dhqp/pdf/ isolation2007.pdf.

Code of Federal Regulations. (Effective date: January 18, 2001). Needlestick Safety and Prevention Act. *Federal Register.*

Code of Federal Regulations. (Revised January 1, 2007). Occupational exposure to bloodborne pathogens. *Federal Register.* 29CFR 1910.1030.

Referências

American Association of Tissue Banks, Association of Organ Procurement Organizations, and Eye Bank Association of America. (November 30, 2000). *Model elements of informed consent for organ and tissue donation* (Joint Statement).

American Society of Anesthesiologists. (2002). Practice guidelines for sedation and analgesia by nonanesthesiologists. *Anesthesiology, 96*, 1004–1017.

Bakerman, P., & Strausbalch, P. (2002). *Bakerman's ABCs of interpretive laboratory data*. Scottsdale, AZ: Interpretive Laboratory Data Inc.

Burtis, C. A., & Ashwood, E. R. (2000). *Tietz fundamentals of clinical chemistry* (5th ed.). Philadelphia: WB Saunders.

Carpenito-Moyet, L. J. (2005). *Nursing care plans and documentation: Nursing diagnosis and collaborative problems* (5th ed.). Philadelphia: Lippincott Williams & Wilkins.

Carpenito-Moyet, L. J. (2007). *Handbook of nursing diagnosis* (12th ed.). Philadelphia: Lippincott Williams & Wilkins.

Carpenito-Moyet, L. J. (2009). *Nursing diagnosis: Application to clinical practice* (13th ed.). Philadelphia: Lippincott Williams & Wilkins.

Centers for Disease Control and Prevention. (1991). Two-step tuberculin skin test. In *Core curriculum on tuberculosis*. Atlanta, GA: Author.

Connolly, M. A. (1999). Postdural puncture headache. *American Journal of Nursing, 99*(11), 48–49.

Dasgupta, A. (2009). *Critical issues in alcohol and drugs of abuse testing*. Washington, DC: AACC Press.

Drug Facts and Comparisons 2009 Edition (63rd ed.). (2008). St. Louis, MO: Facts and Comparisons, A Wolters Kluwer Co.

Dufour, D. R. (1998). *Clinical use of laboratory data: A practical guide.* Philadelphia: Lippincott Williams & Wilkins.

Dufour, D. R., Lott, J. A., Noethe, F. S., *et al*. (2000). National Academy of Clinical Biochemistry. Diagnosis and monitoring of hepatic injury. II. Recommendations for use of laboratory tests in screening, diagnosis, and monitoring. *Clinical Chemistry, 46*(12), 2050–2068.

Fauci, A. S., Braunwald, E., Kasper, D. L., *et al*. (2009). *Harrison's manual of medicine* (17th ed.). Washington, DC: AACC Press.

Fischbach, F. T., & Dunning, M. B., III (2009). *A manual of laboratory and diagnostic tests* (8th ed.). Philadelphia: Lippincott Williams & Wilkins.

Hammer, S. M., Eron, J. J., Jr, Reiss, P., *et al*. (2008). Antiretroviral treatment of adult HIV infection. 2008 Recommendations of the International AIDS Society—USA Panel. *JAMA, 300*(5), 555–570.

Hammett-Stabler, C. A., & Dasgupta, A. (2007). *Therapeutic drug monitoring data: A concise guide* (3rd ed.). Washington, DC: AACC Press.

Hennessey, I., & Japp, A. (2008*). Arterial blood gases made easy*. Philadelphia: Elsevier Mosby Saunders.

Horne, C. (1999). Mastering ABGs. *American Journal of Nursing, 99*(8), 26–32.

Jacobs, D. S. (Ed.). (2001). *Laboratory test handbook.* Cleveland, OH: Lexi-Comp Inc.

Johnson, M., Mass, M., & Moorehead, S. (2000). *Nursing outcomes classification (NOC)* (2nd ed.). St. Louis, MO: Mosby.

Jones, S. L. (2001). *Clinical laboratory pearls.* Philadelphia: Lippincott Williams & Wilkins.

Kahan, S., Miller, R., & Smith, E. G. (2008). *In a page signs & symptoms* (2nd ed.). Philadelphia: Lippincott Williams & Wilkins.

Kost, G. J. (2002). *Principles and practice of point-of-care testing*. Washington, DC: AACC Press.

Kost, M. (2004). *Moderate sedation/analgesia* (2nd ed.). Philadelphia: Elsevier Mosby Saunders.

Krisman-Scott, M. A. (2000). An historical analysis of disclosure of terminal status. *Journal of Nursing Scholarship, 32*(1), 47–52.

Leavelle, D. E. (2001). *Mayo Medical Laboratories interpretive handbook.* Rochester, MN: Mayo Medical Laboratories.

Marques, M. B., & Fritsma, G. A. (2009). *Quick guide to coagulation testing* (2nd ed.). Washington, DC: AACC Press.

Marriott, E. (2002). *Plague.* New York: Metropolitan Books.

McCall, R. E. (2008). *Phlebotomy essentials* (4th ed.). Washington, DC: AACC Press.

McCormick, M. E. (1999). Endoscopic retrograde cholangiopancreatography. *American Journal of Nursing, 99*(2), 24HH–26HH.

McPherson, R. A., & Pincus, M. R. (2006). *Henry's clinical diagnosis and management by laboratory methods* (21st ed.). Philadelphia: Elsevier Mosby Saunders.

Meyers, T. A., Eichhorn, D. J., Guzzetta, C. E., *et al.* (2000). Family presence during invasive procedures and resuscitation. *American Journal of Nursing, 100*(2), 32–39.

Murray, R., Zineh, I., Becker, R. L., *et al.* (2009). *Personalized medicine and the clinical laboratory—what the future holds*. Washington, DC: AACC Press.

Myers, G. L., Christenson, R. H. M., Cushman, M., *et al.* (2009). National Academy of Clinical Biochemistry Laboratory medicine practice guidelines: Emerging biomarkers for primary prevention of cardiovascular disease. *Clinical Chemistry, 55*(2), 378–384.

Narayanan, S., & Young, D. S. (2007). *Effects of herbs and natural products on clinical laboratory tests*. Washington, DC: AACC Press.

Nettina, S. M. (2009). *Lippincott manual of nursing practice* (9th ed.). Philadelphia: Lippincott Williams & Wilkins.

Nursing 2010 Drug Handbook (30th ed.). (2009). Philadelphia: Lippincott Williams & Wilkins.

O'Neil, M. J. (2006). *The Merck Index: An encyclopedia of chemicals, drugs, and biologicals* (14th ed.). Washington, DC: AACC Press.

Poon, E. G., & Gandhi, T. K. (2004). I wish I had seen this test result earlier! *Archives of Internal Medicine, 164*, 2223–2228.

Reddy, V., Marques, M. B., & Fristma, G. A. (2007). *Quick guide to hematology testing*. Washington, DC: AACC Press.

Ruppel, G. L. (2003). *Manual of pulmonary function testing* (8th ed.). St. Louis, MO: Mosby.

Sainato, D. (2000). A cavalcade of cytokines—will these versatile immunoregulators become standard diagnostic tools? *Clinical Laboratory News, 26*(11), 1, 6–7.

Salimbeno, S. (2000). *What language does your patient hurt in? A practice guide to culturally competent care.* Amherst, MA: Diversity Resources.

Sandler, M. P., Coleman R. E., & Patton, J. A. (2003). *Diagnostic nuclear medicine* (4th ed.). Philadelphia: Lippincott Williams & Wilkins.

Sherman, R. A., & Shimoda, K. J. (2001). Tuberculosis tracking: Determining the frequency of the booster effect in patients and staff. *American Journal of Infection Control, 29*, 7–12.

Soldin, S. J., Brugnara, C., & Wong, E. C. (2007). *Pediatric reference values* (6th ed.). Washington, DC: AACC Press.

Sturgeon, C. M., Hoffman, B. R., Chan, D. W., *et al.* (2008). National Academy of Clinical Biochemistry Laboratory medicine practice guidelines for use of tumor markers in clinical practice: quality requirements. *Clinical Chemistry, 54*(8), e1–e10.

Toffaletti, J. G. (2009). *Blood gases and electrolytes* (2nd ed.). Washington, DC: AACC Press.

Torres, L. S., Dulton, A. G., & Watson, T. A. (2009). *Patient care imaging technology* (7th ed.). Philadelphia: Lippincott Williams & Wilkins.

Turgeon, M. L. (2004). *Clinical hematology therapy and procedures* (4th ed.). Philadelphia: Lippincott Williams & Wilkins.

U.S. Preventive Services Task Force. (2008). Screening for prostate cancer: Recommendation statement. *Annals of Internal Medicine, 149*, 185–191.

U.S. Public Health Service, Centers for Disease Control and Prevention. (2004). *Shipping instructions for specimens collected from people potentially exposed to chemical terrorism agents.* (Online.) Retrieved from: http://www.bt.cdc.gov.

Van Kuilenburg, A. B. P., van Lenthe, H., Loffler, M., *et al.* (2004). Analysis of pyrimidine synthesis "de novo" intermediates in urine and dried urine filter paper strips with HPLC-electrospray tandem mass spectrometry. *Clinical Chemistry, 50*(11), 2117–2124.

Wallach, J. (2006). *Interpretation of diagnostic tests.* (8th ed.). Philadelphia: Lippincott Williams & Wilkins.

Ward-Cook, K. M., Lehmann, C. A., Schoeff, L. E., *et al.* (2006). *Clinical diagnostic technology, the total testing process: Vol. 3. The postanalytical phase*. Washington, DC: AACC Press.

Weiner, Z., Goldstein, I., Bombard, A., *et al.* (2007). Screening for structural fetal anomalies during nuchal translucency ultrasound examination. *American Journal of Obstetrics and Gynecology, 197*, 181.e1–181.e5.

Westman, J. A. (2005). *Medical genetics for the modern clinician*. Philadelphia: Lippincott Williams & Wilkins.

Wilde, K. D. (2004). Foodborne diseases: An update, Part 1. *BD Lab•O: Microbiology News and Ideas, 15*(3). (Online.) Retrieved from: www.bd.com/ Clinical/labo/LabOv15n3.pdf.

Willig, J. L. (2004). Care over contamination. Nurses can take precautions to be ready for radiological terrorism. *Advance for Nurses, 6*(4). (Online.) Retrieved from: http://nursing.advanceweb.com.

Winter, W. E., Sokoll, L. J., & Jialal, I. (2008). *Handbook of diagnostic endocrinology* (2nd ed.). Washington, DC: AACC Press.

Wong, S. H. Y., Linder, M. W., & Valdes, R. (2006). *Pharmacogenomics and proteomics: enabling the practice of personalized medicine*. Washington, DC: AACC Press.

Yamada T., Hasler, W. L., Inadomi, J. M., *et al.* (2005). *Handbook of gastroenterology* (2nd ed.). Philadelphia: Lippincott Williams & Wilkins.

Young, D. S. (2001). *Effects of drugs and clinical laboratory tests* (5th ed.). Washington, DC: AACC Press.

Young, D. S. (2007). *Effects of preanalytical variables on clinical laboratory tests* (3rd ed.). Washington, DC: AACC Press.

Young, D. S., & Friedman, R. B. (2007). *Effects of disease on clinical laboratory tests* (4th ed.). Washington, DC: AACC Press.

Young, D. S., & Huth, E. J. (1998). *SI units for clinical measurement.* Philadelphia: American College of Physicians.

Sites da Internet

Câncer de mama:
www.komen.org
Centers for Disease Control and Prevention:
http://www.cdc.gov
Doenças oculares:
www.bausch.com
Para a determinação do risco de câncer de mama, o National Cancer Institute mantém uma ferramenta *on-line* que proporciona uma projeção do risco de câncer de mama invasivo até os 90 anos de idade.
www.cancer.gov

Índice Alfabético

A

B

C

F

G

H

O

P

Q

R

U

V

Y

Z

Impressão e acabamento
Imprensa da Fé